개정2판

재미있는 인체생리학

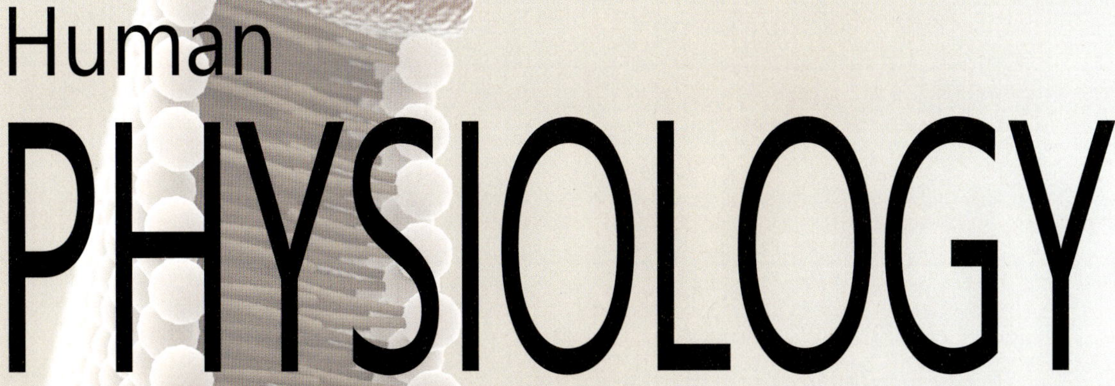

개정2판

재미있는 인체생리학

황진아 · 고인송 · 김수연 · 박정화
심유진 · 정은정 · 정혜연 · 황혜진

수 학 사

머리말

인체생리학은 인간 신체의 작동 원리와 상호작용을 이해하는 데 핵심적인 학문입니다. 식품영양학과 보건학 전공자들은 이러한 이해를 바탕으로 건강 증진과 질병 예방에 중요한 역할을 하게 됩니다. 『재미있는 인체생리학』은 이러한 목적을 염두에 두고 저술되었습니다.

2012년 초판, 2017년 개정판을 출간한 이후, 저자들은 학생들과 다른 교수님들의 피드백과 최신 연구 결과를 바탕으로 개정 작업을 진행해 왔습니다. 이번 개정2판에서는 더욱 완성도 높은 교재를 만들기 위해 기본 개념과 이론을 보다 쉽게 이해할 수 있도록 문장을 다듬고, 적절한 그림을 추가하여 시각적 이해를 도왔습니다. 또한 각 장마다 'Light Reading' 섹션을 보충하여 최신 연구와 흥미로운 생리학적 현상을 소개함으로써, 학문적 지식이 현실 세계와 어떻게 연결되는지 보여주고자 하였습니다. 무엇보다도 이번 개정2판에서는 영양사 국가시험을 준비하는 학생들을 위해 시험에 출제될 가능성이 높은 주제들을 충실히 반영하였습니다. 한국보건의료인국가시험원이 제시한 학습목적과 학습목표를 대부분 포함하였고, 본문에서 다루지 못한 내용은 'Light Reading'에서 추가적으로 설명하였습니다.

이 책은 단순히 이론을 전달하는 것에 그치지 않고, 인간 신체의 다양한 기능과 시스템의 상호작용을 통합적으로 이해할 수 있도록 구성되었습니다. 각 장에서 예시, 단원정리, 그리고 단원평가를 통해 학생들이 실질적인 지식을 습득하고 이를 응용할 수 있도록 하였습니다.

이 책이 출간되기까지 많은 분들의 노고가 있었습니다. 그중에서도 저희 저자들과 함께 애써 주신 여러 선생님들, 그리고 출판에 도움을 주신 수학사 이영호 사장님, 전찬일 상무님, 편집부원들께 깊은 감사를 드립니다.

이 책으로 공부하는 모든 학생들의 학습 여정에 많은 도움이 되기를 바라며, 인체생리학을 재미있고 의미 있게 학습하는 계기가 되기를 진심으로 소망합니다.

2024년 8월

저자 일동

차례

제1장 생리학의 개요

제2장 세포생리

제3장 혈액과 체액생리

제4장 면역생리

제8장 근육생리

제9장 심장생리

제10장 소화생리

제11장 신장생리

제12장 호흡생리

제13장 생식생리

제14장 운동생리

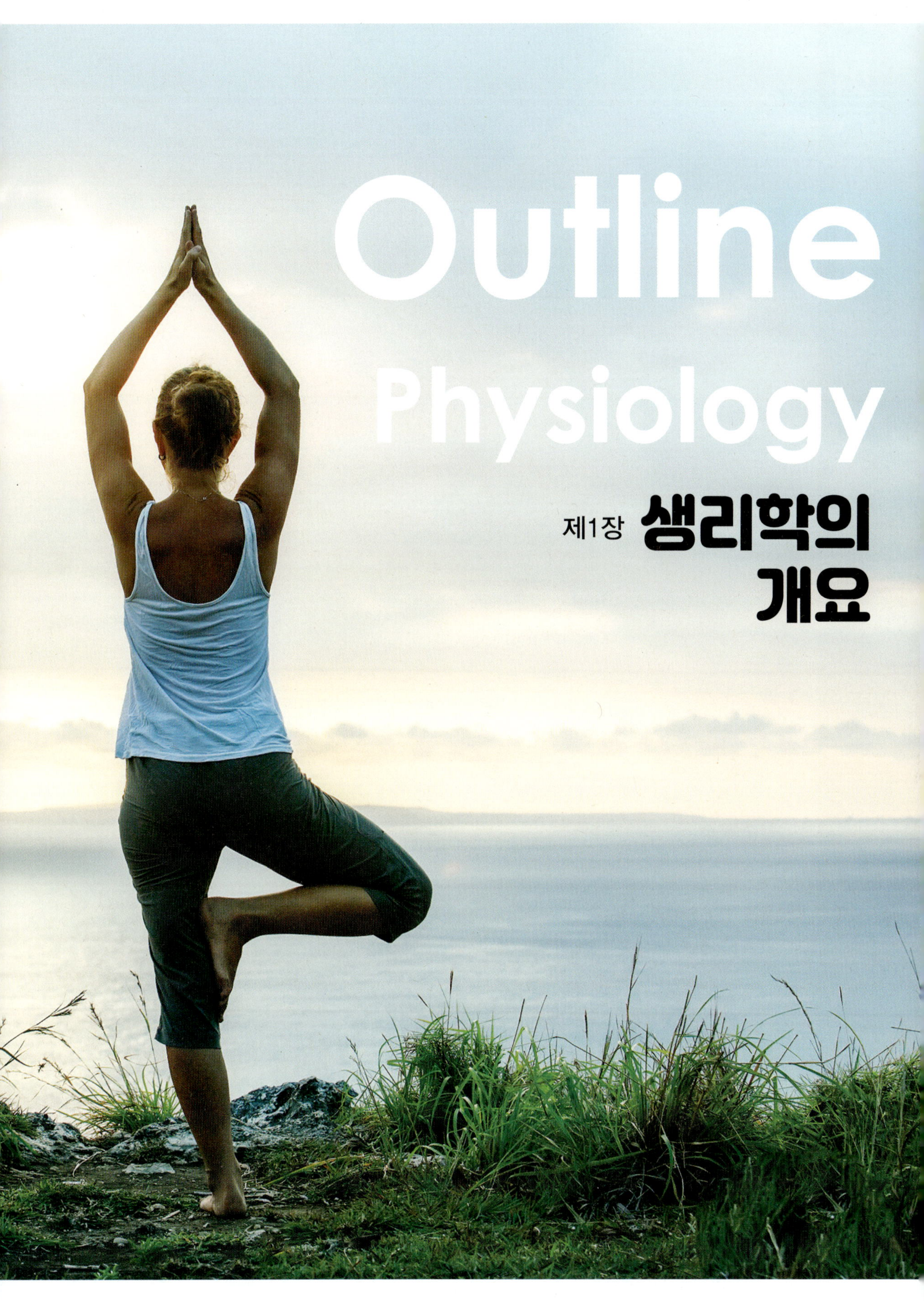
Outline
Physiology
제1장 생리학의
개요

제1장 생리학의 개요

학습목적 인체의 구성과 세포의 항상성에 의해 유지되는 생명현상을 설명할 수 있다.

학습목표

1. 인체의 구성

세포 | 조직 | 기관 | 기관계

2. 항상성의 개념

3. 되먹이 메커니즘의 원리

4. 생명체의 특성

생명과학을 연구하는 이들에게 인체를 구성하는 여러 구조의 기능을 연구하는 생리학은 반드시 학습해야 할 필수학문이다. 우리는 생리학이라는 학문을 통해 인체의 각 기관들이 계속 변화하는 외부 환경에 대해 얼마나 적절히 적응해 나아가는가를 깨닫게 될 것이다.

1. 인체생리학이란

생명체를 다루는 학문에서 16세기 중반까지는 주로 생명체의 형태를 연구하였으나, 서서히 기능에 관한 관심이 생겨나면서 생리학이라는 동적(dynamic)인 학문이 시작되었다. 생리학(physiology)은 자연(nature)을 의미하는 라틴어 'physis'와 학문이라는 뜻의 'logia'가 합성된 단어이다.

인체생리학이란 인체에서 일어나는 모든 생명현상을 세포·조직·기관·기관계 또는 개체 수준에서 물리적·화학적·생화학적으로 연구하고 설명하는 학문으로서, 의학뿐 아니라 영양학, 간호학 등에서도 기초가 되는 학문이다. 인체의 생명현상 또는 각 기관의 기능을 이해하기 위해서는 각 기관의 구조에 대한 이해가 선행되어야 하므로, 해부학과 생리학은 밀접한 관계를 지닌다. 또한 질병 상태에서는 어떤 기관의 기능이 제대로 수행되지 못하므로 병태생리(pathophysiology)의 연구는 생리학을 이해하는 데 도움이 된다. 한편, 영양은 생명을 유지하는 데 필수불가결한 요인이므로, 인체의 각 기관과 조직의 기능을 연구하는 생리학은 영양소의 대사 과정에 대한 이해는 물론 질병 관리 시 영양중재를 적용하는 데 기초가 된다.

2000년대 초, 인간 게놈(유전체, genome) 프로젝트가 완성된 이후 생리학 분야에도 유전체와 각 기관의 기능이 어떤 관계를 지니는지가 중요한 관심사가 되었고, 이에 따라 생리학적 유전체학(physiological genomics)이라는 학문 분야가 새로 생겨났다. 즉 생리적 현상이나 각 기관의 기능을 세포 수준에서 설명하고 이해하는 것을 넘어서, 어떤 특정 기능과 관련 있는 세포 내의 단백질이나 그 단백질을 합성하는 밑그림이 되는 유전자 수준에서 설명하고 이해하려는 시도가 이루어지고 있다.

2. 인체의 구성

인체의 구성은 매우 체계적으로 이루어져 있다. 가장 작은 단위인 세포가 모여 조직을 이루고, 조직은 기관을, 유사한 기능의 기관들은 다시 기관계를 이루어 개체의 기능이 최대로 발휘되게 한다.

개체 ⊃ 기관계 ⊃ 기관 ⊃ 조직 ⊃ 세포

1) 세포

생명체를 이루는 구조적, 기능적 단위는 세포(cell)이며, 인간은 60조 개에서 많게는 100조 개의 세포로 이루어져 있다('제2장 세포생리' 참고).

2) 조직

형태가 비슷한 세포들은 집합을 이루어 조직(tissue)을 구성하여 각각 고유의 기능을 수행한다. 인체를 구성하는 조직은 크게 상피조직, 결합조직, 근육조직과 신경조직의 4가지로 분류된다.

(1) 상피조직

상피조직은 외부 환경과 접해 있는 조직으로, 체표면은 물론 여러 기관의 표면과 내면을 감싸고 있다. 상피조직에는 혈관은 없으나, 영양소와 노폐물을 이동시켜 흡수와 분비의 기능을 하며, 외부 환경으로부터 인체를 보호하는 면역 기능을 담당한다. 상피조직은 다양한 모양을 하고 있으며, 이에 따라 기능도 다르다. 예를 들어 소화관의 내면을 구성하는 단층의 원주모양 상피조직은 미세융모로 변형되어 표면적을 최대화시켜 영양소가 쉽게 흡수되도록 해주며, 폐포의 상피조직은 단층으로 얇아서 가스 교환이 일어나기 쉽다.

(2) 결합조직

인체에서 많은 부분을 차지하는 조직으로 연골, 골격, 혈액, 지방조직, 소성(loose) 결합조직 및 치밀(dense) 결합조직이 이에 해당된다. 피부밑의 소성 결합조직은 상피조직을 바로 아래의 조직과 연결시켜 준다. 칼슘 등의 무기질과 콜라겐으로 이루어진 치밀 결합조직인 골격은 연골과 함께 신체를 지지해 주며, 소성 결합조직인 지방조직은 절연과 기관 보호의 기능을 담당한다.

(3) 근육조직

근육조직을 구성하는 세포의 구조와 특성에 따라 골격근, 심장근, 평활근으로 분류되며, 자극을 받으면 수축하고 이완함으로써 신체의 각 부위를 움직이게 해준다.

(4) 신경조직

뉴런과 신경교세포(glial cell)로 구성되며, 그 종류에는 뇌, 척수, 신경이 있다. 신경조직은 인체의 내적, 외적 환경의 정보를 받아들이고 전달하여, 변화하는 환경 속에서 신속하면서도 적절히 반응할 수 있도록 체내의 각 기능을 종합하여 조절한다.

3) 기관

조직들은 다시 일정한 질서에 의해 조합되어 기관(organ)을 형성한다. 예를 들어 소화기관인 위는 기본적으로 소화효소 및 위액을 분비하는 상피조직과 운동을 담당하는 근육조직으로 이루어져 있으며, 이 두 조직은 결합조직에 의해 연결되어 있다. 또한 위에는 전체적으로 신경조직이 고루 분포되어 있으며, 이 모든 조직의 기능이 협력함으로써 위의 소화 기능이 원활하게 이루어지는 것이다.

4) 기관계

인체를 구성하는 다양한 기관들 중 상호 관련이 있는 생리 기능을 담당하는 기관들은 기관계(organ system)를 이루어, 더욱 효율적으로 개체(organism)의 기능이 유지되도록 한다. 예를 들면 심장은 순환기관의 하나로 동맥·정맥·모세혈관과 함께 순환기계(circulation system)를 구성하여 개체에 필요한 영양분과 산소를 운반하고, 세포에서 생성된 이산화탄소를 운반·배출시켜 생명현상을 유지하도록 해주며, 이때 호흡기계와 협력하여 그 기능을 수행한다. 이와 같이 기관계들은 독립적으로 각각의 기능을 담당하고 있지만, 완전히 독립적인 것은 아니고 이들의 기능은 결국 인체의 생명현상을 효율적으로 유지하기 위해 서로 통합되고 조절된다.

〈표 1-1〉에는 인체를 구성하는 기관계의 기능을 요약하여 제시하였다.

표 1-1 인체를 구성하는 기관계의 기능

기관계	주요 기관	기능
호흡기계	폐, 기도	외부 환경과 신체 내부(혈액) 사이의 가스(산소와 이산화탄소) 교환
순환기계	심장, 혈관	신체 각 부분에 영양소 운반, 신체 각 부분으로부터 노폐물 제거
소화기계	입, 위, 장, 간, 췌장	영양소의 소화, 흡수
비뇨기계	신장, 방광, 요도	혈액의 화학 성분 조성과 부피 유지, 노폐물 배설
골격계	뼈, 연골	내부에서 신체를 지지하고 보호함, 신체의 움직임, 혈구세포 생성
근육계	골격근	신체의 움직임, 체열 생성
신경계	뇌, 척수	신체의 모든 활동 조절, 학습과 기억의 중추
내분비계	뇌하수체, 갑상샘, 부신 등	항상성 유지와 화학적 조절을 위한 호르몬 분비
림프 및 면역계	골수, 림프기관	면역, 지방질의 흡수, 체액의 배출
생식계	생식소, 생식기	정자와 난자의 생성, 임신
피부계	피부, 머리털, 손톱	외부 환경으로부터 신체를 지지하고 보호함, 체온 조절

자료 : Mader, SS. *Understanding human anatomy & physiology*(3rd ed.), p.10, 1997; 박인국, 생리학(제10판), p.16, 2008 재구성

3. 항상성

1) 항상성이란

인간은 계속적으로 변화하는 외부 환경에 노출되어 있으나 이러한 환경의 변화를 받아들이고, 이에 적절히 적응할 수 있는 능력이 있다. 다시 말해 인간은 외부 환경이 변하더라도 내부 환경, 즉 세포 외액의 성분은 정상 범위 내에서 그 기능을 유지하는 능력을 가지고 있는데, 이를 항상성(homeostasis)이라 한다. 항상성은 그리스어로 '같은 또는 유사한(similar)'의 뜻을 지닌 'homeo'와 '정지하다'의 뜻을 지닌 'stasis'가 합성된 단어로, '동일하게 유지한다'는 의미를 지닌다. 이때 체내 환경이 일정하게 유지된다는 것은 변화가 전혀 없다는 것이 아니라, 외부의 변화를 계속 감지하고 이에 대응하여 변화하면서 내부 환경을 일정한 상태로 유지하는 것을 의미한다. 따라서 항상성은 지속적이고 현재 진행형의 의미를 지니며, 캐논(W. B. Cannon)은 이것을 '동적 평형(dynamic equilibrium)'이라 설명하였다.

1865년 근대 생리학의 아버지로 불리는 베르나르(C. Bernard)는 생명체의 주요 특성을 연구하고 설명하는 과정에서 항상성의 개념을 처음으로 도입하였다. 그는 동적 신진대사 과정을 모두 설명하지는 못하였지만 동물실험을 통해 간에서 글리코겐이 합성되며 이로 인해 혈당이 일정한 범위 내에서 잘 조절됨을 항상성의 개념을 도입하여 설명하였다.

〈그림 1-1〉에는 혈당의 항상성 유지 과정을 요약하여 제시하였다. 식사 후 포도당이 흡수되어 혈당 농도가 정상 범위보다 높아지면, 이는 췌장을 자극하여 인슐린 분비를 촉진함으로써 혈당을 감소시켜 정상을 유지한다. 반대로 단식으로 인해 혈당 농도가 정상 범위보다 감소하면 이는 췌장을 자극하여 글루카곤 분비를 촉진하고, 글루카곤은 저장되어 있는 글리코겐을 포도당으로 분해하여 혈당을 상승시켜 정상을 유지한다('제7장 내분비생리' 참고).

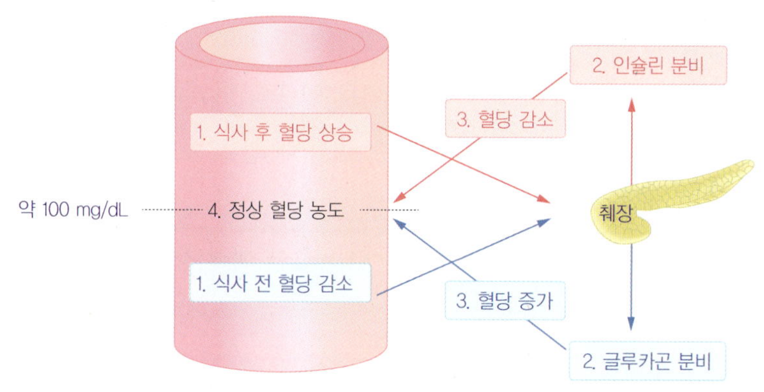

그림 1-1
혈당 유지와 호르몬 인슐린, 글루카곤의 작용(음성되먹임 메커니즘)

인체의 최적 상태란 어떤 한 점(point)으로 결정되는 것이 아니고, 일정한 정상 범위 내에 있음을 뜻한다. 즉 최적의 상태 또는 한계를 벗어남을 감지하는 감지기(sensor)를 통해 수집된 정보가 뇌나 척수와 같은 통합중추에 전달되면, 통합중추에서는 효과기(effector)의 활성을 변화시켜 내부 환경을 안정적으로 유지하게 한다. 그러나 이러한 조절 능력이 노화 등의 이유로 효율적으로 작용하지 못하여 정상 범위를 벗어나게 되면 인체는 질병에 걸리게 되고, 이러한 상태가 지속되어 정상으로 회복되지 못하면 결국 사망하게 된다.

2) 항상성 유지의 메커니즘

항상성은 신경계와 내분비계에 의해 유지된다. 신경계에 의한 조절은 비교적 짧은 시간에 이루어지나, 내분비계에 의한 조절은 호르몬의 분비를 통해 이루어지므로 신경계에 의한 조절보다는 시간이 걸리는 조절 메커니즘이다.

음성되먹임(negative feedback) 메커니즘은 정상에서 벗어난 결과물이 이 결과를 초래한 반응을 저지하거나 촉진하라는, 즉 현재 상태의 반대가 되도록 하는 교정의 명령을 내려 결국 정상으로 되돌리려는 신체의 조절 메커니즘을 말한다(그림 1-1). 양성되먹임(positive feedback) 메커니즘에 의해서는 정상에서 벗어난 변화가 계속 일어나게 되므로, 예외는 있으나 대부분 생명체의 질병이나 사망을 초래한다. 따라서 거의 모든 생명체의 항상성은 양성되먹임 메커니즘보다는 음성되먹임 메커니즘에 의해 유지된다. 그러나 양성되먹임 메커니즘에 의해 조절되는 현상도 있는데, 분만 시 진통 과정, 지혈 과정과 여성 호르몬의 주기 변화가 그 예이다.

3) 항상성 유지의 예

건강한 사람이라면 외부의 조건이 변하더라도 혈당은 100 mg/dL 내외에서 유지하며(그림 1-1), 체온, 체액의 pH, 혈압, 전해질 농도, 혈액 내 산소 농도 역시 일정한 범위 내에서 유지한다.

다음에서 체온과 체액의 pH 항상성 유지 메커니즘에 대해 자세히 설명하였다.

(1) 체온

인체의 정상 체온은 약 37°C(35.5~37.7°C)로 외부 환경보다 높지만 외부 온도가 25~30°C일 경우에는 혈액의 흐름만으로도 체온을 일정하게 유지할 수 있다. 그러나 외부 온도가 이 범위를 벗어나면 신경계의 반사 조절 메커니즘이 작동하여 체온을 유지해 준다.

체온이 정상 체온 범위 이상으로 상승하면 체온조절중추인 시상하부는 교감신경(콜린성 뉴런)을 통해 피부혈관을 확장하고 땀을 흘리게 하여 열을 발산시키고, 근육의 불수의적 떨림을 억제하여 열 생산을 감소시킨다. 반대로 체온이 정상 체온 범위 이하로 낮아지면 체온조절중추인 시상하부는 교감신경(아드레날린성 뉴런)을 통해, 근육의 불수의적 떨림 열생산(shivering thermogenesis)을 통한 열 발생을 증가시키고, 피부혈관과 땀샘을 수축시켜 열 손실을 감소시킨다. 또한 시상하부는 대뇌피질의 영향을 받는 운동신경을 자극하여 몸 움츠리기 등의 행동을 유발시킴으로써 열 손실을 최소화하여 체온을 정상화시킨다(그림 1-2).

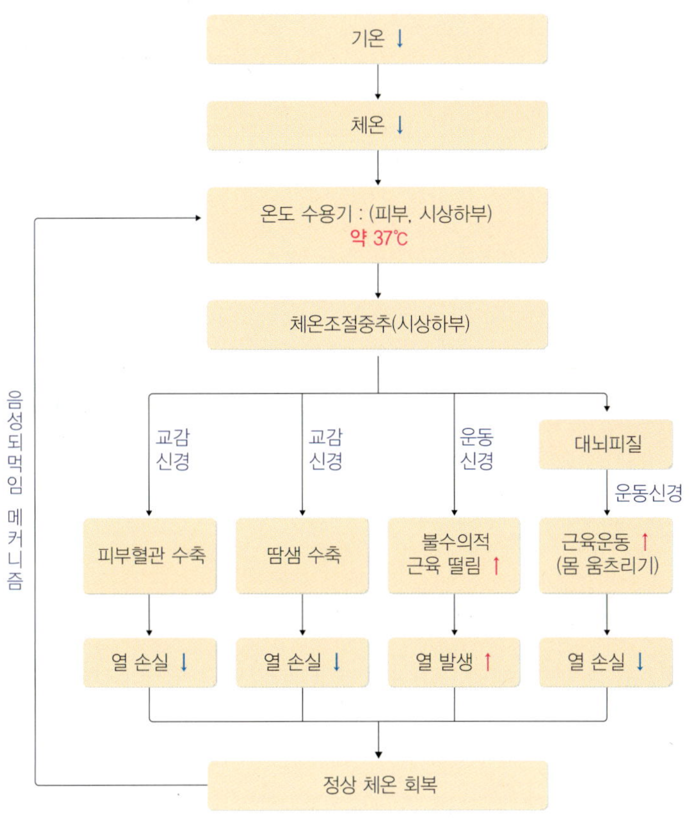

그림 1-2
추위 시 체온의 항상성 유지 메커니즘

(2) 체액의 pH

인체 내의 효소를 포함한 다양한 단백질의 구조와 활성 그리고 신경계의 기능은 체액의 pH에 의해 크게 변화된다. 따라서 세포외액(동맥혈)의 pH는 약 7.4(7.35~7.45)의 범위에서 항상성을 유지하여야 한다. 인체는 정상적인 세포 대사 과정을 통해 탄산·젖산·케톤체·인산·황산의 산성물질을 계속 생성하지만, 혈액의 단백질, 헤모글로빈, 인산염 및 HCO_3^-(bicarbonate)에 의한 완충작용과 폐를 통한 이산화탄소의 배출, 마지막으로 신장을 통한 산성물질의 배설을 통해 pH를 일정하게 유지한다.

가장 흔히 나타나는 산-염기 평형의 이상 증상은 대사성 산증(metabolic acidosis)으로, 당뇨병으로 인한 케톤체 증가와 신장 질환에 의한 산의 배설 감소로 인해 산이 축적되거나 설사 등의 이유로 HCO_3^-이 다량 함유된 췌장액이나 장액을 손실한 경우에 나타난다. 이와 같이 혈장 내의 수소이온 농도가 높아지면, 말초 화학수용기인 경동맥소체와 대동맥소체, 그리고 중추 화학수용기인 연수에서 이를 감지하고 이 자극을 전달받은 호흡중

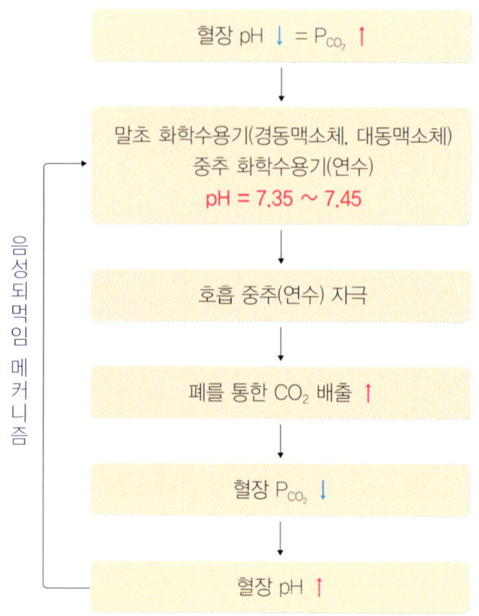

그림 1-3
대사성 산증에서 체액 pH의 항상성 유지 메커니즘

추인 연수는 폐호흡을 통한 체내 CO_2의 방출을 증가시켜 혈중 CO_2 분압(P_{CO_2})을 감소시킴으로써 pH를 정상 수준으로 회복시킨다(그림 1-3).

light reading

산-염기 평형의 이상 증상

대사성 산증(metabolic acidosis)

당뇨로 인한 케톤체 증가와 신장 질환에 의한 산의 배설 감소 또는 HCO_3^-이 다량 함유된 췌장액, 장액을 손실한 경우 산증이 된다. 폐로의 CO_2 방출을 증가시켜 pH를 정상화시킨다.

대사성 알칼리증(metabolic alkalosis)

$NaHCO_3$를 섭취하였거나 구토로 위산이 다량 손실된 경우 알칼리증이 된다. 폐로의 CO_2 배출을 감소시켜 pH를 정상화시킨다.

호흡성 산증(respiratory acidosis)

폐 질환이나 신경계 장애로 인한 호흡곤란이 있는 경우 폐로 CO_2 배출이 잘 되지 않아 pH가 감소하여 산증이 된다. 신장에서 HCO_3^- 재흡수와 CO_2로부터 HCO_3^- 생성을 증가시켜 pH를 정상화시킨다.

호흡성 알칼리증(respiratory alkalosis)

저산소증이거나 호흡중추를 자극하는 약물 복용 등의 경우 호흡이 증가하여 폐로의 CO_2 배출이 증가되면서 알칼리증이 된다. 신장에서의 HCO_3^- 재흡수 감소나 호흡 감소를 통해 pH를 정상화시킨다.

자료 : 이양자 외, 고급영양학, pp.320~321, 2017

light reading

생명체의 특성

살아 있는 생명체의 특성을 정의하기는 쉽지 않으나, 흔히 무생물과의 다른 점이라고 말할 수 있으며, 5가지의 공통된 특성을 갖고 있다.

1. 질서 있는 배열을 갖는다. 세포가 모여 조직을, 조직이 모여 기관을, 기관이 모여 기관계를 그리고 기관들이 모여 개체를 이루는 조직화된 구조를 지닌다.
2. 에너지의 이용과 대사 과정이 일어난다. 생명을 유지하기 위해 주위로부터 얻은 에너지를 이용해야 하며, 세포 내에서는 대사(이화와 동화)라는 화학반응이 끊임없이 일어난다.
3. 생식, 생장과 발생을 통해 생명의 연속성을 유지시킨다.
4. 조절작용과 환경에 대한 적절한 반응을 한다. 변화하는 환경에 대응하여 세포 내의 성분을 일정하게 유지하며, 이러한 항상성 유지를 위해 에너지를 사용한다.
5. 수많은 생명체들을 세포학적, 생화학적, 구조적으로 비교하면 유사한 점이 매우 많다. 이는 생명체들이 하나의 조상에서 비롯됨을 말하며, 따라서 진화는 생명현상의 필수 요건이다.

단원정리

- 인체를 구성하는 60~100조 개의 세포는 집합을 이루어 조직을 구성하고, 조직들은 기관을 형성하며, 기관은 다시 기관계를 이루어 개체의 기능을 효율적으로 유지하게 해준다.
- 인체를 구성하는 조직은 크게 상피조직, 결합조직, 근육조직과 신경조직의 4가지로 분류된다.
- 인체를 구성하는 기관계는 호흡기계, 순환기계, 소화기계, 비뇨기계, 골격계, 근육계, 신경계, 내분비계, 림프와 면역계, 생식계 및 피부계이다.
- 인체는 계속적으로 변화하는 외부 환경에 적절히 대응하여 내부(체내) 환경을 정상 범위 내에서 유지하는, 즉 동적 평형 상태를 유지하는 능력을 가지고 있으며 이를 항상성이라 한다.
- 항상성은 신경계와 내분비계에 의해, 그리고 음성되먹임 메커니즘에 의해 유지된다.

단원평가

1 인체의 질서 정연한 구성과 기능 유지에 대해 설명하시오.

2 항상성 유지의 필요성에 대해 설명하시오.

3 항상성 유지에서 음성되먹임(negative feedback) 메커니즘에 대해 설명하시오.

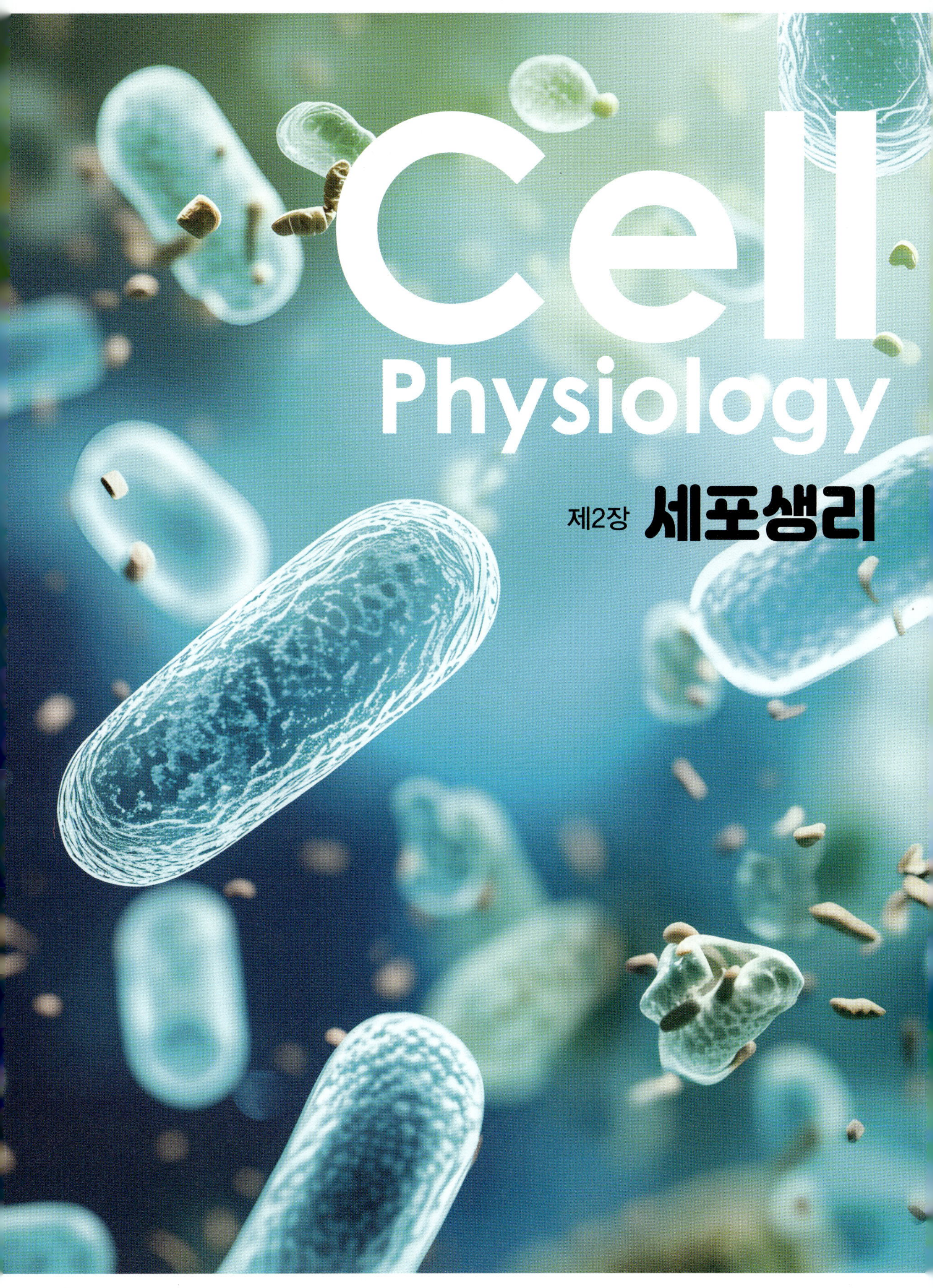
Cell
Physiology
제2장 세포생리

제2장 세포생리

학습목적 세포의 구조와 특성 및 물질 이동의 기전을 설명할 수 있다.

학습목표

1. 세포의 구조와 기능

세포막의 구조와 기능 | 세포 내 각 소기관의 기능

2. 세포막을 통한 물질의 이동

세포막을 통한 물질의 이동 | 전기적, 화학적 농도 경사 | 수동적 운반과 능동적 운반의 특징 | 확산을 통한 물질 이동의 확산 과정 | 여과작용 | 삼투현상 | 능동적 운반의 특징 | 세포내액과 세포외액의 이온 농도 비교 | Na^+/K^+ pump의 기전 | 음세포작용과 토세포작용 비교

세포(cell)는 살아 있는 생명체(living organism)를 구성하는 구조적으로 기본이 되는 단위로서 생명현상, 즉 생장과 생식을 하는 특성을 지니고 있다. 단세포생물의 경우 세포 하나로 구성된 독립된 생명체이고, 다세포생물의 경우 사람과 같은 고등동물에서는 고도로 분화된 세포를 볼 수 있다. 세포 내에서는 대사작용(metabolism)이 끊임없이 일어나며, 이 대사작용에 의하여 생명이 유지된다.

1. 세포의 구조와 기능

세포는 생명체의 항상성을 유지하며, 생활 환경의 변화에 대한 각종 자극을 감수하면서 반응을 일으키며 활동에 대한 일련의 과정을 거치는 사이에 에너지를 소비한다. 또한 유기체의 구성과 내외적 변화에 적응할 뿐만 아니라 여러 생물의 특성을 효율적으로 활용하면서 생명체를 유지한다. 동식물의 모든 세포들은 종류와 관계없이 최외층으로부터 세포막(cell membrane), 세포질(cytoplasm), 핵(nucleus)으로 구성된다.

light reading

세포의 발견

세포는 17세기 중반에 훅(Robert Hooke)이 처음 발견하였다. 그는 얇게 자른 코르크를 현미경으로 관찰하였는데, 세포가 작은 상자 모양의 집합체라는 것을 처음 관찰하고 이 작은 상자에 'cell'이라는 이름을 붙였다. 그러나 사실 훅이 본 것은 세포벽이었고, 이 세포벽에 싸인 구조를 세포라고 불렀다. 훅에 의하여 생물체의 미세구조가 알려지기 시작한 후 1838년에 이르러서야 독일의 슐라이덴(Matthias Schleiden)에 의하여 식물체가 세포로 되어 있다는 사실이 명확해졌고, 1839년에는 독일의 동물학자 슈반(Theodor Schwann)에 의하여 동물체도 세포로 이루어져 있다는 사실이 밝혀졌다.

1) 세포막의 구조와 기능

(1) 세포막의 구조

세포막은 세포가 생명을 유지하는 동안 영양물질과 이온과 같은 물질을 선택적으로 투과시키는 특성이 있다. 세포막은 두께가 매우 얇고(약 7~10 nm) 탄력성이 있으며, 인지질 이중층(phospholipid bilayer)으로 되어 있다. 구성 성분은 단백질이 전체의 약 50%를

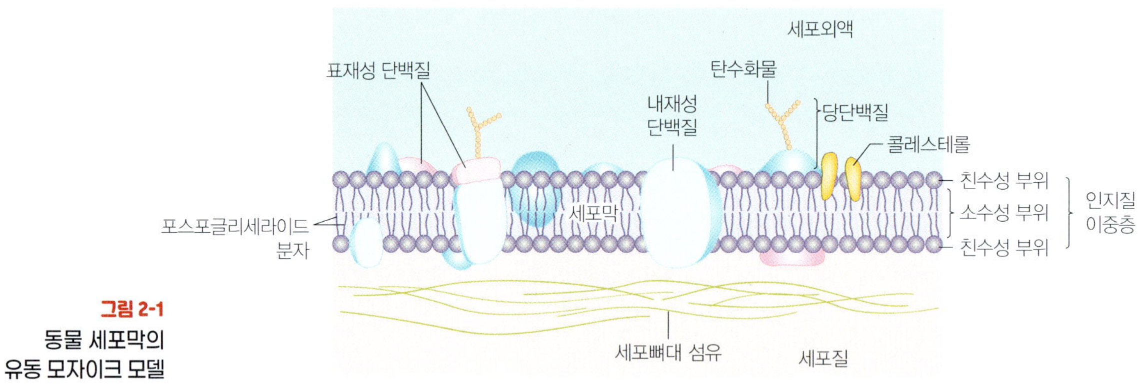

그림 2-1
동물 세포막의 유동 모자이크 모델

차지하고, 인지질이 25%, 나머지는 콜레스테롤, 기타 지질, 탄수화물 등인데 세포에 따라 단백질과 지질의 구성 비율이 다르다(그림 2-1).

특히 지질층은 주로 인지질로 세포막의 구조적 안정에 크게 도움을 주며, 친수성(hydrophilic; polar) 부위는 세포막의 양 바깥쪽으로 향하게 배열되어 있고 소수성(hydrophobic; nonpolar) 부위는 막의 중심부를 향하고 있다. 소수성을 띠는 것은 인지질의 지방산이며, 친수성을 띠는 것은 인산기이다. 또한 세포막에는 미세한 구멍이 무수히 많고, 이 구멍을 통해 물질의 투과가 일어나는데, 투과성은 세포막을 통과하는 물질이 양이온인지 음이온인지에 따라 다르다.

(2) 세포막의 기능

세포막은 세포막을 통한 물질의 이동 시에 통과하는 물질의 종류에 따라 통과 여부를 결정한다. 즉 세포막이 세포의 활동에 필요한 모든 정보를 간직한 채 막을 통과하는 확산·삼투·여과·능동적 운반·음세포작용 등을 조절한다. 세포막 내에는 여러 가지 에너지 운반계가 있어 생물체와 외부 환경 사이에 경계를 이루고 외부 환경의 변동에 대응하여 내부 환경을 일정하게 유지하는 항상성 유지 기능도 있다.

세포막에는 여러 가지 효소가 있어 화학반응을 촉진하는데, 예를 들면 Na^+/K^+ 펌프 작용으로 활성화하는 ATP 분해효소가 있어서 세포막을 사이에 두고 Na^+와 K^+의 능동적 운반에 관여하며, 미토콘드리아 내부에는 시토크롬 효소가 있어 세포 내의 산화 과정에 관여한다. 또한 세포막은 특정한 물질과 결합하는 수용기를 가지고 있다. 예를 들면 세포막에는 아세틸콜린(acetylcholine), 노르에피네프린(norepinephrine), 세로토닌(serotonin)

등 신경섬유의 말단 부위로부터 방출되는 신경전달물질과 결합하는 수용기가 있고, 혈액에 의해 운반되어 온 호르몬인 티록신 및 인슐린과 결합하는 수용기도 있는데, 이들 수용기가 특수 정보를 접하게 되면 Ca^{2+}이 세포 내로 많이 흘러 들어오게 되므로 그 세포의 기능이 항진된다.

세포와 세포 사이에는 결합이 느슨하게 이루어져 있는데, 이때 세포막은 인접한 세포가 동일 개체의 세포라는 것을 인지하는 능력이 있어 세포 간 결합이 이루어진다. 그러나 다른 종류의 세포가 접촉하게 되면 결합이 이루어지지 않는데, 기관 이식 시 이식 거부반응이 일어나는 것이 그 예이다. 이러한 인지 능력은 세포막의 바깥층에 있는 단백질에서 기인하는데 이 단백질은 세포 내에 있는 유전인자에 의해 생산된다.

2) 세포소기관의 구조와 기능

세포 내에는 미토콘드리아를 비롯하여 소포체·리보솜·골지체·리소좀·중심소체 등의 소기관(organelle)들이 존재한다. 각각의 세포소기관은 세포기질에 부유하고 있으며(그림 2-2), 전체 세포의 기능과 생존에 기여하는 특수한 기능을 한다.

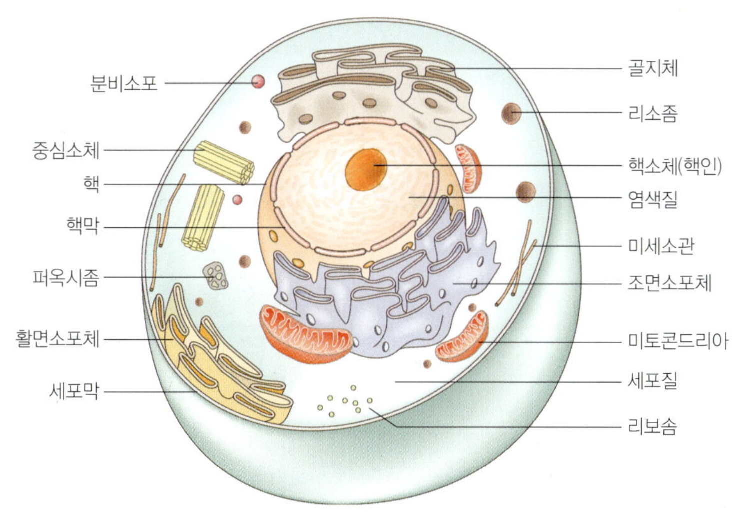

그림 2-2
동물세포의
주요 세포소기관

(1) 핵

핵은 유전정보를 가지고 있으며 일반적으로 세포는 1개의 핵을 가지고 있으나, 2개 혹은 그 이상인 경우도 있다. 대부분 구형·타원형 혹은 디스크형으로 세포의 중앙에 위치

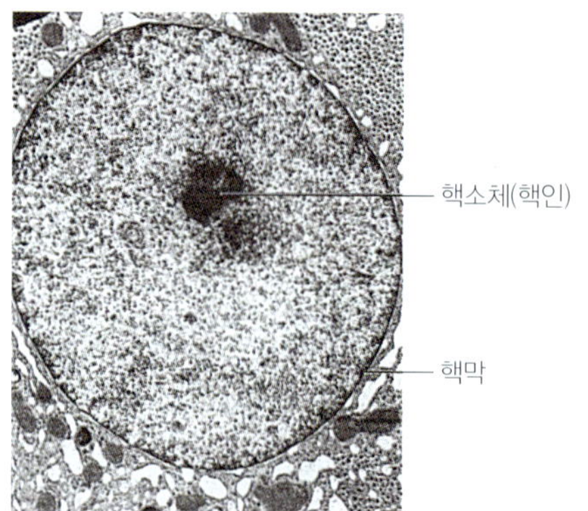

그림 2-3
핵

하고 있으며(그림 2-3), 세포주기의 각 시기에 따라 구조와 기능이 현저하게 달라진다.

핵은 성숙한 적혈구와 혈소판을 제외한 모든 세포에서 관찰되고, 크기는 지름이 5~8 μm 정도이며, 핵막, 핵소체(핵인), 염색질로 구성되어 있다. 핵의 주요 기능은 단백질 합성을 비롯하여 세포의 성장·재생·증식에 관여하여 세포의 조절센터(control center) 역할을 하고, 유전인자의 정보저장소로서 DNA(deoxyribonucleic acid)를 갖고 있다.

① 핵막

핵막(nuclear membrane)은 핵을 둘러싸고 있는 2개의 막으로 구성된 장벽으로, 핵막 표면을 따라 일정 간격으로 2개의 막이 서로 합쳐져서 둥근 테두리의 구멍을 만드는데 이를 핵공(nuclear pore)이라 한다. 이곳을 통하여 핵과 세포질 사이에 물질교환이 이루어지고 있으며 세포분열 전기에 일시적으로 핵막이 소실되지만 세포분열 말기에 다시 형성된다.

② 핵소체

핵소체(핵인, nucleolus)는 리보솜을 합성하는 장소로서 1개 또는 여러 개가 존재하는데, 지름 2~5 μm 정도인 구형이다. 핵소체에는 염기성 단백질과 RNA 중합효소, DNA 합성효소 등의 효소 이외에 RNA가 존재한다. 단백질 합성이 왕성하게 이루어지고 있는 상태에서는 세포의 핵소체가 상당히 커진다. 합성된 RNA는 핵소체로 일단 저장되었다가 다시 세포질 속으로 나가서 단백질 합성 기능을 조절하게 된다.

③ 염색질

핵 안에서 단백질과 결합된 DNA는 가느다란 망사 구조의 염색질(chromatin)을 형성한다. 염색질은 DNA와 염기성 핵단백질인 히스톤 그리고 소량의 RNA로 구성되어 있고, 진정염색질(euchromatin)과 이질염색질(hetero-chromatin)로 나뉜다. 진정염색질은 염색질이 드문드문 꼬여 있고 유전적으로는 활성형이며 DNA의 전사가 활발하게 일어나는 부분이고, 이질염색질은 염색질이 심하게 꼬여 있으며 유전적으로 비활성형이고 DNA의 전사가 잘 일어나지 않는다. 염색질은 세포분열기에 실 모양으로 응축되어 염색체(chromosome)가 되는데, 염색체에는 유전형질의 발현을 조절하는 유전자가 들어 있어 생명현상을 조절한다. 핵에서 전사를 통해 만들어진 mRNA 분자는 핵막을 통해 세포질로 나가고 단백질 합성에 사용된다.

④ 핵산

핵산(nucleic acid)은 DNA와 RNA(ribonucleic acid) 2가지가 있다. 핵산의 기본 단위는 뉴클레오타이드(nucleotide)라고 하며, 이는 5탄당, 염기(base), 인산(phosphate)으로 구성되어 있다. 염기는 아데닌(adenine, A), 구아닌(guanine, G), 시토신(cytosine, C), 티민(thymine, T), 우라실(uracil, U)이 있다. DNA는 A, G, C, T 중 한 개의 염기와 인산기, 데옥시리보스(deoxyribose)로 구성되어 있으며, RNA는 A, G, C, U 염기와 인산기, 리보스(ribose)로 구성되어 있다. 염기를 푸린(purine)과 피리미딘(pyrimidine)으로 구분하기도 하는데 푸린은 A와 G처럼 두 개의 고리로 구성된 염기를 말하며, 피리미딘은 C, T, U 염기처럼 한 개의 고리로 구성된 염기가 속한다(그림 2-4).

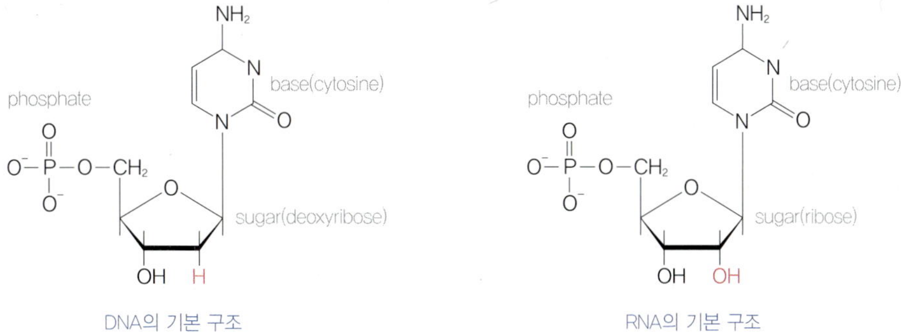

그림 2-4
DNA와 RNA의 기본 구조

(2) 미토콘드리아

미토콘드리아(mitochondria)는 세포에 필요한 에너지를 ATP 분자의 형태로 만드는 화학 공정에 관여하며, 외막과 내막에 의해 둘러싸인 구형 또는 긴 막대 구조이다. 내막 안에는 크리스테(cristae)라는 주름이 있으며, 미토콘드리아의 내부 구획인 기질(matrix) 쪽으로 뻗어 있다(그림 2-5). 이 주름은 막의 표면적을 증가시켜 ATP를 생산하는 미토콘드리아의 능력을 높여 준다. 미토콘드리아의 내막으로 둘러싸인 기질에는 DNA, RNA, 리보솜이 들어 있어 스스로 증식할 수 있다.

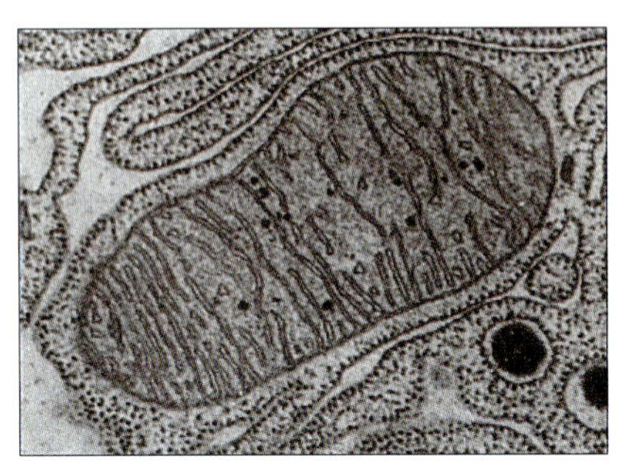

미토콘드리아의 전자현미경 사진

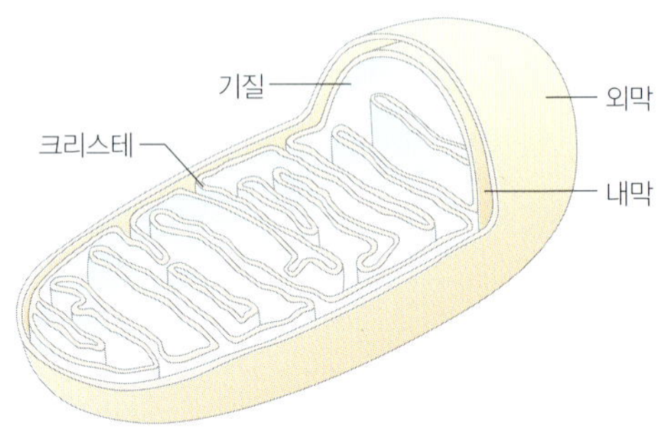

미토콘드리아 구조

그림 2-5
미토콘드리아

(3) 리보솜

리보솜(ribosome)은 RNA와 단백질로 구성되어 있고 핵 속에 있는 DNA로부터 만들어진 mRNA의 유전정보에 따라 아미노산을 이용하여 단백질 분자를 합성한다. 세포 내 소포체에 붙어 있기도 하고(membrane-bound ribosome), 자유롭게 떨어져 있는 것(free ribosome)도 있다. 유리된 리보솜에서 합성된 단백질은 세포기질로 방출되며, 조면소포체에 붙어 있는 리보솜에서 형성된 단백질은 소포체 내강으로 이동되어 다른 세포소기관인 골지체에 전달된다.

(4) 소포체

소포체(endoplasmic reticulum, ER)는 세포 내 망상 구조라고도 하며, 리보솜에서 합성한 단백질을 세포 내 다른 곳으로 수송하거나 골지체를 통하여 세포 밖으로 분비한다. 소포체 막에 리보솜이 부착되어 있는 것을 조면소포체(rough ER, RER), 리보솜이 없을 경우 활면소포체(smooth ER, SER)라고 한다. 조면소포체는 리보솜에서 합성된 단백질을 다른 세포소기관으로 운반하거나 세포 밖으로 분비하며, 활면소포체는 지방과 스테로이드의 합성, 근육세포에서 칼슘의 저장 및 방출, 간세포의 경우 독성물질을 약화시키는 해독작용 등의 기능을 한다. 조면소포체는 편평한 주머니 모양의 막성 네트워크로 넓게 퍼져 있으며 핵막에 연결되어 있고 리보솜 분자들이 세포질 쪽 표면에 붙어 있다. 활면소포체는 리보솜이 붙어 있지 않으며 많은 가지를 친 튜브 모양으로 구성되어 있다.

(5) 골지체

골지체(Golgi apparatus)는 소포체가 일부 떨어져 나온 것으로 굴곡이 진 납작한 막 구조의 주머니 모양의 시스터나(cisternae)가 여러 겹으로 촘촘히 있는 구조를 이루고, 막으로 둘러싸인 소포(vesicle)들이 많이 존재한다.

골지체의 기능은 분비작용으로, 리보솜에서 합성된 분비 단백질이 골지체로 운반되고 이곳에서 농축되면 분비과립이 되어 세포 밖으로 분비된다. 골지체는 주로 막 구조로 되어 있기 때문에 인지질과 단백질 성분이 많고 주로 동물의 침샘 등 분비세포에서 많이 관찰된다. 세포 밖으로 분비되는 단백질이 들어 있는 분비소포(secretory vesicle)는 신경세포의 말단에 많고, 여기에서 간질액으로 화학물질을 방출하여 신경세포의 활성을 조절한다. 골지체에 떨어져 나온 소포는 리소좀이 되거나 세포 외 배출을 통해 세포 밖으로 내용물을 배출하는 분비소포가 된다.

(6) 리소좀

리소좀(lysosome)은 골지체에서 합성되고 백혈구에 많이 들어 있으며, 한 겹의 막으로 둘러싸인 주머니 모양의 구조물이다. 다당류, 지질, 핵산, 단백질 등을 분해하는 여러 종류의 가수분해효소가 들어 있어서 세포 내 소화를 담당한다. 또한 손상되거나 오래된 세포소기관을 분해하고, 병원체와 같은 이물질이 외부에서 세포 내로 들어올 때 포식소체(phagosome)가 형성되며, 리소좀이 이 식포와 융합하여 이물질을 제거한다.

(7) 퍼옥시좀

퍼옥시좀(peroxisome)은 막으로 둘러싸인 세포소기관으로 현미경 구조상 리소좀과 유사하나 조금 더 크고 불규칙한 형태이다. 이는 전자를 제거하여 다른 분자들을 산화시키는 여러 종류의 효소를 가지고 있으며, 지방의 소화작용에 이용되는 담즙산을 형성하거나 긴 지방산 사슬로 이루어진 지질을 분해하는 등의 생화학반응을 촉매한다.

리소좀은 소화효소를 포함하고 있고, 퍼옥시좀은 강력한 산화효소를 함유하고 있어 과산화수소의 산화분해를 촉진한다는 점에서 리소좀과 구별된다. 과산화수소는 세포막에 독성을 나타내지만 퍼옥시좀 내의 카탈레이스(catalase)라는 효소에 의하여 물로 전환된다.

(8) 미세소관

미세소관(microtubules)은 식물이나 동물의 세포에 있는 속이 빈 관 모양의 구조물로, 세포 형태의 발달과 유지에 구조적 역할을 한다. 세포소기관의 전위(translocation)와 같은 세포의 운동 과정에 관련되어 있다. 또한 세포분열을 할 때 많은 미세소관이 방추체(spindle)를 형성해 염색체를 분리·이동시키는 역할을 하고, 세포 내의 물질 운반에도 관여한다.

(9) 미세섬유

미세섬유(microfilament)는 수축성 단백질인 액틴으로 구성되어 있고, 진핵세포의 세포질에서 볼 수 있는 섬유 모양 구조이며, 미세사라고도 한다. 주로 근육세포에서 관찰되며, 세포의 수축성 운동에 관련이 있고 세포의 분비작용, 세포의 형태 변화, 물질의 이동에도 관여한다.

(10) 중심소체와 중심체

중심소체(centrioles)는 중심립이라고도 하며, 세포분열에 관여하는 세포소기관으로 수축성이 있는 작은 반점 모양을 하고 있다. 3개의 미세소관 다발이 모여 일정 간격으로 9개가 방사상으로 배치되어 있는 구조이며, 세포분열 중 양극으로 이동하여 성상체를 형성하고 염색체를 양극으로 이동시킨다.

중심체(centrosome)는 중심소체 2개가 서로 직각 방향으로 위치하고 있는 구조물을 의미하는데 이것은 핵의 바로 위에 위치한다.

표 2-1 세포소기관의 구조적 특성과 주요 기능

세포소기관	구조적 특성	주요 기능
세포막	이중층의 인지질과 단백질	세포 형태 유지와 물질 이동
핵	이중핵막을 가진 원형 구조	유전정보 함유, DNA 저장
리보솜	단백질과 RNA로 구성된 입자	단백질 합성
미토콘드리아	이중막, 주름 잡힌 내막	ATP 합성
소포체	막성 그물망 구조, 조면소포체는 리보솜을 포함	지방 합성, 칼슘 저장(활면소포체), 리보솜에서 합성된 단백질 운반(조면소포체)
골지체	납작한 막 구조의 주머니	단백질의 수송과 분비
리소좀	구형 또는 난원형이고 한 겹의 막으로 싸임	강력한 소화효소 함유, 박테리아와 세포 파괴물 등을 분해
퍼옥시좀	산화효소 함유한 막 구조의 주머니	과산화수소 분해
중심체	2개의 막대 모양 중심소체	세포의 분열
미세소관과 미세섬유	단백질 섬유	세포질 지지 및 세포질 내에서 물질 수송

light reading

줄기세포

줄기세포란 인간의 몸을 구성하는 서로 다른 세포나 장기로 성장하는 일종의 모세포로 간, 근육, 뼈, 피부, 뇌 등 신체의 어떤 기관으로도 전환할 수 있는 만능세포라고 할 수 있다. 과학자들은 뇌 질환에서 당뇨병, 심장병에 이르기까지 많은 질병을 치료하는 데 배아줄기세포를 이용할 수 있을 것으로 기대를 하고 있다. 즉 배아줄기세포를 신체의 각종 장기나 조직으로 분화시키는 인체 신호체계를 밝혀낼 수 있다면, 질병이 발생한 조직과 기관을 재생 또는 대체할 수 있는 새로운 세포도 만들어 낼 수 있다는 것이다. 그러나 배아는 장차 태아로 자랄 수 있는 엄연한 생명의 씨앗이라는 점에서 여러 조직이나 장기를 만들 수 있는 배아 줄기세포를 이용하는 것은 심각한 윤리 논쟁을 일으킬 수 있다.

2. 세포막을 통한 물질의 이동

세포는 생장하기 위하여 세포막을 통해 외부로부터 영양소를 흡수하고 노폐물은 밖으로 내보내야 한다. 특히 영양소가 세포 안으로 들어오는 속도는 대사 활성도 조절에 중요하다. 세포막은 모든 분자를 통과시키는 것이 아니라 각 분자에 대한 선택적 투과성으로

수송 과정을 조절한다. 일반적으로 지질과 친한 물질은 지질층을 통과하지만, 그렇지 못한 이온이나 극성 분자들은 내재성 단백질들 내에 형성된 통로를 이용하여 통과한다. 세포는 막을 통한 물질 이동을 이용하여 세포 내 조성과 pH를 알맞게 유지하며 세포의 부피를 조절한다. 세포막을 통해 이동되는 물질은 물, 영양소, 가스, 노폐물, 전해질, 이온 등의 분자이고, 세포막을 통과하는 기전은 수동적 이동과 능동적 이동으로 구분된다.

1) 수동적 이동

수동적 이동(passive transport)은 물리·화학적인 힘의 차이에 의하여 이루어지는 이동 방식으로 에너지를 쓰지 않고 물질이 이동되는 방식이다.

(1) 확산

확산(diffusion)은 용질의 이동을 설명하는 개념으로, 입자의 농도가 높은 곳에서 낮은 곳으로 농도 차에 따라 평형에 도달할 때까지 용질이 이동하는 것을 말한다(그림 2-6). 확산에 의해 물질이 막을 통과할 때는 에너지가 필요하지 않으므로, 확산에 의해 물질이 생물학적 막을 투과하는 것을 수동적 이동이라고 한다. 세포막이 용질과 용매를 모두 투과시킬 수 있을 때 세포내액과 세포외액 용질의 농도 차에 의해서 물질 이동이 일어난다.

확산 속도는 세포의 내부와 외부의 농도 경사(농도 기울기, concentration gradient)에 비례한다. 세포막의 지질층이 물질 이동의 투과장벽으로 작용하기 때문에 지질에 대한 용해도가 높은 물질일수록 투과성이 커지며, 분자의 크기가 작을수록 투과성이 커진다. 또한 전해질의 경우에는 하전수가 적은 이온일수록 투과성이 크며, 하전수가 같은 경우에는 수화된 정도가 작을수록 투과성이 커진다. 생체에서의 대표적인 확산의 예는 호흡 시에 폐포의 가스 교환으로 폐포 공기의 산소 분압(P_{O_2})과 탄산가스 분압(P_{CO_2}), 그리고 폐포 주위의 모세혈관의 산소 분압과 탄산가스 분압이 서로 차이가 있기 때문에 산소는 산소

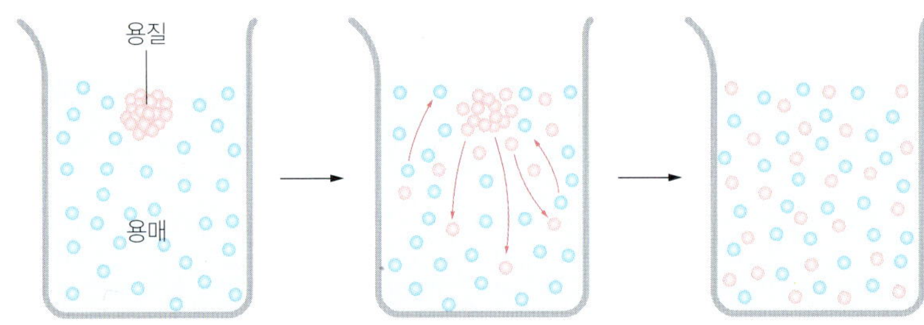

그림 2-6
확산 과정

분압이 높은 폐포로부터 낮은 혈액 쪽으로 이동하고, 반대로 이산화탄소는 이산화탄소 분압이 높은 혈액으로부터 낮은 폐포 쪽으로 이동한다.

(2) 촉진확산

촉진확산(facilitated diffusion)은 확산과 마찬가지로 물질의 농도가 높은 곳에서 낮은 곳으로 이동하는데, 운반체에 의해 이동(carrier mediated diffusion)되며 보통의 확산보다 이동 속도가 빠르다. 운반체는 세포막에 존재하는 단백질로 특정 분자와만 결합하는데 이 결합은 가역적으로 이루어지며, 운송 분자의 구조적 변화를 통해 그 결합된 분자를 세포 내외로 이동시킨다.

세포막을 통한 포도당의 촉진확산은 특이성, 경쟁, 포화와 같은 운반체-매개 수송의 특성을 보인다. 즉 포도당은 운반체의 특정 부위에 결합하고, 이 결합은 포도당을 세포질 쪽으로 가져오는 운반체의 형태를 변화시키고, 이 결과 포도당은 농도 차이에 의해 고농도에서 저농도로, 즉 세포 내부로 들어온다.

촉진확산은 운반체가 포화되면 더 이상 이동 속도를 증가시키지 않는다. 예를 들어 포도당은 운반체에 의해 세포 내로 이동되는데 포도당의 확산이 무한정 증가되는 것이 아니고 어느 지점부터는 일정 수준을 유지하게 되는데 이는 운반체의 수가 한정되어 있기 때문이다.

(3) 삼투

삼투(osmosis)란 용질 분자는 투과시키지 못하고 용매 분자만 투과시키는 반투막(semipermeable membrane)을 사이에 두고, 용질의 농도가 낮은 곳으로부터 높은 곳으로 농도가 같아질 때까지 용매가 이동하는 현상을 말한다(그림 2-7). 즉 수분의 이동에 의해서 희석된 부분의 용질의 농도를 상대적으로 농축시킴으로써 양쪽의 농도를 같게 한다. 삼투에 의한 수분의 이동은 곧 부피의 변화를 초래하게 되어 부피 증가에 따라 정수압(hydrostatic pressure)이 증가한다. 이때 수분의 이동을 막기 위해서는 압력을 가해야 하는데 이러한 압력을 용액의 삼투압(osmotic pressure)이라고 한다. 이상적인 반투막을 경계로 용액이 구분되어 있을 때는 순수하게 수분의 농도에 따라 일어날 수 있고, 수분의 농도는 용질에 따라서 결정되므로 물질 농도를 삼투질 농도로 표시할 수 있다. 인체의 체액은 삼투질 농도가 약 300 mOsm/kgH_2O이며 용질의 농도는 일정한 부피의 용액에 있는 분자나 이온의 총수를 의미한다.

인체 세포의 삼투질 농도와 같은 용액을 등장성 용액(isotonic solution)이라 하고, 삼투질 농도보다 낮으면 저장성 용액(hypotonic solution), 삼투질 농도보다 높으면 고장성 용액(hypertonic solution)이라고 한다. 적혈구를 저장성 용액에 넣으면 삼투질 농도의 차이에 의하여 수분이 적혈구 내로 이동하여 적혈구의 부피가 증가하며 용혈(hemolysis)현상이 일어나고, 적혈구를 고장성 용액에 넣으면 세포 안의 수분이 밖으로 빠져나가서 적혈구 용적이 감소하여 쭈글쭈글하게 된다(그림 2-8). 이와 같이 삼투현상은 수분의 이동을 결정해 주는 원동력이 된다.

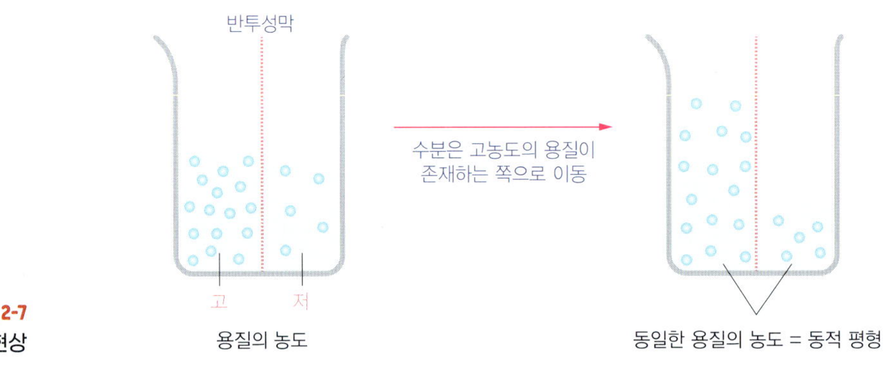

그림 2-7
삼투현상

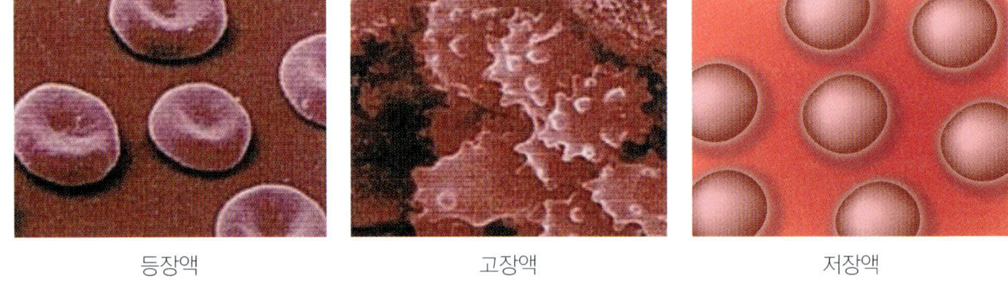

그림 2-8
삼투에 의한 적혈구 모양 변화

(4) 여과

여과(filtration)는 막의 양측에 압력의 차이가 있을 때 압력이 높은 곳에서부터 낮은 곳으로 물질이 이동하는 현상을 말한다. 이 현상은 여러 세포들의 연결에 의해 만들어진 막을 통해 일어나는데 모세혈관 동맥단에서 모세혈관의 액체 성분이 조직으로 나가서 조직액을 형성하는 과정, 신장 사구체에서 일어나는 여과 등을 예로 들 수 있다.

2) 능동적 이동

능동적 이동(active transport)은 촉진확산과 마찬가지로 막에 존재하는 단백질들에 의해 일어나는데, 농도가 낮은 곳에서 높은 곳으로 농도 차에 역행하여 이루어진다는 점에서 촉진확산과는 근본적으로 다르며, 반드시 외부로부터 에너지가 공급되어야 한다(그림 2-9). 체내에서는 대사적 에너지를 공급받아 전기·화학적 전위차에 역행하여 물질의 이동이 이루어지며, 단순한 확산에 의한 이동보다 그 속도가 매우 빠른데 이는 운반체(carrier)에 의해 이동되기 때문이다. 능동적 이동은 에너지를 이용하는 이동이므로 주위 온도를 낮추거나 대사억제물질을 투여하면 그 이동이 억제된다.

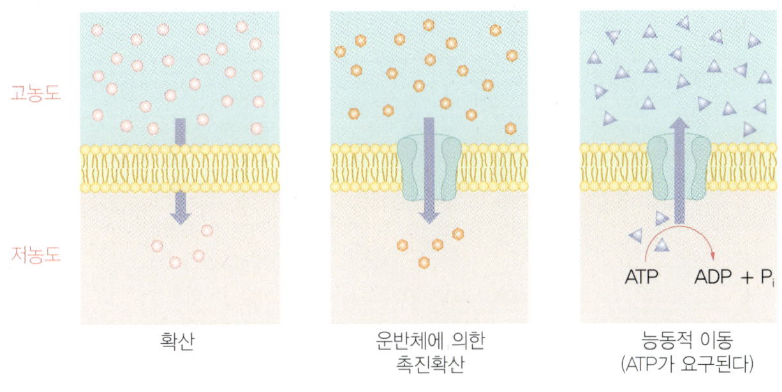

그림 2-9
막을 통한 물질의 이동

능동적 이동을 통해 세포 내외의 Na^+, K^+의 농도가 유지되며, Ca^{2+}, 아미노산들도 이동된다. 능동적 이동의 대표적인 예는 Na^+/K^+-ATPase에 의해 Na^+와 K^+이 세포막을 통과하여 이동하는 것을 들 수 있다.

세포 내의 K^+ 농도는 세포 밖보다 훨씬 높은 반면, 세포 내의 Na^+ 농도는 세포 내보다 높아 세포막은 확산에 의해 수동적으로 투과시켜 Na^+는 세포 내로 들어가고 K^+은 세포 외로 나간다. 이때 세포 내외의 이온 분포를 유지하기 위해 농도 차에 역행하여 Na^+를 세포 밖으로 퍼내고, K^+는 안으로 운반하여야 한다.

Na^+/K^+ 펌프 기전을 보면, 세포 안쪽에 Na^+이 결합하는 수용체(receptor)가 3개 있고, 바깥에는 K^+이 결합하는 수용체가 2개 있다. 세포 안쪽에 3개의 Na^+이 결합하고 2개의 K^+이 세포 바깥에 결합하게 되면, 운반체인 ATPase의 활성도가 증가되어 ATP를 ADP와 P_i로 유리시킨다. 이때 발생되는 에너지로 3개의 Na^+를 세포 밖으로, 2개의 K^+을 세포 안

으로 농도 차에 역행해서 능동적으로 운반한다(그림 2-10).

능동수송은 1차 능동수송과 2차 능동수송으로 분류되는데, 수송에 필요한 에너지를 ATP로부터 직접 얻어 농도 차에 역행하여 수송하는 방식을 1차 능동수송(직접능동수송)이라고 하며, 다른 분자의 농도 경사에 저장된 에너지를 이용하여 수송하고자 하는 분자를 농도 차에 역행하여 수송시키는 방식을 2차 능동수송(간접능동수송)이라고 한다.

Na^+/K^+ 펌프는 모든 인체세포에서 작용하고, 세포 내에 Na^+이 축적되는 것을 막고 세포 내로 물이 유입되는 것과 세포가 종창(swelling)되는 것을 방지하며 세포 용적을 조절하게 된다.

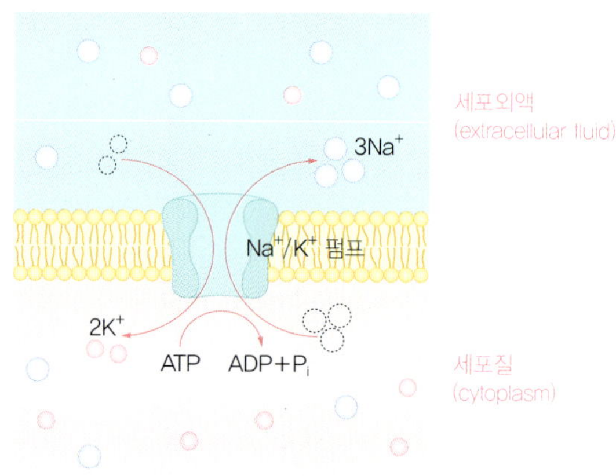

그림 2-10
Na^+/K^+ 펌프에 의한 세포 내 Na^+와 K^+의 교환

3) 세포내반입과 세포외반출

세포는 단백질, 지질과 같이 분자의 크기가 큰 물질이나 세포 덩어리까지도 세포막을 통해 이동시킬 수 있다. 이러한 기전에는 세포내반입과 세포외반출이 있으며 ATP 형태의 에너지를 필요로 한다(그림 2-11).

(1) 세포내반입

세포내반입(endocytosis)은 여러 거대분자를 세포막의 일부로 둘러싸서 입자나 액체 형태 그대로 세포 내로 이동시키는 과정이다. 백혈구의 식균작용, 대사 과정의 조절 등에 사용된다.

이는 식세포작용(phagocytosis, cell eating)과 음세포작용(pinocytosis, cell drinking)으로 나눌 수 있는데 음세포작용은 전해질 등을 용액 상태로 피노좀(pinosome)이라고 불리

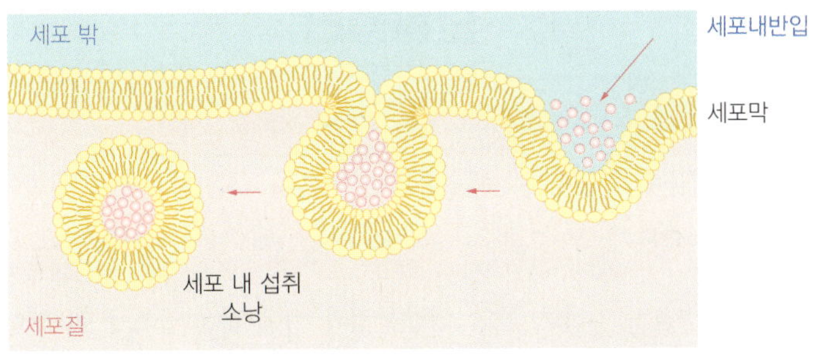

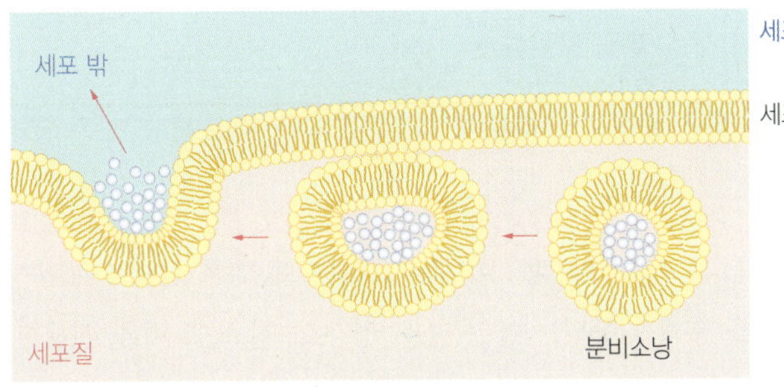

그림 2-11
세포내반입과 세포외반출

는 작은 소포를 형성하여 이동시킨다. 리소좀(lysosome)이 피노좀 표면에 부착한 후 피노좀 안으로 가수분해효소를 분비하여 소포를 분해시키고, 이렇게 이동된 물질을 세포 내에서 이용한다. 식세포작용은 음세포작용과 같은 방법으로 포식소체(phagosome)라는 큰 소포를 만들어 비교적 분자량이 큰 물질을 입자 형태로 세포 내로 이동시키는 과정이다.

(2) 세포외반출(토세포작용)

세포외반출(exocytosis)은 세포의 생성물들이 세포 밖으로 분비되는 과정으로, 에너지가 요구되며 ATP 합성 능력이 있는 세포에서 이용된다. 예로는 부신수질의 카테콜아민 분비, 뇌하수체후엽의 바소프레신 및 옥시토신 분비, 췌장의 인슐린 및 소화효소 분비, 백혈구와 혈소판에서의 효소 분비, 세포 내 노폐물 분비 등은 세포외반출에 의해 분비된다.

단원정리

- 세포는 살아 있는 생물체의 구성과 기능, 유전의 기본이 되는 단위로서 생명의 특성을 지니고 있는 가장 작은 단위이다.
- 세포막은 세포가 생명을 유지하는 동안 영양물질과 이온 같은 물질을 선택적으로 투과시키는 특성이 있고, 인지질 이중층(phospholipid bilayer)으로 되어 있으며 구성 성분은 단백질, 인지질, 콜레스테롤, 기타 지질, 탄수화물 등이다.
- 진핵세포의 세포질은 핵을 중심으로 리보솜, 미토콘드리아, 소포체, 리소좀, 골지체, 퍼옥시좀 등이 있다.
- 세포막은 모든 분자를 통과시키는 것이 아니라 각 분자에 대한 선택적 투과성으로 수송 과정을 조절한다. 세포막을 통해 이동되는 물질은 물, 영양소, 가스, 노폐물, 전해질, 이온 등의 분자이고, 세포막을 통과하는 기전은 수동적 이동과 능동적 이동으로 구분된다.
- 확산은 용질의 이동을 설명하는 개념으로 입자의 농도가 높은 곳에서 낮은 곳으로 농도 차에 따라 용질이 이용되는 것을 말한다.
- 촉진확산은 확산과 마찬가지로 물질의 농도가 높은 곳에서 낮은 곳으로 이동하는데 운반체에 의해 이동(carrier mediated diffusion)하며, 보통의 확산보다 이동 속도가 빠르다.
- 삼투현상은 용질 분자는 투과시키지 못하고 용매 분자만 투과시키는 반투막을 사이에 두고 용질의 농도가 낮은 곳으로부터 높은 곳으로 용매가 이동한다.
- 능동적 이동은 막에 존재하는 단백질들에 의해 일어나는데 물질의 농도가 낮은 곳에서 높은 곳으로 농도 차에 역행하여 이루어지며, 반드시 외부로부터 에너지가 공급되어야 한다.
- 세포막은 단백질, 지질과 같이 분자의 크기가 큰 물질도 이동시킬 수 있다. 이러한 기전에는 세포내반입과 세포외반출이 있으며, ATP 형태의 에너지를 필요로 한다. 세포내반입은 여러 거대 분자를 세포막의 일부로 둘러싸서 입자나 액체 형태 그대로 세포 내로 이동시키는 과정이고, 세포외반출은 세포의 생성물들이 세포 밖으로 분비되는 과정이다.

단원평가

1 동물세포의 주요 세포소기관의 구조와 기능을 설명하시오.

2 세포막의 주된 기능을 설명하시오.

3 세포막을 통한 물질의 수동적 이동 현상 중 확산과 촉진확산의 차이점을 설명하시오.

4 삼투의 원리를 설명하고, 삼투압과 삼투질 농도의 개념에 대하여 설명하시오.

5 세포막을 통한 물질의 능동적 이동 중 Na^+/K^+ 펌프(pump)의 기전과 이의 역할에 대하여 설명하시오.

6 세포막에서의 수동적 이동과 능동적 이동의 주된 차이점을 설명하시오.

7 삼투질 농도에 따른 적혈구의 변화에 대하여 설명하시오.

8 세포막의 물질 이동 중 세포내반입과 세포외반출 과정을 설명하시오.

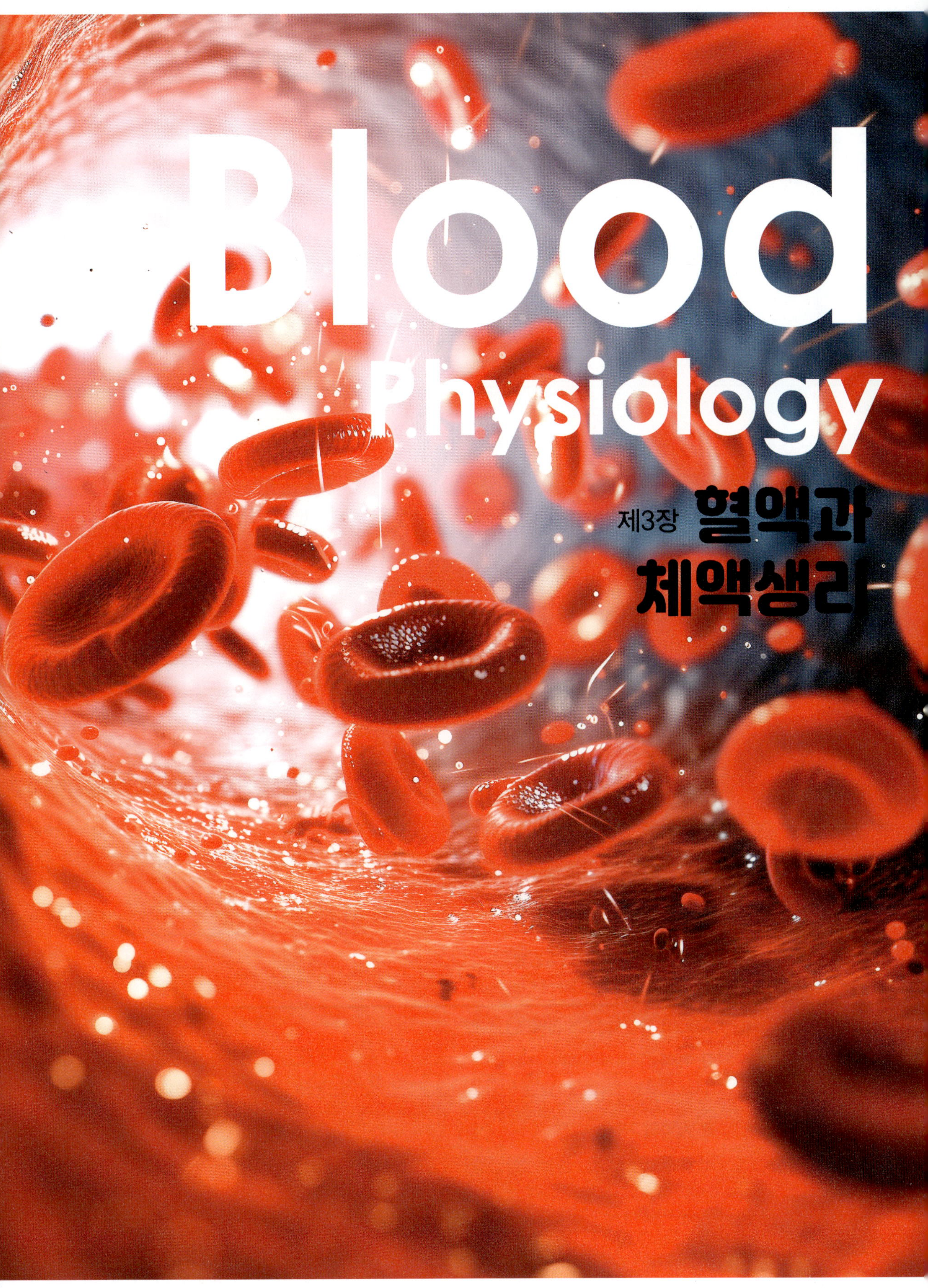
Blood
Physiology
제3장 혈액과
체액생리

제3장 혈액과 체액생리

학습목적 혈액과 체액의 조성 및 기능을 설명하고 이상 현상에 대한 기전을 설명할 수 있다.

학습목표

1. 혈액의 기능

혈액의 생리적 기능 | 혈액의 구성 성분과 기능

2. 적혈구

일반적인 특성 | 조혈기전

3. 백혈구

일반적인 특징 | 조혈기전

4. 혈소판의 특성과 기능

5. 조혈작용의 이상으로 인한 질환들

빈혈 | 적혈구 과다증 | 백혈구 과다증과 감소증

6. 혈액 응고와 항응고 기전

지혈 | 혈액응고 경로 | 혈병

7. 혈액형과 수혈

ABO식 혈액형 | Rh 혈액형 | 수혈

8. 체액

체액의 분포 | 화학적 성분 조성 | 이동

9. 체액의 기능

체액 평형 | 전해질 평형 | 산-염기 평형 | 산-염기 불균형

혈액은 생명에 필수적인 많은 기능을 수행하는 결합조직의 한 종류로서 우리의 건강 상태를 확인할 수 있는 수많은 정보들을 제공한다. 심장을 통해 온몸의 혈관을 따라 순환하면서 여러 방법으로 항상성을 유지하는 데 도움을 준다.

1. 혈액

1) 혈액의 생리적 기능

혈액은 인체에서 운반, 조절, 유지, 방어의 4가지 기능을 한다.

(1) 물질의 운반작용

혈액은 인체에 필요한 영양 성분과 산소를 공급하고, 각 기관에 쌓여 있던 이산화탄소와 노폐물을 배출시킨다. 혈액 성분 중 적혈구는 세포에 산소를 운반한다. 즉 폐에서 각 세포로 산소를 운반하고, 조직에서 폐로 이산화탄소를 운반하여 체외로 배출시킨다. 또한 혈액은 소화관에서 흡수된 영양소를 간을 통해서 조직과 세포로 운반하고, 각 조직에서 생성된 대사산물과 이산화탄소, 요산 등의 노폐물을 배설기관인 신장, 피부로 운반한다.

(2) 호르몬 조절과 체온 조절

혈액은 내분비기관에서 합성된 호르몬을 생성 장소에서 표적기관으로 운반한다. 이렇게 표적기관으로 운반된 호르몬은 여러 가지 조절 기능을 수행한다.

혈액은 순환에 의해 근육과 간 등에서 생성된 열을 피부 및 폐 등의 신체 각 부위로 분산시켜서 체온을 조절한다. 즉 외부의 온도가 높으면 혈액이 심층에서 표층으로 이동하면서 체온을 낮춰 주고, 반대로 외부의 온도가 낮으면 혈액이 표층에서 심층으로 이동하면서 몸을 따뜻하게 유지시킨다.

(3) 체액의 항상성 유지

혈액은 체액의 양, 이온 분포 상태, 수소이온 농도 등을 조절하는데, 한 가지 예로 혈장 알부민은 혈액 내의 삼투압을 조절하여 과잉의 수분이나 염류를 소변과 땀으로 배설시킨다. 또한 산-염기 평형 메커니즘을 통해서 pH를 7.35~7.45로 유지시킨다.

(4) 신체 보호작용

혈액은 외상에 의해 혈액 손실이 발생했을 때 혈액 응고 메커니즘을 통해 방어한다. 혈액 중의 면역물질들은 몸에 들어온 박테리아나 이물질에 대항하여 항체와 백혈구를 증가시키는 등의 면역작용을 함으로써 신체를 보호한다.

2) 혈액의 구성 성분과 기능

성인의 평균 총혈액량은 약 5 L로 체중의 6~8%를 차지한다. 그중에서 80%는 체순환, 20%는 폐순환이나 심장에 분포하고 있다. 심장에서 나가는 동맥혈은 산소와 헤모글로빈의 결합체인 옥시헤모글로빈의 농도가 높아서 선홍색을 띠며, 심장으로 되돌아오는 정맥혈은 동맥혈보다 산소 농도가 낮아서 암홍색을 띤다.

혈액은 혈장이라는 액체와 그것에 부유하면서 운반되는 혈구 성분으로 구성되는데, 혈구는 적혈구·백혈구·혈소판으로 구성되어 있다. 총혈액량 중 적혈구가 차지하는 용적률을 적혈구용적률(hematocrit, Hct)이라고 하며, 여성은 36~46%, 남성은 41~53% 정도이다.

혈액은 약알칼리성(pH 7.35~7.45)이며, 혈액의 붉은색은 적혈구 속에 함유되어 있는 혈색소(hemoglobin)에 의한 것이다.

(1) 혈장

혈장(plasma)은 수분과 용질로 구성된 노란빛 액체이다. 혈장의 91%는 용매로 작용하는 수분이고, 7%가 단백질, 그리고 2%는 이온, 영양물질, 가스, 노폐물, 조절물질과 같은 물질로 구성되어 있다(그림 3-1).

알부민은 혈장단백질의 58%를 구성하고, 염화나트륨과 함께 혈액의 삼투압에 관여한다. 글로불린은 α-글로불린, β-글로불린, γ-글로불린의 세 형태로 혈장단백질의 38%를 차지한다. α-글로불린과 β-글로불린은 간에서 생성되어 지질과 지용성 비타민을 운반하고, γ-글로불린은 림프구에서 생성되어 면역 기능을 나타낸다. 혈액응고에 관여하는 피브리노겐은 간에서 생성되며 총혈장단백질의 약 4%를 차지한다. 혈청(serum)은 응고인자가 없는 혈장이다.

혈장단백질들은 무기염류와 함께 혈액의 삼투압을 일정하게 유지시키고 pH의 변화를 줄이는 완충작용을 하며, 혈액의 점성을 유지한다. 따라서 질환의 진단이나 상태를 파악

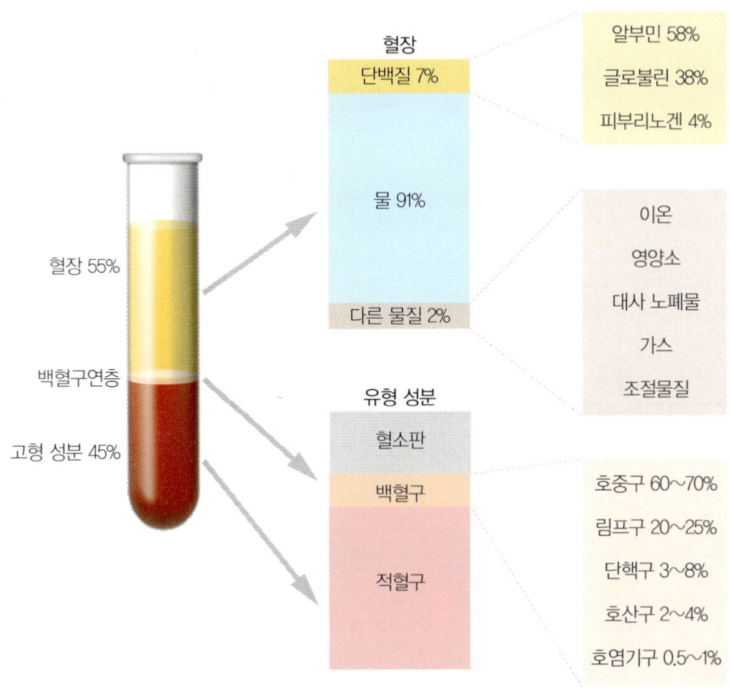

그림 3-1
혈액의 구성 성분

하는 데 혈장이 이용되기도 한다. 한 예로 혈액응고인자에 유전적인 기능 장애가 있는 경우 혈우병이 나타나기도 한다.

지질은 콜레스테롤과 중성지방, 인지질이 주요 성분이고, 혈액 내 삼투압을 조절하는 무기염류는 나트륨, 칼슘, 마그네슘, 칼륨 등이며 혈장의 당은 거의 포도당이다.

(2) 혈액의 유형 성분 : 혈구

혈구는 적색골수(red bone marrow)의 혈구모세포로부터 적혈구, 백혈구, 혈소판으로 분화되어 만들어진다(그림 3-2).

① 적혈구

적혈구(erythrocyte, red blood cell)는 혈구 중에 가장 많은 부분을 차지한다. 지름이 7~8 μm 되는 핵이 없는 원반상의 세포로 혈액 1 μL당 적혈구 수는 남자는 약 500만 개, 여자는 약 450만 개이다. 양면이 오목한 원반 모양의 구조는 표면적을 넓혀 가스가 적혈구로 들어가거나 나오는 것을 좀 더 쉽게 만들어 준다. 적혈구의 주요 구성물은 헤모글로빈(hemoglobin)으로 적혈구의 약 1/3 정도이며 붉은색을 띠고 있다. 적혈구는 헤모글

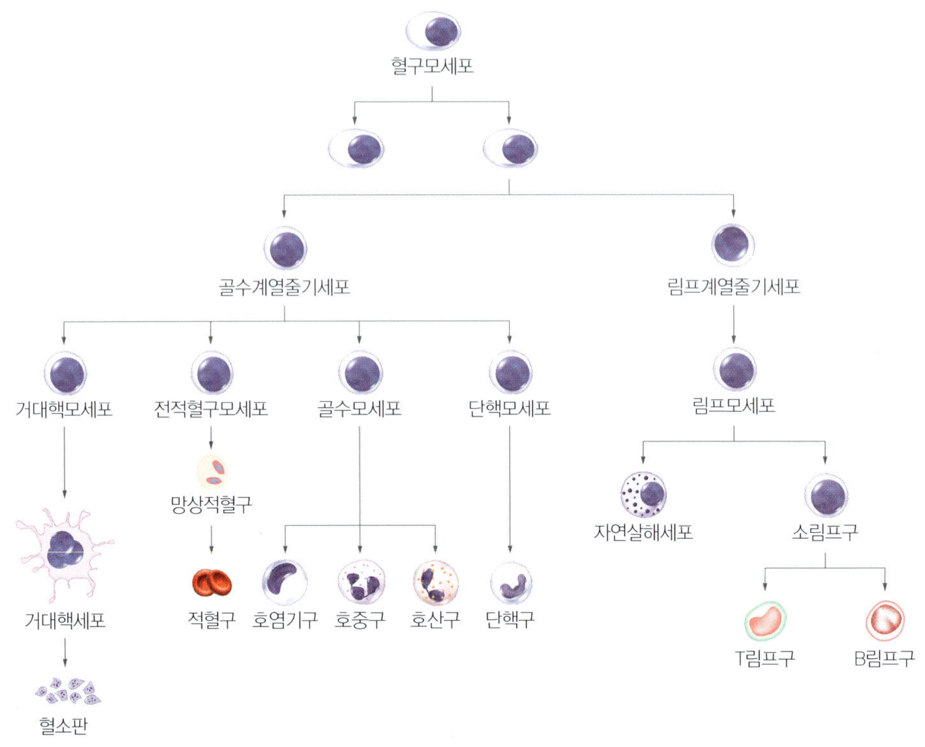

그림 3-2
혈구모세포로부터 각각의 혈구세포가 형성되는 단계

로빈에 결합되어 있는 산소를 폐(lung)에서 몸의 여러 조직으로 이동시키고, 조직에서 만들어진 이산화탄소를 혈액을 통해 폐로 운반하는 것을 돕는다. 산소 이동은 헤모글로빈에 의해 이루어지며 여기에는 네 개의 단백질 사슬과 네 개의 헴(heme)이 있다(그림 3-3). 글로빈(globin)으로 불리는 각각의 단백질은 하나의 헴과 결합하는 분자이고, 각각의 헴은 하나의 철(iron)원자를 포함하고 있다.

적혈구에는 핵과 미토콘드리아가 없기 때문에 단백질을 합성하거나 세포분열을 할 수

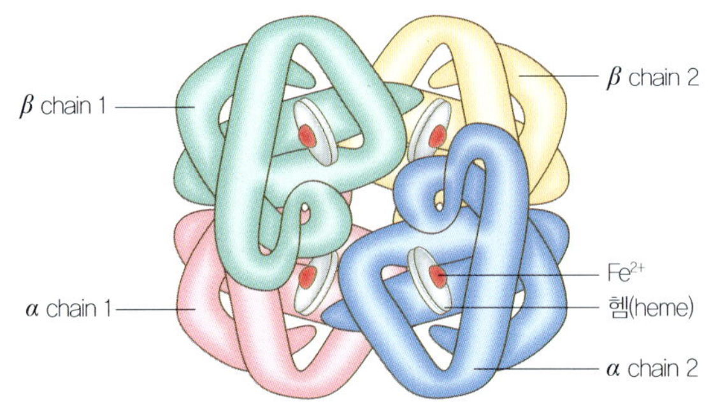

그림 3-3
헤모글로빈의 구조

없어서 그 수명은 120일 정도로 짧고, 노화된 적혈구는 간, 비장, 골수의 식세포에서 제거된다.

적혈구 수가 증가하면 산소 운반 능력도 증가되므로 건강에 긍정적인 영향을 미친다. 따라서 적혈구 수는 질병의 진단 및 판단에 활용된다.

② **적혈구의 조혈기전(erythropoiesis)**

사람의 적혈구는 대부분 뼛속의 적색골수(red bone marrow)에서 형성된다. 적혈구의 생성은 매우 활동적인 과정으로 초당 약 250만 개의 적혈구가 만들어져 비장(spleen)과 간(liver)에서 끊임없이 파괴되는 적혈구를 대체하는데, 이들의 수명은 약 120일이다.

적혈구 생성의 주요 조절물질은 적혈구 생성인자인데 이것은 혈중 산소 농도가 감소할 때 신장에서 분비된다. 즉 체내에 산소가 부족하게 되면 적혈구 생성을 위해 신장(kidney)과 간에서 조혈촉진인자 호르몬인 에리트로포이에틴(erythropoietin)이 분비된다. 이 물질은 적혈구모세포인 줄기세포를 자극하여 적혈구모세포를 생성하고 이후 분화 과정을 거쳐 성숙된 적혈구를 혈액으로 방출한다(그림 3-4). 이들 과정이 일어나는 데는 3일이 걸리고, 수명을 다한 노화 적혈구들은 좁은 혈관을 통과할 때 쉽게 파괴되는데 비장, 간, 골수 내 대식세포(macrophage)들에 의해 파괴되고 제거된다. 파괴된 적혈구로부터 나온 혈색소 헤모글로빈은 헴과 글로빈으로 분해되고 헴은 다시 철분(iron)과 녹색색소 빌리베르딘(biliverdin)으로 분해된다. 대부분의 철분은 혈액에 의해 운반되어 새로운 혈색

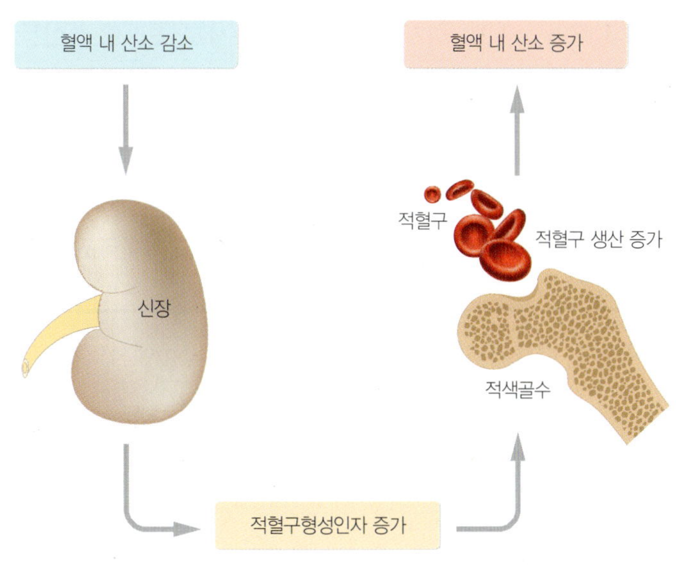

그림 3-4
적혈구 조혈기전

소 헤모글로빈 합성에 다시 사용된다.

비타민 B_{12} 및 엽산, 그리고 철분의 결핍은 정상 적혈구의 생성과 헤모글로빈의 합성을 방해할 수 있다.

③ **백혈구**

백혈구(leukocyte)는 질병으로부터 다양한 방법으로 우리 몸을 보호한다. 일부 백혈구는 세균을 포식하고, 일부는 항체(antibody)를 생성하여 이물질을 파괴하면서 감염된 부위로 이동한 다음 혈관에서 빠져나간다.

백혈구는 크기, 세포질의 성질, 핵의 형태 및 염색성에 따라 다섯 가지 유형으로 분류한다. 세포질에 과립이 있는 백혈구를 과립백혈구(granular leukocyte), 과립이 없는 백혈구를 무과립백혈구(agranular leukocyte)라고 한다.

과립백혈구는 호중구(neutrophil), 호염기구(basophil), 호산구(eosinophil)로 구분되며, 적혈구보다 두 배 정도 크고 골수에서 발달하여 약 12시간 정도 생존한다. 호중구에는 염료에 중성반응을 나타내는 옅은 보라색의 작은 과립이 있다. 대부분의 성인에서 전체 백혈구의 54~62%를 차지하고 활발하게 이동할 수 있으므로 손상된 부위에 나타나는 첫 번째 백혈구이다. 이들은 매우 활동적인 세포로 세균을 공격하거나 분해하는데 각각의 호중구는 10~20개 내외의 세균을 포식한 후 죽는다. 죽은 호중구와 세포 찌꺼기의 혼합물이 고름(pus)이며 이는 상처가 감염되었음을 의미한다.

호염기구는 염기성 염료로 염색하면 과립이 짙은 푸른색을 나타내며, 크기와 모양이 불규칙하다. 혈액 내 백혈구의 1% 미만을 차지하고, 손상된 조직으로 이동하며 모세혈관 내피세포를 통과한 후, 조직 내에서 히스타민(histamine)을 분비하여 혈관을 확장시킨다. 또한 혈액응고를 억제하는 화합물인 헤파린(heparin)을 분비하기도 한다.

호산구에는 산성 염료에 밝은 붉은색을 나타내는 커다란 과립이 있다. 혈액 내 백혈구의 2~4%를 차지하며, 크기가 커서 직접 포식할 수 없는 다세포기생충(multicellular parasite) 감염 시 특히 효과적인 작용을 한다. 따라서 기생충에 감염되면 혈액 내 호산구의 수가 크게 증가한다. 더불어 알레르기반응(allergy reaction)에서도 호산구의 수가 증가된다.

무과립백혈구에는 림프구(lymphocyte)와 단핵구(monocyte) 두 종류가 있다. 림프구는 핵이 둥글고 크며 세포질이 거의 없는 작은 세포이다. 혈액 내 백혈구의 약 20~35%를 차지하는 두 번째로 많은 백혈구로서 혈액에서 말초조직으로, 말초조직에서 다시 혈액으로 이동한다. 림프구들 대부분은 다른 결합조직이나 림프기관들에 존재하고, 일부분의 림프구들만 순환한다. 순환하는 혈액 내에는 세 가지 유형의 림프구가 있다.

- B세포(B cell) : 체액성 면역을 담당하며, 항체를 생산하여 특수한 방어 기전에 관여한다.
- T세포(T cell) : 세포매개면역을 담당하며, B세포를 활성화시킨다.
- 자연살해세포(natural killer cell) : 면역감시 기능을 담당하며, 비정상적인 조직세포를 감지하여 파괴한다. 암의 예방에 중요한 역할을 한다.

단핵구는 백혈구 중 가장 크고 신장(kidney) 모양이나 말발굽 모양의 핵을 가지고 있다. 혈액 내 백혈구의 약 3~9%를 차지하고 몇 주에서 몇 개월까지 생존할 수 있다. 단핵구는 말초조직에서 강력한 포식작용을 하는 조직대식세포(tissue macrophage)로 바뀌게 되는데, 자신만큼 큰 세포도 포식할 수 있다. 포식작용이 시작되면 화학물질들이 분비되어 포식작용이 있는 세포들을 유인하여 자극한다.

혈구의 크기는 단핵구(15 ㎛) > 호산구(10~14 ㎛) > 호중구(11 ㎛) > 호염기구(8~10 ㎛) > 림프구(8 ㎛) > 적혈구 > 혈소판 순서이다.

백혈구는 핵과 미토콘드리아가 있고 혈액으로 빠져나와 아메바운동으로 조직을 통해 이동할 수 있다. '혈관외유출(diapedesis)'은 백혈구가 혈관벽의 세포 사이를 빠져나가는 현상을 말한다.

④ 백혈구의 조혈기전

백혈구는 사이토카인(cytokine) 또는 과립구 군락 자극인자(granular colony stimulating factor, G-CSF)와 같은 호르몬의 영향을 받으며 적색골수(red bone marrow)에서 만들어진다. 사이토카인은 면역계의 여러 세포들에 의해 분비되는 자가조절물질로서, 다능성 성장인자-1, 인터루킨-1(interleukin-1), 인터루킨-3(interleukin-3)와 같은 여러 종류의 사이토카인들이 백혈구 발달의 여러 단계를 자극한다. 과립구 군락 자극인자(granular colony stimulating factor, G-CSF)는 호중구의 발달을 자극하고 과립구 단핵구 군락 자극인자(granular monocyte colony stimulating factor, GM-CSF)는 단핵구와 호산구의 발달을 자극한다.

무과립백혈구는 정상적인 조건에서 100~300일 정도 그 기능을 유지하고, 과립백혈구는 12시간~3일 정도로 수명이 매우 짧다.

⑤ 혈소판

혈소판(platelet, thrombocyte)은 적색골수에 있는 거대핵세포(megakaryocyte)에서 만들어진 가장 작은 혈구 성분이다. 이들은 핵은 없지만 백혈구처럼 아메바운동을 할 수 있다. 혈소판은 혈액 1 μL 중 20만~40만 개이며, 10일 정도 생존하고 비장과 간에서 파괴된다.

혈소판의 일차적인 기능은 손상된 혈관의 손상 부위를 막고 혈액응고(blood clotting)가 시작되도록 하는 것이다. 즉 혈소판 막의 인지질은 혈장의 혈액응고인자들을 활성화하여 피브린을 형성하고, 세로토닌을 방출하여 혈관 수축을 자극함으로써 손상된 부위로의 혈류를 감소시킨다.

표 3-1 혈액의 유형 성분

세포 종류		형태	특징	기능	수
적혈구			양면이 오목한 디스크. 핵이 없음. 헤모글로빈이 들어 있음. 붉은색의 세포. 바깥지름은 6.5~8.5 μm	산소와 이산화탄소 운반	400만~600만/μL
백혈구			핵이 있는 구 모양의 세포	다섯 가지 종류가 있고 각각 특별한 기능이 있음	5,000~10,000/μL
과립구	호중구		핵은 두 개 혹은 네 개의 엽으로 나누어져 있고 얇은 잔섬유로 연결되어 있음. 세포질과립이 옅은 분홍색이나 붉은 보라색으로 염색됨. 바깥지름은 10~12 μm	미생물이나 다른 물질 포식	전체 백혈구의 54~62%
	호염기구		핵은 뚜렷하지 않은 두 개의 엽으로 나누어져 있음. 세포질과립은 진한 보라색으로 염색됨. 바깥지름은 10~12 μm	염증에 반응하는 히스타민 분비, 핏덩이 형성을 예방하는 헤파린 분비	전체 백혈구의 1~3%
	호산구		핵은 종종 두 개의 엽으로 되어 있음. 세포질과립은 주황색이나 분홍색으로 염색됨. 바깥지름은 11~16 μm	알레르기나 천식과 관련된 염증반응에 관여, 특정 기생충 파괴	전체 백혈구의 1% 이하

세포 종류		형태	특징	기능	수
무과립구	림프구		원형의 핵. 세포질은 핵 주위에서 얇은 고리를 형성. 바깥지름은 6~14 ㎛	항체와 미생물을 파괴하는 화학물질을 생산, 알레르기반응 이식거부반응, 암 조절과 면역계통 조절에 관여	전체 백혈구의 3~9%
	단핵구		핵은 원형, 콩팥 모양 혹은 말굽 모양, 림프구보다 세포질이 더 많이 들어 있음. 바깥지름은 12~20 ㎛	혈액에서 분화되어 큰포식세포가 되어 박테리아 죽은 세포, 세포 조각, 그리고 조직 안의 조직 파편을 포식	전체 백혈구의 25~33%
혈소판			세포 조각이 형질막에 의해 둘러싸여 있고 과립이 포함되어 있음. 바깥지름은 2~4 ㎛	혈소판 형성, 혈액응고에 필요한 화학물질 분비	20만~40만/㎕

3) 조혈작용의 이상으로 인한 질환

① 빈혈

빈혈은 혈액 중의 적혈구 수의 감소, 적혈구의 주요 성분인 헤모글로빈의 양이 정상 수준 이하로 감소 혹은 두 가지 모두에 의해서 발생된다. 산소를 이동시키는 혈액의 능력이 감소되어 빈혈인 사람들은 기운이 부족하고 과도하게 피곤함과 무기력함을 느낀다. 이들은 창백하게 보이고 호흡이 가빠질 수 있다.

가장 흔한 빈혈의 형태는 철 결핍성 빈혈(iron deficiency anemia)이다. 철분의 섭취나 재흡수가 충분하지 않거나 과도한 철의 손실로 발생한다. 철은 적혈구 안에서 헤모글로빈을 구성하는 중요한 성분인데 철이 부족해지면 헤모글로빈의 생성 및 적혈구의 수와 크기 모두 감소하여 폐에서 산소와 결합할 헤모글로빈이 부족해지므로 각 조직으로 산소가 충분히 공급되지 못한다.

또 다른 빈혈의 일반적인 형태는 재생 불량성 빈혈(aplastic anemia)이다. 적색골수에서 적혈구 생산, 백혈구와 혈소판 생산 능력이 떨어져서 발생된다. 벤젠과 같은 화학물질, 특정 항생제와 진정제 그리고 방사선에 의해 적색골수에 있는 줄기세포의 손상으로 일어난다.

어떤 빈혈은 결함이 있는 헤모글로빈의 생성이 원인이다. 헤모글로빈 단백질에 유전적 결함이 생겨 적혈구가 용혈되어 생기는 낫적혈구빈혈(겸상적혈구성 빈혈, sickle cell anemia)

이 있다. 유전병으로 주로 아프리카계 사람들에게 나타나는데 적혈구가 단단한 낫 모양을 띠며 작은 혈관을 막는다. 비정상적인 헤모글로빈이 너무 많이 생산되면 30세 이전에 사망할 수 있지만, 대부분 정상 헤모글로빈이 충분히 생산되어 비정상적인 헤모글로빈을 보상하면서 아무런 증상도 나타나지 않는다.

적혈구의 유전적인 결함이 원인으로 알려진 용혈성 빈혈(hemolytic anemia)이 있다. 적혈구가 파열되거나 적혈구 파괴 속도가 너무 빠를 때 발생한다. 한 예로, 유전적 용혈성 빈혈은 세포막의 결함으로 적혈구가 쉽게 파열된다.

그 외에도, 엽산 결핍(folate deficiency)으로 인한 빈혈이 있다. 음식을 통한 엽산 섭취가 충분하지 않거나, 발달 장애, 임신, 만성 알코올중독이 그 원인이다. 체내 엽산이 부족하게 되면 세포분열 과정이 원활하지 못해 적혈구 생산을 감소시킨다. 임신기간 동안 엽산 섭취가 부족하면 태아의 척추갈림증(spinal bifida)과 같은 신경관 손상이 발생할 수 있다.

영양상 빈혈의 종류인 악성빈혈(pernicious anemia)의 원인은 엽산 합성에 필요한 비타민 B_{12}의 부족이다. 일반적으로 비타민 B_{12}의 재흡수 과정에 필요한 내적인자(intrinsic factor)의 수치가 충분하지 않아서 발생하게 된다.

빈혈의 또 다른 원인은 적혈구의 손실이나 파괴이다. 출혈성 빈혈(hemorrhagic anemia)은 외상이나 궤양 혹은 월경에 의한 과도한 혈액 손실이 원인이다. 한편, 적은 양의 혈액이 일정 기간 동안 손실되는 만성 혈액 손실은 철 결핍성 빈혈의 또 다른 원인이 될 수 있다.

빈혈의 일반적인 검사 항목은 〈표 3-2〉에, 혈구 수의 정상 범위는 〈표 3-3〉에 요약하여 나타내었다.

표 3-2 빈혈검사

종류	
전혈구 계산치(complete blood count, CBC)	헤모글로빈(Hb), 헤마토크리트 적혈구 지수(RBC index : MCV, MCHC) 감별(differential) 백혈구 수, 혈소판 수
망상적혈구 수(reticulocyte count)	
말초혈액 도말검사(peripheral blood smear)	
혈청 페리틴 농도	
대변 잠혈검사	

표 3-3 혈구의 정상 범위

구분	남자	여자
헤마토크리트	41~53%	36~46%
헤모글로빈	13.5~17.5 g/100 mL	12.0~16.0 g/100 mL
적혈구(RBC)	$4.5\sim5.9\times10^6/\mu L$	$4.0\sim5.2\times10^6/\mu L$
평균 적혈구 용적(mean corpuscular volume, MCV)	82~93 mm^3	
백혈구(WBC)	$4{,}000\sim11{,}000\times10^6/\mu L$	
호중구(neutrophil)	40~70%	
림프구(lymphocyte)	20~44%	
단핵구(monocyte)	2~11%	
호산구(eosinophil)	0~8%	
호염기구(basophil)	0~3%	
혈소판(platelet)	$140{,}000\sim430{,}000/\mu L$	

light reading

줄기세포와 암 치료(stem cells and cancer therapy)

많은 암 치료는 종양(tumor)에서 빠르게 분할되는 세포들을 공격하는 것이다. 그래서 원하지 않는 부작용이 나타나 줄기세포(stem cell)와 적색골수(red bone marrow) 안의 줄기세포 유도체와 같이 종양세포가 아니지만 빠르게 분할하는 세포를 파괴할 수 있다. 암 치료 이후 몇몇 환자들은 적색골수의 빠른 재생을 촉진하는 성장인자들을 처방받는다. 암 자체를 치료하는 것은 아니지만 성장인자는 암 치료 부작용을 빠르게 회복시킨다.

어떤 종류의 백혈병(leukemia)과 유전적 면역결핍질환은 혈액줄기세포가 포함된 골수를 이식하면 치료될 수 있다.

조직거부반응을 방지하기 위해 가족력이 있는 가족들은 신생아의 탯줄혈액(제대혈, umbilical cord blood)을 동결하여 보관할 수 있다. 탯줄혈액은 많은 줄기세포를 포함하고 있어 골수이식 대신 사용할 수 있다.

자료 : 김구환 외, 인체 생리학(제2판), 정문각, 2023

② 적혈구 과다증(erythrocytosis)

신장(kidney)으로 가는 혈류가 줄어들거나 폐(lung)에서 산소 공급이 줄어들면 혈액의 산소 농도가 감소된다. 이 현상은 만성폐쇄폐질환(chromic obstructive pulmonary disease), 높은 고도 및 빈혈 등에서 일어날 수 있는 저산소증(hypoxia)이다. 이때 신장에서 적혈구형성자극호르몬(erythropoiesis stimulating hormone)인 에리트로포이에틴(erythropoietin)이 만들어지고 골수에서 적혈구모세포(erythroblast)의 생성도 촉진된다. 그 결과, 골수에서는 적혈구의 생성 속도가 약 10배 정도 증가해서 1초에 3천만 개 정도의 적혈구가 생성된다. 이 과정은 심한 혈액 손실이 있는 환자의 회복을 도와주기도 하지만, 많은 양의 적혈구로 인해 혈액 점도와 혈액의 양이 증가되어 점차 모세혈관이 막히게 되고 고혈압이 나타날 수 있다.

③ 백혈구 과다증과 감소증

혈액 내 정상적인 백혈구 수는 4,500~10,000개/μL이다. 이 백혈구 계수(white blood cell count, WBCC)는 환자의 임상적인 상태를 결정하는 데 중요하다. 수치가 정상보다 높으면 감염이 있을 가능성이 있는데, 백혈구 계수가 10,000개 이상이면 백혈구 과다증(leukocytosis)으로 급성 감염이 있음을 의미한다. 그 대표적인 예가 충수염(appendicitis)이고 백혈병의 경우에도 증가한다. 한편, 백혈구 감소증(leukopenia)은 백혈구 수가 5,000개/μL 이하로, 인플루엔자(influenza), 홍역(measles), 볼거리(mumps), 수두(chickenpox), 에이즈(AIDS), 소아마비(poliomyelitis), 장티푸스(typhoid fever) 등의 질병이 있을 가능성이 높다.

light reading

혈액 관련 질환과 장애들

상태		설명
적혈구 증가증	상대적 적혈구 증가증	탈수나 이뇨 혹은 화상과 같은 혈액 양의 감소로 인한 적혈구의 과잉
	일차적 적혈구 증가증	알 수 없는 원인에 의한 줄기세포의 손상, 적혈구 과립구, 혈소판의 과잉 생산, 낮은 적혈구생성인자 수치와 비장의 비대에 의한 증상. 혈액의 점도와 혈액 양의 증가는 모세혈관의 막힘과 고혈압의 원인이 될 수 있음
	이차적 적혈구 증가증	높은 고도, 만성폐쇄폐질환, 울혈심장기능상실(울혈성 심부전)과 같은 원인으로 발생되는 산소 공급의 감소로 적혈구가 과잉. 콩팥으로 가는 산소량의 감소는 적혈구형성인자를 자극하고, 그 결과 혈액의 점도와 혈액량의 증가는 모세혈관의 막힘과 고혈압의 원인이 될 수 있음

상태		설명
응고 장애	파종혈관내응고	혈관을 따라 응고가 발생한 다음 출혈이 일어남. 심한 조직 손상으로 인해 항응고제에 의한 응고 계통에 문제가 생겼을 때 발생. 감염이나 뱀에게 물렸을 때 혈관벽의 변화에 의해서도 발생함
	폰빌레브란트병	대부분 유전적인 출혈 장애임. 혈액응고에 혈소판 마개 형성과 활성화 혈소판 관여의 손상, 폰 빌레브란트 인자 혹은 폰 빌레브란트의 혈중 수치를 증가시키는 약을 투여하면 혈소판이 콜라겐에 부착하고 활성화되는 것을 도움
	혈우병	유전적 장애로 응고가 비정상적이거나 되지 않는 것. 여러 종류의 혈우병은 각각 응고인자의 결핍이나 기능 장애로 발생, 대부분 성별 연관 특성을 가지며, 오직 남자에게서만 발병함
혈액의 감염 질환	패혈증	미생물과 그것의 독성이 혈액을 타고 퍼짐. 종종 정맥내주사와 같은 시술에 의해서도 발생. 박테리아에 의한 독의 분비는 패혈쇼크의 원인이 되며 혈압을 감소시키고 사망할 수 있음
	말라리아	말라리아모기에 의해 혈액에 원생동물이 침투하여 발생. 증상으로는 원생동물이 적혈구를 파괴할 때 발생되는 독에 의한 오한과 열이 있음
	감염단핵구증	엡스타인-바 바이러스가 원인으로 침샘과 림프구에 감염. 증상은 감염된 림프구에 대한 면역계통의 반응으로 나타나는 열, 인후통 그리고 부은 림프절임
	후천면역결핍증후군	사람면역결핍바이러스가 원인, 림프구를 감염시키고 면역계통을 억제

자료 : www.mhhe.com/seeleyess8

4) 혈액응고

(1) 지혈

혈관이 손상되면 지혈(hemostasis)을 촉진하는 수많은 생리적 메커니즘이 활성화된다. 지혈은 출혈을 중단시키는 것으로, 혈관의 내피층이 손상되면 그 아래에 있는 결합조직의 콜라겐이 혈액에 노출되고, 그 이후 독립적이면서도 서로 중복되는 여러 단계의 지혈 메커니즘이 일어난다. 즉 ① 혈관 수축(blood vessel spasm), ② 혈소판마개 형성(formation of platelet plug), ③ 혈액응고(coagulation of blood)이다.

작은 혈관이 손상되고 파괴되면 평활근이 수축(혈관 수축)하여 혈액 손실이 일시적으로 감소된다. 혈관 수축은 절단된 혈관 끝을 완전히 막을 수 있을 정도로 강력하게 일어나기도 하는데 그 효과는 몇 분에서 30분 정도까지 지속될 수 있다. 이어서 혈소판마개가 만들어지고 혈액응고가 시작된다. 혈소판은 서로 응집하여 혈관의 손상된 부위에서 혈소판마개를 형성한다.

혈액응고 과정은 조직이나 혈관이 손상되어 출혈이 발생하면 간에서 생성되어 불활성 상태로 있던 프로트롬빈(prothrombin)이 트롬빈(thrombin)으로 되고, 트롬빈은 불활성 상태이던 혈장단백질 피브리노겐(fibrinogen)을 피브린(fibrin)이라고 하는 불용성 단백질 가닥으로 전환시킨다. 이어서 피브린 단백질이 주위에 있는 물질들과 결합하여 유동성이 없는 핏덩어리 형태의 혈병(blood clot)을 형성하여 지혈이 된다. 이 과정에서 비타민 K는 프로트롬빈 활성에, 칼슘이온은 트롬빈 생성에 필요하다(그림 3-5).

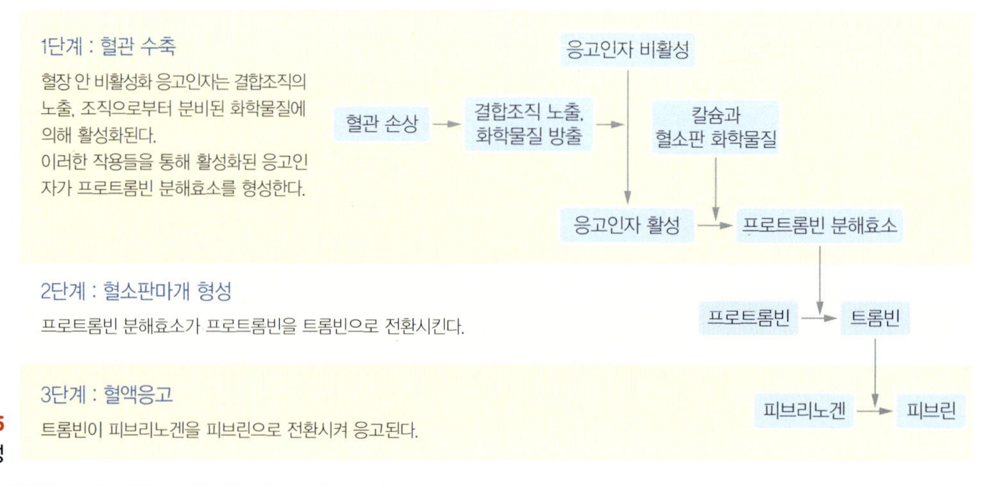

그림 3-5
지혈 과정

(2) 혈액응고 경로

혈액응고 과정에는 두 가지 활성화 경로, 즉 내인성 경로와 외인성 경로가 있다.

혈액을 시험관에 넣고 여기에 어떤 화학물질도 첨가하지 않은 상태로 두면 혈구가 (응고 메커니즘에 의해) 응고된다. 이렇게 혈장에 이미 존재하는 단백질(간에서 지속적으로 만들어지는 프로트롬빈은 항상 혈장 내에 존재)을 이용해 혈병을 형성하는 경로를 내인성 경로(intrinsic pathway)라고 한다. 손상된 혈관 내에서도 콜라겐이 혈액에 노출되면 내인성 경로에 의해 혈병을 형성한다. 한편, 손상된 조직에서는 조직 트롬보플라스틴(짧은 경로를 촉발시키는 화학물질)이 방출되어 혈병을 생성하는데, 이 화학물질은 혈액 성분이 아니므로 외인성 경로(extrinsic pathway)라고 한다. 이러한 내인성 경로와 외인성 경로는 결국 하나의 공통 경로를 통해 불용성인 피브린 중합체를 형성하는데 이들은 서로 결합하여 긴 가닥을 만든다. 이 가닥들이 손상된 혈관 표면에 부착되어 그물을 형성하고 그 안에 혈구세포와 혈소판이 갇히게 되어 혈병이 형성된다. 혈병이 형성된 후 남은 투명한 노란색 액체인 혈청(serum)은 혈장에서 응고인자(clotting factor)가 제거된 액체이다.

조직이 심하게 손상된 경우 더 많은 프로트롬빈 활성물질이 생성되어 지속적인 응고가 일어나면서 더 심한 손상을 방지한다. 그러나 이러한 혈액응고 과정은 인체 내부 환경의 안정성을 유지하기 위해 상처가 난 조직 부위에 짧은 시간 동안만 일어난다.

혈액이 조직으로 흘러나와 형성된 혈병(혈종, hematoma)은 시간이 지나면 사라지는데, 이때 혈장단백질인 플라스미노겐(plasminogen)이 플라스민(plasmin)으로 전환되는 과정이 필요하다. 플라스민은 피브린 가닥과 다른 응고 관련 단백질들을 분해시키는 효소이다(그림 3-6).

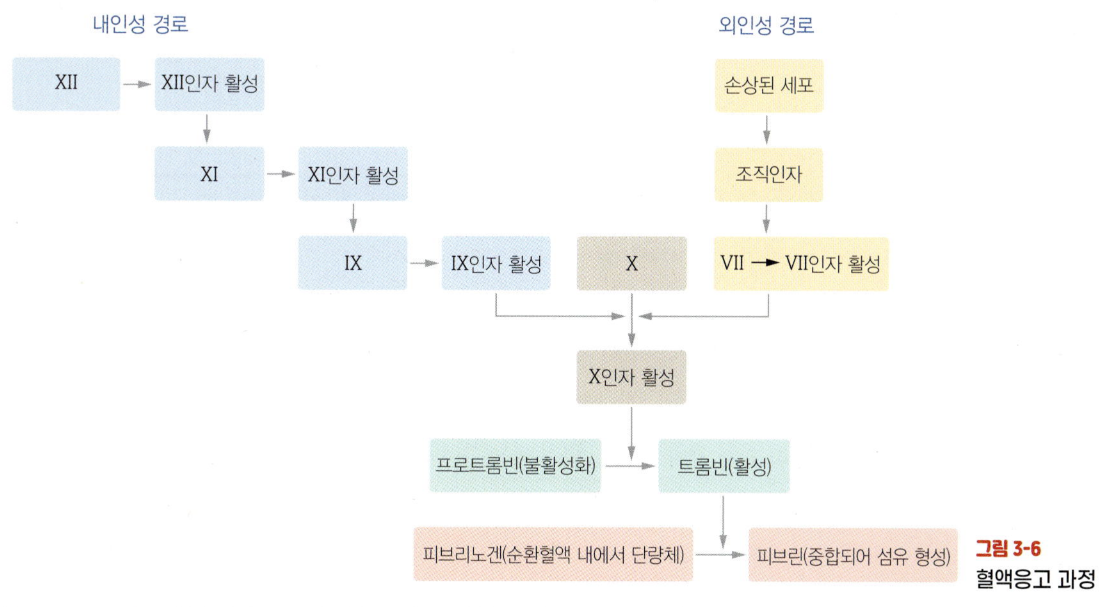

그림 3-6
혈액응고 과정

(3) 혈병 형성의 조절 : 항응고제

혈관의 상처가 다 아물고 난 후, 혈관에 비정상적으로 발생된 혈액응고 찌꺼기(혈전, thrombus)가 혈류를 따라 이동하다가 좁은 혈관을 막기도 한다. 주요 장기의 혈관에 혈전이 형성되면 혈액을 공급하던 조직이 괴사되고(경색, infarction) 더 심해지면 치명적인 상황이 될 수도 있다. 혈전이 심장에서 발생되면 관상동맥혈전증(coronary thrombosis), 뇌에서 발생되면 뇌혈전증(cerebral thrombosis), 그리고 폐에 혈액을 공급하는 혈관을 혈전이 막게 되면 폐색전증(pulmonary embolism)이다. 그러나 다행스럽게도 혈액은 정상적인 상태에서는 응고인자를 방지하는 많은 항응고인자를 포함하고 있다. 한 예로, 항트롬빈(antithrombin)과 헤파린(heparin)은 트롬빈을 비활성화시켜, 피브리노겐이 피브린으로 전환되지 못해 결국 혈병이 만들어지지 않는다. 즉 인체 내에서 혈액응고 방지 메커니즘과 혈액응고 메커니즘이 서로 균형적으로 작용한다. 평소에는 항응고제의 작용이 혈액응고를 촉진하는 응고촉진제의 작용보다 우세하여 혈액이 자연스럽게 흐르지만, 혈관에 상처가 나면 응고촉진제의 작용이 항응고제의 작용을 억제하여 상처 부위의 혈액이 응고된다.

임상에서는 헤파린 정맥주사가 혈액응고를 방지하는 데 사용되고, 쿠마린 약물에 속하는 디쿠마롤과 와파린은 비타민 K의 활성화를 억제함으로써 혈액응고를 방지한다. 그 외에도 심장 수술, 인공심장판막의 사용 또는 신장 투석 시 혈액응고를 막기 위해 다양한 항응고제(anticoagulant)가 사용되고 있다.

5) 혈액형과 수혈

사람의 혈액에는 다양한 여러 유형의 혈액형이 있다. 안전한 수혈은 공여자(donor)와 수혜자(recipient)의 혈액형이 맞아야 한다.

(1) ABO 혈액형

1901년 란트슈타이너(Karl Landsteiner)는 사람의 적혈구 막에는 항원에 해당되는 응집원(agglutinogen) A와 B가 있고, 혈장에는 항체에 해당되는 α(항-A)와 β(항-B) 응집소(agglutinin)가 있음을 알아냈다. 수혈반응으로 적혈구 표면에 있는 항원이 혈장에 있는 항체와 반응해서 적혈구가 응집하는 현상을 응집반응(agglutination)이라고 한다. 이는 항원항체반응과 유사하여 응집원 A와 응집소 α가 만나거나 응집원 B와 응집소 β가 만나면 일어난다.

적혈구 표면에는 최소 50가지의 표면항원(surface antigen)이 있는데, A, B, Rh(또는 D) 항원 세 가지가 특히 중요하다.

ABO식 혈액형은 적혈구 막에 존재하는 두 가지의 주요 단백질 항원(A 항원과 B 항원)에 따라 분류되는데, 적혈구는 네 가지 항원 조합 중 한 가지 항원을 갖는다.

- A 항원만 존재 : A형 혈액형
- B 항원만 존재 : B형 혈액형
- A 항원과 B 항원 모두 존재 : AB형 혈액형, 가장 드문 혈액형
- A 항원과 B 항원 모두 없음 : O형 혈액형, 가장 흔한 혈액형

A형(응집소 β 존재)과 B형(응집소 α 존재)의 표준혈장을 사용하여 응집반응이 전혀 일어나지 않으면 O형, 응집반응이 모두 일어나면 AB형이다. A형의 표준혈장에만 응집반응이 일어나면 B형, B형의 표준혈장에만 응집반응이 일어나면 A형으로 판정한다(그림 3-7).

A항체와 B항체는 크기가 매우 크기 때문에 태반을 통과하지 못한다. 그 결과, 산모와 태아의 혈액형이 서로 다를 수 있고 태아에서 응집반응이 일어나지 않는다.

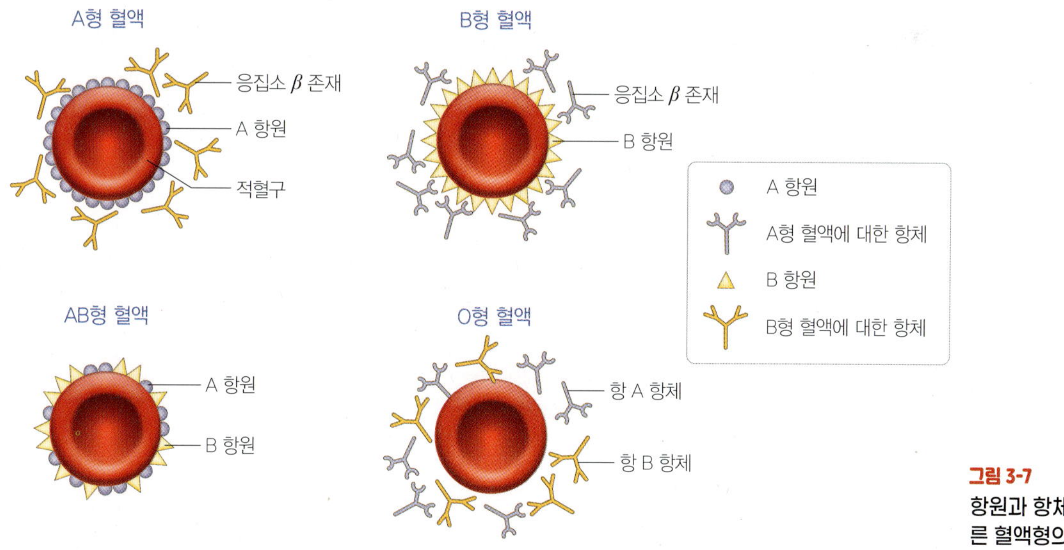

그림 3-7
항원과 항체에 따른 혈액형의 분류

(2) Rh 혈액형

Rh식 혈액형은 붉은털원숭이에서 처음 발견되어 명명되었다. 사람에게는 여러 종류의 항원들이 있지만 D 항원이 가장 많은 사람들이 갖고 있는 항원으로서 의학적으로도 중요하다. 적혈구 막에 D 항원이 있으면 Rh 양성(Rh positive)이고, 없으면 Rh 음성(Rh negative)이라고 한다. 양성인 사람의 빈도가 높아서 백인의 85%, 흑인의 88% 정도가 양성이다.

Rh 항원의 존재 유무는 유전되며, 이 항원에 대한 항체인 항 Rh 항체(anti-Rh-antibody)는 저절로 만들어지지 않는다. 일반적으로 사람의 혈장에는 이 Rh인자에 대한 응집소가 없기 때문에 Rh 음성인 사람에게 Rh 양성인 사람의 혈액을 수혈하더라도 처음에는 문제가 되지 않지만 이 수혈로 인해 감작(민감화, sensitization)되어 Rh 항체가 생성되기 시작한다. 즉 수혈에 의해 Rh 음성인 사람의 혈액에 응집소가 생산되어 두 번째 수혈을 받으면 수혈받은 적혈구들은 응집반응을 일으키게 되어 많은 장애를 일으키게 된다.

Rh 부적합은 Rh 음성인 산모가 Rh 양성인 태아를 임신했을 때 중요한 문제로 제기될 수 있다. 비록 임신은 정상이지만, 출산 시 태반이 파열되어 태아의 Rh 양성인 적혈구가 산모의 순환계 속으로 들어갈 수 있다. 이 산모가 두 번째 Rh 양성인 태아를 임신하게 되면, 이전에 만들어진 Rh 항체는 태반을 통과할 수 있기 때문에 태아의 적혈구와 반응하여 용혈을 일으키고 파괴시킨다. 이러한 장애를 태아 적혈구모세포증[erythroblastosis fetalis : 태아의 신생아 용혈성 질환(hemolytic disease of fetus and newborn)]이라고 한다(그림 3-8). 이 장애가 발생하면 태아는 빈혈(anemia), 간(liver)과 비장(spleen)의 비대, 전

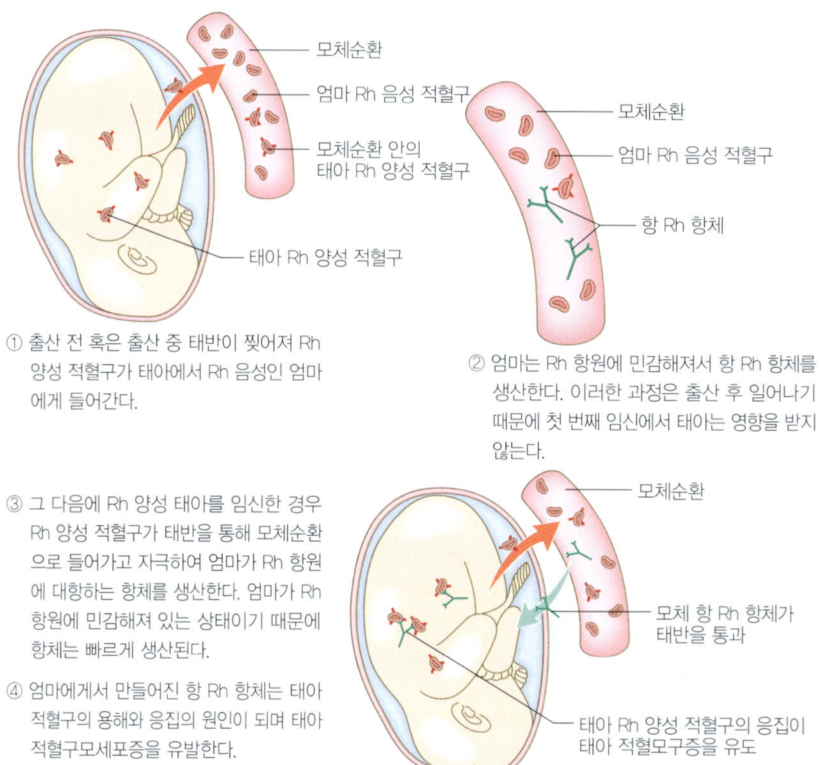

그림 3-8
신생아의 태아 적혈구모세포증

신부종(swelling), 신생아 황달(newborn jaundice)과 같은 증상을 보이고, 아주 드물게는 사망할 수도 있다. 그러나 Rh 음성의 산모가 Rh 항원에 대항하는 항 Rh 항체가 포함된 Rho 면역글로불린인 로감(RhoGAM)주사를 임신 약 28주와 분만 후 72시간 내에 맞는다면 예방이 가능하다. 주사된 항체는 태아의 적혈구에 있는 Rh 항원과 결합하고 엄마의 혈액으로 들어갈 수 있다. 이 치료를 통해 태아의 Rh 항원을 비활성화시키고 산모의 민감화(sensitization)를 예방한다.

light reading

태아 적혈모구증의 치료

빌리 루빈(Billy Rubin)은 태아 적혈모구증을 가지고 태어났다. 그는 광선요법, 교환수혈, 적혈구생성인자와 모든 효과적인 치료를 받았다.

태아 발생 동안 적혈구 파괴 속도의 증가는 산모의 항 Rh 항체가 빌리루빈의 생산을 증가시켜 발생되었다. 빌리루빈의 수치가 높아지면 신경세포가 죽으면서 뇌를 손상시킬 수 있지만 태반에서 빌리루빈을 제거하기 때문에 태아에게 문제가 되지 않는다.

출생 후 적혈구가 계속 용해되고 신생아의 간은 많은 양의 빌리루빈을 처리할 능력이 없어 빌리루빈의 수치는 증가할 수 있다. 하지만 피부 밑을 지나는 혈관에 파란색 혹은 흰색의 빛을 노출시키는 광선요법(phototherapy)을 사용하면 빌리루빈을 파괴하여 신생아의 간에서 이것이 제거되게 할 수 있다.

교환수혈(exchange transfusion)은 루빈(Rubin)의 혈액을 주는 이의 혈액으로 대체하여 빌리루빈과 항 Rh 항체의 수치를 감소시킨다. 보다 적은 수의 항 Rh 항체는 응고와 적혈구의 용해를 감소시킨다. 교환수혈은 적혈구의 수가 적은 상태인 빈혈을 완화하는 데도 도움을 준다. 교환수혈은 신생아의 혈액을 좀 더 적혈구가 많은 혈액으로 대체하는 것이다.

마지막으로, 적혈구생성인자(erythropoietin)의 투여도 신생아가 좀 더 많은 적혈구를 생산하게 자극하여 빈혈을 치료할 수 있다.

자료 : 김구환 외, 인체 생리학(제2판), 정문각, 2023

(3) 수혈

안전한 수혈(transfusion)을 위해서는 공여자와 수혜자의 혈액형이 맞아야 하므로 혈액형 검사가 매우 중요하다. 따라서 수혈 전에 응집원과 응집소 간의 응집반응을 알아보는

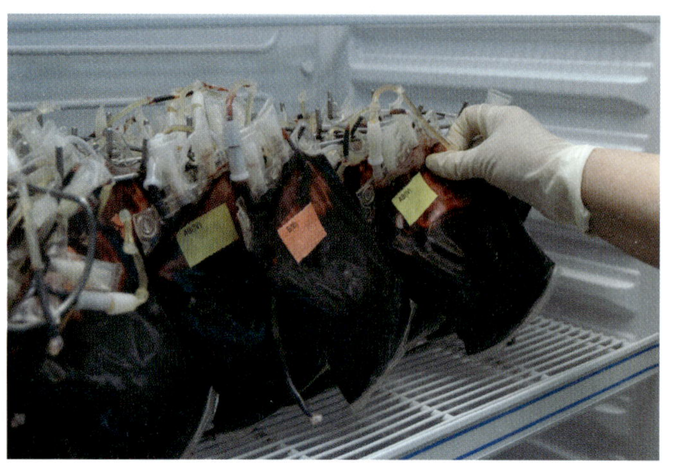

그림 3-9
수혈을 위해 철저한 위생 상태로 보관되는 혈액들

주 교차시험(major crossmatch)을 한다. 수혈이 제대로 이루어지지 않으면 적혈구가 서로 응집하는 현상을 보이는데 이러한 수혈 사고가 발생하게 되면 작은 혈관들이 폐쇄되고 용혈이 일어나 신장과 다른 기관들을 손상시킬 수도 있다.

수혈은 같은 혈액형인 사람들끼리 하는 것이 가장 좋다. A형인 사람은 A형과 AB형에 수혈이 가능하고, B형인 사람은 B형과 AB형에 수혈이 가능하며, O형인 사람은 모든 혈액형에 수혈이 가능하지만 AB형인 사람은 AB형에만 수혈이 가능하다.

light reading

노화가 혈액에 미치는 영향

나이를 먹게 되면서 적혈구용적이 감소하고, 혈전에 의해 혈관이 막히는 위험이 증가하며, 다리에 머무는 혈액이 증가하는 등 여러 가지 변화가 나타난다. 혈액의 흐름이 느려진 혈관에 형성된 혈괴(stationary blood clot)인 혈전은 떨어져나가 심장을 지나 소동맥을 막는다〔폐에서 폐색전증(pulmonary embolism)〕. 다리 혈관에 혈액이 충만되면 다리 정맥의 판막(valve)이 정상적으로 작동하지 못하게 된다.

자료 : 이원택 외, 인체생리학(제2판), 포널스, 2018

외상이나 외과적 수술로 많은 혈액을 잃는 경우에 수혈이 필요한데, 사람은 30~40% 이상의 혈액을 잃게 되면 혈압이 저하되면서 쇼크에 빠져 위험해지므로, 이때 반드시 수혈을 해야 소중한 생명을 유지할 수 있다. 일반적으로 출혈량보다 많은 양의 혈액을 수혈하게 된다.

2. 체액

신체는 항상성, 즉 세포 내부 환경을 일정하게 유지하여 정상적인 기능을 수행하도록 하는데 이 항상성을 유지하기 위해서는 수분과 전해질이 평형을 이루어야 한다. 하루에 음식과 음료에서 얻는 수분과 전해질의 양은 주위 환경으로 내보내는 수분과 전해질의 양과 동일하다. 신체는 수분과 전해질이 부족하면 이를 보충하고, 지나치게 많으면 배출한다.

1) 체액의 분포

신체 부위(구획, compartment)에 따라 체액의 양과 성분이 달라진다. 인체의 수분은 세포 내와 세포 주위 그리고 혈관 내에 존재한다.

표 3-4 체액의 분포

체액의 구획	체액량(L)/체중(%)	역할
세포외액(ECF)	14/20	• 세포에 영양분과 수분, 전해질 등을 전달하고 노폐물을 운반한다. • 세포 대사를 위한 용매(물)의 역할을 한다. • 체온을 조절한다. • 관절과 세포막의 윤활유 역할과 쿠션 기능을 한다.
혈장(Plasm)	2.8/5	• 혈관 내에 존재, 혈장 콜로이드를 포함한다. • 적혈구와 결합하여 혈관 용량을 유지한다. • 폐에서 모세혈관으로 산소를 운반하고, 이산화탄소를 폐포로 되돌린다.
세포간질액(ISF)	11.2/15	• 세포들 사이 및 세포 주변을 둘러싸고 있는 부분의 액체 성분이다. • 세포 대사작용을 위한 용매 역할을 한다. • 소화기계에서 음식물을 가수분해한다.
세포내액	28/40	• 세포의 화학적 기능을 원활하게 하는 수성 매개물로 작용하고 화학적 반응을 위한 매개물로도 기능한다.
총체액량	42/60	

(1) 구획

세포는 세포막에 의해 세포내액(intracellular fluid, ICF)과 세포외액(extracellular fluid, ECF)으로 나누어진다. 세포 안에 있는 모든 수분은 세포내액, 혈액과 세포를 둘러싸고 있는 나머지 공간에 존재하는 체액은 세포외액으로 분류한다. 세포외액 중 약 20% 정도가 혈액의 혈장(plasma)에 존재하고 나머지 80%는 세포간질액(interstitial fluid, ISF)으로 세포들 사이에 존재하며, 세포내액과 세포외액의 간질액 사이에는 세포막이 존재하고 간질액과 혈장 사이에는 모세혈관이 존재한다(그림 3-10).

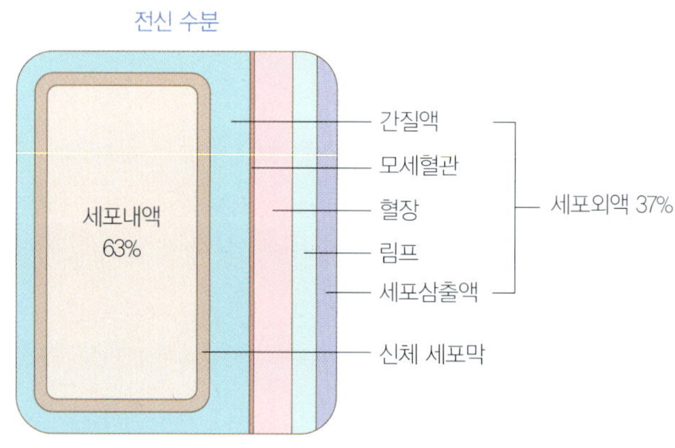

그림 3-10 체액의 구획 및 분포

세포내액은 세포막에 둘러싸인 세포 내의 모든 수분과 용질을 포함한다. 성인의 세포내액은 총 체액 부피의 약 63%를 차지한다.

세포외액은 세포 바깥에 있는 모든 체액을 말하며 총 체액 부피의 약 37% 정도에 해당한다. 혈장, 림프관(lymph), 간질액(interstitial fluid) 등에 있는 체액이 포함되어 있다.

일부 세포외액은 다른 종류의 체액과 분리되어 있는데 바로 세포삼출액(transcellular fluid)이다. 여기에는 눈의 안구방수(aqueous humor)와 유리체액(vitreous humor), 중추신경계의 뇌척수액(cerebrospinal fluid), 외분비샘(exocrine gland)의 분비액(secretion), 체강 내의 장액(serous fluid), 관절 내의 활액(synovial fluid) 등의 체액이 포함된다.

각 구획 사이의 수분과 전해질의 이동은 조절되고 있으므로 각 구획의 체액은 안정된 상태를 유지한다.

(2) 체액의 화학적 성분 조성

세포내액과 세포외액의 조성 비율은 성과 연령에 따라 조금씩 차이가 있다. 일반적으로 신생아는 신체 수분 함량이 가장 높아 체중의 약 75%를 차지하고 성인이 되면 체중의 약 50~60% 정도가 수분이다. 즉 전신의 수분은 나이가 듦에 따라 점차 줄어든다.

남성에 비해 여성에서 세포외액의 비율이 높은 편이다. 평균 성인 여성은 체중의 52%가 수분이고 남성의 경우는 63%인데 이러한 차이는 여성이 남성보다 수분 함유량이 낮은 지방조직을 더 많이 가지고 있기 때문이다.

〈그림 3-11〉의 구획에 따른 체액의 화학적 성분 조성을 살펴보면, 세포내액의 이온 조성은 주로 칼륨이온(K^+), 마그네슘이온(Mg^{2+}), 인산이온(PO_4^{3-}) 그리고 단백질이온 등이다. 반면, 세포외액은 고농도의 나트륨이온(Na^+), 염소이온(Cl^-), 중탄산이온(HCO_3^-)이 함유되어 있고, 인산염, 칼륨, 황산이온 등은 저농도로 함유되어 있는 점에서 세포내액과 조성이 다르다. 이러한 체액 조성의 차이는 세포가 자신의 특유한 기능을 유지하는 하나의 중요한 방법으로, 세포내액에서는 생명의 본체가 되는 모든 생화학적 반응이 일어나고, 세포외액은 신체의 세포가 필요로 하는 산소와 영양소를 공급하고 세포에서 생성된 노폐물을 외부로 제거하며, 삼투질 농도와 산도 pH를 일정하게 유지하는 등 세포가 원활하게 제 기능을 할 수 있게 한다.

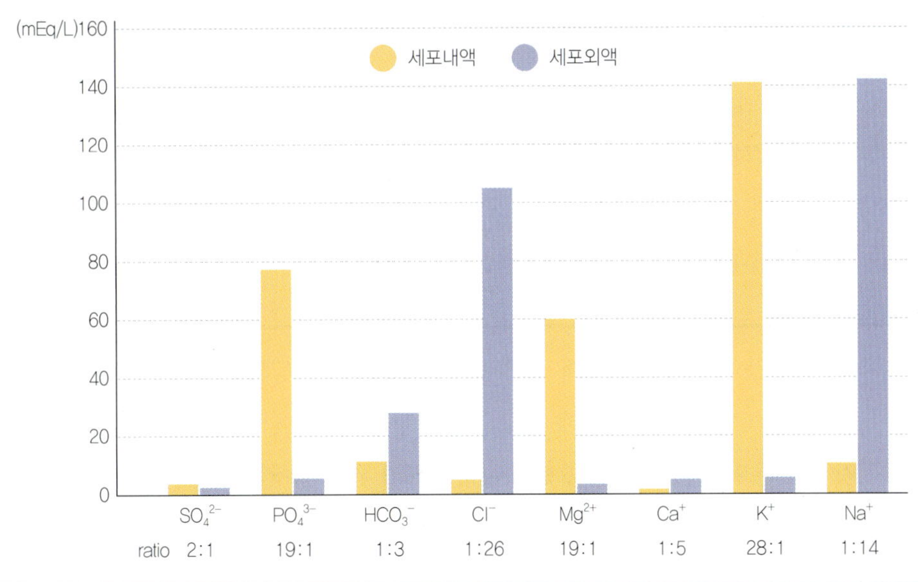

그림 3-11
세포내액과 세포외액의 이온 조성 차이

(3) 체액의 이동

물은 체액 구획을 나누는 세포막(cell membrane)을 지속적으로 투과하지만 이온이 녹아 있는 물은 투과성이 매우 낮다. 이러한 선택적 투과는 구획들 사이의 정수압(hydrostatic pressure, 모세혈관 내에 있는 혈구와 혈장의 압력) 차이와 삼투압(osmotic pressure) 차이에 의해 조절된다(그림 3-12).

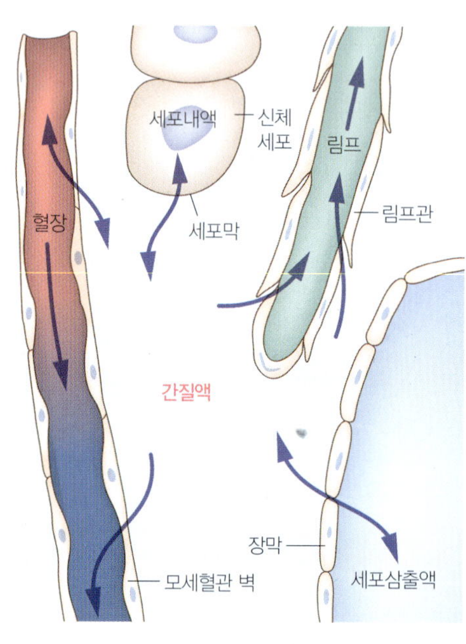

그림 3-12 간질액과 림프보다 단백질 농도가 높은 혈장

① 혈액과 간질 공간 사이의 이동

체액은 여과와 삼투 과정을 통해 체액 구획 사이를 자유롭게 이동하면서 역동적으로 평형 상태를 유지하고 있다. 여과 과정을 통해서 용질(혈장단백질과 적혈구 제외)과 수분이 이동하고, 삼투 과정을 통해서는 수분이 구획 사이를 이동한다.

혈관 내에서 여과압(막 표면의 체액에 의해 생성되는 힘)은 혈압으로 더 잘 알려져 있는데, 여과압의 차이로 인해 체액은 압력이 높은 곳에서 낮은 곳으로 밀려나게 되고, 이러한 체액의 이동은 막 양쪽의 체액에 의해 생성되는 압력을 평형 상태로 유지하기 위한 것이다.

삼투(osmosis)는 반투과막을 통해 용질의 농도가 낮은 곳에서 높은 곳으로 체액이 이동하는 것인데, 용질의 농도를 평형 상태로 유지하기 위해 막 양쪽 면에 삼투압이 존재하게 된다.

체액은 모세혈관 벽을 통해서만 이동이 가능하며 삼투압과 여과압을 이용하여 모세혈관의 동맥단 부분에서는 간질 공간으로, 모세혈관의 끝부분인 정맥단 부분에서는 모세혈관 쪽으로 이동한다. 이것이 스탈링의 모세혈관 법칙이다.

② 세포막 안팎의 이동

물이 세포내액과 세포외액 사이를 이동하도록 조절하는 주요 인자는 삼투압으로, 세포 바깥의 이온 농도가 증가하면 삼투압에 의해 물은 세포에서 세포 바깥으로 이동한다. 혈액의 삼투압 농도는 체액의 정상적인 지표가 되는데, 그 농도는 280~320 mOsm/L이고 Na^{+}와 Cl^{-} 이온에 기인한다.

탈수 상황에 처하면 세포외액 이온 농도가 증가하게 되는데 이때 물이 세포내액에서 세포외액으로 이동하게 되면서 세포외액의 양을 유지한다. 이 과정은 세포외액의 중요한 구성 요소인 혈액의 양을 유지하는 데 도움을 준다. 또한 탈수(dehydration)나 심장질환 쇼크(cardiovascular shock)와 같은 상황에서 생명이 유지될 수 있도록 시간을 연장시키는 데에도 도움을 줄 수 있다.

세포외액의 이온 농도가 감소하면 삼투압에 의해 물은 세포외액에서 세포로 이동한다. 이 현상은 세포 부종(swell)의 원인이 된다. 하지만 대부분의 상황에서 세포내액 구획과 세포외액 구획 사이에서의 물의 이동은 인체의 생존 한도 내에서 유지된다.

2) 체액의 기능

세포는 체온, 혈압, 맥박 수, 체내 수분량 그리고 혈액의 산도와 성분 등과 같은 다양한 물리적·화학적 변수들이 일정 범위 내에서 유지되어야 정상적인 생명활동을 수행할 수 있다.

(1) 체액 평형

인체 체액의 주성분은 수분이다. 정상 조건에서는 세포내액과 세포간질액의 수분은 끊임없이 손실되고 다시 채워지면서 일정한 양을 유지한다. 즉 신체의 수분 섭취량과 손실량이 동일하여 체내의 수분 평형(water balance)을 이루고 있다(그림 3-13).

① 수분 섭취량

평균 성인이 하루에 약 2,500 mL를 매일 새롭게 섭취하여 교체한다. 총섭취량

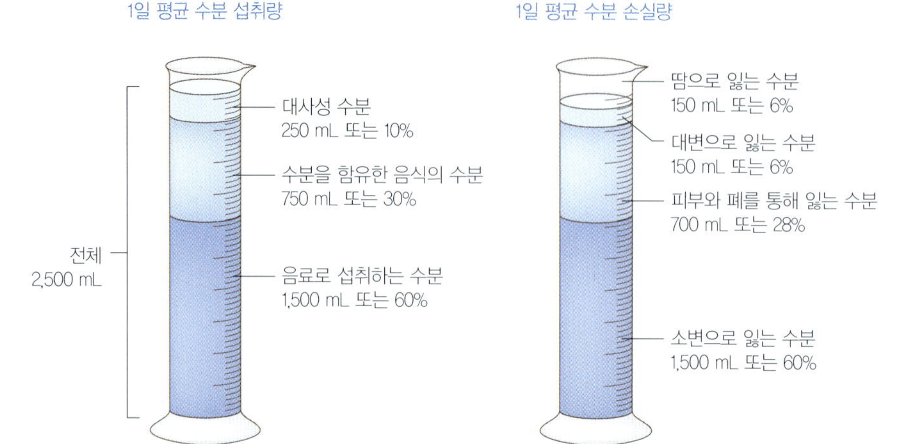

그림 3-13
수분 평형

의 약 60%(1,500 mL)는 물과 음료수로, 30%(750 mL)는 수분을 함유한 음식물로 섭취하며, 10%(250 mL) 정도는 섭취한 음식물의 대사 과정에서 생성된다(대사수, water of metabolism).

② 수분 손실량

신체 내의 물은 끊임없이 우리 몸을 순환하면서 반복 사용되는데, 섭취한 양의 물은 여러 가지 방법으로 배출된다. 수분 손실량의 60%(1,500 mL) 정도는 신장을 통해 소변으로 배출되고, 28%(700 mL) 정도는 폐와 피부를 통한 증발로 손실되며, 6%(150 mL) 정도씩 대변과 땀으로 소량 배출된다. 이들은 주위 환경의 온도, 상대습도 그리고 운동량 등에 따라 달라진다.

③ 수분 평형의 조절

신체 내 수분은 세포 내외를 자유롭게 이동하여 모든 체액의 삼투압을 평형으로 유지한다. 그러나 여러 가지 원인에 의하여 체내 총수분량이나 세포 내외의 수분량이 달라져서 수분 평형이 깨어질 수 있는데 이 경우 신체는 수분을 더 섭취하거나 배설을 조절함으로써 평형을 유지하려 한다.

수분의 섭취는 일차적으로 갈증(thirst)에 의해 조절되는데, 신체 수분의 1% 정도만 소실되어도 갈증이 나타난다. 체내 수분이 감소하면 삼투압이 증가하고 갈증중추[thirst center : 시상하부(hypothalamus) 내 신경세포]의 삼투수용기(osmoreceptor)가 자극되어 물을 마시게 되는데 곧바로 갈증 기전을 억제하는 신경작용이 시작되어 수분 섭취가 과

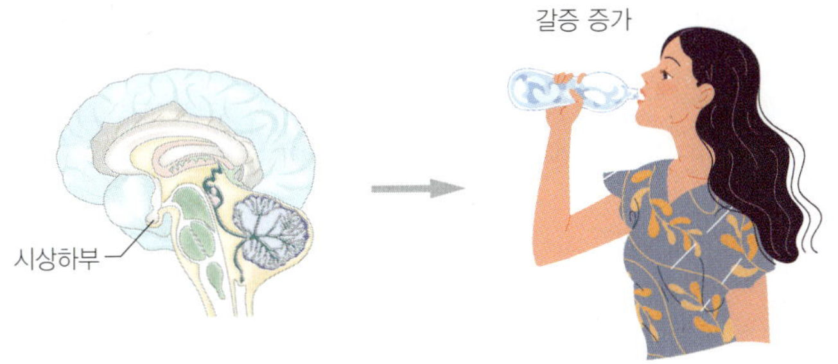

그림 3-14
갈증과 세포외액 농도의 조절

하지 않도록 예방해 준다(그림 3-14).

세포 내외의 적절한 수분 평형 유지에는 호르몬과 무기질이 관여한다. 수분 평형에 관여하는 무기질은 주로 나트륨, 칼륨, 염소 등이고, 호르몬은 항이뇨호르몬과 알도스테론이다. 체수분 균형을 유지하기 위해 혈액량 감소 시, 뇌하수체에서 항이뇨호르몬 분비가 촉진되어 신장에서 수분 배설량을 감소시키고, 부신에서 알도스테론이 분비되어 신장에서 나트륨 재흡수를 증가시켜 체내에 수분을 보유하게 한다. 너무 많은 물을 마시게 되면 무기질이 희석되므로 신장에서는 곧 더 많은 소변을 만들어 배설시킨다.

(2) 전해질 평형

체내 공급되는 전해질 양과 소실되는 전해질 양이 같을 때 전해질 평형(electrolyte balance)이라고 하며, 이 또한 항상성을 유지하는 기전이다.

세포가 정상적인 기능을 하려면 나트륨, 칼륨, 마그네슘, 염소, 황산, 인산, 중탄산, 수소이온 등의 전해질이 필요하다. 이들은 대부분 음식과 음료를 섭취함으로써 공급되며, 반면 기온이 높거나 심한 운동을 했을 때 땀으로 분비되어 소실되고, 가장 많은 양의 전해질이 배설되는 경로는 신장에서 소변을 생성하여 배출하는 것이다. 이들 전해질이 심하게 결핍되면 짠 음식을 먹고 싶은 욕구, 즉 염분갈망(salt craving) 현상이 나타난다. 신장은 전해질 평형 유지를 위해 배출량을 조절한다.

세포외액에 있는 양이온의 약 90% 정도가 나트륨이온으로, 칼슘, 칼륨과 함께 세포막 전위의 유지, 근육 수축, 신경임펄스 전도에 필수적이다. 나트륨이온의 농도는 신장에서 알도스테론 호르몬에 의해 조절되며 칼륨이온 농도도 함께 조절된다. 칼륨이온 농도가 증가하면 부신피질에서 알도스테론 분비가 촉진된다. 이 호르몬은 신장의 요세관에서 나트륨이온의 재흡수를 촉진하고 칼륨이온의 분비를 증가시킨다.

음으로 하전된 인산이나 황산이온들은 능동수송(active transport) 기전에 의해 조절되는데, 세포외액 내 인산이온 농도가 낮으면 신장 요세관에서 인삼염이온이 재흡수되고, 과도하게 너무 많으면 잉여의 인산이온은 소변으로 배설된다.

(3) 산-염기 평형

물에 용해되어 수소이온을 유리하는 전해질을 산(acid), 수소이온과 결합할 수 있는 이온을 유지하는 전해질을 염기(base)라고 한다. 항상성을 유지하기 위해서는 체액의 산과 염기 농도가 알맞게 조절되어야 한다. 그 결과, 정상적인 세포 기능, 효소 활성, 막 안전성 등이 유지된다. 반대로 체액의 산과 염기 농도가 조절되지 않으면 전반적으로 생리적 기능에 이상이 나타나고, 세포 수준에서의 pH 변화는 신체의 전체적인 이상 증후와 증상을 나타낸다.

수소이온은 대부분 아래와 같은 대사 과정에서 부산물로 생성된다.

- 글루코스의 유산소 호흡(aerobic respiration of glucose) : 이산화탄소와 물 그리고 탄산을 형성하고 수소와 중탄산이온을 유리한다.
- 글루코스의 무산소 호흡(anaerobic respiration of glucose) : 젖산(lactic acid)을 생성하며 체액에 수소이온을 제공한다.
- 함황 아미노산의 산화(oxidation of sulfur containing amino acid) : 황산이 생성되면서 수소이온이 유리된다.
- 인산단백질과 핵산의 가수분해(hydrolysis of phosphoprotein and nucleic acid) : 인산을 생성하며 수소이온을 유리한다.
- 지방산의 불완전산화(incomplete oxidation of fatty acid) : 산성의 케톤체를 형성하고 수소이온의 농도가 증가된다.

한편, 인체는 체액의 수소이온 농도를 일정하게 유지하는 조절 메커니즘을 갖추고 있어서 세포외액(혈액)의 수소이온 농도는 40 nmol/L(36~44 nmol/L), pH는 7.4(7.36~7.44)의 항상성을 유지할 수 있다. 화학 완충계(chmical buffer system)는 신체 pH의 변화를 알맞게 조절하는 최일선의 방어 체계이고, 생리 완충계(physiologic buffer system)는 이차방어 체계이며, 이차방어 체계는 일차방어 체계보다 느리게 작용한다.

① 화학 완충계(chemical buffer system)

산염기 완충계(acid-base buffer system)는 과도한 산 혹은 염기와 결합할 수 있는 화학물질로 구성되어 있다. 이 화학물질은 수소이온을 많이 유리하는 강산과 결합하여 수소이온을 적게 유리하는 약산으로 전환시켜 pH의 변화를 최소화한다.

체액에는 세 종류의 중요한 완충계가 있는데, 중탄산염 완충계(bicarbonate buffer system), 인산염 완충계(phosphate buffer system), 그리고 단백질 완충계(protein buffer system)가 대표적이다.

- 중탄산염 완충계(bicarbonate buffer system) : 세포내액과 세포외액 모두에 존재하며 중탄산염을 약염기로, 탄산을 약산으로 사용한다. 수소이온이 과도할 경우 탄산이 형성되고 주위가 염기성인 경우 해리된다. 많은 수소이온들과 결합할 수 없지만 호흡계통과 비뇨계통에 의해 조절되는 중요한 완충계이다.
- 인산염 완충계(phosphate buffer system) : 세포내액과 세포외액 모두에서 작용하며 신장의 구조와 기능의 기본단위인 신원(nephron) 속의 액체와 소변의 수소이온 농도 조절에 매우 중요하다. 일수소인산(HPO_4^{2-})과 이수소인산($H_2PO_4^-$)으로 구성되어 있는데, 수소이온이 과도할 때 일수소인산이온이 수소이온과 결합하여 이수소인산이온의 형태가 된다. 반대로, 수소이온 농도가 감소하면 수소이온의 일부분이 이수소인산이온에서 떨어져 나온다.
- 단백질 완충계(protein buffer system) : 단백질은 아미노산 구조에 약한 산과 약한 염기 기능의 곁사슬을 가지고 있어 완충제 기능을 할 수 있고, 혈장단백질과 일부 세포단백질로 이루어져 있다. 용액의 pH가 떨어지면 아미노기가 수소이온을 받아들이고, pH가 올라가면 카복실기가 수소이온을 유리한다. 적혈구 안의 혈색소(헤모글로빈)가 혈액 중 가장 중요한 완충제인데, 신체 대사에 의해 생성된 이산화탄소가 혈액으로 확산되면 대부분 물과 결합하여 탄산을 형성하고, 이 탄산은 중탄산염과 자유 수소이온으로 분리되어 헤모글로빈은 수소이온과 결합한다(그림 3-15).

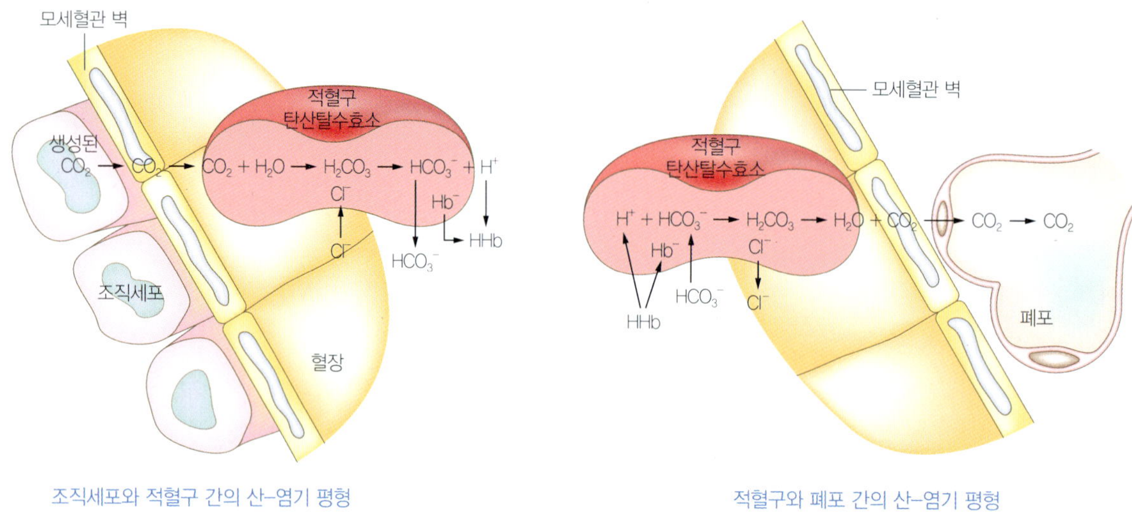

그림 3-15 적혈구 혈색소의 완충작용

② **생리 완충계(physiologic buffer system)**

- 호흡에 의한 조절 : 산–염기 평형을 위한 두 번째 조절작용은 호흡에 의한 것이다. 호흡수와 깊이를 조절하는 뇌간(brainstem)의 연수호흡중추(medullary respiration center)에서도 체액의 수소이온 농도를 부분적으로 조절한다. 세포에서 이산화탄소의 생성이 증가하면 탄산의 생성도 늘어나는데 이때 탄산이 해리되어 수소이온이 증가하면 내부 환경의 pH가 낮아진다. 이러한 변화는 연수의 화학수용기를 자극하여 호흡이 증가되고 폐에서 더 많은 이산화탄소가 배출된다. 세포의 활성이 떨어져 이산화탄소와 탄산 적어지면 호흡은 다시 휴지(quiescence) 상태로 돌아온다.
- 신장(kidney)에 의한 조절 : 소변으로 수소이온을 배설하여 수소이온 농도와 체액의 pH를 직접적으로 조절한다. 신장 요세관의 상피세포에서는 요세관 내의 체액으로 수소이온을 분비한다.

light reading

탈수와 부종

잦은 구토나 설사는 수분과 포도당 같은 영양소는 물론 전해질의 손실을 가져온다. 또한 소화기계 어떤 부위에서도 체액 결핍이 일어날 수 있다. 이러한 탈수(dehydration)로 인해 간질과 혈관 내 체액이 감소되고 건강상의 여러 가지 문제가 생길 수 있다.

부종(edema)은 간질에 체액이 과잉 축적되어 손으로 느껴질 정도로 조직이 붓거나 비대해지는 상태이다. 간질 부피가 2.5~3 L 정도로 증가하면 명백하게 나타난다.

탈수와 부종의 생리학적 메커니즘 및 증상은 아래와 같다.

구분	탈수	부종
원인	• 나트륨과 수분의 소실 및 과도한 발한 • 노인이나 무의식 환자의 부족한 수분 섭취 • 당뇨병 케톤산증 : 소변으로 전해질, 체액, 포도당 소실	• 모세혈관 투과성의 증가 및 모세혈관압의 증가 • 교질삼투압의 감소 • 림프순환의 장애
증상	• 움푹 꺼진 눈과 피부 긴장도 감소, 건조한 점막 • 갈증 및 체중 감소 • 피로, 허약, 어지러움, 정신 혼미 • 체온 증가 • 빠르고 약한 맥박, 저혈압, 기립성 저혈압 • 검사 결과 : 헤마토크릿의 증가, 전해질 증가, 적은 양의 소변	• 손, 발, 안와 주위, 복수 등 국소적인 부기 • 창백하고 회색 혹은 붉은 피부색 • 체중 증가 • 느리고 강한 맥박, 고혈압 • 폐울혈 및 기침, 발작 • 검사 결과 : 헤마토크리트의 감소, 전해질 증가, 혈청 나트륨 감소, 많은 양의 소변

(4) 산-염기 불균형

동맥혈의 pH는 대부분 7.35~7.45이다. pH가 비정상적으로 7.35보다 낮으면 산증(acidosis), 7.45보다 높으면 알칼리증(alkalosis)이라고 한다. 완충계통, 호흡계통 그리고 비뇨계통이 pH의 정상 수치를 유지하는 기능을 하지 못하면 산증이나 알칼리증을 유발할 수 있다. 심각한 pH의 변화는 생명이 위험할 수도 있는데, 실제로 혈액의 pH가 6.8 이하 8.0 이상이면 수 시간 내에 목숨을 잃게 된다(그림 3-16).

① 산증(acidosis)

산증은 혈액의 pH가 7.35 이하로 떨어질 때 발생한다. 중추신경계의 기능부전(malfunction)이 발생하고 상태가 악화되면 혼수상태가 될 수 있다. 산증은 두 가지 종류로 나뉜다.

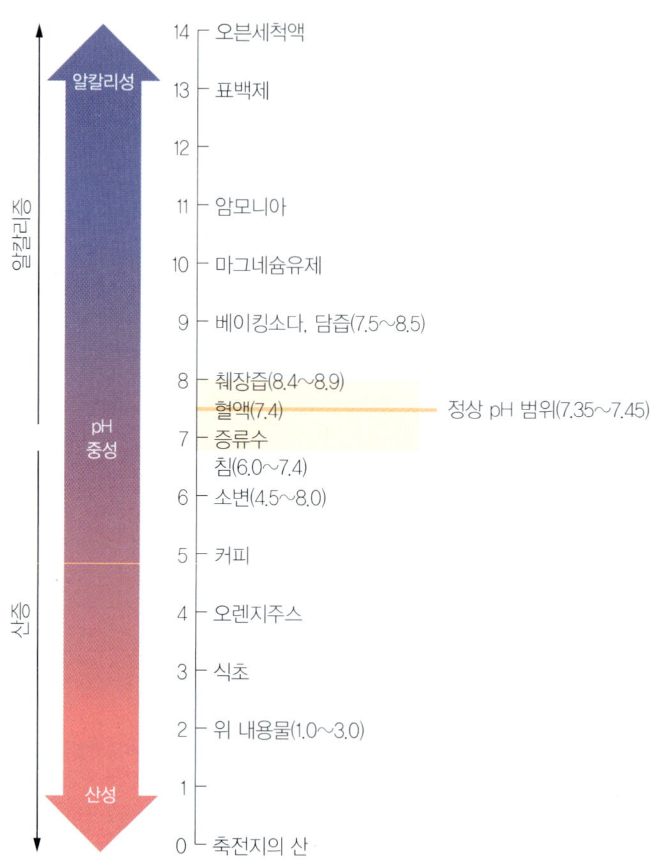

그림 3-16
정상 pH 범위

- 호흡성 산증(respiratory acidosis) : 호흡계통이 충분한 양의 이산화탄소를 배출하지 못할 때 발생된다. 이산화탄소는 순환계통에 축적되어 체액의 pH를 낮추는 원인이 된다.
- 대사산증(metabolic acidosis) : 대사가 증가되고 신장에서 소변으로 수소이온을 배출시키는 능력이 감소되어 젖산(lactic acid)이나 케톤체(ketone body)와 같은 산성물질이 과다하게 생산될 경우 발생한다.

② **알칼리증(alkalosis)**

알칼리증은 혈액의 pH가 7.45보다 높을 때 발생한다. 신경계통이 지나치게 흥분되면 말초신경(peripheral nerve)이 먼저 영향을 받고 이후 근육의 지속적인 신경성 자극이 나타난다. 연축(spasm) 강직성 수축(tetanic constracrion)으로 극심한 신경과민이나 경련이 일어난다. 특히 호흡근육의 강직은 죽음의 원인이 될 수 있다.

• 호흡성 알칼리증(respiratory alkalosis) : 스트레스에 대한 반응으로 발생할 수 있는 과호흡(hyperventilation)에 의해 발생된다.
• 대사알칼리증(metabolic alkalosis) : 심한 구토 혹은 부신피질(adrenal cortex)에서 분비되는 알도스테론(aldosterone)의 양이 많을 때 발생되는 수소이온이 빠르게 배출되면서 발생한다.

light reading

노화가 체액, 전해질 및 산-염기 평형에 미치는 영향

신생아는 신체 수분 함량이 가장 높아, 체중의 약 75%가 수분이다. 성인에서 수분은 체중의 약 50~60% 정도를 차지한다. 전신의 수분은 나이가 듦에 따라 점차 줄어든다. 60세 이후에 남성의 경우, 신체의 수분 함량이 50%이고 여성의 수분 함량은 45%가 된다. 이와 같이 수분이 저하되면 노폐물이나 독성물질, 투여된 약제가 덜 희석되게 된다. 사구체 여과율도 감소하여 비뇨계를 통한 pH의 조절이 효율적으로 일어나지 못한다. 소변으로 수분 소실이 증가하며, 피부가 얇아짐에 따라 불감지성 발한(insensible perspiration)이 증가하게 된다. 노인은 젊은 사람에 비해 신체 수분을 보존하는 능력이 떨어지기 때문에 일일 수분 섭취량을 늘려 이에 대응해야만 한다.

근육과 뼈가 감소함에 따라 신체의 무기질 함량 역시 저하된다. 따라서 운동량을 늘리고 식사를 통해 무기질 섭취를 증가시키는 것이 좋다. 노화에 따라 호흡성 보정 능력이 저하되어 호흡성 산증의 위험성이 높아지며 이는 관절염이나 폐기종과 같은 질환이 있을 경우 더욱 심해진다. 다른 신체 기능의 저하와 함께 체액, 전해질, 산-염기 평형 역시 그 기능이 저하된다.

자료 : 이원택 외, 인체생리학(제2판), 포널스, 2018

단원정리

- 혈액은 인체에서 운반, 조절, 유지, 방어의 4가지 기능을 하며, 우리의 건강 상태를 확인할 수 있는 수많은 정보들을 제공한다.
- 혈액은 혈장(plasma)이라는 액체와 그것에 부유하면서 운반되는 혈구 성분으로 구성되는데, 혈구는 적혈구·백혈구·혈소판으로 구성되어 있다.
- 적혈구의 주요 구성물은 헤모글로빈(hemoglobin)이며, 헤모글로빈에 결합되어 있는 산소를 폐(lung)에서 몸의 여러 조직으로 이동시키고, 조직에서 만들어진 이산화탄소를 혈액을 통해 폐로 운반하는 것을 돕는다.
- 사람의 적혈구는 대부분 뼛속의 적색골수(red bone marrow)에서 형성되고, 체내에 산소가 부족하게 되면 적혈구 생성을 위해 신장(kidney)과 간(liver)에서 조혈촉진인자 호르몬인 에리트로포이에틴(erythropoietin)이 분비된다.
- 백혈구(leukocyte)는 우리 몸을 질병으로부터 다양한 방법으로 보호한다. 일부 백혈구는 세균을 포식하고, 일부는 항체(antibody)를 생성하여 이물질을 파괴하면서 감염된 부위로 이동한 다음 혈관에서 빠져나간다.
- 백혈구는 사이토카인(cytokine) 또는 과립구 군락 자극인자(granular colony stimulating factor, G-CSF)와 같은 호르몬의 영향을 받으며 적색골수(red bone marrow)에서 만들어지며, 여러 종류의 사이토카인들이 백혈구 발달의 여러 단계를 자극한다.
- 조혈작용의 이상으로 인한 질환들에는 빈혈과 적혈구 과다증, 백혈구 과다증과 감소증이 있다.
- 혈관의 내피층이 손상되면 그 아래에 있는 결합조직의 콜라겐이 혈액에 노출되고, 그 이후 독립적이면서도 서로 중복되는 여러 단계의 지혈 메커니즘이 일어난다. 혈액응고 과정에는 두 가지 활성화 경로, 즉 내인성 경로와 외인성 경로가 있다.
- 사람의 혈액에는 다양한 여러 유형의 혈액형이 있다. 수혈이 제대로 이루어지지 않으면 적혈구가 서로 응집하는 현상을 보이는데 이러한 수혈 사고가 발생하게 되면 작은 혈관들이 폐쇄되고 용혈이 일어나 신장과 다른 기관들을 손상시킬 수도 있다.
- 일반적으로 사람의 혈장에는 이 Rh인자에 대한 응집소가 없기 때문에 Rh 음성인 사람에게 Rh 양성인 사람의 혈액을 수혈하더라도 처음에는 문제가 되지 않지만, 이 수혈로 인해 Rh 음성인 사람의 혈액에 응집소가 생산되어 두 번째 수혈을 받으면 수혈받은 적혈구들은 응집반응을 일

으키게 되어 많은 장애를 일으키게 된다.

- 신체는 세포 내부 환경을 일정하게 유지하여 정상적인 기능을 수행하도록 하는데 이 항상성을 유지하기 위해서는 수분과 전해질이 평형을 이루어야 한다. 신체는 수분과 전해질이 부족하면 이를 보충하고, 지나치게 많으면 배출한다.
- 물은 체액 구획을 나누는 세포막을 지속적으로 투과하지만 이온이 녹아 있는 물은 투과성이 매우 낮다. 이러한 선택적 투과는 구획들 사이의 정수압 차이와 삼투압 차이에 의해 조절된다.
- 체액 평형과 전해질 평형, 산-염기 평형 및 산-염기 불균형 등과 같은 다양한 물리적·화학적 변수들이 일정 범위 내에서 유지되어야 체액의 기능을 정상적으로 수행할 수 있다.

단원평가

1 혈액의 생리적 기능을 설명하시오.

2 혈액의 구성 성분을 간단히 나열하고, 그 기능을 설명하시오.

3 적혈구의 조혈기전을 간단히 설명하시오.

4 백혈구의 조혈기전을 간단히 설명하시오.

5 백혈구 과다증과 감소증에 대해 설명하시오.

6 혈관 손상 시 나타나는 혈액응고 메커니즘에 대해 설명하시오.

7 Rh 혈액형의 수혈에서 나타나는 현상을 설명하시오.

8 체액 분포에 대하여 구획을 나누어 각각의 역할을 설명하시오.

9 체액의 이동 메커니즘을 설명하시오.

10 체액의 기능 중에서 산-염기 평형에 대해 설명하시오.

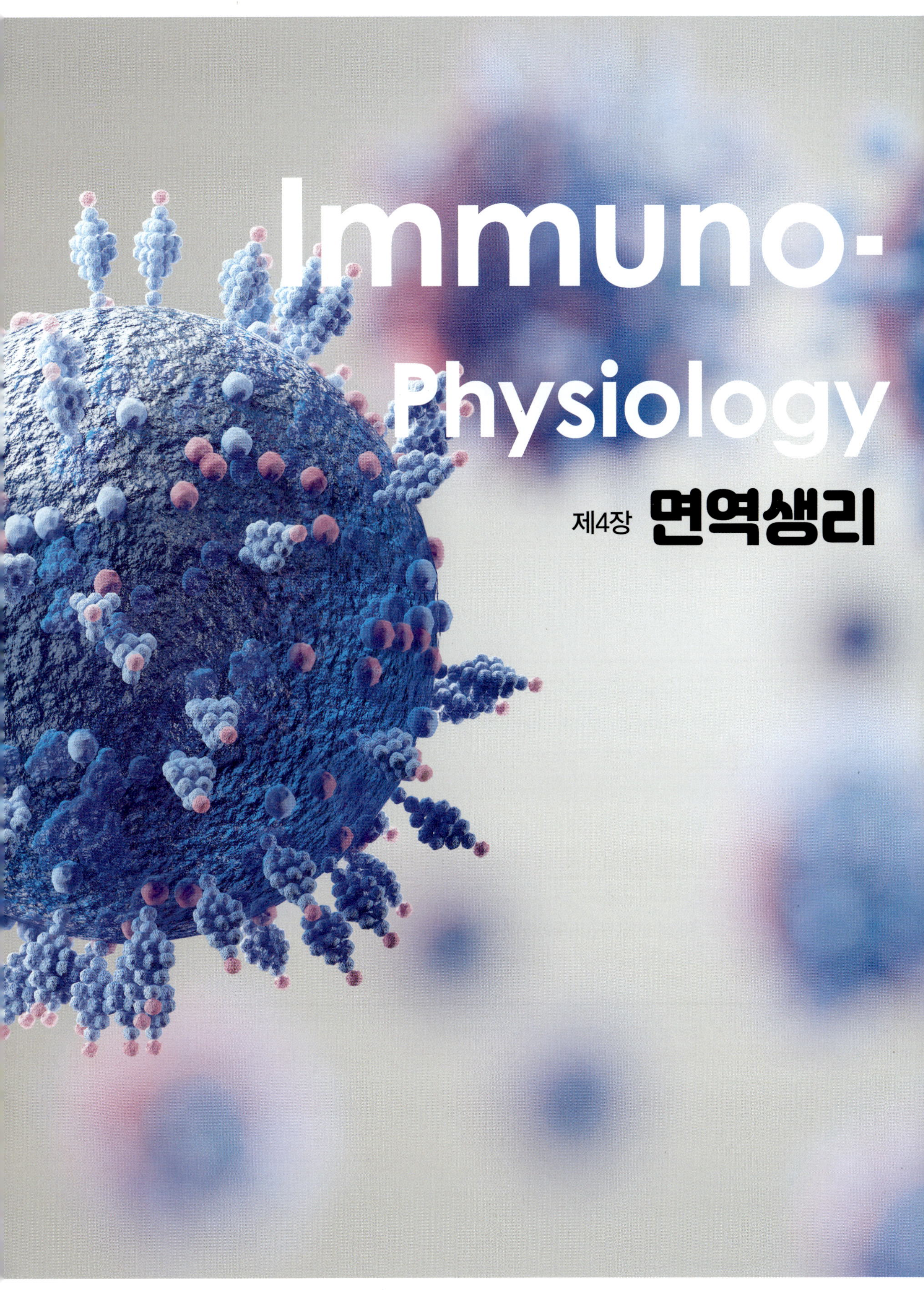
Immuno-
Physiology
제4장 면역생리

제4장 **면역생리**

학습목적 면역계의 기능과 구성을 이해하고, 면역반응 및 면역계 관련 질환에 대해 설명할 수 있다.

학습목표

1. 림프계

림프계의 구성 및 기능 | 조직액과 림프의 생성 과정 | 림프의 흐름 | 림프절

2. 면역계의 구성과 기능

3. 선천성 면역반응(비특이적 면역반응)

물리적 장벽 | 화학적 장벽(보체, 인터페론) | 자연살해세포 | 발열 | 염증반응 | 식작용 | 종간저항

4. 후천성 면역반응(항원 특이적 면역반응)

림프구에 의한 면역반응 | 체액성 면역 | 세포매개성 면역 | 사이토카인 | 자연살해세포의 작용 | 획득면역

5. 면역계 관련 질환

면역결핍질환 | 자가면역질환 | 알레르기질환

우리 몸에는 유해한 미생물에 저항하거나 미생물을 파괴할 수 있는 림프계와 면역계라는 방어 메커니즘을 지니고 있다. 우리 몸의 여러 장기들과 기관계가 함께 작용하여 생명을 지키고 건강을 유지한다.

림프계(lymphatic system)는 관으로 이루어진 구조를 통해 액체를 운반한다. 림프계의 세포와 항체는 신체로 들어온 이물질을 공격하여 감염성 미생물, 바이러스, 독소 및 암세포를 파괴한다. 림프계에서 가장 중요한 림프구는 질병과 감염에 대해 저항하고 극복하는 필수적인 세포이다.

1. 림프계

1) 림프계의 구성 및 기능

(1) 림프계의 구성

림프계에 의해 수행되는 과정들을 살펴보면, 림프모세혈관과 림프혈관은 조직에서 체액을 받아들이고 소장에서 지방을 흡수하며, 림프절은 림프를, 그리고 비장은 혈액을 거른다(그림 4-1).

우리 몸에는 B세포와 T세포라는 두 종류의 림프구가 있다. B세포는 적색골수에서 생산되어 성숙되고, 미성숙 T세포는 적색골수에서 생산되어 가슴샘으로 이동한 다음 성숙한 T세포로 변한다. 적색골수에서 나온 B세포와 가슴샘에서 나온 T세포가 다른 림프조직으로 순환한 다음 각자의 기능을 한다. 이 두 세포는 면역계에서 중요한 역할을 하는데, 감염에 반응하여 B세포와 T세포의 세포 수가 증가하고 림프조직과 다른 조직으로 이동한다.

(2) 림프계의 기능

① 체액 균형

약 30 L의 체액이 매일 모세혈관에서 간질공간(interstitial space)으로 이동하고 그중 90% 정도인 27 L의 체액이 간질공간에서 모세혈관으로 되돌아온다. 3 L의 체액은 림프모세혈관으로 이동하는데 이를 림프(lymph)라 하며, 림프는 림프모세혈관을 지나 림프혈관으로 모인 후 혈액으로 되돌아간다. 림프는 수분과 함께 이온, 영양분, 가스, 단백질 성분, 호르몬, 효소 등 다양한 용질을 함유하고 있다.

② **지방의 흡수**

소장에 있는 중심림프관(central lacteal)을 통해 지방과 지방에 녹는 물질을 흡수한 후 정맥혈액으로 보낸다. 지방을 함유하여 하얗게 보이기 때문에 유미(암죽, chyle)라고도 한다.

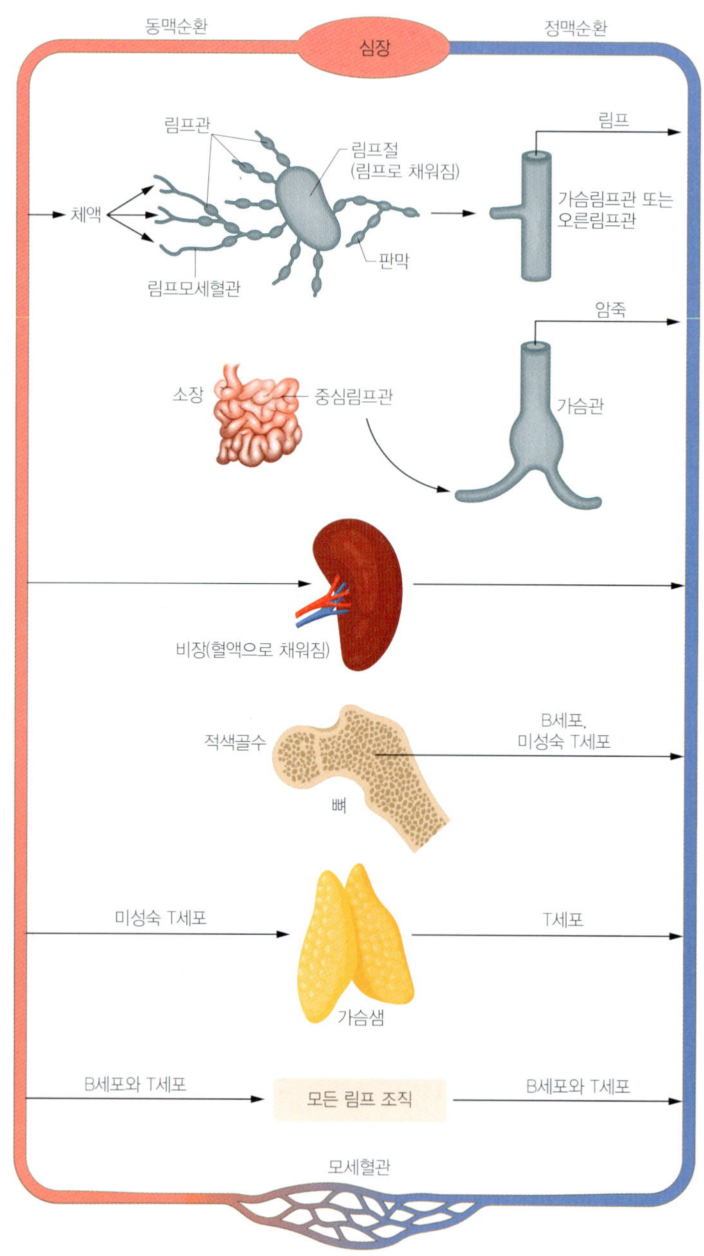

그림 4-1
림프계

③ **방어작용**

림프와 혈액에 있는 미생물과 이물질들은 각각 림프절과 비장에서 걸러진다. 또한 감염과 싸울 수 있는 기능이 있기 때문에 미생물과 이물질들을 파괴한다.

2) 조직액과 림프의 생성 과정

림프는 조직액(tissue fluid)과 동일한 액체로, 조직액이 림프모세관으로 들어가면 림프라고 한다. 조직액은 산소, 이산화탄소, 호르몬, 영양 성분으로 이루어져 있고 모세혈관을 투과할 수 없을 정도의 큰 혈장단백질은 함유되어 있지 않다.

림프는 혈장의 투과가 재흡수보다 높은 비율로 일어나기 때문에 생성되는데 모세혈관을 통과하는 작은 단백질의 대부분이 림프를 통해 혈액으로 되돌아온다. 한편, 바이러스, 박테리아와 같은 이물질들은 림프절로 운반된다.

3) 림프의 흐름

림프의 흐름은 골격근의 수축, 큰 림프줄기 평활근의 수축과 같은 근육의 움직임에 따라 영향을 받는다. 예를 들어 골격근은 림프를 신체 내부로 흐르게 하며 림프관의 판막은 역류를 방지한다. 또한 호흡과 관련된 압력의 변화로 인해 림프가 원활하게 흐를 수 있다. 호흡에서 흡기 시 흉강의 압력은 비교적 낮기 때문에 림프 순환이 촉진되고, 횡경막은 복부의 압력을 증가시켜 림프를 복부의 림프관에서 가슴 쪽으로 밀어낸다. 이러한 림프의 지속적인 흐름이 신체 간질공간의 체액 양을 안정한 상태로 유지시킨다. 한편, 림프의 흐름이 방해받게 되면 간질공간에 조직액이 축적(부종, edema)된다. 한 예로 유방의 종양을 제거하는 경우, 암세포가 주변의 림프절로 전이되는 것을 막기 위해 수술 시 겨드랑 림프절을 함께 제거하는데 수술 후 상지(어깨와 손목 사이의 부분)의 림프 배출을 막기 때문에 부종이 흔히 나타난다.

4) 림프절

림프절(림프샘, lymph node)은 림프구와 대식세포로 구성되어 침입해 오는 미생물과 싸우게 된다. 림프절은 일반적으로 콩 모양으로 길이는 2.5 cm를 넘지 않으나 크기와 모양은 다양하며, 림프 경로를 따라 위치해 있다.

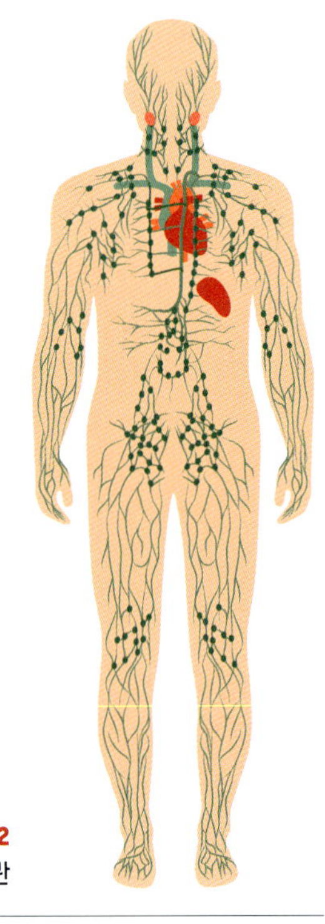

그림 4-2
림프관

표면의 여러 곳을 통해 림프절로 들어오는 림프관을 수입림프관(afferent vessels), 림프절의 오목한 부위 문(hilum)을 통해 림프절을 나가는 림프관은 수출림프관(efferent vessels)이라고 한다.

림프절의 기능적 단위는 림프소절(lymph nodule)로 피질(cortex)에 위치하고 B세포와 대식세포(macrophage)로 구성되어 있다. 림프동(lymph sinus)은 림프절 내의 공간으로 림프가 이동하는 복잡한 통로이며 대식세포가 많이 존재한다. 림프절은 림프관을 따라 무리지어 있지만 중추신경계에는 존재하지 않는다(그림 4-2).

림프절의 중요한 두 가지 기능 중 첫 번째는 유해한 물질을 여과하며 체액을 조절하는 것이고, 두 번째는 림프구와 대식세포작용에 의해 면역감시(immune surveillance)가 이루어지는 것이다.

(1) 가슴샘

가슴샘(흉선, thymus)은 대동맥의 앞, 흉골 상부의 뒤쪽, 가슴에 위치해 있다. 말랑말랑하고 엽으로 구성되어 있으며 결합조직 피막에 의해 둘러싸여 있다.

가슴샘은 유아나 어린이는 비교적 크지만 사춘기 이후부터 위축되어 성인에 이르면 훨씬 더 작아진다. 가슴샘의 림프조직은 나중에 지방조직과 결합조직으로 대체된다. 결합조직에 의해 수많은 소엽(lobule)으로 나누어지는데, 여기에는 수많은 림프구가 있다. 이들 대부분은 불활성 가슴샘세포(thymocyte)이고 일부 가슴샘세포는 상피세포에서 분비되는 호르몬인 타이모신에 의해 T림프구로 성숙되어 3주 후에는 가슴샘을 떠나 신체의 면역을 담당하게 된다.

(2) 비장(지라)

비장(spleen)은 복강의 위쪽 왼쪽, 횡경막 아래, 위(stomach)의 뒤쪽 외측에 위치한다. 비장은 가장 큰 림프기관으로 성인의 비장에는 가장 많은 림프조직이 있는데 그 내부에는 일반 림프절과는 다르게 혈액으로 채워진 정맥동(venous sinus)이 있다. 비장의 소엽에

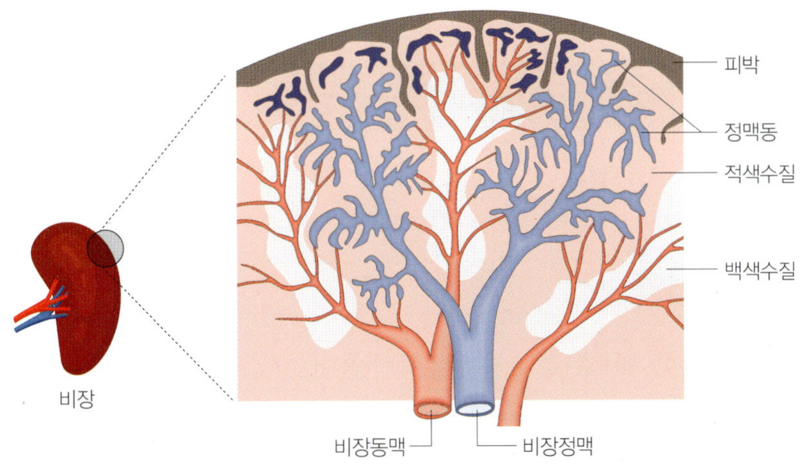

그림 4-3
비장의 구조

는 두 종류의 조직이 있는데(그림 4-3), 그중 백색수질(white pulp)은 수많은 림프구로 이루어진 작은 섬(island)과 같은 구조로 비장 전체에 흩어져 있다. 나머지 부분은 적색수질(red pulp)로 채워져 있고 적혈구와 림프구, 대식세포로 구성되어 있다.

2. 면역계

인체는 다중 방어기전을 이용하여 이물질과 병원성 미생물들이 유발하는 손상, 그들이 분비한 유해 화학물질 그리고 암세포와 같은 내부의 위협에 대응한다. 면역(immunity)이란 어떤 병원체에 한 번 노출되면 그 병원체에 대해 방어하는 능력이 생겨서 같은 질환에 다시는 걸리지 않게 되는 상태를 뜻하며, 이러한 면역계(immune system)는 우리 몸의 방어 능력이다.

인체의 면역체계는 크게 선천성(비특이적) 면역반응과 후천성(특이적) 면역반응으로 구분되는데, 전자는 출생 시부터 나타나며 식작용과 열 그리고 인터페론 방출 등의 메커니즘에 의해, 후자는 정밀하고 특정한 병원균을 목표로 하는 반응으로 림프구 기능을 포함하여 특정 분자와 항원 메커니즘에 의해 설명된다. 이 두 종류의 면역계는 서로 다른 방어 메커니즘을 구축하고 있지만 조화롭게 작용하여 감염에 대해 방어한다.

1) 면역계의 구성 및 기능

면역반응에는 신체의 물리적 장벽, 혈액과 조직에 존재하는 면역세포들, 보체계의 단백질들과 같은 혈장단백질 그리고 면역세포에 의해 생성되는 물질들이 관여한다.

감염성 미생물이나 외부의 이물질에 노출되기 이전부터 인체가 원래 가지고 있는 선천성 면역과, 병원체에 의해 활성화되어 특정 병원체나 물질에 대해 특이성을 갖고 반응하는 후천성 면역으로 분류된다.

3. 선천성 면역

미생물을 포함하여 체내 환경 유해 요소들이 들어오거나 접근 및 확산되는 것을 방지하고 제한하는 기전이다. 우리 몸속에서 병원체에 의한 침입에 대해 일차적인 내부 방어선을 구축하고 신체 표면의 상피막이나 위액의 강산성 등으로 미생물 감염을 차단하여 외부의 이차방어선을 구축한다.

외부 방어가 뚫리면 상피 장벽을 넘은 세균 같은 침입 병원체가 결합조직으로 들어오고, 이 병원체 또는 병원체에서 분비된 독소는 혈액이나 림프모세관으로 들어와 몸의 다른 부위로 운반된다.

내부 방어는 유해한 물질에 대한 감수성, 항균인자 생산, 염증 유발, 보체의 작용, 위산의 산도와 장내 미생물 균총 등과 병원성 미생물 및 식세포의 접촉으로 인하여 발생하는 식세포작용과 식세포에 의한 화학물질 분비가 해당된다. 만약 이 방어가 병원체를 파괴하는 데 충분하지 않으면 림프구가 신속히 보충되고 보강하기 위한 특이작용이 동원된다.

1) 물리적 장벽

피부와 호흡, 소화, 비뇨, 생식 통로의 점막은 장벽(barrier)을 형성하여 일부 감염성 물질로부터 신체를 보호한다. 눈물, 침과 소변은 우리 몸 표면에서 미생물과 유해한 화학물질을 씻어낸다.

2) 화학적 장벽

체액 내 효소나 화학물질로 방어하는 기전으로 눈물, 침, 모유, 점액 등에 들어 있는 라이소자임(lysozyme)은 세균을 파괴하고, 혈장 단백질 형태의 보체(complement)는 염증을 일으키고 포식활동을 증가시킨다. 또한 펩타이드 형태의 인터페론(interferon)은 감염되지 않은 세포와 결합하여 보호 단백질을 생성할 수 있게 자극하고 바이러스로부터 세포를 보호한다.

(1) 보체

혈장에서 발견되는 약 20여 종의 단백질이다. 평상시에는 비활성화된 형태로 혈액 속을 순환하다가 세균 같은 이물질과 결합하거나 항체와 결합하게 되면 활성화되기 시작하여 연쇄반응을 거치면서 다음 단계의 보체(complement)들이 차례로 활성화된다. 활성화된 보체는 염증과 포식작용을 촉진하고 세균을 직접 파괴할 수도 있다.

(2) 인터페론

바이러스에 감염된 세포는 바이러스의 핵산과 단백질을 생산하여 새로운 바이러스로 증식하게 되고 다른 정상세포를 감염시킨다. 감염된 세포는 정상 기능을 못하거나 죽게 되어 인체에 해롭다. 그러나 감염된 세포에서 사이토카인의 한 종류인 인터페론(interferon)이 생산되어 자신을 치유하지는 못하지만 다행히도 주변에 있는 정상세포와 결합하여 세포에서 항바이러스 단백질의 합성을 유도한다. 이 작용으로 새롭게 바이러스 핵산과 단백질이 생산되는 것을 예방할 수 있다. 또 다른 인터페론은 대식세포와 자연살해세포(natural killer cell) 등의 면역세포를 활성화시켜서 바이러스의 복제를 억제한다.

인터페론은 현재까지 α, β, γ 등의 세 종류가 알려졌으며, γ-인터페론이 기능을 수행하기 위해서는 α-와 β- 인터페론의 협력이 필요하다. 인터페론의 항바이러스작용은 바이러스 감염 치료에 이용되고, 수많은 종류의 암 치료를 위한 인터페론의 사용이 현재 임상시험 단계에 있다.

3) 자연살해세포

자연살해세포(natural killer cell, NK cell)는 적색골수에서 생산되는 림프구의 한 종류로, 전체 림프구의 15% 정도를 차지한다. 이들은 기억반응이 없기 때문에 특정 암세포나 바이러스의 감염을 인지하지 못하고, 일반적인 암세포들과 바이러스에 감염된 세포들을 인지할 수 있다.

자연살해세포는 말초조직에서 비정상적인 세포를 감시하고(면역감시, immune surveillance) 인식된 비정상세포에게 화학물질을 분비하여 세포막에 손상을 입히거나 세포가 녹아 없어지도록 파괴함으로써 암세포와 바이러스에 감염된 세포로부터 신체를 방어한다.

light reading

인터페론으로 바이러스 감염과 암 치료하기

바이러스가 몇 개의 암을 유발하기 때문에, 인터페론은 암을 조절하는 기능을 할 수도 있다. 인터페론은 대식세포와 자연살해세포를 활성화시키고, 이 세포들이 암세포를 공격하게 된다. 유전공학 기술이 발전하여 현재 인터페론은 치료제로 사용될 정도로 충분한 양이 생산되고 있으며, 특정한 바이러스 감염과 암 치료에 효과를 보였다. 예를 들어 인터페론은 간암과 간경화를 유발하는 것으로 알려진 C형 간염의 치료에 사용되고 헤르페스바이러스에 의해 발생한 생식기사마귀의 치료에 사용되고 있다. 인터페론은 선천성 면역결핍증(AIDS)을 유발할 수 있는 카포시 육종(혈관의 내피세포에서 발생하는 육종암의 한 종류)의 치료에도 사용된다.

자료 : 김구환 외, 인체 생리학(제2판), 정문각, 2023

4) 발열

체온은 37°C를 유지하기 위해 온도조절중추를 갖고 있는 시상하부에서 조절한다. 내인성 발열물질이라고 하는 화학물질에 반응하여 체온이 상승하는데, 어떤 감염의 경우 내인성 발열물질이 인터루킨(interleukin)-1β로 확인되었고, 이는 백혈구에 의해 사이토카인으로 생성된 다음 뇌에서 생성된다. 인터루킨-1, 인터루킨-6 및 종양괴사인자를 포함한 이들 사이토카인으로 인해 체온이 올라가면 혈장 철 농도를 감소시켜 세균 활동을 억제시키고, 호중구의 활성화로 포식작용이 증가되며 인터페론의 생성도 촉진한다. 즉 고열(high fever)은 위험하지만 알맞은 미열(mild fever)은 세균 감염으로부터 회복을 돕는 유일한 대응이 될 수 있다.

5) 염증반응

(1) 염증세포

적색골수에서 생산되는 호염기구(basophil)와 비만세포(mast cell) 그리고 호산구(eosinophil)는 염증반응에 참여하는 염증세포들이다.

호염기구는 혈액에서 조직으로 들어가는 이동성 백혈구이고, 비만세포는 모세혈관 근처의 결합조직에 위치한 고정 세포로서, 대식세포처럼 미생물이 우리 몸으로 들어올 가능성이 높은 피부, 허파, 소화기관 그리고 비뇨생식기관에 위치하고 있다. 이 두 종류의 염증세포들은 보체에 의해 활성화되어 염증반응을 일으킬 수 있는 화학물질인 히스타민과 류코트리엔을 분비하거나 허파의 민무늬근육을 수축시킨다. 호산구는 알레르기 및 천식과 연관된 염증반응에 참여한다.

염증(inflammation)은 미생물과 대응하여 싸우는 데 도움이 되지만, 너무 심한 염증은 미생물뿐만 아니라 정상조직도 파괴할 수 있으므로 해로울 수 있다.

(2) 염증반응

정상조직이 화학물질과 세포들에 의해 손상이 되면 발적(redness), 부종(swelling), 열(heat), 통증(pain) 등의 증상이 나타난다. 〈그림 4-4〉는 세균성 감염에 의한 염증반응을 정리한 것이다. 세균에 의해 조직이 손상되면 히스타민, 보체, 프로스타글란딘, 류코트리엔과 키닌 같은 화학 매개체의 분비를 자극하여 활성화시킨다. 이들의 효과는 첫째, 혈관을 이완시켜 혈류를 증가시킨 후 포식작용세포와 백혈구를 이동시킨다. 둘째, 포식작용세

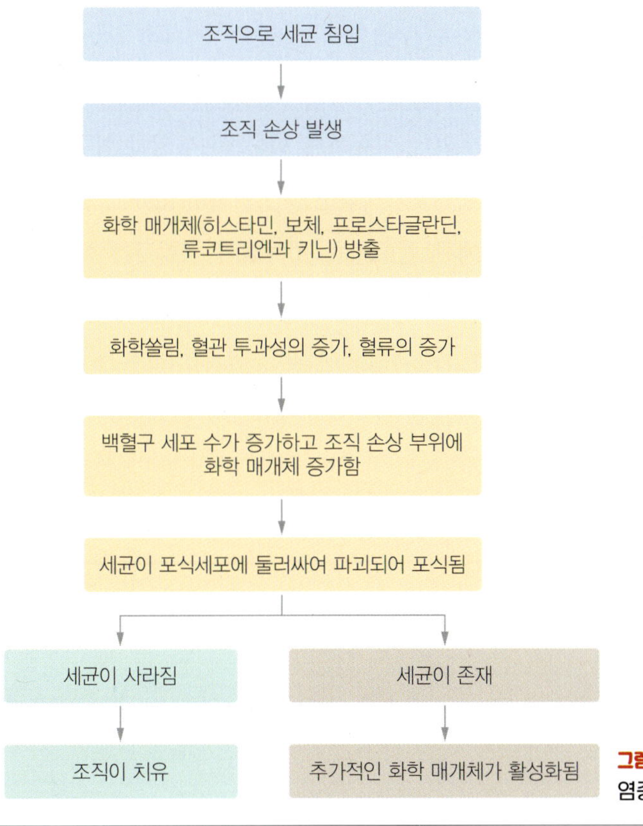

그림 4-4
염증반응

포는 혈액에서 조직으로 들어간다. 셋째, 혈관 투과도가 증가하여 혈액에 있던 섬유소원과 보체가 혈액에서 조직으로 들어가는 것을 허용한다. 섬유소원이 섬유소로 변화되어 감염 중심부에 섬유소(fibrin) 그물을 형성하고 감염된 부위를 봉쇄하여 병원균이 확산되는 것을 막는다. 보체는 염증반응을 더욱 심화시켜 포식작용세포를 추가로 끌어들인다. 이처럼 화학 매개체를 분비하고 포식작용세포와 백혈구를 끌어들이는 과정은 세균이 파괴될 때까지 지속된다. 포식작용세포는 미생물과 죽은 조직을 제거하고 손상된 조직은 재생된다.

염증은 비만세포에서 히스타민, 세로토닌, 헤파린 등이 유리되었을 때 유발되기도 하고, 백혈구, 박테리아, 손상된 조직은 진한 액체 상태의 고름(pus)을 형성하기도 한다. 이러한 염증반응은 조직 단계에서 일어나는 반응으로 조직 및 외피계와 연관되어 있다.

(3) 염증반응의 종류

① 급성염증

급성염증은 감염이나 손상에 대한 반응으로, 짧게는 몇 분에서 길게는 며칠 동안 지속될 수 있다. 혈관 확장에 의해 국소 혈류가 증가하고 혈관의 투과성이 증가하여 혈장단백질이 혈관 외 조직으로 나오게 되면서 발적이 일어나고 열이 나게 된다. 또한 백혈구 중 호중구가 손상되거나 감염 부위로 이동하게 되어 이 부위의 혈관 내피에 부착하면서 혈관의 주변부를 따라 움직이게 되는 백혈구의 변연화(margination) 현상이 일어나고 백혈구가 더 단단하게 내피세포에 부착(adhesion)하면서 백혈구가 혈관 벽을 통과하여 내피세포에 생긴 조직 공간으로 이행(transmigration)한다. 급성염증으로 인한 또 다른 변화는 백혈구가 손상 부위로 이동한 후 백혈구에 의한 면역반응이다. 즉 호중구에 의한 포식이 일어나 포식소체(phagosome)를 형성하고 포식소체가 리소좀(lysosome)과 결합하여 파고리소좀(phago lysosome)을 형성하여 그 안에 있는 다양한 미생물들이 제거된다(그림 4-5).

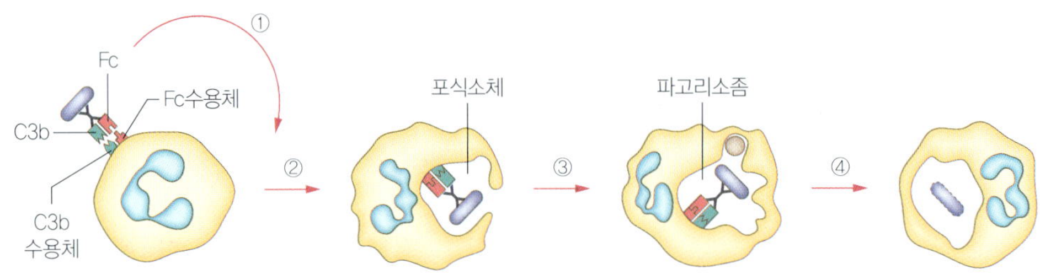

그림 4-5 활성화된 백혈구의 포식작용

급성염증은 시간이 지나면서 자연스럽게 사라지기도 한다.

② **만성염증**

급성염증의 원인이 완전히 제거되지 않았거나 지속되는 감염 및 자가면역질환이 있을 때 만성염증이 일어난다. 유발 요인들은 주로 강도가 낮고 지속적인 감염이나 자극을 주는 물질들로 깊게 침투하지 못하고 빨리 퍼지지 않는 것들인데, 많은 종류의 바이러스와 박테리아나 일부 기생충이다. 염증물질이 한 곳에만 머무르지 않고 혈액을 타고 온몸 곳곳을 돌아다니며 세포를 공격하여 조직을 망가뜨리고 세포 노화와 변형을 일으키거나 면역반응을 지나치게 활성화하여 면역계 교란을 일으키기도 한다. 즉 뇌세포를 파괴하여 우울증과 알츠하이머성 치매를 유발하고, 잇몸병, 대장염, 피부염 등 각종 염증 질환에 영향을 미친다(그림 4-6).

만성염증은 암 발병률을 높이기도 하는데, 서울대병원 건강증진센터 연구 결과에 따르면 만성염증 수치가 높은 사람은 만성염증 수치가 낮은 사람에 비해 암 발생 위험이 남성에서는 38%, 여성에서는 29% 증가한 것으로 나타났다.

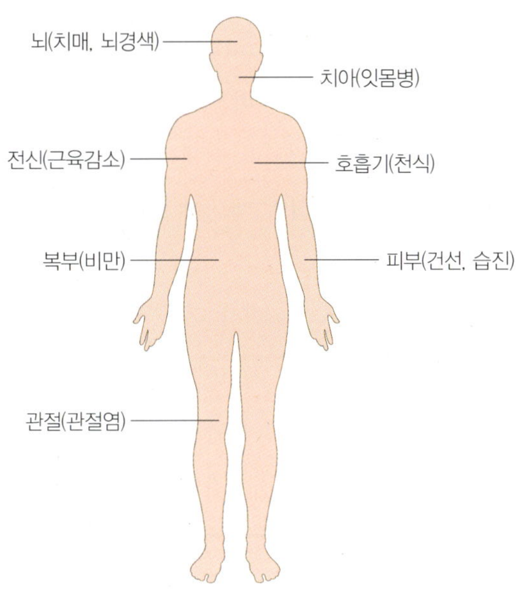

그림 4-6
만성염증이 일으키는 질병

③ **국소염증**(local inflammation)

염증반응이 특이한 장소에 국한된 것으로, 그 증상은 발적, 발열, 종창과 통증으로 나타난다. 조직의 파괴, 종창과 통증은 기능의 소실로 이어질 수도 있다.

④ **전신염증**(systemic inflammation)

염증반응이 온몸으로 확대된 것으로, 국소염증의 증상과 더불어 추가적인 임상 증상이 관찰된다.

적색골수는 대량의 중성구를 생산하고 분비하여 중성구의 포식작용을 촉진한다.

미생물과 중성구가 시상하부에 있는 온도조절 기전에 영향을 주어 열 생산과 열 보전 기전이 증가하고 체온이 상승한다. 열은 포식작용 같은 면역계통의 기능을 촉진하고 미생물의 성장을 억제한다.

심각한 전신염증의 경우에는 혈관 투과도가 너무 많이 증가하여 혈액에서 조직으로 소실되는 체액량이 많아진다. 이때 감소한 혈액량 때문에 쇼크가 유발될 수 있다.

6) 식작용

식작용은 식작용세포(phagocyte)가 입자들(미생물, 미생물의 일부분, 이물질과 죽은 세포들)을 소화시켜 파괴하는 것으로, 혈액이 간과 비장의 모세혈관을 흐르면서 이물질이나 조직 및 세포의 잔해는 식작용에 의해 제거되고 식세포 내에서 화학적으로 불활성화된다. 이러한 방법으로 침입한 병원체가 제거되기 때문에 혈액은 간과 비장을 통과한 직후 무균 상태가 된다.

호중구(neutrophil)와 대식세포(macrophage)가 대표적인 식작용세포이다. 호중구는 작은 식세포로 혈액 속에 풍부하게 분포되어 있다가 감염된 조직으로 제일 먼저 들어가서 다른 면역세포를 끌어당기고 활성화시키는 화학신호를 분비하여 염증반응을 증가시킨다. 호중구는 한 개의 미생물을 포식한 이후에 죽게 되고 감염이 일어난 곳에 죽은 호중구와 액체 그리고 다른 세포들이 축적되어 고름(농, pus)이 된다.

단핵구는 혈액에서 조직으로 들어간 다음 크기가 다섯 배 정도 커져 대식세포로 분화한다. 단핵구와 대식세포처럼 포식 능력이 있는 여러 종류의 세포들은 단핵포식세포계(mononuclear phagocytic system)를 형성하여 혈액과 림프에 있는 이물질들을 제거한다. 대식세포는 존재하는 기관에 따라 이름이 달라서, 허파에서는 먼지세포, 간에서는 별대식세포(쿠퍼세포, kupffer cell), 중추신경계에서는 미세아교세포(microglia)로 부른다. 이들은 호중구가 소화하는 것보다 더 큰 입자와 여러 개의 미생물을 소화할 수 있고, 호중구가 작용한 다음에 감염된 조직으로 들어가기 때문에 죽은 호중구와 세포 찌꺼기를 청소하는 등의 감염의 늦은 시기의 면역을 담당한다. 그 외에도 대식세포는 미생물이 우리 몸으로 들어올 가능성이 높은 정상세포, 즉 피부밑조직, 점막, 혈액과 림프혈관 등에서도 발견되는데 이곳에 미생물이 들어가게 되면 미생물이 복제되기 이전에 대식세포가 이들을 포식할 수 있다. 이처럼 대식세포는 림프절 속의 림프, 비장과 간 속에 있는 혈액을 보호한다.

식세포가 아메바와 유사한 방법으로 세균들을 위족으로 둘러싸서 융합하면 세균들은 세포막에서 유래한 막에 둘러싸이고, 식포와 비슷한 소포체 속에 포함된다. 그러나 리소좀효소들이 식포가 형성되기 전에 방출되면, 조직의 감염 부위에 방출되면서 염증을 일으키게 된다(그림 4-7).

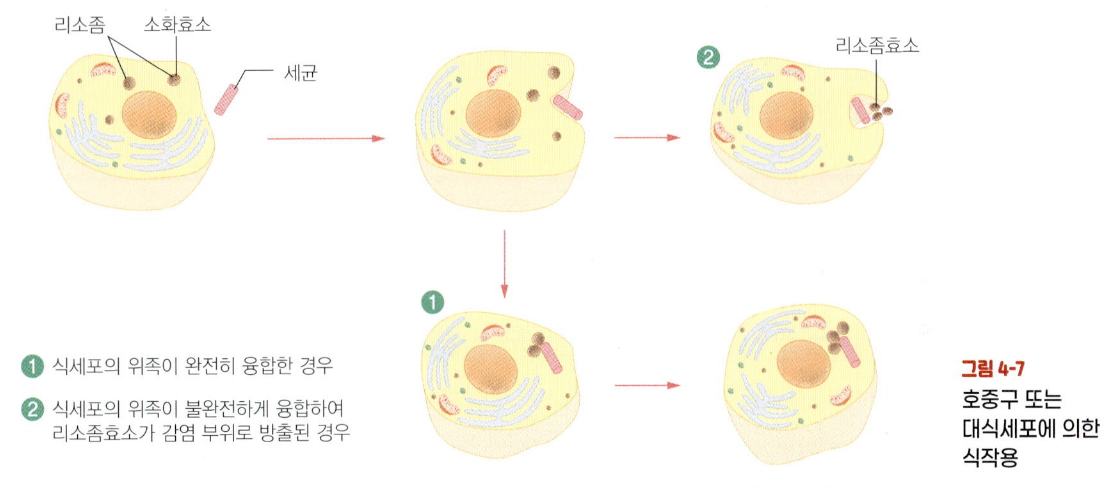

그림 4-7
호중구 또는 대식세포에 의한 식작용

7) 종간저항

사람은 다른 동물이 걸리는 질병에 대한 저항성이 있는데 이를 종간저항(species resistance)이라고 한다. 예를 들면 개에 감염을 일으키는 병원균이 인체에서는 생존하지 못할 수 있고, 반면 사람은 홍역, 임질, 유행성 이하선염, 매독에 걸리지만 다른 동물에는 이런 질환을 일으키지 않는다.

4. 후천성 면역

1890년 독일의 세균학자인 폰 베링(E. A. von Behring)은 디프테리아 독소를 주사한 기니피그가 두 번째 독소 주사를 맞아도 생존하는 사실을 알게 되었고, 이렇게 면역이 생긴 동물은 혈청 속에 면역성과 관련된 화학물질, 즉 항체(antibody)가 존재함을 알아냈다. 더불어, 이 항체는 디프테리아 감염에만 면역성을 갖는 특이성을 나타내는 것을 확인하였다. 이처럼 특수한 병원균 또는 이들의 독소(toxin)와 대사부산물(metabolic byproduct)에 대한 저항성을 후천성 면역이라고 한다. 이 면역반응은 특정한 이물질을 인식하고 기억하는 림프구와 대식세포에 의해 수행된다.

세포 표면에는 흔히 발견되는 단백질, 다당류, 당단백질, 당지질 성분의 항원(antigen)이 있다. 태아가 성장하고 발달하면서 세포는 단백질과 거대분자를 '자기(self)'로 인식하는 것을 배우고, 림프계는 발달하면서 '비자기(non-self)', 즉 이종(foreign) 항원에 반응하게 된다.

1) 림프구에 의한 면역반응

(1) 림프구의 기원과 발생

적색골수 속에 있는 줄기세포는 모든 혈액 세포를 만들 수 있는 능력이 있다. 어떤 줄기세포는 미성숙 T세포를 생산하여 혈액을 통해 가슴샘으로 이동한 다음 성숙 과정을 거쳐 T세포로 변한다. 다른 줄기세포는 미성숙 B세포를 생산하고 적색골수 속에서 성숙 과정을 거쳐 B세포로 변한다(그림 4-8). 정상적으로 혈액 속에는 T세포와 B세포의 존재 비율이 5:1 정도이고 이들은 성숙된 장소에서 림프조직으로 이동한 다음 림프조직 사이를 순환한다.

B세포와 T세포에는 수많은 다른 유형이 존재하고 이들 각각의 세포들은 하나의 초기 세포에서 기원되어 클론(clone, 처음 세포와 동일한 세포의 집단)을 형성하는데 각각의 클론에는 한 종류의 특정한 항원에 대해 반응하는 특정한 항원 수용체가 있다. 〈표 4-1〉은 B세포와 T세포의 특성을 비교하여 나타낸 것이다.

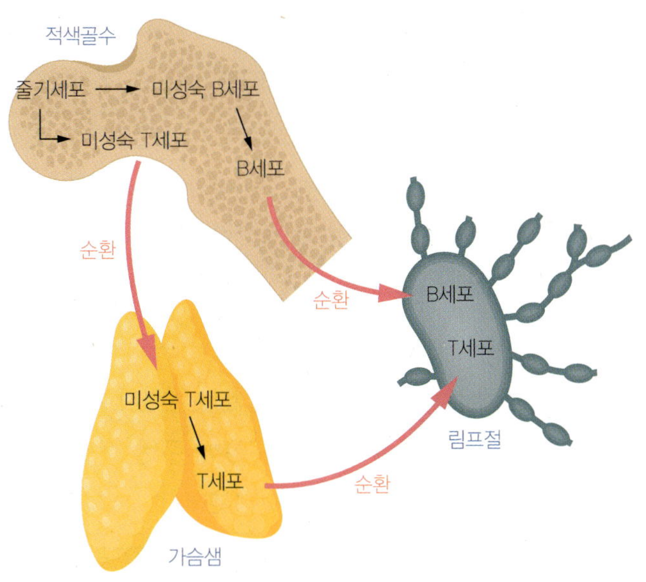

그림 4-8
T세포와 B세포의 기원과 성숙 과정

표 4-1 B세포와 T세포의 특성

B세포	T세포
적색골수에서 기원	적색골수에서 기원
적색골수에서 분화	가슴샘에서 분화
대부분 림프조직에 위치	대부분 림프조직에 위치
혈액 내를 순환하는 림프구의 20~30%를 차지	혈액 내를 순환하는 림프구의 70~80%를 차지
세포면역반응에 관여	체액면역반응에 관여
항체를 생성하여 간접적으로 항원 또는 항원을 함유한 물질을 파괴함	직접 항원 또는 항원을 함유한 물질에 작용하여 이들을 파괴함

(2) 림프구의 활성화와 증식

항원에 반응하기 전 림프구는 반드시 활성화되어야만 한다. 림프구는 항원 수용체(antigen receptor)라는 표면단백질을 지니고 있고, B세포 항원 수용체와 T세포 항원 수용체가 있다. 림프구의 클론들도 표면에 항원 수용체를 지니고 있다. 각각의 항원 수용체는 한 개의 특이한 항원과 결합하는데, 이처럼 항원이 항원 수용체와 결합하면 림프구는 활성화되어 후천적 면역반응이 시작된다.

B세포와 T세포는 크기가 큰 분자에서 작은 분자로 부서지는 단계를 거친 후 항원을 인식할 수 있다. 대식세포가 박테리아를 포식하여 용해소체에서 분해하면 작은 항원 조

각으로 변하게 되고 이는 주조직적합복합체(major histocompatibility complex, MHC) 분자와 결합하여 대식세포의 표면으로 운반된 후 B세포와 T세포에 제시된다.

주조직적합복합체 분자는 항원이 결합할 수 있는 장소를 함유하고 있는 당단백질로서 서로 다른 주조직적합복합체 분자는 서로 다른 항원결합 장소를 지니고 있기 때문에 항원에 대한 특이성을 갖는다. 주조직적합복합체 분자의 기능은 보조 T세포(helper T cell)가 이종항원을 인식하게 한 후 처리된 항원을 세포막 표면에 붙잡고 있으면서 다른 세포에게 제시한다. 주조직적합복합체 분자와 처리된 항원의 결합체가 B세포 또는 T세포에 있는 항원 수용체와 결합한 다음 B세포 또는 T세포를 자극한다.

주조직적합복합체 분자/항원 결합체의 형성과 함께 주변 세포들이 분비하는 사이토카인도 면역반응을 유도한다. 예를 들어 대식세포에서 분비된 사이토카인 인터루킨-1(interleukin-1)은 보조 T세포를 자극할 수 있다. 보조 T세포는 CD4라는 당단백질을 표면에 가지고 있어서 보조 T세포와 대식세포가 결합하는 것을 돕는다. CD4 당단백질은 후천성 면역결핍증(AIDS)을 유발하는 바이러스가 결합하는 부위이기도 해서 바이러스는 보조 T세포를 더 우선적으로 감염시키게 된다. 이처럼 면역반응을 일으키기 위해서는 주조직적합복합체 분자 이외에도 인터루킨 같은 사이토카인과 CD4와 같은 표면 분자에 의한 상호 자극이 반드시 필요하다.

대식세포에 의해 처리된 항원이 보조 T세포에 제시되면, 보조 T세포는 인터루킨-2(interleukin-2)를 분비하고 인터루킨-2 수용체(interleukin-2 receptor)를 생산한다. 분비된 인터루킨-2는 인터루킨-2 수용체와 결합함으로써 보조 T세포를 자극하여 이 세포의 세포분열을 유발한다. 세포분열에 의해 생산된 보조 T세포의 딸세포가 대식세포가 제시한 항원과 다시 결합하게 되면, 이 딸세포 역시 자극을 받아 세포분열을 하게 되어 그 결과 보조 T세포의 수는 기하급수적으로 증가한다(그림 4-9).

B세포는 항원을 인식할 수 있는 항원 수용체를 지니고 있으나 대부분의 B세포는 보조 T세포로부터 자극을 받지 못하면 항원에 반응하지 못하기 때문에 보조 T세포의 증식은 B세포 또는 T세포의 활성화에 있어 아주 중요하다. 즉 보조 T세포의 기능이 없으면 B세포의 면역반응은 질병을 극복할 수 없게 된다.

보조 T세포와 같은 방식으로 B세포의 증식도 항체가 B세포와 결합하면서 시작된다. B세포에 의해 항원이 처리되고 처리된 항원은 B세포의 표면에 있는 주조직적합복합체 분자에 의해 제시된다. 주조직적합복합체/항원 복합체가 보조 T세포와 결합하게 되면 보조

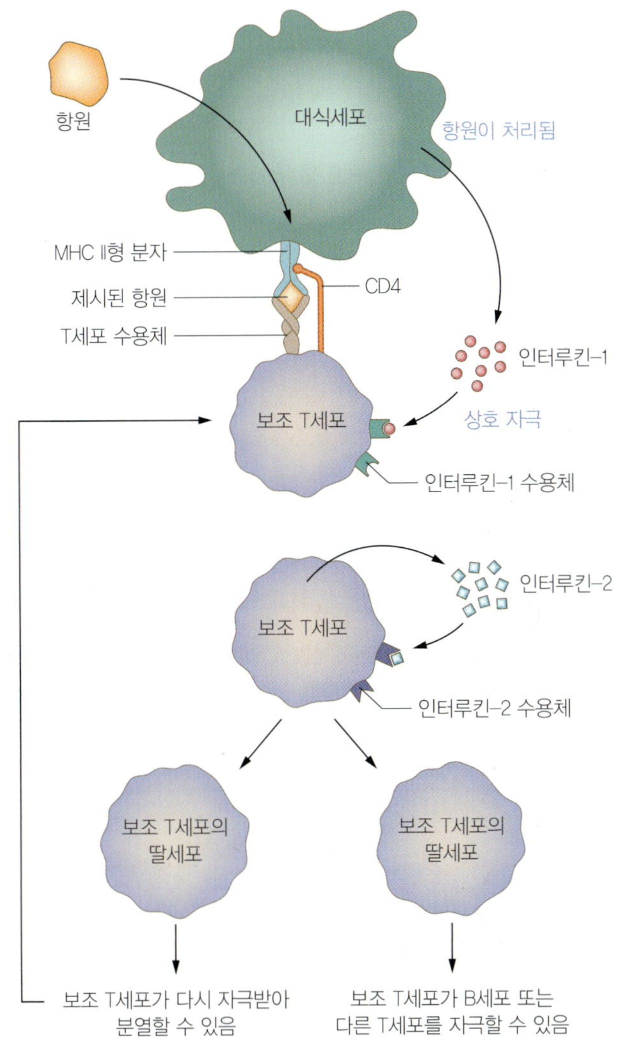

그림 4-9
보조 T세포의 증식

T세포가 자극을 받고, CD4와 인터루킨이 포함된 상호 자극도 함께 일어난다. 그 결과 B세포는 두 개의 딸세포로 분열한다. 이러한 분열 과정이 지속적으로 이루어지면 궁극적으로 항체를 만들 수 있는 세포가 충분히 생산되고 충분히 생산된 항체는 모든 항원을 파괴한다.

세포독성 T세포는 암이나 바이러스에 감염된 세포에서 흔하게 나타나는데 주조직적합복합체 주변 세포의 표면에 전시된 이종 항원을 인식하고 결합한다. 이 세포는 보조 T세포에서 분비되는 사이토카인에 의해 활성화된다. 세포독성 T세포는 항원을 함유한 세포와 결합한 다음 표면에 구멍을 뚫는 단백질을 방출하면서 종양세포나 바이러스에 감염된 세포를 인식하여 지속적으로 제거한다. 후천성면역결핍바이러스(human immunodeficiency virus, HIV) 감염에도 효과적이지만, 이 바이러스에 의해 제거되기도 한다. 일부는 기억세포(memory cell)로 작용하여 동일한 항원에 노출되었을 경우, 바로 분열하여 더 많은 세포독성 T세포와 보조 T세포를 생성한다.

2) 체액성 면역

B세포는 분열한 후 형질세포(plasma cell)로 분화하여 항체(면역글로불린, immunoglobulin)를 생성한다. 체액성 면역(항체매개성 면역, antibody mediated immunity : B림프구의 기능)은 B세포가 체내에 침입한 항원(병원체나 독소 그리고 자기 자신이 아닌 것으로 인식되는 이물질을 총칭하는 것으로 단백질, 핵산 또는 다당류 등의 거대분자들)에 대해 항체 형성을 유도함으로써 수행된다. 항체는 체액을 통해 순환하기 때문에 항체성 면역 또는 체액성 면역이라고 하며 이들은 병원체를 파괴한다. B세포는 한 종류의 항원에 반응할 수 있는 다양한 항체를 생성할 수 있어서 수많은 병원균을 막아낼 수 있고, 일부 B세포는 기억세포로 남아 있다가 같은 항원이 다시 들어오면 즉각 증식하여 항체를 대량으로 만들어 신속하게 항원-항체 반응을 일으키는 능동적 면역을 수행한다.

항체는 네 개의 폴리펩타이드 사슬로 구성된 알파벳 Y자 모양의 용해성 분자로, 두 개의 똑같은 무거운사슬과 두 개의 똑같은 가벼운사슬로 구성된다(그림 4-10).

항체의 두 팔 끝부분에는 항원과 결합하는 부위인 가변부위(variable region)가 있어서

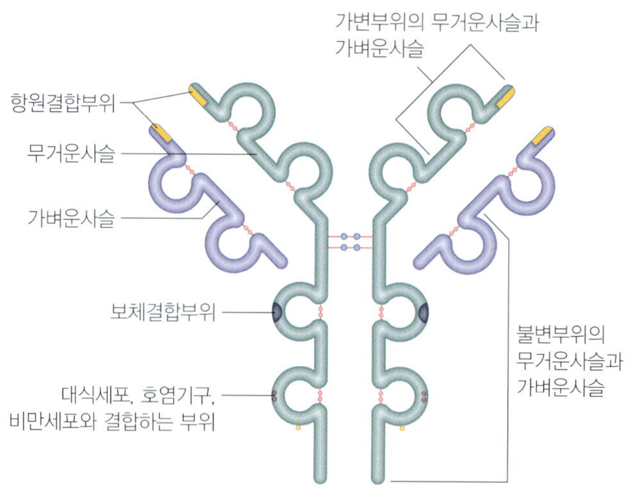

그림 4-10
항체의 구조

특이한 항체의 가변부위는 특이한 항원과 결합할 수 있다. 항체의 나머지 부위는 불변부위(constant region)로서 보체를 활성화시키거나 대식세포나 호염기구, 비만세포 등과 결합하는 부위이다.

항체는 혈장에 존재하는 단백질의 많은 부분을 차지하고 있는데, 혈장단백질 대부분은 알부민, α-글로불린, β-글로불린, γ-글로불린으로 구성된다. 항체는 면역과 연관 지어 면역글로불린(immunoglobulin, Ig)이라고도 하며, 혈장의 γ-글로불린 부분에서 발견되기 때문에 γ-글로불린이라 불리기도 한다.

항체는 다음과 같은 IgG, IgA, IgM, IgD, IgE 다섯 형태로 분류된다(표 4-2).

표 4-2 항체의 종류와 기능

항체	차지하는 비율(%)	구조	설명
IgG	80~85		보체를 활성화시키고 포식작용을 증가시킴. 태반을 통과하여 태아의 면역에 기여. Rh 용혈작용에 관여하여 신생아용혈병과 연관됨
IgA	15		침, 눈물과 점막에 분비되어 몸의 표면에서 방어 기능을 함. 초유 및 모유에 포함되어 신생아의 면역에 기여
IgM	5~10		보체를 활성화시키고 B세포 표면에서 항원결합 수용체 기능을 함. ABO 용혈작용에 관여하여 수혈에 대한 반응. 항원에 반응하여 첫 번째로 생산되는 항체임
IgD	0.2		B세포 표면에서 항원결합 수용체 기능을 함
IgE	0.002		비만세포 및 호염기구와 결합하여 면역반응을 자극함

● 무거운사슬 ● 가벼운사슬

- 면역글로불린 G(immunoglobulin G, IgG) : 혈장과 체액에 있는 하나의 단일분자로 박테리아, 바이러스, 독소 등에 특히 효과적이며, 보체(complement)를 활성화시킨다.
- 면역글로불린 A(immunoglobulin A, IgA) : 외분비샘의 분비물, 모유, 눈물, 콧물, 위액, 장액, 담즙, 소변에서 볼 수 있다.
- 면역글로불린 M(immunoglobulin M, IgM) : 5개의 단일분자가 결합되어 있는 구조로, 감염에 대한 반응으로 처음 생성되는 항체이다. 혈장의 IgM은 특정한 음식이나 박

테리아의 항원에 대한 반응으로 만들어지고, 혈액형을 결정하는 항 A 항체와 항 B 항체가 이에 속한다. 또한 보체를 활성화시킨다.

- 면역글로불린 D(immunoglobulin D, IgD) : 대부분 B세포의 표면, 특히 영아의 B세포에서 발견된다. B세포의 활성화에 중요한 역할을 하고, 체액면역반응의 조절에 일부 역할을 담당한다.
- 면역글로불린 E(immunoglobulin E, IgE) : 비만세포(mast cell)와 호염기구(basophil)에 부착되어 있으며, 알레르기반응과 연관되어 있다.

항원에 처음으로 노출되었을 때와 같은 항원에 두 번째 노출되었을 때의 항체 생산기전은 다르다. 일차면역반응(primary immune response)은 B세포가 처음으로 자신이 반응할 수 있는 항원을 만났을 때 일어나는 일련의 면역세포 활성화 과정이다. 항원에 노출되면서 발생한 것으로, 항원이 B세포에 있는 항원 수용체와 결합하면 B세포는 T세포에 의해 활성화되고 B세포는 몇 번의 세포분열을 거쳐 형질세포와 기억 B세포를 형성한다. 항체를 생산하는 형질세포가 항원에 효과적으로 대응하기 위한 항체를 충분하게 생산하려면 3~4일 정도가 소요된다. 그 기간 동안 항원이 조직의 손상을 유발할 수 있기 때문에 임상적인 질병의 징후가 나타난다.

B세포 중 일부는 기억세포로 남아 동일한 항원을 다시 만나게 되면 이들 기억세포의 클론이 증식하여 항원에 IgG를 보내면서 이차면역반응(secondary immune response) 또는 기억면역반응(memory response)을 유발한다. 이차면역반응은 일차면역반응에서 이미 생산된 면역계가 다시 침입한 항원에 대항할 때 생기는 면역반응이다. 항원에 두 번째 노출되면, 기억 B세포가 재빨리 세포분열을 하여 형질세포를 형성하고 재빨리 항체를 생산한다. 이차면역반응은 항체를 생산하기 시작하는 데 필요한 시간이 상대적으로 짧고, 더 많은 형질세포와 항체가 생산된다. 따라서 항원이 더 빨리 파괴되기 때문에 면역력이 있는 사람은 질병의 징후가 나타나지 않는다. 이러한 이차면역반응에는 특이한 항원에 대한 보호작용을 하는 새로운 기억세포를 생성하는 것도 포함된다. 기억세포는 수년간 혹은 일생동안 지속하여 생존할 수 있지만, 만약 기억세포 생산이 자극받지 못했거나 생산된 기억세포가 오랫동안 생존하지 못하면 같은 질병에 여러 번 반복적으로 걸릴 수도 있다. 예를 들면 바이러스는 항원이 자주 변하기 때문에 기억세포를 생산하기 어려워서 바이러스에 의한 감기를 반복적으로 앓을 수 있는 것이다.

light reading

단클론항체의 활용

단클론항체(monoclonal antibody)는 한 개의 항원에 특이하게 반응하도록 만들어진 순수한 항체이다. 단클론항체는 실험실에서 만들어져서 다양한 임상실험에 사용되고 있다. 실험실 동물에게 항원을 주사하여 항원에 대항하는 B세포 클론을 활성화시킴으로써 생산된다. 이렇게 활성화된 B세포를 실험실 동물로부터 채취하여 암세포와 혼합한다. 그 결과로 얻은 세포는 두 가지 이상적인 특징을 갖게 되는데, ① 이 세포는 한 개의 B세포 클론에서 유래했기 때문에 단지 한 개의 특이한 항체를 생산한다. ② 이 세포는 암세포에서 유래했기 때문에 매우 빨리 세포분열을 한다. 결과적으로 특이한 항체를 생산하는 세포가 많아지게 된다.

단클론항체는 임상의 확인과 임질, 매독, 간염, 광견병과 암을 진단하는 데 활용된다. 단클론항체는 오직 검사하려는 항원과 결합하기 때문에 검사가 특이하고 빨리 진행된다. 이 항체가 처음 발견되었을 때 특이한 암세포에 약물을 전달하는 잠재력이 있어서 '마법치료제'라고 불리기도 하였다. 현재는 20개 이상의 단클론항체가 질병을 치료하는 데 활용되고 있고, 많은 단클론항체에 대한 임상실험이 진행 중이다.

자료 : 김구환 외, 인체 생리학(제2판), 정문각, 2023

3) 세포매개성 면역

세포매개성 면역(cell mediated immunity : T림프구의 기능)은 T세포가 박테리아와 같은 항원 함유 세포에 부착하여 직접 세포 대 세포로 상호작용하여 수행됨으로써, 우리 몸에 정상적으로 살고 있는 미생물에 가장 효과적인 면역작용이다. 바이러스가 세포 속에 있는 동안에는 항체가 세포막을 통과하지 못하기 때문에 체액성 면역(항체매개면역)에 의한 면역작용에 영향을 받지 않는다. 그러나 세포매개성 면역은 바이러스에 감염된 세포를 파괴함으로써 바이러스 감염에 대항할 수 있다. 즉 바이러스가 세포를 감염시키면 바이러스 단백질의 일부가 쪼개져서 항원으로 인지된다. 항원으로 처리된 단백질 분자가 감염된 세포의 세포막에 있는 주조직적합복합체 분자와 결합하여 세포막 표면에 나타나게 되고, T세포 항원 수용체가 주조직적합복합체 분자/바이러스 항원 복합체와 결합할 수 있기 때문에 세포독성 T세포는 바이러스에 감염된 세포와 정상세포를 구별할 수 있다. 이후, 주조직적합복합체 분자/바이러스 항원 복합체와 결합한 T세포 항원 수용체는 세포독성 T세포를 활성화시키는 신호가 되어 바이러스에 감염된 세포, 암세포 그리고 이식조직을 녹이고, 염증반응과 포식작용을 촉진하는 사이토카인을 생성하여 항체에 대한 반응을 증강시킨다.

보조 T세포도 인터루킨-2 같은 사이토카인을 분비하여 상호자극을 제공함으로써 세포독성 T세포의 활성화와 세포분열을 자극한다. 보조 T세포의 딸세포 숫자가 증가하게 되어 세포독성 T세포를 더 많이 자극한다.

감염된 세포의 표면에 있는 항원에 의해 세포독성 T세포가 활성화된 이후에, 세포독성 T세포는 일련의 세포분열을 통해 추가로 세포독성 T세포를 생산하고 기억 T세포를 생산한다. 기억 T세포는 기억 B세포와 같은 방식으로 이차면역반응과 지속성 면역을 담당한다.

세포독성 T세포는 다음의 두 가지 효과가 있다.

첫 번째, 세포독성 T세포는 면역계 세포를 활성화시키는 사이토카인을 분비하여 세포매개 면역반응의 효율을 증가시킨다. 예를 들면 대식세포 같은 선천면역세포를 끌어들이는 사이토카인을 분비하여 항원을 포식하고 염증반응을 유발한다. 사이토카인은 세포독성 T세포를 추가적으로 활성화시키게 된다.

두 번째, 세포독성 T세포는 다른 세포와 접촉할 수 있고 접촉한 세포를 파괴할 수 있다. 감염된 세포는 바이러스 항원과 암세포 항원 그리고 외부 항원을 지니고 있어서 세포독성 T세포의 활성화를 자극할 수 있다. 세포독성 T세포는 세포 표면에 제시된 항원과 결합하여 그 세포가 녹아버리도록 한다.

4) 사이토카인

사이토카인(cytokine)은 면역과 염증반응에 관여하는 세포들이 분비하는 단백질로서 선천성·후천성 면역 모두에서 중요한 역할을 한다. 사이토카인의 구조는 다양하고 현재까지 많은 종류가 발견되었다. 이들의 공통적인 특성을 살펴보면 다음과 같다.

① 사이토카인의 분비는 일시적인 반응이다.

② 한 가지의 사이토카인이 여러 가지 작용을 할 수 있고, 다른 사이토카인이 비슷한 작용을 하기도 한다.

③ 사이토카인은 작용하는 표적세포의 세포 표면에 있는 수용체와 결합하여 작용을 시작한다.

④ 외부 신호에 의해 사이토카인 수용체의 발현과 세포의 반응이 조절된다.

〈표 4-3〉은 대표적인 사이토카인의 종류와 생성하는 세포들을 제시하였다.

표 4-3 사이토카인의 종류와 생성하는 세포

사이토카인	생성하는 세포	사이토카인	생성하는 세포
GM-CSF(granulocyte macrophage colony stimulating factor)	대식세포, T림프구, 내피세포	IL(interleukin)-1α IL-1β	대식세포, 상피세포, 내피세포
Type I IFN(interferon) : IFN-α, IFN-β	백혈구, 수지상세포, 섬유모세포(fibroblast)	IL-2	T림프구
IFN-γ	T림프구, 자연살해세포	IL-4	T림프구, 비만세포
TGF(transforming growth factor)-β	연골세포(chondrocyte), 단핵구, T림프구	IL-6	T림프구, 대식세포, 내피세포
TNF(tumor necrosis factor)-α	대식세포, 자연살해세포, T림프구	IL-10	단핵구, 조절T림프구
		IL-12	대식세포, 수지상세포

5) 자연살해세포의 작용

자연살해세포(natural killer cell, NK cell)는 T림프구의 일종으로, 이물질을 포함한 체세포를 특정 효소(퍼포린, 그랜자임)를 분비하여 죽임으로써 세포성 면역반응을 수행한다. 세포독성 T세포는 특정 이물질을 세포매개로 파괴시키고, 보조 T세포와 억제 T세포는 지지역할을 하며, 활성 보조 T세포는 림포카인을 생성한다. 세포독성 T세포와 비슷한 기능을 하는 NK세포는 주요 표적이 바이러스에 감염된 세포나 암세포이며, 이들 표적세포와 결합한 후 독성인자를 방출하여 세포막에 손상을 입혀 사멸시킨다.

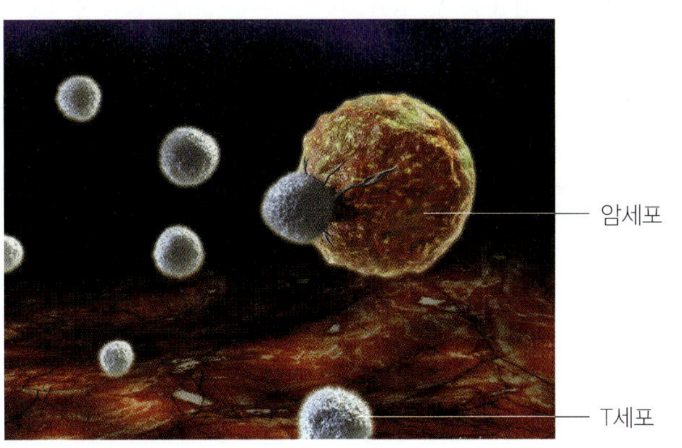

그림 4-11 T세포의 암세포 파괴

6) 획득면역

자연적으로 죽거나 약화된 병원균 성분을 투여(경구 또는 주사)하여 일으킬 수 있다.

획득면역(적응면역, acquired immunity)은 능동면역(active immunity)과 수동면역(passive immunity)으로 분류할 수 있는데(표 4-4), 능동면역은 오래 지속되며 항원에 대한 면역반응이 환자에서 실제로 일어났을 때만 나타나고, 수동면역은 다른 사람에서 생성된 항체를 환자가 받았을 때 나타나며 단기간의 효과만 있다. 자연적으로 획득된 능동면역은 사람이 병원균에 노출되어 질병을 앓고 나서 형성된다.

표 4-4 획득면역의 유형

유형	노출	결과
인공적으로 획득된 능동면역	약화되거나 죽은 병원균을 함유한 백신에 노출	질환의 심각한 증상이 없이 면역반응을 유발함
인공적으로 획득된 수동면역	항체를 함유한 감마 글로불린 주사	면역반응이 나타나지 않는 단기 면역
자연적으로 획득된 능동면역	살아있는 병원균에 노출	질환의 증상이 나타나는 면역반응
자연적으로 획득된 수동면역	능동면역이 있는 모체에서 태아로 전달된 항체, 또는 능동면역이 있는 모체로부터 수유하고 있는 신생아	면역반응이 나타나지 않는 신생아의 단기 면역

백신(vaccine)은 죽거나 약화된 박테리아와 바이러스, 병원균의 성분으로 이루어져 있고, 심각한 감염이나 질환을 일으키지 않는 또 다른 종류의 능동면역을 형성한다. 감염을 일으키는 병원균의 독소를 더 이상 위험하지 않게 화학적으로 변환시켜 만들어지기도 한다. 백신은 인공적으로 능동면역을 획득하게 해준다.

환자가 질병을 일으키는 미생물에 노출되었으나 능동면역이 형성될 시간이 부족한 경우에는, 동일한 질병에 이미 면역을 획득한 사람의 γ-글로불린에서 추출한 항체로 이루어진 항혈청을 주사할 수 있다.

IgG 항체는 모체의 혈액에서 태아에게로 건너갈 수 있어서, 태아는 어머니가 면역을 획득했던 병원균에 대한 제한적인 면역을 갖고 있다. 따라서 태아는 자연적으로 획득한 수동면역 상태에 있으며, 이는 생후 6개월~1년까지 유지된다.

표 4-5 선천성 면역반응과 후천성 면역반응의 비교

주요 세포	생산 장소	성숙되는 장소	성숙된 세포의 위치	주요 분비물	주요 기능	알레르기 반응
선천성 면역						
중성구, 호산구, 호염기구, 비만세포, 단핵구와 큰포식세포	적색골수	적색골수(중성구, 호산구 호염기구와 단핵구), 조직(비만세포와 큰포식세포)	혈액, 결합조직과 림프조직	히스타민, 보체, 프로스타글란딘, 루코트리엔, 키닌과 인터페론	염증반응과 포식작용	없음
후천성 면역						
체액성 면역(B세포)	적색골수	적색골수	혈액과 림프조직	항체	세포 밖 항체에 대한 보호(세균, 독소와 세포 밖 바이러스)	즉각적인 과민반응
세포매개면역(T세포)	적색골수	가슴샘	혈액과 림프조직	사이토카인	세포 안 항체에 대한 보호(바이러스와 세포 안 세균), 암세포와 이식세포에 대항	지연 과민반응

5. 질병과 질환

1) 면역결핍질환

(1) 선천성 면역결핍증

태아에서 T세포와 B세포를 생산하지 못하는 질병으로, 중증복합 면역결핍증(severe combined immunodeficiency, SCID) 태아는 출생 후 무균실에서 생활해야 한다. 골수이식을 통해 면역 기능을 확보하지 못하면 감염에 의해 사망할 수 있다.

(2) 후천성 면역결핍증

질병, 약물 또는 스트레스 등 다양한 원인으로 인해 발병할 수 있다.

① 후천면역결핍증후군(acquired immune deficiency syndrome, AIDS)

사람면역결핍바이러스(human immunodeficiency virus, HIV)에 의한 감염으로, HIV가 보조 T세포의 CD4와 결합하여 파괴되면서 CD4를 지닌 보조 T세포도 함께 없어짐에 따라 B세포와 T세포가 활성화되지 못하여 후천성 면역체계가 무기력해진다.

② 이식(transplantation)과 조직거부(tissue rejection)반응

신체의 일부분이 한 사람에게서 다른 사람으로 이식될 때, 수혜자(recipient)의 면역계에서 사람백혈구항원(human leukocyte antigen, HLA)과 주조직적합복합체가 이식된 조직을 외부 항원으로 인지하여 이식조직을 파괴시키는 조직거부반응을 일으킨다.

공여자(donor)와 수혜자의 세포 표면에 있는 항원의 차이가 크면 클수록 거부반응이 더 신속하게 일어난다. 이러한 거부반응을 최소화하려면 공여자와 수혜자의 조직이 반드시 적합해야 한다.

거부반응을 감소시키기 위해 면역억제제(immunosuppressive drugs)가 사용되지만, 이 약제는 항체와 T세포 기능을 저하시키기 때문에 수혜자의 면역계 전체가 약화된다. 환자에게 이식된 조직은 살아 있지만 약화된 면역계 때문에 감염으로 사망할 수 있다.

2) 자가면역질환

외부에서 침입해 들어온 외래항원 또는 세균, 바이러스 등에 감염된 세포에만 반응을 보여야 하는 면역체계가 우리 몸속의 장기 또는 조직상에 표현되어 있는 각종 자가항원에 면역반응을 나타내면서 해당 장기와 조직을 공격하고 손상시킴으로써 발병하는 질환이다.

(1) 자가면역질환의 면역기전

① 복제 중인 바이러스가 숙주세포(host cell)의 단백질을 빌려 표면에 부착하게 되면 우리 몸의 면역계는 바이러스의 표면을 학습하여 이를 파괴한다. 이 현상은 동일한 단백질을 가진 정상세포를 공격하게 되는 시발점이 되기도 한다.

② T세포가 자기(self)와 비자기(non-self)를 구별하여 인식하는 것을 학습하지 못하는 경우가 있다.

③ 비자기항원이 자신의 항원(자가항원)과 유사할 경우로, 예를 들면 연쇄상구균(*Streptococcus*) 박테리아의 감염 시 적절히 관리되지 않으면 심각한 합병증과 장기적인 영향을 초래할 수 있다. 연쇄상구균 감염에 의한 인후염은 류마티스열(rehmatic fever)[1], 사구체신염(poststreptococcal glomerulonephritis, PSGN)[2], 만성편

1) 심장, 관절, 피부 및 뇌를 포함한 신체의 다양한 부분에 영향을 미칠 수 있는 염증성 질환이 발병

2) 연쇄상구균 감염에 대한 면역계의 반응이 신장에 염증을 유발하여 소변 생산량 감소, 손과 발 그리고 얼굴에 붓기가 나타나고 심할 경우 투석이나 신장이식이 필요한 신부전을 유발

도염, 소아 자가면역 신경정신질환(pediatric autoimmune neuropsychiatric disorders associated with streptococca infections, PANDS)[3]과 같은 자가면역질환 등을 일으킬 수 있다. 따라서 발병 시 반드시 의료진의 진료를 받아 적절한 치료를 해야 한다.

(2) 자가면역질환들

우리 몸의 면역세포는 골수에서 조혈작용(hematopoiesis)을 통해 생성되고, 골수 또는 가슴샘에서 우리 몸을 구성하는 물질에 대해서는 면역반응을 나타내지 않도록 교육 과정을 거친 후 말초 혈액으로 나오게 되어 면역반응에 관여하게 되어 있다. 그런데 이 세포들 중에서 자가항원에 반응할 수 있는 일부가 제거되지 않은 채로 말초로 나오게 되거나, 또는 자가항원에 반응하지 못하도록 잘 교육된 후 선택되어 말초로 나온 세포들 중에서 어떠한 병적인 조건에 의해서 자가항원에 반응을 하게 되는 경우에 자가면역질환이 유발된다. 이 외에도 면역세포들 중에서 자신이 할 임무를 다 하고 난 후에 일어나게 되는 세포사멸 과정이 일어나지 않을 경우, 세포들이 지나치게 활성화된 상태에서 주변의 자기 조직을 공격하는 자가면역질환 유발 면역세포들로 작용하게 된다.

인구의 약 5~7%에 영향을 주는 자가면역질환은 40종류 이상으로, 이 중 약 2/3가 여성에서 나타난다.

질환이 발생되는 형태에 따라 국지적 조직 손상과 증상 유발을 동반하는 '조직특이 자가면역질환(organ specific autoimmune disease)'과 신체 전반에 걸쳐 증상을 동반하는 '전신성 자가면역질환(systemic autoimmune disease)'으로 구별할 수 있다.

간단하게 치료할 수 있는 감기에서부터 치료가 어려운 암에 이르기까지 건전한 면역기능이 중요한 역할을 하기 때문에, 이를 위해서 과도한 스트레스는 피하고 충분한 휴식을 취하면서 영양소를 골고루 섭취하는 데 집중해야 한다.

① 조직특이 자가면역질환

- 그레이브스병(Grave's disease) : 자가항체에 의한 대표적 갑상샘 질환으로 갑상샘호르몬 수용체에 대한 자가항체에 의해서 갑상샘호르몬의 생성 변화가 유도되는 질환이다.
- 인슐린 의존성 당뇨병(insulin dependent diabetes mellitus) : 현재 우리나라에서도

3) 갑작스럽고 심각한 강박 장애, 정서적 불안정, 과잉 행동 증상 등의 정신 질환 유발

기하급수적으로 증가하고 있는 성인 질환중 하나로, T세포에 의해 인슐린을 분비하는 췌장의 베타세포가 공격을 받아 파괴됨으로써 인슐린 분비에 이상이 생기는 질환이다.

② **전신성 자가면역질환**

• 류마티스관절염 : 관절을 싸고 있는 활막이라는 조직에 생기는 염증성 관절염으로 전체 인구의 약 1%에서 류마티스관절염을 갖고 있으며, 주로 젊은 층에서 발생률이 높고 여성의 환자 수가 남성에 비해 3배 정도 많다. 주로 관절에 염증을 일으키는 병이지만 피부(류마티스결절), 눈(결막염, 홍채염, 공막염), 심장(심낭염, 심근염, 심장판막 질환), 폐(간질성 폐렴, 늑막염), 혈관(혈관염), 혈액 등의 부위에서도 염증을 유발하는 전신 질환이다.

정확한 원인은 밝혀지지 않았지만 면역기관이 우리 몸의 일부, 즉 관절을 잘못 인식하고 스스로를 공격하여 염증을 일으켜 손상을 주게 되는데, 류마티스관절염을 완치시키거나 예방할 수 있는 방법은 아직까지는 없고 다만 빠른 진단을 통해 조기에 약물 치료를 시작하여야 한다.

흡연, 음주, 육체적 혹은 정신적 스트레스는 증상을 악화시키는 반면, 엽산, 아연, 마그네슘, 구리 등의 미네랄을 보충해 주는 것이 증상 완화에 도움이 될 수 있다.

• 강직성 척추염 : 척추관절염 중 더 심한 형태의 관절염으로 분류된다. 주로 꼬리뼈와 엉덩이 사이의 천장 관절(척추와 골반을 연결하는 관절)을 침범하고, 고관절, 허리, 등, 가슴, 목 척추 관절을 침범하며 서서히 척추가 굳어가면서 운동 및 활동 장애를 초래한다. 주로 사춘기나 청년기에 발병하며 증상은 대개 3개월 이상 지속된다.

강직성 척추염을 일으키는 정확한 원인은 아직까지 밝혀지지 않았지만, 비정상적인 면역반응이 병과 연관된 것으로 추측하고 있다. 가장 연관이 있는 유전자 항체는 HLA B27 유전자로 척추관절염 환자의 약 70%, 강직성 척추염 환자의 약 90% 이상에서 양성을 보였다.

이 질환은 전신의 다른 장기에도 염증을 일으키는데, 대표적인 관절 외 증상은 눈의 포도막에 염증을 일으키는 포도막염이 잘 발생한다. 그 외에도 피부에 통증을 동반한 붉은 반점이 발생하거나, 설사와 복통이 지속되는 염증성 장 질환, 만성피부병의 일종인 건선이 동반되기도 한다. 골절 위험도가 증가하고, 폐 기능 장애로 인한 호흡곤란으로 일상생활과 활동에 제한이 발생하며, 드물게는 치명적인 심장 침범으로 인한 대동맥염, 심장판막 질환, 척수 압박에 의한 하반신 마비가 발생하기도 한다.

강직성 척추염은 만성적인 희귀 난치 질환으로 평생 치료해야 하는 질병이다. 완치는 어렵지만 완치에 가까운 상태를 유지하는 것이 치료의 목표이기에 관절 변형이 발생하기 전에 조기 진단, 조기 치료하는 것이 가장 최선이다.

- 베체트병 : 주로 극동 아시아에서 지중해에 이르는 국가들에서 발생하며, 우리나라에서는 여성 환자의 비율이 높다. 주로 젊은 나이에 처음 발생하고 다른 질환에 비해서 발생 빈도가 낮기 때문에 희귀 질환으로 분류되고 있다.

만성적으로 입안이나 성기부에 궤양 또는 피부의 증상이 재발하고, 경우에 따라서는 눈의 염증이 발생하여 드물지만 시력을 잃을 수도 있는 염증성 질환이다. 이 외에도 주요 증상에 비하여 발생 빈도는 높지 않지만 관절 증상, 소화기계 증상, 심혈관계 증상, 중추신경계 증상, 호흡기계 증상 및 비뇨기계 증상들이 부증상으로 나타날 수 있다. 증상에 따라 심각한 후유증을 초래할 수 있고 사망에 이를 수도 있으므로 주의가 필요하다.

베체트병의 정확한 원인은 알려지지 않았으나 유전적 소인의 감염(인간 백혈구 항원 HLA-B51) 등 외적 요인이 유발 인자로 작용하여 복합적인 원인에 의해 면역 이상이 발생하여 반복적으로 염증이 생기는 것으로 추측하고 있다.

베체트병의 치료는 환자에 따라 증상과 침범된 장기에 따라서 달라지고, 중대한 합병증의 발생 여부에 따라서 달라진다. 아직까지 만족할 만한 단일 치료제는 개발되지 못한 상황이므로 환자의 진행 상태, 전신 건강 상태 및 면역 상태를 감안하여 약제의 신중한 선택이 필요하다. 신경계나 혈관 베체트병의 경우에는 중대한 합병증의 염려가 있으면 강력한 면역억제제나 생물학제를 사용해야 한다. 무엇보다도 병을 조기에 진단하고 적극적으로 치료하여야 장기적인 예후를 개선시킬 수 있고 심각한 합병증의 발생을 예방할 수 있다.

- 전신홍반루푸스(루푸스) : 루푸스는 피부, 관절, 혈액, 신장, 신경계 등 온몸의 다양한 기관에 염증을 일으킬 수 있는, 자신의 면역의 공격에 의해 발생하는 질환이다. 우리나라 전체 환자 수가 2만 명이 넘지 않아 희귀 질환으로 분류되는데, 환자 수에 비해서 중요하게 여겨지는 이유는 질환의 경과가 매우 다양해서 심각한 증상을 보이는 분들이 많고, 진단된 환자의 대부분이 사회생활을 활발하게 해야 하는 젊은이,

특히 여성에서 많기 때문이다.

다른 내과 질환에서도 나타날 수 있는 막연한 피로감이나 쇠약감, 간헐적인 발열, 체중 감소, 식욕 감소 등의 전신 증상과 함께 루푸스의 눈에 띄는 증상으로는 얼굴과 사지에서 나타날 수 있는 피부 발진, 햇빛에 노출되면 발진이 악화되는 광과민성, 입안의 궤양과 머리카락이 빠지는 탈모 등이다. 관절통과 염증을 호소하는 경우도 많은데, 주로 손 관절에 염증이 생기는 경우가 많고 경련, 전신의 부종, 심장과 폐에 물이 차는 현상 등의 심각한 증상들로 루푸스를 진단받는 경우도 있다.

치료에 있어서 흡연과 음주는 피하는 것이 좋고, 햇볕에 직접적으로 노출되는 야외 활동을 피하는 것이 중요하며 충분한 수면과 휴식 또한 아주 중요하다.

약제 중에서 염증을 감소시키고 면역계의 활성을 억제하기 위해 가장 효과가 크고 반드시 필요한 약물은 스테로이드제이며, 면역억제제는 스테로이드가 조절한 면역 상태를 잘 유지하는 데 필요하다.

light reading

쇼그렌증후군

A양은 치통이 있어서 치과에 갔다. 치과 진찰 결과, 치아에 고름집이 있고 치아우식과 함께 귀밑샘이 커졌지만 침의 분비는 감소한 것을 확인하였다. 문진 과정에서 A양은 치과의사에게 입안이 건조하고 눈물이 잘 나지 않으면서 하루 종일 피로감을 느낀다고 말하였다. 치과의사는 A양을 일반병원으로 전원시켰고 여러 임상검사 결과 A양이 샘과 점막에 영향을 주는 자가면역질환인 쇼그렌증후군(sjogren syndrome)으로 확인되었다. 정상적으로 선천면역, 체액성 면역과 세포매개성 면역은 서로 외부 항원에 대항하기 위해 함께 작용한다. 자가면역질환은 자가항원이 면역반응을 활성화시켜서 정상적인 건강한 조직을 파괴하는 것이다.

이 질환은 침샘을 공격하여 침 분비가 감소하기에 입안이 건조해지고, 입안이 건조해져서 치아우식이나 고름집이 유발될 수 있다. 눈물샘이 손상되어 눈물의 생산이 감소하기에 눈이 건조해져서 결막염이 생길 수 있다. 또한 가장 흔한 자가면역질환 중 하나로 50% 정도는 쇼그렌증후군만 나타나지만, 류마티스관절염, 전신홍반루푸스와 공피증(피부가 병적으로 딱딱해지는 병) 같은 다른 자가면역질환이 함께 겹치는 경우도 있다. 쇼그렌증후군 환자의 10명 중 9명이 여성이다.

자료 : Vanputte RR. *Seeley's Anatomy & Physiology*(11th ed.). Mc Graw Hill Education. 2021

3) 알레르기

인체에 해롭지 않은 물질 때문에 면역반응이 일어난 경우를 알레르기반응(allergic response)이라고 한다. 정상적인 면역반응은 조직 손상을 일으키지 않지만, 알레르기반응은 조직을 손상시킬 수 있다.

알레르기반응을 유발하는 항원, 즉 알레르겐(allergen)의 종류는 다양하다. 두 가지 중요한 알레르기반응으로 첫 번째는 즉시형 과민증(알레르기 즉각 반응, immediate reaction allergy)으로 알레르기항원에 대해 수 초 또는 수 분 내로 나타나는 비정상적 B세포의 반응이고, 두 번째는 지연형 과민증(알레르기 지연 반응, delayed reaction allergy)으로 알레르기항원에 노출된 후 24~72시간 사이에 증상을 나타내는 비정상 T세포 반응이다.

(1) 즉시형 과민증

특정한 항원에 의해 유전적으로 IgE 항체를 과다하게 생산하는 경향을 보인다. 여러 음식물, 벌침, 꽃가루 등과 접촉한 후 몇 분 안에 반응이 나타나고 차후에 알레르겐에 다시 노출되면 계속해서 알레르기반응이 유발된다. 한 예로, 만성 알레르기비염과 천식을 앓는 환자는 먼지 또는 깃털에 의한 알레르기 때문에, 주로 먼지에 살면서 피부에서 떨어져 나온 각질을 먹고 사는 작은 진드기에 대해 알레르기를 나타낸다.

(2) 지연형 과민증

가장 잘 알려진 예는 접촉 피부염인데, 투베르쿨린 피부반응검사와 만토테스트(Mantoux test) 등과 같은 결핵 피부시험은 지연형 과민증 반응에 의존한다. 즉 결핵항원을 작은 바늘로 피부에 접종하거나 피하에 주사하면 수일 내에 피부반응이 일어난다.

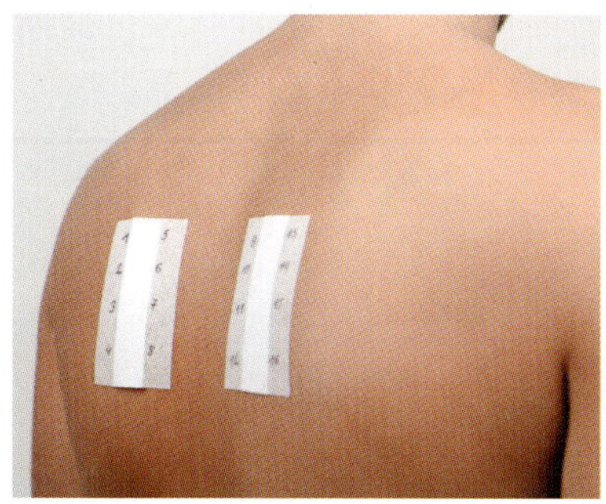

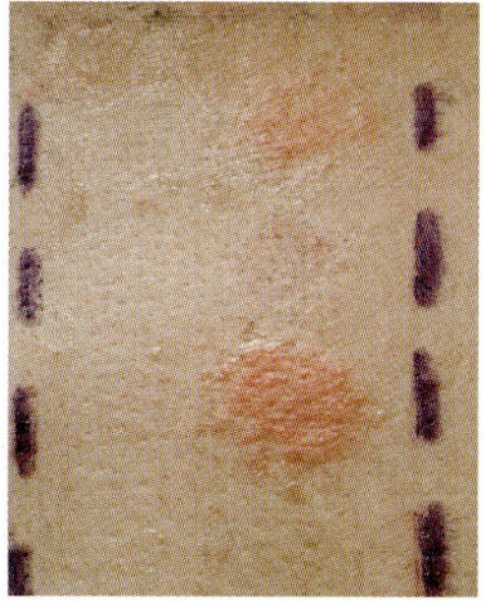

그림 4-12 알레르기 판정을 위한 피부실험

light reading

노화가 림프계와 면역에 미치는 영향

나이가 들어감에 따라 가슴샘에서 성숙한 T세포를 새로 생산하는 능력이 소실되고 40세쯤 되면 가슴샘의 대부분이 지방조직으로 대치되며, 60세가 지나면 가슴샘은 육안으로 확인할 수 없을 정도로 작아진다. T세포의 세포복제로 인해 림프조직 속의 T세포 수는 안정적으로 유지되지만, T세포의 기능은 점점 약해진다. 또한 보조 T세포가 항원에 반응하여 증식하는 능력이 감소하여 보조 T세포의 생산이 적어지고, 이에 따라 B세포와 세포독성 T세포에 대한 자극이 적어진다. 노화로 인해 체액성 면역과 세포매개성 면역 모두에서 항원에 대한 반응이 감소한다.

체액성 면역에서 항원에 노출된 후 항체가 그 전과 같이 빠르게 생성되지 않아 면역반응이 느려지고, 기억세포가 잘 생산되지 못한다. 즉 감염에 저항하는 능력이 감소하고 면역력이 감소한다.

세포매개성 면역이 세포 속 병원체에 대항하는 능력도 감소하여 감염 시 바이러스 또는 박테리아가 더 빨리 증식하게 된다. 이러한 이유로 노인들은 인플루엔자와 폐렴구균(pneumococcus)에 대한 예방접종이 필요하다. 한편, 어떤 병원체는 몸에서 완전히 제거되지 않는 경우도 있는데, 나이가 들면 면역력이 감소하여 이 병원체의 재활성화가 진행된다. 그 예로, 어린이들에게 수두를 유발하는 바이러스는 신경세포 속에 남아 있지만 질병을 유발하지 않고 우리 몸에서 사라진 것처럼 보이는데, 나이가 들어 면역이 약해지면 바이러스가 신경세포에서 증식하여 대상포진 같은 피부의 감염을 초래할 수도 있다.

만성염증처럼 젊은 시절에 시작된 자가면역질환은 축적된 손상 효과를 나타낸다. 즉 나이가 들면서 암 발생률이 증가하는 것은 암 유발 요인에 반복적으로 노출되고 그에 따라 반복적으로 세포 손상이 유발되기 때문이며 면역력 또한 감소하기 때문이다.

자료 : 김구환 외, 인체 생리학(제2판), 정문각, 2023

단원정리

- 우리 몸에는 유해한 미생물에 저항하거나 미생물을 파괴할 수 있는 림프계와 면역계라는 방어 메커니즘을 지니고 있다. 우리 몸의 여러 장기들과 기관계가 함께 작용하여 생명을 지키고 건강을 유지한다.
- 림프모세혈관과 림프혈관은 조직에서 체액을 받아들이고 소장에서 지방을 흡수하며, 림프절은 림프를, 비장은 혈액을 거른다. 우리 몸에는 B세포와 T세포라는 두 종류의 림프구가 있다.
- 림프는 조직액(tissue fluid)과 동일한 액체로, 조직액이 림프모세관으로 들어가면 림프라고 하며, 이 림프의 흐름은 골격근의 수축, 큰 림프줄기 평활근의 수축과 같은 근육의 움직임에 따라 영향을 받는다.
- 림프절의 중요한 두 가지 기능 중 첫 번째는 유해한 물질을 여과하며 체액을 조절하는 것이고, 두 번째는 림프구와 대식세포작용에 의해 면역감시(immune surveillance)가 이루어지는 것이다.
- 인체의 면역체계는 크게 선천성(비특이적) 면역반응과 후천성(특이적) 면역반응으로 구분되는데, 선천성(비특이적) 면역반응은 출생 시부터 나타나며 식작용과 열 그리고 인터페론 방출 등의 메커니즘에 의해, 후천성(특이적) 면역반응은 정밀하고 특정한 병원균을 목표로 하는 반응으로 림프구 기능을 포함하여 특정 분자와 항원 메커니즘에 의해 설명된다.
- 선천성 면역반응(비특이적 면역반응)은 물리적 장벽, 화학적 장벽(보체, 인터페론), 자연살해세포, 발열, 염증반응, 식작용, 종간저항 등으로 분류하여 설명할 수 있다.
- 후천성 면역반응(항원 특이적 면역반응)은 림프구에 의한 면역반응, 체액성 면역, 세포매개성 면역, 사이토카인, 자연살해세포의 작용, 획득면역 등으로 분류하여 설명할 수 있다.
- 림프계와 면역계 관련 질병과 질환에는 면역결핍질환, 자가면역질환, 알레르기질환 등이 있다.

단원평가

1 림프계의 구성 및 기능에 대해 설명하시오.

2 면역계의 구성과 기능을 설명하시오.

3 선천성(비특이적) 면역반응과 후천성(특이적) 면역반응을 비교하여 설명하시오.

4 선천성 면역반응 중에서 화학적 장벽(보체, 인터페론)과 자연살해세포에 대해 설명하시오.

5 후천성 면역반응 중에서 체액성 면역과 세포매개성 면역에 대해 설명하시오.

6 후천성 면역반응 중에서 사이토카인과 자연살해세포의 작용에 대해 설명하시오.

7 획득면역에 대해 간단히 설명하시오.

8 자가면역질환의 개념과 질환에 대해 설명하시오.

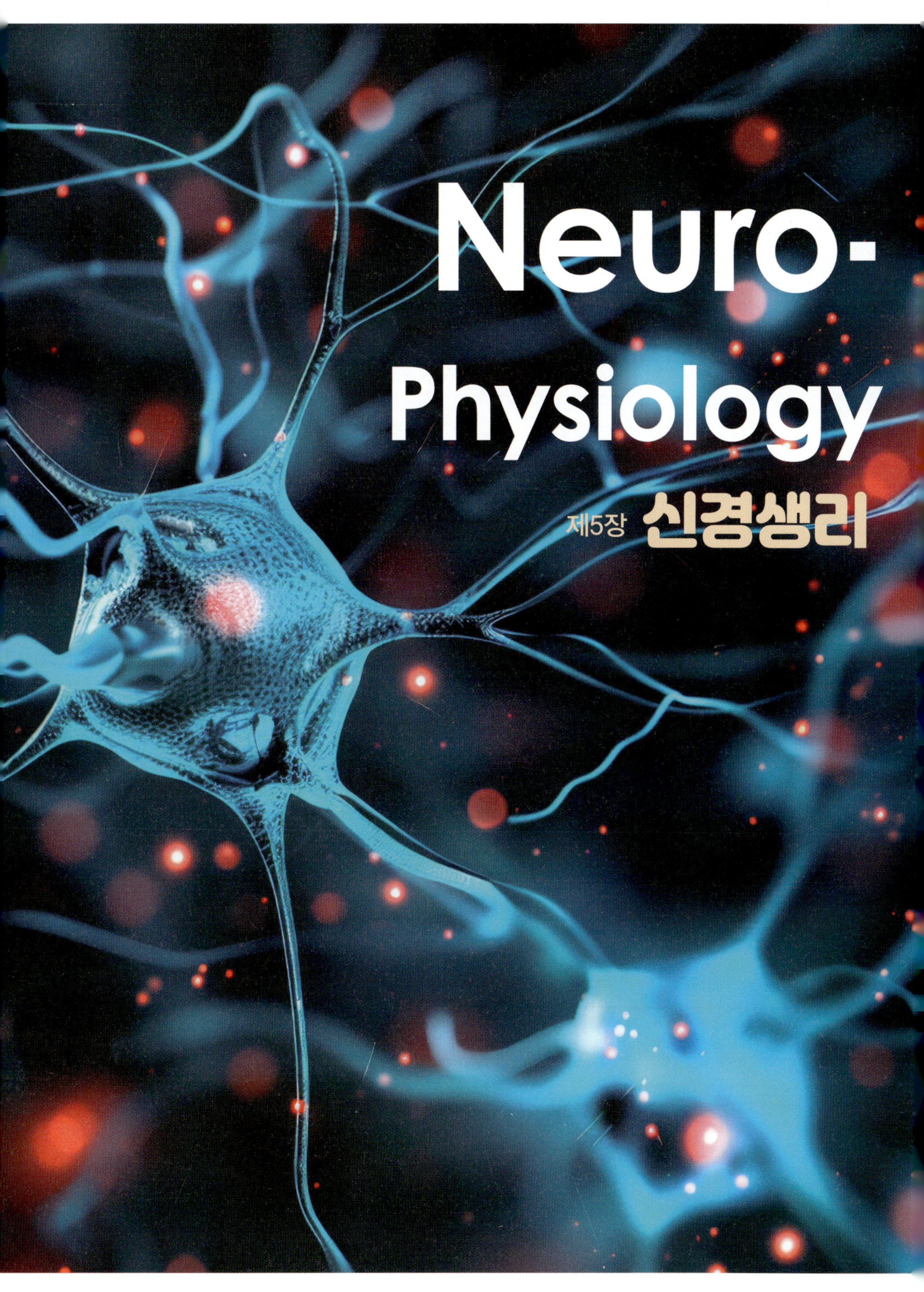
Neuro-
Physiology
제5장 신경생리

제5장 신경생리

학습목적 신경세포의 기본 구조 및 신경의 흥분 전달 기전과 신경계의 역할을 이해하고, 신경지배에 의한 인체의 운동 및 각종 기관의 작용 기전을 설명할 수 있다.

학습목표

1. 신경세포와 흥분 전달

신경세포의 구조, 특성, 형태 | 유수신경과 무수신경 | 신경교세포의 종류와 기능 | 신경세포의 변성 및 재생 과정 | 시냅스 정의 | 신경세포의 안정막전위, 활동전위의 발생 기전과 이온 투과성 변화 | 신경전달물질의 종류와 역할 | 용어의 개념(역치자극, 실무율, 불응기)

2. 신경계 : 중추신경계와 말초신경계

1) 중추신경계

신경계의 구성과 기능 | 대뇌피질의 각 영역과 기능과의 관계 | 대뇌수질, 기저핵, 변연계의 구조와 기능 | 수면 상태의 뇌 | 혈액-뇌 장벽 | 척수의 백질과 회백질의 구조 | 척수의 전근과 후근 | 척수 반사궁 | 척수반사의 기전 | 길항근의 상반지배 | 대뇌 질환

2) 말초신경계

체성신경계의 특성 | 뇌신경의 구성 | 척수신경의 구성 | 자율신경계의 특성 | 교감신경과 부교감신경 | 자율신경계의 중추성 조절 | 자율신경계의 반사궁

인체가 각 조직과 기관의 기능을 통합·조절하여 적절한 활동을 수행하면서 항상성을 유지하기 위한 대표적인 조절 시스템은 내분비계와 신경계이다. 호르몬이라는 전령물질의 집합체인 내분비계는 비교적 느리게 작용하는 시스템이고, 신경조직과 신경물질에 의해 조절을 받는 신경계는 매우 신속한 조절 시스템이다.

신경계는 뇌, 척수, 말초 전체에 그물같이 분포되어 있는 수많은 신경세포와 신경교세포로 구성된다. 이러한 신경세포의 전기적, 화학적 신호의 발생과 다른 신경세포로의 흥분 전달은 인체 각 부위의 조직과 기관들의 작용을 조절하여 적절한 반응과 항상성을 유지하도록 한다.

1. 신경세포와 흥분 전달

1) 신경조직

신경조직(nervous tissue)은 크게 개별적인 신경세포인 뉴런과 신경교세포로 나뉘며 이들은 밀접하게 상호 연결되어 있다. 신경세포는 신경계의 활동과 기능을 주관하며 신경교세포는 혈관과 신경세포 사이에 위치하여 신경세포의 지지작용, 식작용, 영양 공급 및 노폐물 제거작용 등을 통해 신경세포를 보호하고 도와주는 역할을 한다.

(1) 신경세포 : 뉴런

① 뉴런의 구조

신경계를 구성하는 구조적, 기능적 최소 단위로서 흥분성과 전도성을 가지고 있는 신경세포(neurocyte)를 뉴런(neuron) 또는 신경원(神經元)이라고 한다. 하나의 뉴런은 위치나 기능에 따라 구조가 다양하지만 형태적 단위로 구분하면 세포체(cell body), 수상돌기(dendrite), 축삭(axon)과 축삭말단(axon terminal)으로 구성된다(그림 5-1). 뉴런은 자극을 받으면 이를 전기신호화하고 뉴런의 말단에서 다른 세포들에게 자극 정보를 전달하기 위해서 화학적 전령물질인 신경전달물질을 분비한다.

• 신경세포체 : 신경세포체(cell body; 몸, soma)는 뉴런에서 돌기를 제외한 부분이며 핵, 세포질과 세포막을 가지고 유전정보와 단백질 합성을 통해 주로 뉴런의 성장과 대사 유지에 관여한다.

신경세포체의 핵에는 핵소체가 뚜렷하며, 세포질 안에는 미토콘드리아·리보솜·

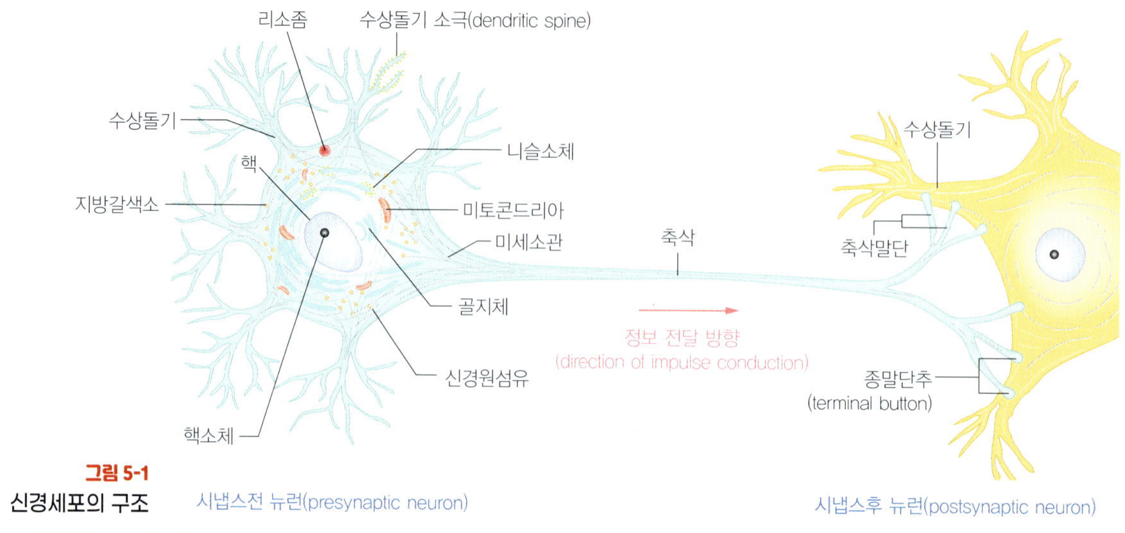

그림 5-1
신경세포의 구조

중심소체·골지체 등의 미세소기관들이 있다. 미세소기관 중에는 조면소포체와 비슷한 RNA 과립 집단인 니슬소체(Nissl body)가 존재한다. 니슬소체 막에는 리보솜이 부착되어 있어 단백질을 합성하며 뉴런의 기능, 영양 공급, 재생 능력, 이물질에 대해 식세포작용을 가진다. 이 밖에도 색소과립인 멜라닌색소와 지방갈색소(lipofuscin), 글리코겐, 철 등이 있다. 또한 세포질 내에는 신경세포체나 돌기를 지지해 주기 위해서 망상 구조의 가느다란 섬유인 신경원섬유(neurofibril)가 있다.

- 신경세포의 돌기 : 돌기(process)는 신경세포체에서 뻗어 나온 신경섬유이며 신경세포의 세포체로부터 돌출된 여러 가지 형태인 수상돌기(dendrite)와 1개의 긴 모양인 축삭(axon) 두 종류가 있다. 대부분의 뉴런은 신경세포체와 주로 2개의 돌기, 즉 수상돌기와 축삭으로 구성된다. 수상돌기와 축삭은 세포체로부터 실처럼 뻗어 나가므로 이를 신경섬유(nerve fiber)라고 부르며, 이들의 세포질 안에도 리보솜, 미토콘드리아, 신경원섬유가 있다.
  - 수상돌기 : 세포체로부터 수많은 돌기들이 안테나처럼 뻗어 나온 모양으로 화학적 전달자와 결합하는 수용체가 존재하여 여러 다른 뉴런의 수상돌기나 축삭으로부터 신호를 받아들여 신경세포체로 전달하는 역할을 한다.
  - 축삭(축삭돌기) : 세포체로부터 표적세포를 향해 나간 한 줄의 긴 돌기로 축삭말단(신경말단, axon terminal)에서 끝난다. 즉 축삭은 신경세포체의 활동전위를 축삭말단으로 전도하는 신경섬유이며, 그 길이와 직경은 다양하다. 길이는 몇 μm에서

1 m 이상으로 긴 것도 있으며, 자극 전달 속도는 길이보다는 직경과 직접 관계가 있으므로 보통 굵은 섬유가 가는 섬유보다 전도 속도가 빠르다.

• 수초와 랑비에결절 : 수초(myelin sheath)는 축삭을 싸고 있는 특유한 지방체로 된 20~200겹의 피막이며, 비교적 많은 지방분이 들어 있으므로 유백색을 띠고 있다(그림 5-2). 뇌나 척수에서는 희소돌기아교세포(oligodendrocyte)가, 말초신경계에서는 슈반세포(Schwann cell)가 수초를 만든다. 슈반세포의 가장 바깥쪽 핵이 있는 세포질층을 신경초(슈반초, Schwann's sheath)라고 하며, 이는 주로 말초신경섬유에서 영양물질을 교환하고 손상 시에 재생하는 기능을 한다. 수초와 수초 사이에 세포막이 세포외액에 노출된 공간을 랑비에결절(Ranvier nodes)이라고 하며 수초는 축삭에 대한 전기적 절연체로서 신경 흥분의 전도를 촉진시킨다.

수초의 유무에 따라 유수신경섬유(myelinated neuron)와 무수신경섬유(unmyelinated neuron)로 나뉘며, 유수신경에서는 전기적 흥분이 랑비에결절을 도약하듯이 전도되므로 축삭이 크고 수초가 두꺼울수록 전도 속도가 빠르다.

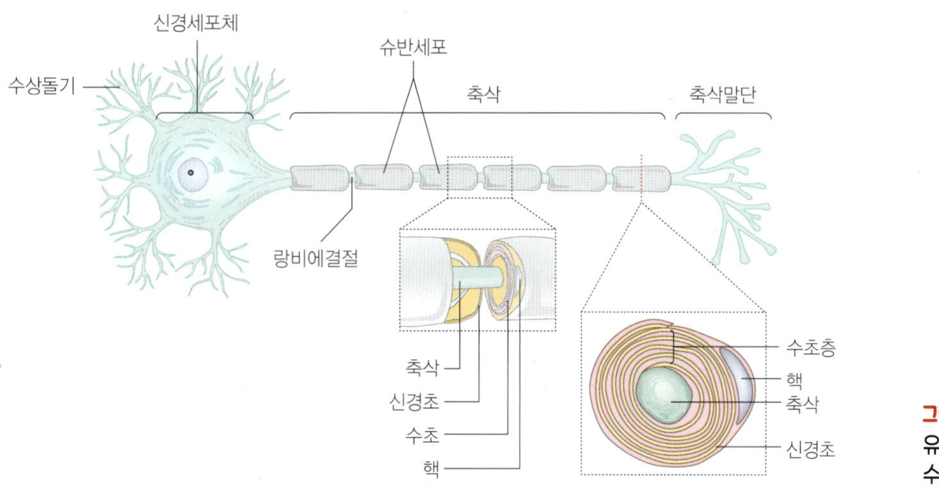

그림 5-2
유수신경섬유의 수초

② **뉴런의 분류**

• 자극 전달 방향에 의한 분류 : 뉴런은 신경자극의 전달 방향에 따라서 구심성 뉴런(afferent neuron), 원심성 뉴런(efferent neuron), 연합뉴런(interneuron)으로 분류된다.

구심성 뉴런은 인체의 조직과 기관으로부터 수용한 자극을 중추신경계인 뇌와 척수로 전달하는 감각뉴런(sensory neuron)이며, 원심성 뉴런은 중추신경계로부터 받은 전기적 자극을 실행기세포인 근육, 분비샘이나 다른 뉴런에 전달하는 운동뉴런(motor neuron)이다. 중추신경계에 있는 연합뉴런은 수용기에서 받은 자극을 감각뉴런에서 운동뉴런으로 전달하기 위한 중간뉴런으로 자기들끼리도 서로 연결되어 거대한 연결망을 가진다. 평균적으로 중추신경계 안에는 1개의 구심성 뉴런에 반응하기 위해서 20만여 개의 연합뉴런과 10여 개의 원심성 뉴런이 있다(표 5-1, 그림 5-3).

표 5-1 자극 전달 방향에 의한 뉴런의 분류 및 특징

종류	특징
구심성 뉴런	• 감각기의 수용체로부터 중추신경계로 정보를 전달 • 신경세포체와 대부분의 축삭이 말초신경계에 위치 • 다른 뉴런으로부터 정보를 받지 않으므로 수상돌기가 없음 • 주로 단극뉴런
연합뉴런 (중간뉴런, 개재뉴런, 사이신경세포)	• 통합의 기능과 신호 변화의 기능 • 구심성과 원심성 뉴런을 반사 회로로 통합 • 중추신경계 내에만 위치 • 모든 뉴런의 99% 차지
원심성 뉴런	• 중추신경계의 정보를 실행기 세포인 근육, 분비샘, 다른 뉴런으로 전달 • 신경세포체, 수상돌기와 축삭의 일부분이 중추신경계에 위치 • 다양한 정보처리를 위해 수상돌기가 많은 다극뉴런이 대부분 • 축삭의 대부분은 말초신경계에 위치

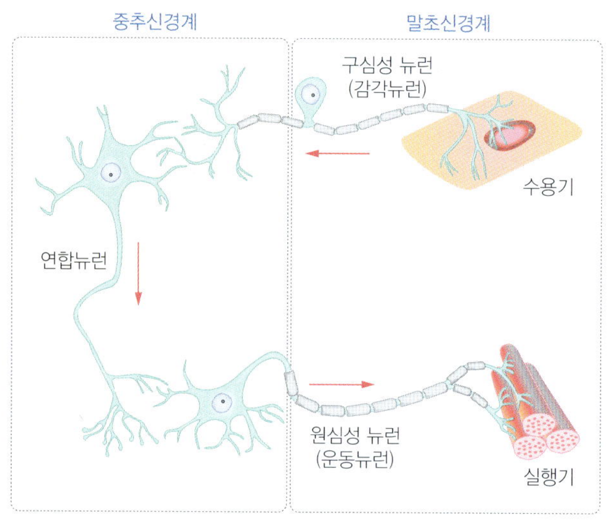

그림 5-3
뉴런의 기능에 따른 분류

• 돌기 수에 따른 분류 : 뉴런은 돌기 수에 따라서 단극뉴런(홑극뉴런, unipolar neuron), 양극뉴런(두극뉴런, bipolar neuron), 무극뉴런(무축삭삭뉴런, anaxonic neuron), 다극뉴런(뭇극뉴런, multipolar neuron)으로 분류된다(그림 5-4).

단극뉴런은 태생기에는 세포체에서 길이가 짧은 하나의 돌기가 뻗어 나와 바로 2개의 가지로 나뉘어 하나는 감각정보를 수용하고(말초축삭), 다른 하나는 정보를 중추신경계로 전달하므로(중추축삭) 거짓단극뉴런이라고도 부르며, 주로 구심성 뉴런이 여기에 속한다. 양극뉴런은 세포체의 양쪽 끝에서 하나의 축삭과 하나의 수상돌기가 뻗어 나가는 세포로, 인체 내에 그 수가 가장 적으며 안구의 망막, 비점막후부, 내이의 나선신경절이 여기에 속한다. 다극뉴런은 하나의 축삭과 여러 개의 수상돌기를 가지는 세포로 주로 원심성 뉴런과 대부분의 신경세포가 여기에 속한다. 무극뉴런은 축삭이 없는 뉴런이다.

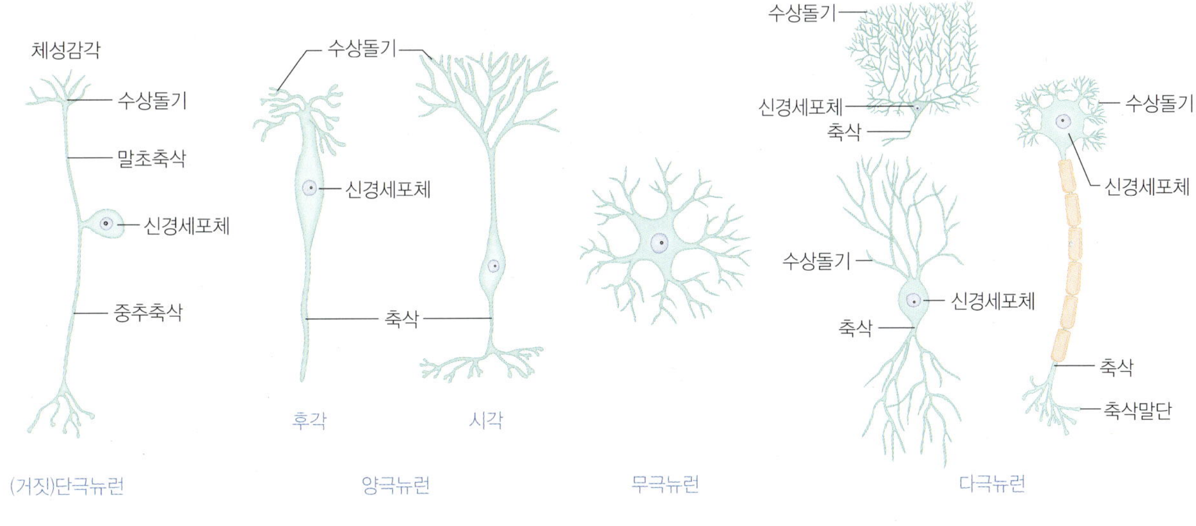

그림 5-4 뉴런의 모양과 기능에 따른 분류

(2) 신경교세포

신경교세포(neuroglial cell)는 신경조직의 특수화된 지지세포로 중추신경 내에서 신경세포체와 신경섬유 사이에 산재해 있으며, 그 모양과 기능에 따라 별아교세포(성상세포, 별세포, astrocyte), 희소돌기아교세포(희돌기교세포, oligodendrocyte), 미세아교세포(소교세포, microglia), 뇌실막세포(상의세포, ependymal cell)로 분류된다(그림 5-5, 표 5-2).

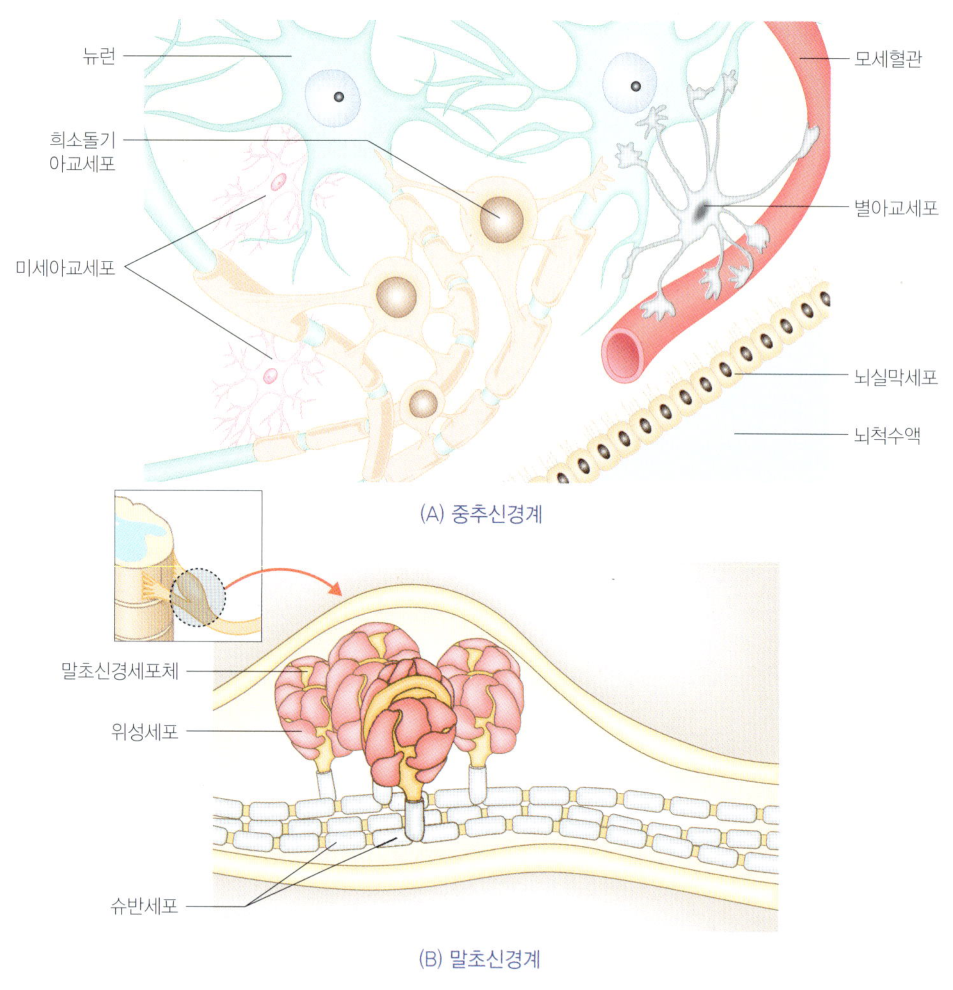

그림 5-5
신경교세포의 종류

표 5-2 신경교세포의 종류와 기능

위치	세포 종류	기능
중추신경계	별아교세포	중추신경계의 모세혈관 부위에서 혈액-뇌 장벽을 형성하여 대사물질 운반 신경전달물질과 K^+의 흡수와 신경영양인자 분비
	희소돌기아교세포	중추신경계의 축삭 주위에 수초와 백질을 형성하여 신경섬유를 서로 연결하여 빠른 정보 전달 도움, 신경섬유 재생에 관여
	미세아교세포	중추신경계 내 세균과 이물질 제거를 위한 식세포작용과 면역 기능
	뇌실막세포	신경줄기세포의 급원, 뇌의 뇌실과 척수 내 공간의 안쪽 표면을 덮어 장벽을 생성하여 물리적 보호, 모세혈관 다발을 덮고 맥락층을 형성하여 뇌척수액을 생성 및 순환, 뇌조직과의 물질교환
말초신경계	슈반세포	말초신경섬유의 축삭을 둘러싸서 수초와 신경초를 형성 신경세포 재생에 관여
	위성세포	신경세포체를 둘러싸고 뉴런의 기능과 세포체 보조 O_2, CO_2, 신경영양인자 조절

중추신경계에 있는 별 모양의 별아교세포는 신경교세포 중 가장 많은 돌기를 가지고 있으며 뇌와 척수의 신경섬유 사이에 있으면서 서로를 연결해 주고, 뇌 모세혈관 부위에서 혈액-뇌 장벽(Blood-Brain Barrier, BBB)을 형성하여 뉴런까지 대사물질(특히, 포도당)을 운반하고, 신경세포의 대사에 관여하여 뉴런의 외부 환경을 조절한다. 희소돌기아교세포는 원형의 핵과 분지하지 않는 소수의 돌기를 가지고 있으며 중추신경계의 축삭을 둘러싼 수초를 형성하여 신경섬유를 서로 연결하여 빠른 정보 전달을 돕는다. 미세아교세포는 변형된 면역세포로 다른 신경교세포에 비해 상대적으로 작지만 중추신경계 안에 산재하며 죽은 세포나 이물질을 처리하는 식세포작용과 면역 기능을 담당한다. 뇌실막세포는 뇌의 뇌실(ventricle)과 척수 내에 공간의 안쪽 표면을 덮는 세포로 뇌척수액의 생산과 흐름을 조절한다.

말초신경계에도 신경초와 수초를 형성뿐 아니라 신경세포 재생에 관여하는 슈반세포(신경초세포, Schwann cell)와 뉴런의 기능과 세포체를 보조하는 위성세포(satellite cell)가 있다.

(3) 신경세포의 재생

신경세포는 미분화된 줄기세포(stem cell)로부터 뉴런과 다양한 신경교세포로 분화한다. 성숙한 뉴런들은 그 구조가 이미 특화되어 손상을 받으면 스스로 재생할 수 없다고 알려져 왔으나 미분화된 신경줄기세포는 자기 재생산(self-renewal)이 가능하다. 말초신경섬유는 세포체 부분까지 손상이 일어나지 않았거나 신경초(Schwann's sheath)가 남아 있으면 손상 후에도 잘 재생된다. 세포체의 단백질 합성 능력과 슈반세포의 신경성장인자와 세포부착물질의 공급은 뉴런이 재성장할 수 있게 한다. 하지만 중추신경계는 말초신경계와 달리 재생 능력이 매우 제한적이다. 중추신경계의 신경절, 핵, 회백질 등이 일단 손상을 받으면 거의 회복되지 않는데 이는 수초를 만드는 희소돌기아교세포가 신경섬유의 성장을 억제하는 단백질을 합성하기 때문이다. 이러한 작용은 중추신경계의 복잡한 구조를 안정화시키기 위해서이지만 뇌나 척수 손상이 발생하면 회복이 불가함을 의미한다.

2) 신경세포의 작용

(1) 시냅스

시냅스(연접, synapse)는 한 뉴런과 그 다음 뉴런 사이의 특수화된 기능적 연결 부위로서 해부학적으로 특이한 간극이다. 중추신경계에서 활동전위가 축삭말단에 도달하면 축삭말단의 소포에 저장된 신경전달물질(neurotransmitter)이 시냅스로 분비되어 다른 세포를 자극하거나 억제한다. 즉 신경계의 활동은 시냅스전 뉴런(presynaptic neuron)의 축삭과 시냅스후 뉴런(postsynaptic neuron)의 수상돌기 또는 세포체 사이에서 흥분이 전달 또는 억제됨으로써 이루어진다.

① 시냅스의 흥분 전달 메카니즘

시냅스의 흥분은 전기적 시냅스(electrical synapse)나 화학적 시냅스(chemical synapse)를 통해 전달된다(그림 5-6, 5-7).

- 전기적 시냅스 : 시냅스 전·후 뉴런의 세포막이 간극접합(틈새이음, gap junction)으로 연결된 채널을 가지고 있어, 이온과 분자들이 직접 이 채널을 통해 뉴런 사이를 통과하는 방식이다. 화학적 전달에 비해 반응이 신속하게 전달된다. 이 채널은 코넥손(connexon)이라는 통로이며, 이는 6개의 코넥신(connexin) 단백질이 모여 구성된 육모꼴 통로로 신경자극이 양방향으로 전달되어 다량의 인접 세포들이 더 빠르게 흥분하고 수축할 수 있다. 동조화(synchronization)가 필요한 심장근세포, 장관 트랙의

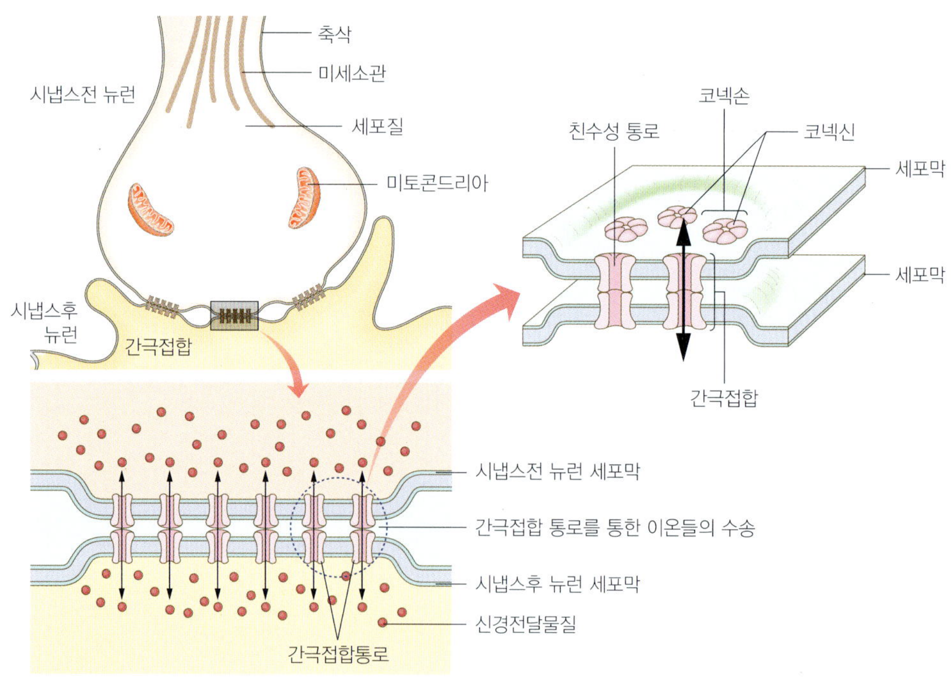

그림 5-6
전기적 시냅스의 흥분 전달

일부 평활근세포 등에서 관찰된다. 하지만 전기적 시냅스는 화학적 시냅스에 비해 그 수가 매우 적은 편이고 계속적으로 뉴런을 자극하면 신경전달물질이 소모되고 합성 능력은 저하되어 피로 현상이 일어난다.

- 화학적 시냅스 : 신경계의 대다수 시냅스를 통한 신경자극 전달 방식으로 시냅스전 뉴런의 축삭말단으로부터 방출된 화학신경전달물질이 시냅스후 뉴런의 수상돌기에 전달되는 방식으로 한쪽 방향으로 흥분이 전달된다. 시냅스전 뉴런의 축삭말단의 팽대한 부분을 종말단추(terminal button) 또는 신경마디(synaptic knob)라고 하고 신경전달물질을 저장하고 있는 주머니를 시냅스 소포(synaptic vesicles)라고 한다. 시냅스 간의 틈새를 시냅스 간극(synaptic cleft)이라고 하며, 흥분 전달이 일어나려면 시냅스 간극이 매우 좁고 신경전달물질이 시냅스후 막의 수용체 단백질 근처에 방출

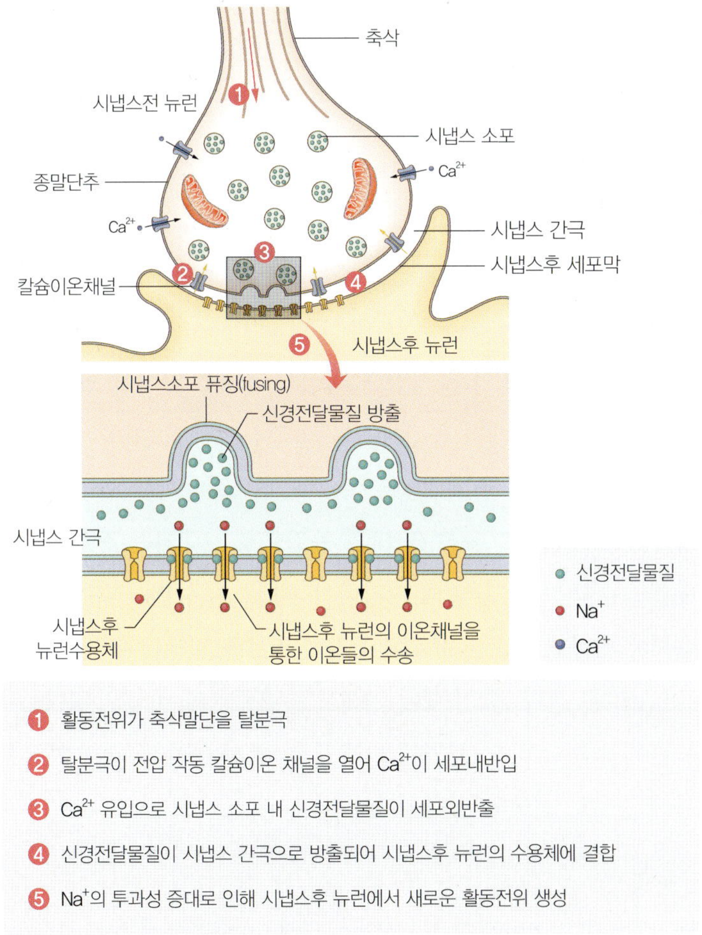

그림 5-7
화학적 시냅스의 흥분 전달

되어야 한다. 계속적으로 뉴런을 자극하면 신경전달물질이 소모되고 합성 능력은 저하되어 피로 현상이 일어난다.

시냅스전 뉴런의 축삭말단에 활동전위가 도착하면 전압에 의해 조절되는 칼슘이온 채널이 열리며 이와 동시에 Ca^{2+}이 들어온다. 세포 내로 들어온 Ca^{2+}에 의해 시냅스 소포 속에 들어 있던 신경전달물질들은 세포외반출(exocytosis)로 신속하게 확산되어 시냅스 간극을 거쳐 시냅스후 뉴런에 전달된다. 이때 각각의 신경전달물질은 시냅스후 뉴런의 막에 있는 특정 수용체 단백질에 결합함에 따라 시냅스후 막의 이온 채널이 열리게 되면서 세포막전위가 달라지게 된다. 시냅스후 뉴런의 세포막이 탈분극되어 역치를 넘어서게 되면 Na^{+}이온 채널이 활성화되면서 Na^{+}의 투과성이 증대되어 새로운 활동전위가 생성된다(그림 5-7). 이때 사용된 신경전달물질은 수용체로부터 멀리 확산되거나 또는 효소에 의해 분해되어 제거되기도 하지만 대부분의 신경전달물질들은 능동수송에 의해 시냅스전 뉴런으로 재흡수되어 축삭말단의 시냅스 소포에 저장된 후 재사용된다.

화학적 시냅스는 신경전달물질의 효과에 따라 흥분성과 억제성으로 분류된다. 즉 흥분성 시냅스 전위는 시냅스후 뉴런을 자극하여 활동전위를 일으키는 반면, 억제성 시냅스 전위는 이 효과와는 반대작용을 한다.

② 시냅스의 수렴과 분기

일반적으로 축삭은 하나이지만 축삭말단은 여러 갈래로 갈라져 있어 여러 세포에 신호의 전달이 가능하다. 즉 한 개의 뉴런에는 수천에서 2만 개까지의 시냅스가 존재할 수 있고 뉴런 간의 의사소통이 항상 일대일은 아니다. 하나의 시냅스후 뉴런에 많은 뉴런의 축삭말단이 접속되어 있다면 그 뉴런은 많은 뉴런으로 보내지는 신호를 통합하는데 이를 수렴(convergence)이라고 하고, 반대로 하나의 시냅스전 뉴런의 축삭이 갈라져서 수많은 뉴런에 접속되어 있다면 수많은 세포에 동시에 정보를 전달할 수 있는데 이를 분기 또는 개도(divergence)라고 한다. 즉 수렴에 의해서 통합중추의 여러 부위에서부터 온 신경 흥분을 운동뉴런이 받는 것이고, 분기에 의해서 감각수용기에서 받은 자극을 여러 개의 척수 뉴런을 통해 중추로 전달하는 경우이다.

③ 신경전달물질

신경계에서는 다양한 신경전달물질이 분비되는데 뉴런에 따라 방출되는 신경전달물질의 종류는 다르다. 신경전달물질은 구조에 따라 그 종류가 다양하지만 저분자량의 아민류 또는 아미노산과 폴리펩타이드로 구성된 신경펩타이드 전달물질로 크게 두 종류로 구분된다. 중추신경계에서 가장 다양한 종류의 신경전달물질들을 볼 수 있고, 각 시냅스에서 분비되는 신경전달물질과 수용체의 결합으로 인해 일어나는 반응은 상황에 따라 흥분성 또는 억제성으로 나뉜다. 주로 흥분성으로 작동하지만 조절 가능한 신경전달물질에는 아세틸콜린(acetylcholine), 노르에피네프린(norepinephrine), 도파민(dopamine), 히스타민(histamine) 등이 있으며 대표적인 억제성 신경전달물질에는 GABA(gamma aminobutyric acid), 글라이신(glycine), 세로토닌(serotonin) 등이 있다(표 5-3).

표 5-3 신경전달물질의 종류

종류	신경전달물질
콜린 유도체	아세틸콜린
아민	조절성 : 노르에피네프린, 도파민, 히스타민, 세로토닌 흥분성 : 글루탐산, 아스파트산아미노산 억제성 : 감마아미노부티르산(GABA), 글라이신
신경펩타이드	P물질, 내인성 아편유사물질(엔케팔린, 엔돌핀), 글루카곤, 인슐린, 소마토스타틴, 부신피질자극호르몬(ACTH), 안지오텐신 II, 콜레시스토키닌(CCK), 바소프레신, 옥시토신, 갑상샘자극호르몬-방출호르몬(TRH)
기체성	산화질소(NO), 일산화탄소(CO)
지질성	엔도카나비노이드(아이코사노이드)
푸린	아데노신, ATP

가장 대표적인 신경전달물질인 아세틸콜린은 아세틸콜린 합성효소(acetylcholine synthetase)에 의해 콜린(choline)과 아세틸조효소 A(acetyl CoA)로부터 합성되어 축삭 말단 내의 소포에 저장되어 있다가 축삭말단이 탈분극하게 되면 칼슘이온채널을 통한 Ca^{2+}이 시냅스전 뉴런으로 유입되어 아세틸콜린을 시냅스 간격 내로 방출한다. 방출된 아세틸콜린은 빠른 속도로 수용체와 복합체를 형성한 후 세포막의 Na^+에 대한 투과성을 증대시켜, 시냅스후 세포막의 탈분극을 일어나게 해서 활동전위를 전달한다. 아세틸콜린 복합체(acetylcholine complex)는 빠른 시간(약 0.001초) 내에 작용한 뒤 콜린에스테레이스(cholinesterase)에 의하여 대부분이 콜린과 아세테이트(acetate)로 분해된 후 축삭말단으로 재흡수되어 다시 아세틸콜린 합성에 사용된다. 이러한 아세틸콜린은 중추신경계의 콜

린 작동성 뉴런(cholinergic neurons)에서 주로 흥분성 전위를 발생시키지만 일부에서는 억제성 전위를 발생하기도 한다. 즉 자율신경계의 부교감신경에서는 아세틸콜린을 신경전달물질로 사용하여 소화관의 운동을 촉진하는 흥분성 효과를 나타내기도 하지만, 심장박동 수를 저하하는 억제성 효과를 나타내기도 한다.

아미노산으로부터 유도된 아민류는 시냅스후 뉴런의 세포막 이온 채널을 통한 활동전위의 전달보다는 G 단백질을 자극하여 c-AMP 등의 2차 전령을 통해 작용하며, 중추신경계에서 활발한 기능을 한다. 타이로신(tyrosine)으로부터 유도된 아민류에는 도파민, 에피네프린, 노르에피네프린 등이 있으며 이들을 카테콜아민(catecholamine)이라고 부른다. 다른 아민성 신경전달물질에는 트립토판(tryptophan)으로부터 유도된 세로토닌, 히스티딘(histidine)으로부터 유도된 히스타민 등이 있다.

뇌에서 신경전달물질로 사용되는 폴리펩타이드를 신경펩타이드라고 하며 대부분 다른 신경전달물질과 함께 분비되어 작용한다. 이러한 펩타이드로서는 P물질(P substance), 내인성 아편유사물질(opioid peptide, endorphin), 콜레시스토키닌(cholecystokinin) 등이 있다. P물질은 여러 기관에서 통증 감지에 관여하며, 아편 유사물질은 진통 조절에 관여한다. 콜레시스토키닌은 소장에서 분비되는 소화성 호르몬이지만 뉴런에서 신경전달물질로도 작용한다.

중추신경계에서는 최소한 4개의 아미노산이 신경전달물질로서 작용한다. 글루탐산과 아스파트산은 중추신경계에서 중요한 흥분성 신경전달물질이지만, 글루탐산의 유도체인 GABA는 뇌 속 뉴런의 1/3이 사용할 정도로 많이 존재하는 억제성 신경전달물질이다. 글라이신의 경우도 GABA처럼 척수에서 주로 억제성을 나타내며 이들 모두 시냅스후 뉴런의 수용체와 결합하여 Cl^-을 세포 내로 유입시켜 세포막을 과분극시킴으로써 막전위를 더 안정시킨다.

그 외에도 산화질소(nitric oxide, NO)와 일산화탄소(carbon dioxide, CO) 등의 기체성 물질, 아이코사노이드(eicosanoid) 계열의 지질대사물질, 아데노신과 ATP 등의 푸린물질 등이 신경전달물질로서 작용한다.

light reading

당신의 뇌는 정말로 필요할까?

1980년 과학 학술지 『Science』에 영국 세필드 대학의 신경학자인 Dr. John Lorber가 「Is your brain really necessary?」란 논문을 발표하였다. 논문에 의하면 한 남학생의 뇌를 CT 스캔한 결과 보통 사람이라면 4.5 cm의 뇌조직이 있어야 할 부분에 약 1 mm의 막만 존재했다고 한다. 즉 뇌조직이 있어야 할 부분에는 뇌척수액으로 가득 찬 공간이 존재하였다. 사실상 뇌가 없음에도 이 학생은 평소 생활에 아무런 지장도 없었고 IQ도 126으로 높았다. 게다가 우등상을 받은 적도 있는 우수한 수학 전공 학생이었다. 그 후 Dr. Lorber는 뇌수종(hydrocephalus)을 앓고 있는 253명의 환자들의 뇌를 600장 스캔해 ① 거의 정상적인 뇌를 갖고 있는 그룹, ② 두개강의 50~70%가 뇌척수액으로 차 있는 그룹, ③ 두개강의 70~90%가 뇌척수액으로 차 있는 그룹, ④ 두개강의 95%가 뇌척수액으로 차 있는 그룹으로 분류하였다. 네 번째 그룹의 경우 9명이었고 이들은 정상인의 5% 정도의 뇌조직을 가지고 있었다. 하지만 이들 중 2명은 IQ가 일반인의 평균인 100을 넘었고 2명은 IQ가 126을 기록하였다. 반면 나머지 5명의 경우는 IQ가 낮았을 뿐 아니라 심각한 장애를 보여 주었다. 이러한 보고는 큰 논쟁을 일으켰다. 비판자들은 스캔 결과를 해석하는 데에 오류가 있었다고 비난했지만 Dr. Lorber는 오류가 있을지언정 그들의 뇌 무게가 정상인의 평균인 1.5 kg에 훨씬 못 미친다는 것은 분명하다고 말했다.

27년 후 2007년 임상의학의 권위지인 『Lancet』에 프랑스의 지중해대학 Dr. Feuillet 연구팀은 왼쪽 다리에 힘이 빠지는 증상으로 내원한 44세 남성의 뇌 CT와 MRI 사진을 보고하였다. 이는 Dr. Lorber가 보고한 남학생과 비슷하게 뇌가 있어야 할 장소의 대부분을 아래 사진과 같이 뇌척수액으로 가득 찬 공간이 차지하고 있었다. 남성의 IQ는 75이며 공무원으로 근무하고 있고 결혼하여 두 아이를 둔 가장이기도 했다. 이 남성은 병원의 치료로 다리가 완치되어 퇴원하였으나 뇌의 크기에는 변화가 없었다고 한다. 의사들은 뇌의 변형이 서서히 진행되면서 뇌의 한 부위가 다른 부위의 기능을 대신하게 되었고 그 덕분에 남성은 지극히 작은 뇌에도 불구하고 정상적인 생활이 가능했다고 한다.

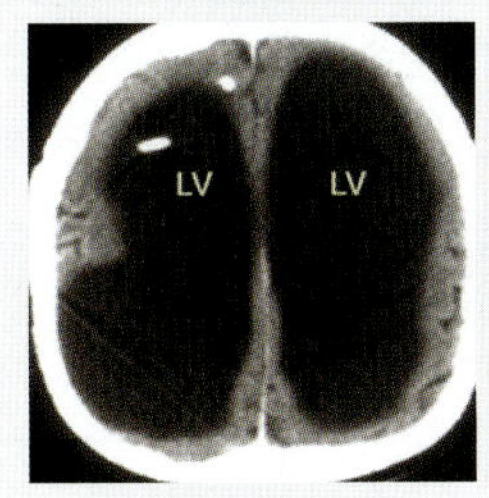

환자의 CT

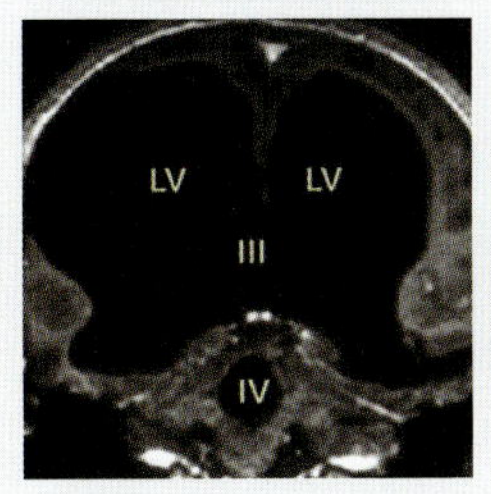

환자의 MRI

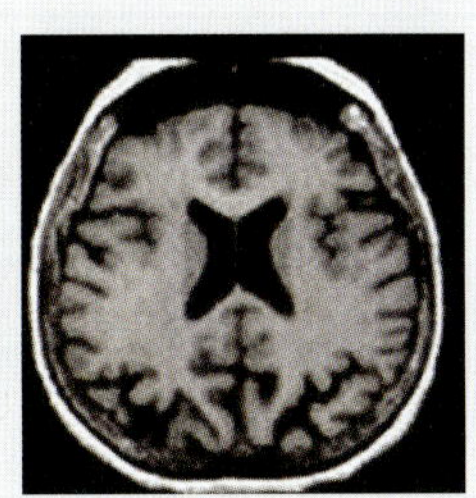
정상인의 MRI

뇌는 우리가 아는 것 이상의 뇌 가소성(neuroplasticity)을 가지고 탄력적으로 사용되며 아직도 풀어야 할 숙제가 많은 것으로 보인다. 뇌세포와 뇌 부위가 경험, 학습, 손상 등 다양한 자극에 따라 뇌의 구조와 기능을 유동적으로 변화시키고 적응하는 능력을 뇌 가소성 또는 신경가소성이라고 한다. 오랫동안 뇌는 부위들마다 각기 담당하는 기능이 정해져 있고 그 영역에 손상을 받으면 회복될 수 없다고 생각되었지만, 최근의 연구 결과에 따르면 학습이나 여러 환경에 따라 뇌세포는 계속 성장하거나 쇠퇴하며 특정 영역에 손상을 입어도 인접한 대뇌피질 영역이 그 기능 영역을 이어받을 수 있다. 특히 기억을 담당하는 부위인 해마는 끊임없이 오래된 신경세포는 쇠퇴하고 새로운 신경세포가 생성되는 등 굉장히 활발한 뇌 가소성을 보인다.

자료 : Lewin R. Is Your Brain Really Necessary? *Science* 210:1232-1234, 1980; Feuillet L, Dufour H, Pelletier J. Brain of a white-collar worker. *Lancet* 370:262, 2007

(2) 신경세포의 흥분과 전도

뉴런의 축삭막은 인지질로 구성된 이중막이며 막의 이온 채널을 통해 이온의 이동과 전기적 전하의 불균형을 조절한다. 전신에 분포되어 있는 뉴런으로 이루어진 신경계는 역치 이상의 자극을 받게 되면 흥분이 발생되어 전압의 변화가 일어나며 이를 다른 뉴런으로 전달함으로써 각 조직과 기관의 항상성을 유지한다.

① 안정막전위(resting potential)

모든 살아 있는 세포들은 이온들이 세포막 안팎에 균등하게 분포하지 않기 때문에 자극이 없는 상태에서는 세포 내부는 외부에 비하여 음(-)의 막전하를 띠고 있다. 이와 같이 세포가 안정되어 있을 때에 세포막을 경계로 하여 나타나는 전압의 차이를 안정막전위, 휴지전위 또는 막전위(membrane potential)라고 한다(그림 5-8).

이러한 안정막전위가 발생하는 이유는 세포막 안팎의 이온의 농도차 및 이온들에 대한 세포막의 선택적 투과성 때문에 생긴다. 안정 시에 세포내액에는 Na^+이 15 mmol/L, K^+이 150 mmol/L, Cl^-이 10 mmol/L, 세포외액에는 Na^+이 145 mmol/L, K^+이 5 mmol/L, Cl^-이 50 mmol/L이 존재하여 세포막 내외의 농도 차이가 생긴다. 세포막을 중심으로 내·외부 간의 이러한 이온 농도 차이를 농도 경사(concentration gradient)라고 하며, 이는 Na^+/K^+ 펌프가 동시에 3개의 Na^+은 세포 밖으로, 2개의 K^+은 세포 안쪽으로 능동수송

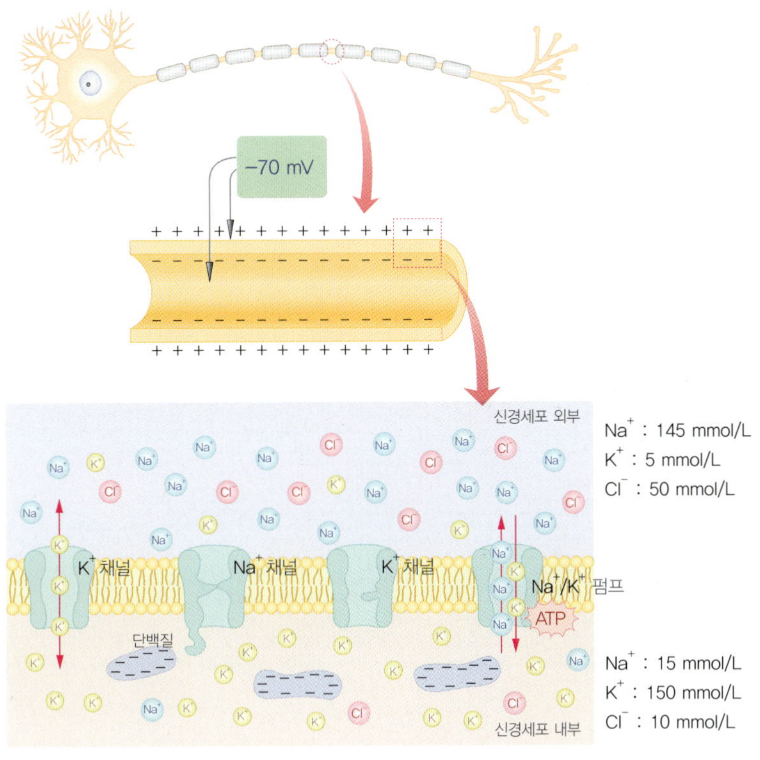

그림 5-8
안정막전위의 형성

함으로써 유지된다. 따라서 이러한 농도 차이 때문에 Na^+은 세포막 안쪽으로, K^+은 세포막 바깥으로 확산하려는 힘이 생긴다. 그러나 안정 시에 전압에 의해 조절되는 Na^+ 채널은 항상 닫혀 있으나 두 종류의 K^+ 채널 중 한 종류는 항상 열려 있고 다른 종류는 닫혀 있는 상태이다. 따라서 안정 시에는 K^+이 Na^+보다 세포막에 대한 투과성이 더 높아 세포 바깥으로 확산하려고 한다. 이때 K^+이 밖으로 나가지 못하도록 세포막 안쪽을 전기적 음성으로 만들어 잡아당기는 막전위, 즉 안정막전위가 생성된다(그림 5-8, 그림 5-9 ①). 안정막전위는 K^+에 의한 확산전위로서 세포의 종류에 따라 그 세기는 약 -5~-100 mV 정도로 다양하고 뉴런의 경우 평균 -70 mV(-60~-90 mV)이다. 따라서 뉴런에서 안정막전위를 유지할 수 있는 이유는 능동운반체인 Na^+/K^+ 펌프, 확산작용에 의한 Na^+와 K^+의 투과성 차이, 세포 내에 있는 음전하(PO_4^{3-}, SO_4^{2-} 등)를 지닌 단백질 등이라고 할 수 있다.

② **활동전위**(action potential)

뉴런에서 역치 이상의 자극을 받으면(그림 5-9 ②) 이온에 대한 막 투과도의 일시적인 변화로 신경세포막에 활동전위가 발생하고 흥분이 축삭말단으로 전도되는 탈분극이 시작된다. 이때 Na^+ 채널이 열리고 Na^+은 확산에 의해 뉴런 내부, 즉 축삭으로 들어가고 막을 탈분극(depolarization)시킨다(그림 5-9 ③). 계속적인 Na^+ 투과성의 증가로 막전위가 -70 mV에서 +35 mV로 역전되면[이때를 스파이크 전위(가시전위, spike potential)라 부름

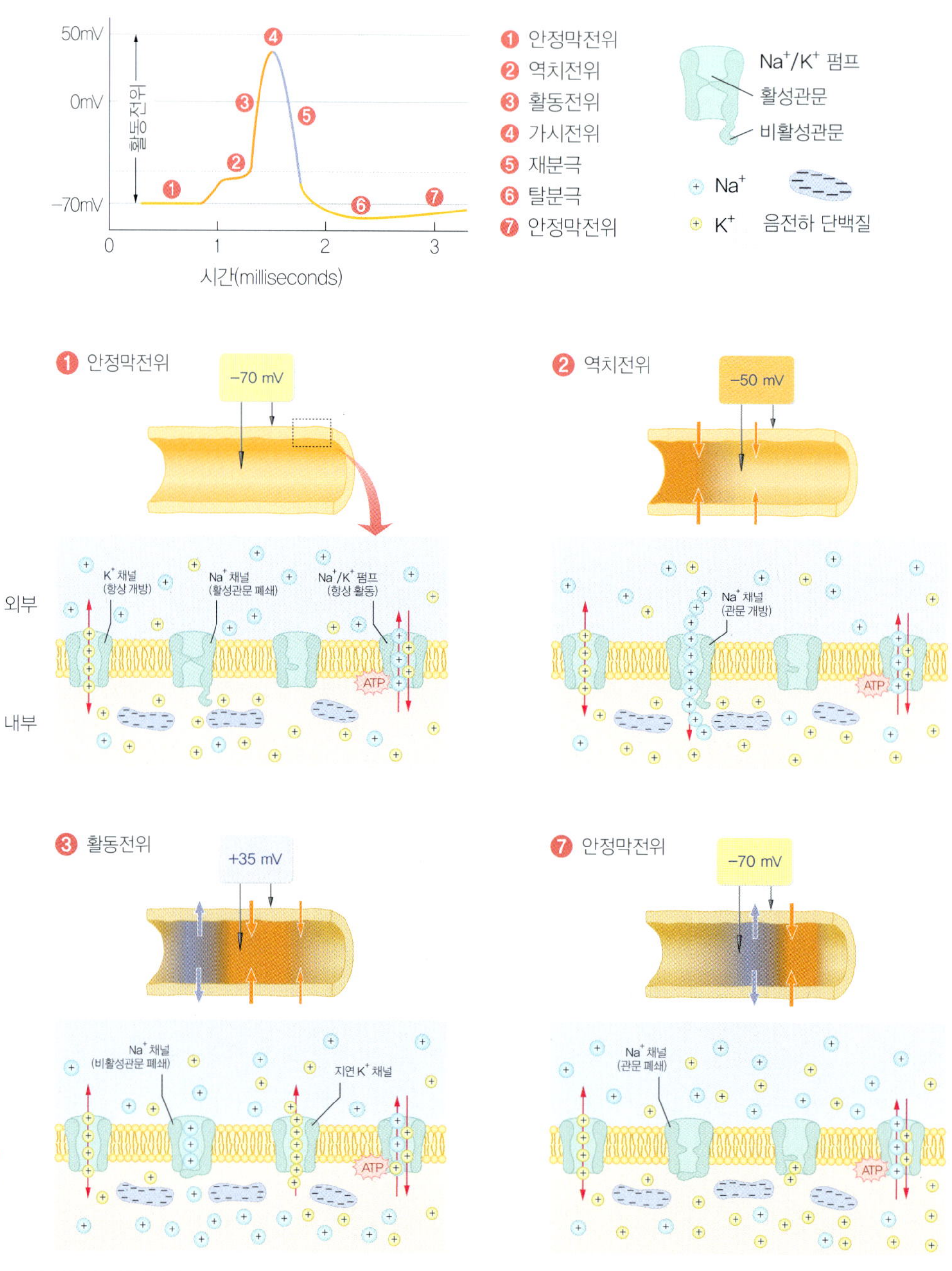

그림 5-9
활동전위 중 막전위 변화와 이온 이동

(그림 5-9 ④)] Na^+ 채널은 닫히고 Na^+ 투과성은 빠르게 감소한다. 거의 같은 시각에 K^+ 채널이 열려 K^+이 밖으로 나가도록 확산되면서 세포 안쪽은 더 음성이 되어 원래의 안정막전위인 -70 mV를 회복하는 재분극(repolarization)이 일어난다(그림 5-9 ⑤). K^+ 채널은 비교적 서서히 닫히므로 재분극이 끝난 직후에도 K^+ 유출이 일어나서 일시적으로 세포 안쪽의 전위를 안정막전위보다 더 음성으로 만드는 것을 과분극(hyperpolarization)(그림 5-9 ⑥)이라고 한다. 과분극 후에 K^+ 채널이 완전히 닫히고 Na^+/K^+ 펌프에 의해서 Na^+는 세포 바깥으로, K^+는 세포 안쪽으로 이동하면서 안정막전위가 다시 회복된다(그림 5-9 ⑦). 즉 안정막전위를 유지하고 있을 때도 세포막을 통한 Na^+와 K^+의 이동은 계속해서 일어나지만 세포 밖의 K^+ 농도가 계속 증가하지 않는 것은 능동수송기전인 Na^+/K^+ 펌프 때문이다. 이와 같이 뉴런이 역치 이상의 자극을 받았을 때 Na^+과 K^+의 이동에 따른 일련의 막전위의 변화를 활동전위[또는 신경자극(nerve impulse)]이라고 한다(그림 5-9).

③ 활동전위의 발생과 전도

모든 흥분성 신경이나 근육세포가 주어진 자극에 반응하여 활동전위를 발생하려면 자극의 강도, 자극의 속도 및 자극에 요하는 시간 등의 조건이 적절해야 한다.

자극 강도가 일정한 수준 이상에 도달하지 못하면 자극을 받은 부분에서만 국소반응(local response)에 의해 전기적 변동이 일어나고 뉴런은 흥분하지 않는다. 즉 뉴런이나 근육을 흥분시키기 위해서 필요한 최소한의 자극 강도를 역치자극(threshold stimulus)라고 한다. 또한 역치자극보다 강한 자극이 가해지더라도 발생하는 흥분의 크기는 역치자극 때와 동일하다. 즉 단일 뉴런에 단일 역치 이하 자극을 주면 신경섬유는 전혀 흥분을 전달하지 못하지만 어느 한계의 자극 강도인 역치에 도달하면 뉴런은 흥분하게 된다. 또한 이 역치자극보다 더욱 강력한 자극을 주어도 발생되는 활동전위에는 전혀 변화가 없다. 이와 같이 단일 신경섬유가 자극의 강도에 따라 전혀 활동전위를 나타내지 않거나 최고조로 흥분하는 현상을 실무율(all-or-none principle)이라고 한다. 하지만 많은 단일 뉴런들이 모여 있는 신경조직들은 각 뉴런의 종류에 따라 흥분의 전도 속도가 다르기 때문에 실무율을 따르지 않는다. 전도 속도가 빠른 뉴런에서 활동전위가 먼저 일어나고 나머지 뉴런에서 전도 속도에 따라 계속적인 활동전위가 도미노처럼 차례로 발생하므로 신경조직에 있는 모든 뉴런이 동시에 자극에 반응할 수 없다. 활동전위가 충분히 일어나기 위해서는 자극은 충분히 빠른 속도로 전달되어야 하며 역치 이상의 자극이라도 자극 강도

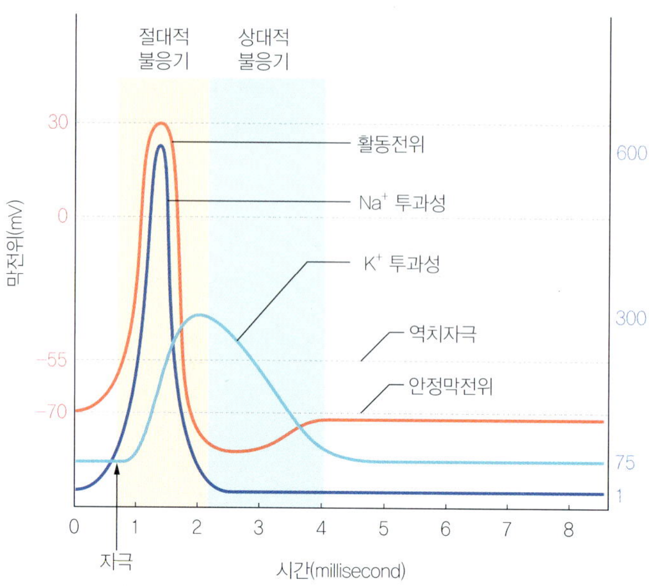

그림 5-10 절대적 불응기와 상대적 불응기에서 이온 투과성의 변화

가 일정 시간 이상 지속되지 않으면 흥분을 유발할 수 없다.

활동전위에는 매번 불응기(refractory period)가 따른다. 불응기는 신경세포가 새로운 활동전위를 제대로 만들지 못하는 시기로 절대적 불응기와 상대적 불응기로 나뉜다(그림 5-10). 절대적 불응기는 활동전위가 발생하는 기간과 거의 같아서 Na^+ 채널이 닫혀 있다. 따라서 이 기간에는 막이 자극에 반응하지 않기 때문에 아주 큰 자극에도 새로운 활동전위가 전혀 발생하지 못하는 기간이다. 하지만 활동전위의 후반부에 해당하는 상대적 불응기에는 과분극이 일어난 후 안정막전위로 다시 돌아오고 역치 이상의 강한 자극에 의해 Na^+ 채널이 활성화되어 다시 활동전위가 발생한다. 따라서 불응기는 활동전위의 역류를 막고, 활동전위의 전방 전도를 증진시킨다.

활동전위는 축삭을 따라 한 방향으로 전파되는 현상을 흥분의 전도(conduction)라고 한다. 뉴런의 흥분은 일정한 속도로 전도되며 축삭의 직경과 비례하는데 그 이유는 축삭섬유의 지름이 증가할수록 전하를 전도하는 이온 흐름의 저항을 적게 한다. 특히, 유수신경섬유에서 전도 속도는 축삭의 직경과 랑비에결절 사이의 거리에 비례한다. 예를 들면 운동신경과 감각신경은 축삭의 직경이 커서 전도 속도가 빠르나, 자율신경은 직경이 작아 전도 속도가 느리다. 랑비에결절은 수초가 없어서 축삭막이 노출되어 있고 Na^+ 채널이 고도로 집약되어 존재하므로, 활동전위는 랑비에결절에서만 일어나고 한 결절(node)

에서 옆의 다른 결절로 도약하게 되며 이를 도약전도(saltatory conduction)라고 부른다. 따라서 신경의 전도 속도는 뉴런의 굵기에 비례하고 무수신경섬유보다 유수신경섬유에서 훨씬 빠르게 진행된다. 이러한 뉴런의 흥분 전달은 신경세포체에서 축삭돌기를 따라 축삭말단 쪽의 한 방향으로만 전파되어 가며 이러한 한쪽 방향으로의 흥분 전도 방식을 전방 전도의 법칙(law of forward conduction)이라고 한다.

2. 신경계 : 중추신경계와 말초신경계

신경계는 크게 중추신경계(central nervous system)와 말초신경계(peripheral nervous system)로 나뉜다. 중추신경계는 뇌와 척수로 구성되어 있으며 정보를 처리하고 신체활동을 조절하는 역할을 한다. 말초신경계는 뇌신경과 척수신경으로 이루어진 체성신경계와 교감신경과 부교감신경으로 이루어진 자율신경계로 구성되어 있으며, 중추신경계에서 통합 처리된 결과에 따른 반응을 신체의 각 부분에 전달하는 역할을 한다(그림 5-11).

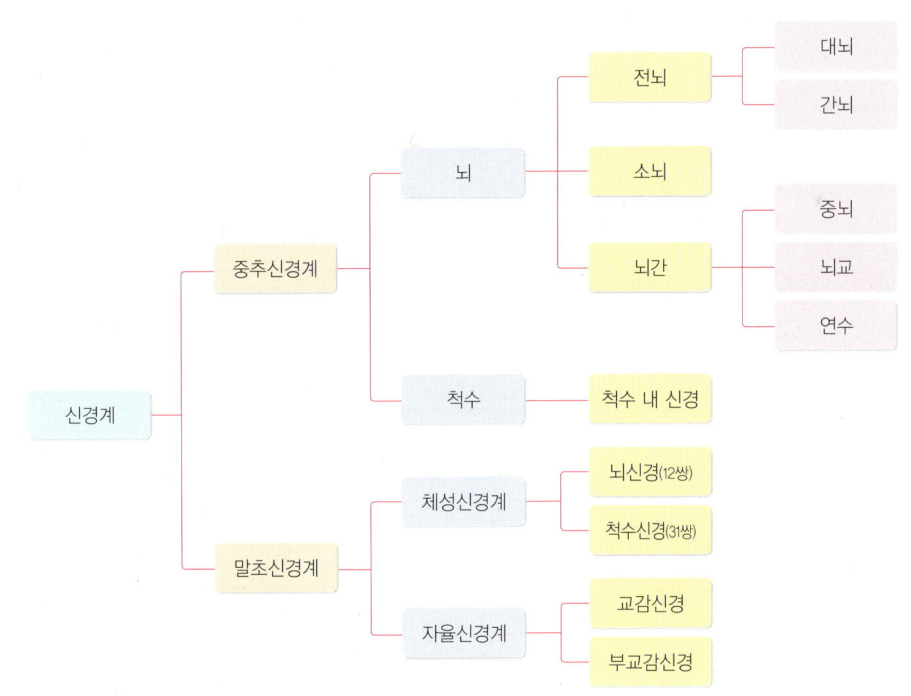

그림 5-11
신경계의 구성

1) 중추신경계

뇌(brain)와 척수(spinal cord)로 구성된 중추신경계(central nervous system, CNS)는 반사(reflex)와 통합(intergration) 기능을 통해 전신활동성 뉴런을 직접 조절한다. 반사란 외부로부터의 적당한 자극은 수용기(receptor)에서 구심성 뉴런(감각뉴런, afferent neuron)을 통해 연합중추로 보내어 정보를 분석하고 그에 알맞은 반응을 원심성 뉴런(운동뉴런, efferent neuron)을 통해 각 부분의 실행기(effector)로 보내어 신체반응으로 나타내는 현상으로 자동적으로 일어나는 반응을 말한다. 통합이란 반사와 학습, 기억과 같은 정신 기능을 연합시켜 이해, 이성, 인격, 상상, 언어 등의 고등한 정신 기능을 수행하는 총괄적 기능을 말한다.

light reading

제3의 신경계 : 장관신경계

인지신경과학자 산드라 블레이크슬리(Sandra Blakeslee)는 1996년 『뉴욕타임스』의 「The Brain-Gut Connection」이라는 기사에서 '소화관은 두 번째 뇌'라고 하였다. 기사에 따르면 무대에 오르기 전에 가슴이 조마조마하거나 뇌에 작용하는 항우울제를 복용한 사람이 구역질이나 복통을 일으키는 이유는 우리가 두 개의 뇌를 갖기 때문이다. 하나는 두개골에 있는 뇌와 다른 하나는 잘 알려져 있지는 않지만 앞의 뇌 못지않게 중요한 것으로 소화관에 있는 뇌다. 두뇌뿐만 아니라 1억 개 정도의 신경전달물질이 소화관의 내벽에 존재하며 이는 뇌에 있는 신경전달물질의 수와 거의 비슷하다. 우리 몸이 가지는 2개의 뇌는 미주신경에 의해서 연결되어 있기 때문에 샴쌍생아처럼 하나가 탈이 나면 다른 하나도 이상이 생긴다고 한다.

최근에는 미국 컬럼비아대학교 의대 교수인 마이클 거슨(Michael D. Gershon)이 소화관이 두 번째 뇌라는 『The Second Brain』을 출간하였다. 그는 "뇌는 우리 몸에서 신경전달물질로 가득한 유일한 곳이 아니다. 1억 개 정도의 신경전달물질이 소화관의 내벽에 존재하며, 이는 뇌에 있는 신경전달물질의 수와 엇비슷하다. 후자의 뇌가 올바로 기능하지 못한다면 누구도 생각이라는 사치를 즐기지 못할 것이다."라고 하였다.

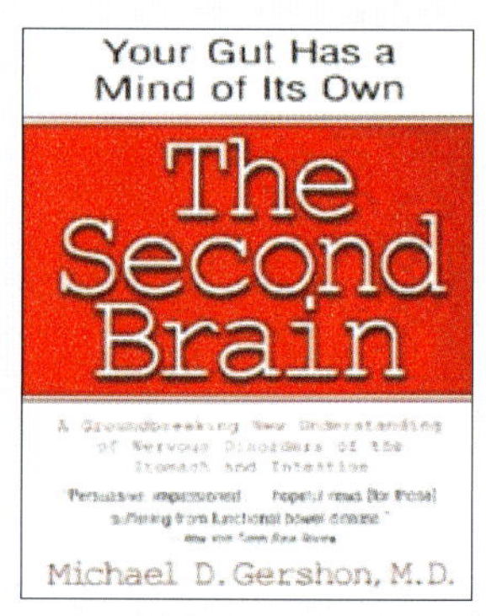

(1) 뇌

뇌는 전뇌(forebrain), 소뇌(cerebellum), 뇌간(brainstem)으로 구성되어 있고, 아래쪽으로는 척수가 연결되어 있다(그림 5-12, 표 5-4). 전뇌는 대뇌(cerebrum)와 간뇌(diencephalon), 뇌간은 중뇌(midbrain), 뇌교(pons), 연수(medulla)로 구성되어 있다. 표면에서 뇌를 보게 되면 오직 대뇌, 소뇌, 연수만 볼 수 있으며, 나머지 부분은 대뇌가 감싸고 있다. 뇌는 매우 부드러운 조직이므로 두개골(skull)과 수막, 혈액-뇌 장벽(Blood-Brain Barrier, BBB)에 의해 보호를 받고 있다. 뇌의 무게는 1.2~1.4 kg 내외(남자 약 1.4 kg, 여자 약 1.2 kg)로 체중의 1/40 정도이지만 생명과 모든 신체활동을 주관하고 있고, 전체 산소 소모량의 20%, 포도당 소모량의 25%를 사용할 정도로 막대한 에너지를 요구하는 중요한 기관이다. 뇌는 삼중으로 된 수막에 싸여 보호되는데 뼈와 붙어 있는 가장 바깥쪽의 두꺼운 막은 경막, 가운데의 성기고 얇은 막은 거미막(지주막), 가장 안쪽에 뇌와 척수와 밀착되어 있는 막을 연막이라 한다. 거미막과 연막 사이에는 수액인 뇌척수액(cerebrospinal fluid)이 있어 뇌의 안과 밖을 채운 채 순환하고 있다. 뇌의 안쪽에는 뇌실(ventricles)라는 작은 빈 공간들이 있고 이곳에 있는 맥락총(choroid plexus)에서 하루에 약 500 mL 정도의 뇌척수액이 만들어져 척수중심관까지 순환한 후에 맥락총으로 재흡수된다. 뇌척수액은 완충작용을 통해 외부의 충격으로부터 뇌를 보호하며 두개강(cranial cacity : 두개골 안쪽의 공간) 내의 압력을 분산할 뿐 아니라 뇌세포 외액과의 물질 교환을 통해 영양소와 노폐물을 운반하는 역할을 하고 있다.

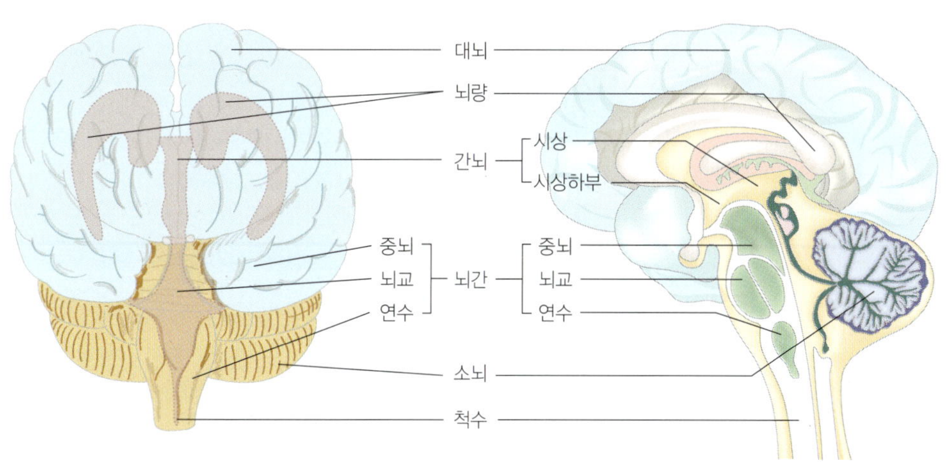

그림 5-12
뇌의 구조

정상적인 환경에서 신경조직은 다른 조직과 달리 포도당만을 주요 에너지원으로 사용함에 따라, 특정한 물질 이외의 다른 물질이 뇌세포를 통과하는 것을 막는 혈액-뇌 장벽(BBB)이 존재한다. BBB는 치밀한 내피세포로 이루어져서 상대적으로 낮은 투과성을 가진 모세혈관으로 이루어진 뇌 보호장치로서, 혈액이 운반한 물질을 선택적으로 통과시킨다. 즉 포도당은 쉽게 BBB를 통과하여 뇌의 에너지원으로 사용되지만 아미노산이나 지방산은 통과하지 못한다. 또한 산소, 알코올, 니코틴, 카페인, 일부 마취제 등은 쉽게 통과하지만 중금속, 약물, 암모니아 등은 통과하지 못한다.

표 5-4 뇌의 구성과 주요 기능

구성			주요 기능
전뇌	대뇌	대뇌피질	• 감각 인지 • 골격근운동, 숙력된 움직임 생성 • 정보 통합과 수의적 운동 조절, 언어, 성격, 학습 및 기억
		대뇌수질	• 감각 정보와 운동 정보 전달
		기저핵	• 운동, 감각, 자세 등을 중계 • 소뇌와 함께 운동과 반사활동을 통합
		변연계	• 기본적인 감정과 충동의 중추 • 학습, 기억, 감정적 경험 및 다양한 내부 장기와 내분비 기능, 본능
	간뇌	시상	• 감각전도로 시냅스 입력의 중계 역할 • 감각, 각성, 운동의 인식 및 조정
		시상하부	• 뇌하수체전엽과 자율신경계의 기능 조절 • 신경계와 내분비계 사이의 연결과 조정 • 감정과 정서 반응 조절중추 • 음식물 섭취, 체온, 삼투압, 혈당 등의 여러 항상성 유지 기능의 조절 • 감정적 행동과 기본적 욕구에 대한 중추
	소뇌		• 자세와 근육운동의 조정과 계획 • 운동 학습 기능
뇌간		중뇌	• 시각반사, 동공반사, 청각반사, 자세반사 중계
		뇌교	• 골격근의 운동과 망상체의 의식 조절, 호흡조절중추
		연수	• 생명 유지의 중추 • 호흡, 기침, 심장, 혈관운동중추, 소화중추, 발한중추 • 눈의 보호작용중추

light reading

BBB(Blood-Brain Barrier, 혈액-뇌 장벽)

독일의 미생물학자인 파울 에를리히(Paul Ehrlich, 1854~1915, 1908년 노벨생리의학상 수상)는 푸른색 염료를 동물의 혈관에 주입했을 때 뇌와 척수조직을 제외한 모든 조직이 파랗게 물드는 현상을 발견하였다. 동시에 같은 염료를 뇌를 감싸는 부분에 주입했을 때에는 뇌와 척수만 파랗게 물드는 현상을 토대로 BBB의 존재에 대해 밝혀냈다.

BBB는 뇌조직에서 이온, 분자, 병원체 같은 물질의 이동을 엄격하게 제어하면서 뇌에 혈액 속의 영양분을 공급하는 전문 혈관 구조를 의미하며 대부분 인지질로 구성되어 있다. 즉 중추신경계의 모세혈관 내피세포와 세포 외 공간 사이에서 특수한 투과성을 가지는 장벽으로 별아교세포(astrocyte)가 뇌 모세혈관벽을 둘러싸고 있어서 이 구조를 BBB라고 하기도 한다.

BBB의 기능은 모세혈관 내피세포가 선택적 투과성을 가지고 뇌와 혈관 사이에 일부 영양소와 이온은 전달하지만 큰 분자의 이동을 막아 혈관에서 이물질이 잘 들어오지 못하게 한다. 따라서 포도당, 필수아미노산, 전해질 등은 내피세포를 통해 수동적으로 통과하지만 혈중의 대사산물, 독소, 약물은 뇌세포로 들어오지 못하게 막는 역할을 한다.

물질이 BBB를 통과하는 능력과 효율은 각 분자 또는 이온의 화학적, 분자적 특성에 따라 다르다. 일반적으로 물, 산소와 이산화탄소와 같은 작은 지용성 성분은 내피층을 통해 빠르게 단순확산을 하기 때문에 알코올, 니코틴, 마취제 등은 뇌에 영향을 미치게 된다. 더 크거나 수용성 성분은 종종 내피세포를 통한 수동수송이나 능동수송을 통해 선택적으로 이동된다. 이러한 물질의 교환은 일반적으로 내피세포의 표면에 있는 분자별 수용체(receptor)와 운반단백질(transport protein)에 의해 결정된다. 뇌 건강과 기능을 위해 BBB에 의한 신경보호는 매우 중요하지만 뇌에 필요한 일부 약물과 단백질 항체도 통과시키지 않기 때문에 신경학적 표적 약물은 BBB를 쉽게 통과하도록 설계해야 한다.

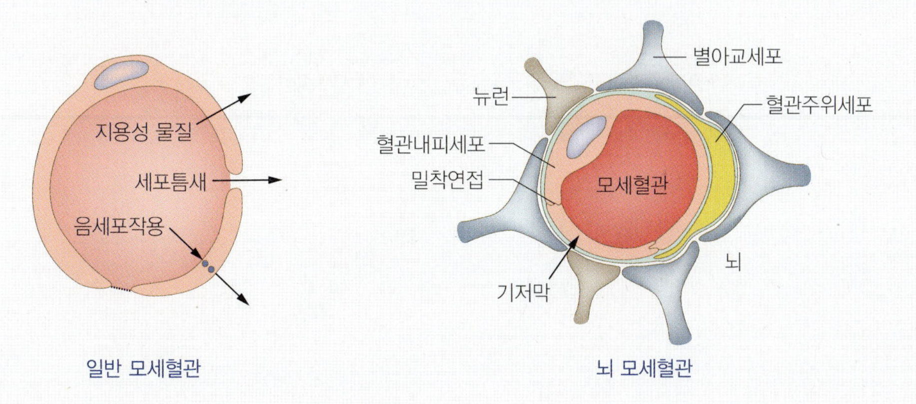

① 대뇌

대뇌(cerebrum)는 뇌신경 중 가장 고위 중추로 뇌 전체 중량의 80%를 차지하며, 뇌의 높은 대사요구량에 의해 전체 혈류의 약 20%를 받는다. 대뇌는 좌우 대뇌반구(cerebral hemispheres)와 이를 연결하는 섬유조직인 뇌량(corpus callosum)으로 구성되어 있다. 대뇌반구는 대뇌피질(cerebral cortex)과 대뇌수질(cerebral medulla)로 나뉘는데, 대뇌피질은 주로 세포체로 구성된 회백질로서 대뇌의 표면을 이루고, 대뇌수질은 주로 유수신경섬유로 구성된 백질로서 백질의 가운데 부분에는 다시 회백질 부분인 기저핵(basal ganglia)이 존재한다. 대뇌가 하는 특수한 감각, 운동, 다양한 기능들은 주로 대뇌피질에서 이루어지며, 대뇌수질은 주로 이러한 정보를 전달하는 역할을 한다. 종열에 의해 깊이 분리된 대뇌반구의 피질층은 큰 신경섬유 다발인 뇌량에 의해 연결되어 있다. 브로드만(Brodmann)은 대뇌의 기능적 차이와 세포의 구조적 차이 등을 고려하여 대뇌피질은 47개 영역, 대뇌수질은 5개 영역으로 구분하여 총 52개 영역으로 나누고 영역별로 브로드만(Brodmann areas) 번호를 사용하였다.

- 대뇌피질 : 대뇌반구의 피질은 전두엽(frontal lobe : 전체의 40%), 두정엽(parietal lobe : 전체의 21%), 후두엽(occipital lobe : 전체의 17%), 측두엽(temporal lobe : 전체의 21%)이라는 4개의 엽(lobe)과 뇌섬엽(insula)으로 나뉜다. 대뇌피질(cerebral cortex)은 6층의 세포층으로 구성되어 있고 두께는 약 3 mm 정도지만 주름으로 인해 뇌의 용적의 증가 없이 약 4배나 더 많은 뉴런, 즉 140억여 개의 뉴런을 가진다. 대뇌피질의 주름

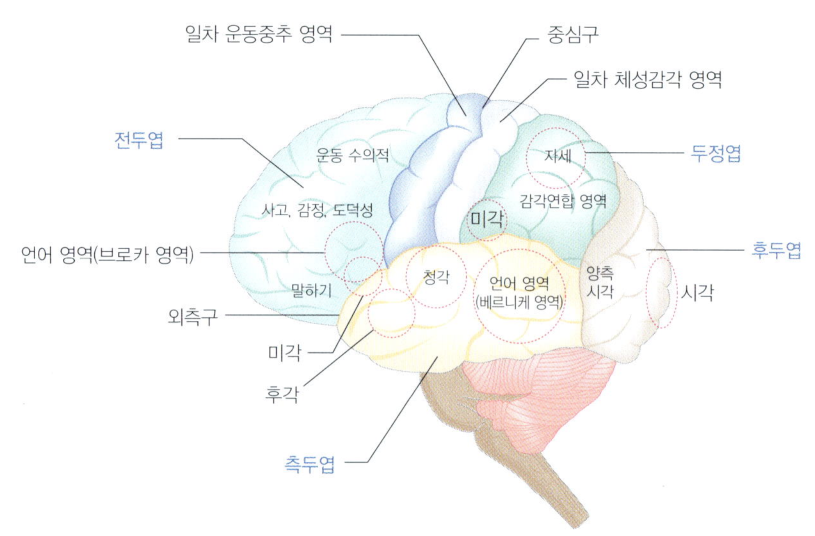

그림 5-13 대뇌피질의 기능 영역

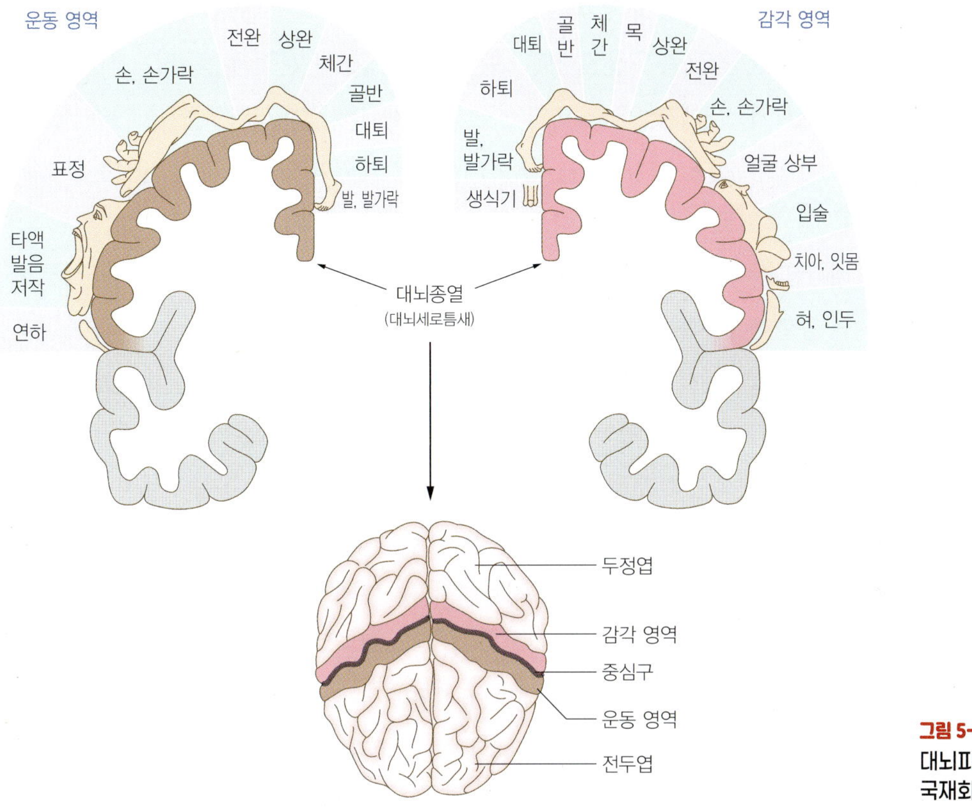

그림 5-14
대뇌피질의 기능 국재화

이 들어간 부분을 구(溝, 고랑, sulcus), 튀어나온 부분을 회(回, 이랑, gyrus)라고 한다. 대뇌 좌우 반구는 서로 다른 기능을 담당하고 있어서 왼쪽 반구는 주로 언어와 분석 기능, 오른쪽 반구는 주로 시공간 기능에 관여하는 편측화(laternalization) 경향이 있다(그림 5-13).

대뇌피질의 영역마다 각기 신체 부위의 기능에 대응하는 부분이 있는 것을 대뇌피질의 기능 국재화(기능 국소, functional localization)라고 하며, 그 기능은 감각 기능, 운동 기능, 연합 기능으로 구분된다. 중심구의 바로 전후에는 일차 운동중추 영역[중심전회(precentral gyrus)]과 일차 체성감각 영역[중심후회(postcentral gyrus)]이 있어서 각각 운동의 조절과 일반 감각 및 근육의 심부 감각을 감지한다(그림 5-13, 5-14). 감각 영역은 대뇌의 여러 엽에서 만들어지며 여러 감각 수용기로부터 전달된 정보를 해독해 준다. 각 영역 중 전두엽에는 일차 운동중추 영역과 거의 끝부분 깊숙이에 미각 영역이 있고, 정보 통합, 지적 활동, 도덕성, 개성, 언어(브로카 영역), 수의적 운동 통제 등을 담당하며, 후두엽은 시각을 통해서 안구운동, 평형감각, 기억, 리듬, 수면을 담당한다. 측두엽은 청각·후각·시각 정보의 분석과 통합을 담당하는데 측두엽에는 베르니케 영역(Wernicke's area)과 해마가 있어서 언어의 이해와 서술적 기억과 관련이 있다. 두정엽에는 일차 체성감각 영역이 있어서 감각 정보를 처리하여 다른 뇌 부위로 정보를 전달하고, 미각 등의 특수감각을 감지한다. 뇌섬엽(insula)은 대뇌피질 안쪽에 존재하므로 여러 엽으로 덮여 있고 사회생활, 정서, 기억, 감각과 내장의 통합에 관여한다.

운동 영역에서 운동 정보는 추체로(pyramidal tract)라고 하는 피질척수로(corticospinal pathway)와 추체외로(extrapyramidal tract)라고 하는 뇌간로(brainstem pathway)를 통해 근육으로 보내진다. 피질척수로는 대뇌피질의 운동중추에서 시작하여 연수의 추체(pyramids)를 거쳐 척수 및 말단 근육에까지 이어지는 신경섬유이다. 약 90%의 피질척수로는 추체에서 척수로 내려가기 전에 추체에서 신체의 반대쪽으로 중앙선(midline)을 교차한다. 이 교차의 결과로 뇌는 각각 반대편에 해당하는 신체부위를 조절하게 된다. 뇌간로는 뇌의 광범위한 부분에 존재하지만 특히 대뇌의 회백질인 기저핵(basal ganglia)에서 발생한다. 뇌간로는 소뇌와 함께 운동을 완벽하게하기 위한 운동조절장치로 몸의 다른 부분과 조화를 이루어 운동하게 하고 리듬과 균형을 더해 주어 정밀한 운동을 수행할 수 있게 한다. 뇌간로의 축삭 중 일부는 교차되어 신체 반대쪽 근육에 영향을 주지만 대부분은 교차하지 않는다.

대뇌피질에서 감각 영역과 운동 영역을 제외한 나머지 영역(전체 피질의 80~90%)이 연합 영역으로 여러 영역들을 서로 연결하고 정보를 통합하여 사물이나 상황을 인식하고 대처 방안을 결정하는 기능을 한다. 이 영역에서는 고도의 정신 기능인 언어, 기억, 학습, 상상, 이성, 이해, 인격 등의 기능을 담당할 뿐만 아니라, 운동 및 감각 기능을 통합하여 인식하는 연합적인 기능을 담당하므로, 고등동물일수록 대뇌피질은 넓은 연합 영역을 가지고 있고 중요한 역할을 한다. 이 영역의 일부에 손상이 일어나면 기억상실증, 실어증, 실인증(인식 불능) 등의 장애가 발생할 수 있다(그림 5-13). 또한 대뇌피질에서 β-아밀로이드(β-amyloid)나 타우(Tau) 같은 단백질이 쌓이면서 서서히 뉴런과 시냅스의 소실이 일어나는 퇴행성 신경질환을 알츠하이머(Alzheimer's disease)라고 한다.

뇌의 표면에 전극을 설치하고 대뇌피질의 세포체와 수상돌기에서 발생하는 전

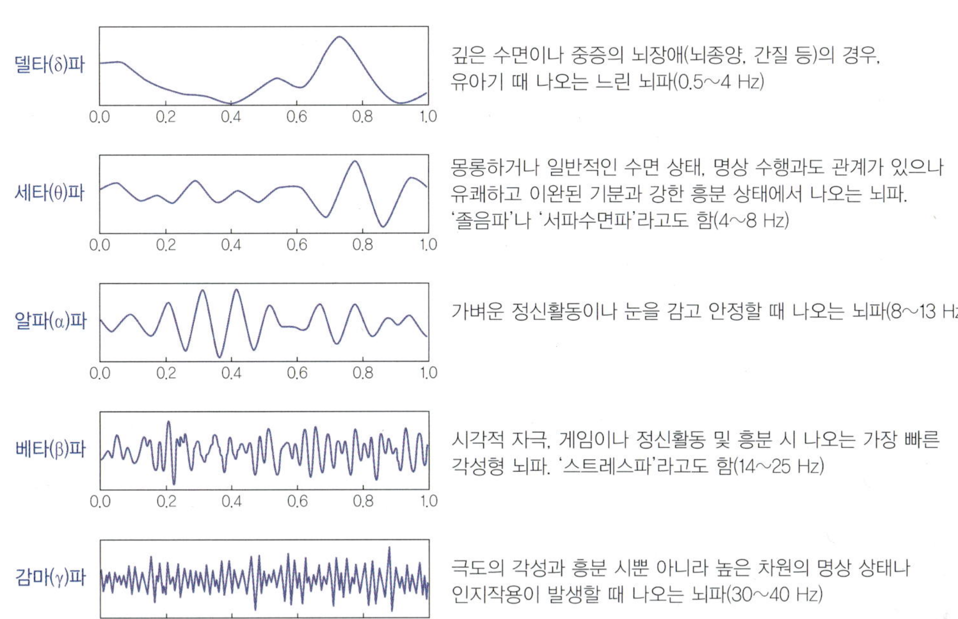

그림 5-15
뇌파의 종류

기적 변동을 기록한 것을 뇌전도(electroencephalogram, EEG)라고 한다. 이때 파형을 뇌파(brain wave)라 하며, 이는 주파수에 따라 α, β, γ, θ, δ파의 5가지로 분류한다(그림 5-15). 예를 들면 수면은 크게 REM 수면(rapid eye movement sleep)과 non-REM 수면(slow-wave sleep, deep sleep)으로 나눌 수 있다. 약 90~120분간의 수면 주기 동안 두 가지 수면 상태와 중간 단계를 넘나든다. REM 수면은 눈을 감고 안정을 취하면 알파파(alpha wave)가 나오다가 수면이 진행되면 빠르고 낮은 진폭의 세타파(theta wave) 파장을 보이는데 이는 깨어 있는 사람과 비슷한 뇌파 양상이며, non-REM 수면은 길게 지속되면서 낮은 주파수의 델타파(delta wave) 파장을 보이고 자는 동안 뇌로부터의 의식적인 명령이 없어도 몸의 위치를 바꿀 수 있다. 자는 사람은 REM 수면 동안 가장 무의식적으로 깨기 쉽고 꿈을 꾼다.

- 대뇌수질 : 대뇌피질의 안쪽에 있는 백질 부분인 대뇌수질(cerebral medulla)은 신경섬유가 집합된 부분으로 중추신경계의 각 부분을 연결하는 긴 백질의 투사로인 전도로(tracts)를 가지고 있다. 상행전도로는 주로 척수에서부터 뇌로 감각 정보가 이동하는 통로이며, 하행전도로는 주로 뇌로부터 척수로 원심성 신호가 전달되는 운동 통로이다. 대뇌수질의 신경섬유는 여러 방향으로 진행되어 피질의 신경세포들과 연결되는데 세 종류로 구분된다. 이는 뇌의 같은 쪽 대뇌반구의 피질을 연락하는 연

합섬유(association fiber), 좌우 양측의 대뇌반구의 피질세포를 연락하는 맞교차섬유(교련섬유, commissural fiber), 대뇌피질의 운동영역의 명령을 척수와 말초신경으로 전달해 주는 투사섬유(projection fiber)가 있다. 대뇌의 좌우 반구를 연결하는 맞교차섬유들이 교신하는 백질의 띠 모양을 뇌량(corpus callosum)이라고 하며, 이를 통해 한쪽 반구에서 다른 쪽 반구로 정보를 전달할 수 있도록 한다(그림 5-12).

- 기저핵 : 기저핵(basal ganglia, basal nuclei)은 대뇌수질 안쪽에 있는 회백질이며, 운동조절장치인 뇌간로(추체외로)가 발생하는 장소이므로 운동과 감각, 자세 등을 중계한다. 즉, 대뇌피질과 다른 중추신경 사이의 운동이나 감각을 중계하여, 좀 더 복잡한 행동을 조절하여 운동과 자세가 체계적이고 바르게 수행될 수 있도록 한다. 따라서 기저핵에 손상이 생기면 운동 기능의 통합이 불완전해지고 자발적인 운동이상이 일어나서 파킨슨병(Parkinson's disease)이나 무도병(chorea; 헌팅턴병, Huntington's disease)과 같은 운동장애가 올 수 있다. 이들은 기저핵의 신경전달물질 결핍으로 발생하며 파킨슨병은 근육의 경직, 무표정, 사지의 떨림 등이 나타나는 증상으로 안면근과 손이 빠른 속도로 떨려서 식사나 글쓰기 등의 일상적인 행동이 어렵다. 무도병 역시 마치 춤을 추듯이 다리와 손의 움직임이 불수의적으로 움직여 자발적인 운동을 할 수 없다. 기저핵에 존재하는 신경전달물질에는 도파민, 아세틸콜린, 세로토닌, 노르에피네프린, GABA 등이 있다.
- 변연계 : 변연계(limbic system)란 간뇌와 뇌간을 둘러싸고 있는 고리 모양의 가장자리 피질로, 회로를 이루며 연결되어 있다. 변연계는 뇌량 주위에 존재하는 해마(hippocampus), 편도체(amygdala), 뇌궁, 대상회, 중격핵, 시상전핵, 유두체, 후구 등으

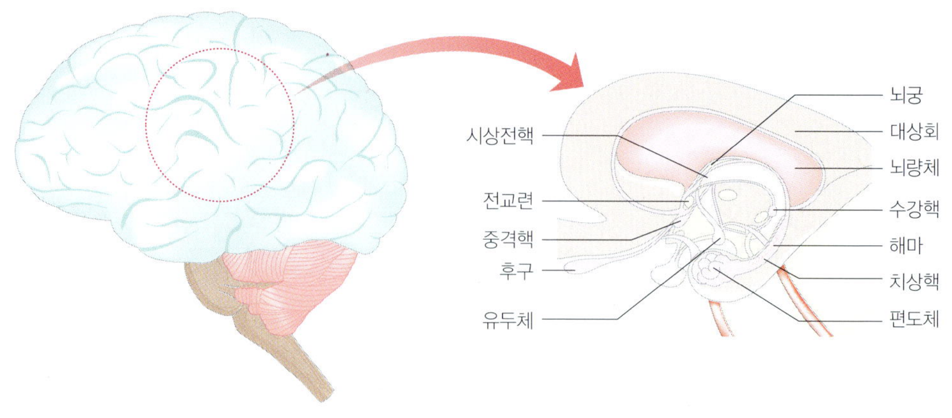

그림 5-16
대뇌 변연계

로 구성된다(그림 5-16). 변연계의 중요한 기능은 기본적인 감정과 충동의 중추로 학습, 기억, 감정적 경험 및 다양한 내부 장기와 내분비 기능, 본능과 관련이 있다. 즉 생존을 위한 섭식행동, 성적 충동행동, 공격적 행동뿐만 아니라 희로애락과 관련되는 공포·도피·분노 등의 정서반응에도 관여한다. 이 중 해마는 감각 정보를 학습하고 단기기억으로 저장한 뒤 경화 과정을 거쳐 장기기억으로 저장한다. 또한 해마는 뇌간의 망상체와 관련하여 각성 및 주의집중에 관여하며, 편도체는 공포에 대한 학습 및 기억에 중요한 역할을 하고 공격적 행동과 관련이 있다. 중격핵이 가지고 있는 보상회로(reward pathway)는 음식, 운동, 양육, 성행동 등과 같은 자연보상으로 활성화되지만 약물과 같은 인위적인 보상 자극에는 과도한 도파민을 지속적으로 분비하여 중독에 빠지게 한다. 이러한 변연계는 시상 및 시상하부와 회로로 연결되어 있어, 이들과의 상호작용을 통해 장기와 내분비 기능과 연관된 감정과 행동에 관여하는 것으로 알려져 있다.

② 간뇌

간뇌(diencephalon)는 전뇌의 두 번째 구성 요소이며 대뇌와 중뇌 사이에 위치하는 회백질의 큰 덩어리로서 항상성 유지를 위해서 다양한 내분비계와 자율신경계를 조절하는 중추이다. 대뇌반구로 덮여 있어 바깥쪽에서는 관찰이 불가능하며 시상(thalamus), 시상상부(epithalamus), 시상하부(hypothalamus)로 구성되어 있다(그림 5-12).

시상은 간뇌의 대부분(75%)을 차지하는 회백질이며 많은 신경핵군으로 이루어져 있어서 감각중추의 역할을 담당한다. 즉 시상 내부에 있는 신경핵들은 감각전도로에 관여하므로 후각을 제외한 시각, 청각, 촉각, 온도감각 등의 특수감각뿐만 아니라 척수와 소뇌에서 전달되는 감각신경을 대뇌피질에 전달하는 역할을 한다. 따라서 시상의 기능과 대뇌피질과는 밀접한 관계가 있기 때문에, 대뇌피질의 많은 영역은 시상과 연결이 단절되면 완전히 기능을 상실한다. 대뇌피질이 발달되지 못한 하등동물의 경우 시상에서 모든 정보를 처리하며 최고의 감각중추 역할을 담당한다.

간뇌의 시상상부는 사람의 뇌에서는 발달이 미약한 부분이지만, 송과체(pineal body)가 있어서 생식샘의 조기 발육 억제 호르몬과 멜라토닌(melatonin)을 분비하며, 일주기 리듬(circadian rhythm)의 확립에도 관여한다. 따라서 송과체의 발육 부진은 성조숙증(sexual precocity)을 유발한다.

시상하부는 시상의 아래쪽과 뇌하수체(pituitary gland)의 위쪽 사이에 존재하며 여기에서 방출되는 호르몬은 뇌하수체호르몬의 분비를 조절한다. 시상하부는 내장의 기능을 조절하는 자율신경계와 감정 및 정서반응을 조절하는 중추일 뿐만 아니라, 음식물 섭취를 조절하는 포만중추와 공복중추, 주의력·체온·삼투압·혈관운동·혈당조절중추, 인간의 기본욕구에 대한 보람중추 등이 있다.

③ 소뇌

뇌교와 연수의 뒤쪽에 위치하는 무게 약 120 g의 소뇌(cerebellum)는 대뇌처럼 피질은 회백질, 수질은 백질로 구성되어 있고 뇌 중에서 주름이 가장 많다(그림 5-12). 소뇌의 기능은 감각 정보를 처리하고 운동 수행을 조절하는 운동, 자세, 평형을 통제하는 중추이다. 이러한 기능을 수행하기 위해서 수의근과 관절을 조절하여 원활한 근육활동과 자세를 유지하며, 눈과 귀의 수용체를 통한 구심성 정보로 신체의 평형을 조정한다. 또한 연습이나 훈련을 통한 숙련된 운동은 운동·학습 기능을 이용하여 대뇌피질의 명령과 상관없이 소뇌가 직접 말초조직에 운동을 전달한다. 따라서 소뇌에 손상이 생기면 운동은 할 수 있지만 정교한 조정과 균형 등에 장애가 올 수 있다.

④ 뇌간

척수에 연결된 뇌간(brain stem)은 중뇌, 뇌교, 연수로 구성되어 있으며(그림 5-12), 12쌍의 뇌신경(cranial nerve) 중 제3~12차 뇌신경의 핵을 가지고 있어(표 5-5), 이와 관련한 정보 전달, 즉 호흡, 심장박동, 순환, 소화 등의 생명활동 유지에 필수적인 기능을 한다.

- 중뇌 : 중뇌(midbrain)는 대뇌의 간뇌와 뇌교 사이에 위치하며 시각반사 및 청각반사와 관련이 있다. 중뇌에는 시각전도로의 중계소가 있어, 시각반사, 수정체의 초점 등을 조절하고 빛의 세기에 따른 동공의 크기를 조절하는 동공반사를 중계한다. 또한 중뇌 속 깊은 곳에 있는 회백질의 적핵(red nucleus)이란 곳은 대뇌와 소뇌와 연결되어 있어 운동 협동에 관여하며, 자세가 바뀌면 신체를 바로잡으려고 하는 자세반사를 중계한다. 예를 들면 고양이는 높은 곳에서 낙하해도 중뇌가 발달되어 자세반사에 의해서 정상 상태로 지상에 착지할 수 있다.
- 뇌교 : 뇌교(교뇌, pons)는 중뇌와 연수를 연결하며 연수 바로 상단에 위치한다. 뇌교에는 많은 신경섬유가 있고 소뇌에서 받은 신경섬유 다발이 포함되어 있기 때문에, 골격근의 긴장 조절 등의 운동 조절에 관여한다. 뇌교는 호흡중추의 기능을 하는 연

수와 함께 호흡조절중추로도 작용한다. 또한 중뇌에서 연수에 이르는 망상체의 일부가 있어서 의식의 조절과도 관련이 있다.

망상체는 뇌간의 중심부를 차지하는 수많은 핵으로 구성된 비교적 큰 그물같은 신경망으로서 다양한 통로를 통해 중추신경계의 모든 부위에서 감각 정보를 받아들여 수면, 각성, 주의, 근긴장도(muscle tone), 운동, 통증과 혈압 조절, 생명 유지에 필요한 여러 가지 반사에서 중요한 역할을 담당한다.

- 연수 : 연수(medulla oblongata)는 뇌교와 척수를 연결하는 뇌의 종단부를 이루는 신경조직으로 '숨골'이라고도 부르며 생명 유지에 중요한 여러 중추가 있다. 즉 혈액 내 CO_2의 농도가 높아지면 연수의 호흡중추의 자극으로 호흡이 활발해지며, 기침이나 재채기에 관여하는 중추, 혈압을 감지하여 심장의 활동을 조절하는 심장·혈관 운동중추, 타액 분비, 저작반사, 구토, 위액 분비와 관련하는 소화중추, 땀의 분비 조절에 관여하는 발한중추, 여러 자극에 의해 눈을 감는 반사중추와 눈물 분비에 관여하는 눈의 보호작용중추 등의 많은 불수의적(involuntary) 기능을 조절한다.

  뇌와 척수를 연결하는 모든 구심성 신경섬유와 원심성 신경섬유가 연수를 통해 지나가면서 많은 전도로가 연수의 추체(pyramids)라고 알려진 영역에서 신체의 좌우로 상호교차가 되기 때문에, 좌우측의 대뇌반구가 좌우 반대측의 신체기관을 지배하게 된다.

(2) 척수

척수(spinal cord)는 연수에 이어져 있는 중추신경으로 척추관(vertebral canal) 내부에 들어 있으며, 뇌와 말초신경, 즉 피부, 관절, 근육 간의 정보를 상호 전달해 주는 주요 통로이다. 척수에 있는 뉴런들은 신체의 각 부분에 있는 수용기가 감지한 감각 정보를 구심성 뉴런을 통해 뇌로 전달하고, 뇌로부터 받은 명령을 원심성 뉴런을 통해 근육과 분비샘 등의 실행기에 전달하는 역할을 담당한다. 또한 척수는 대뇌피질로 정보의 전달 없이 자극에 대한 반응을 자체에서 처리하기도 하는 반사작용의 중추 역할을 담당하고 있다.

① 척수의 구조

척수는 위쪽으로는 연수, 아래쪽으로는 요추 부근에서 끝나는 길이 약 40~45 cm, 직경 0.7~1.3 cm, 무게 약 30 g의 원추형 신경조직으로 척추관 내부에 보호되어 있다. 척수를 둘러싸고 있는 막은 바깥쪽부터 경막, 지주막, 연막이라는 3겹의 뇌막으로 되어 있

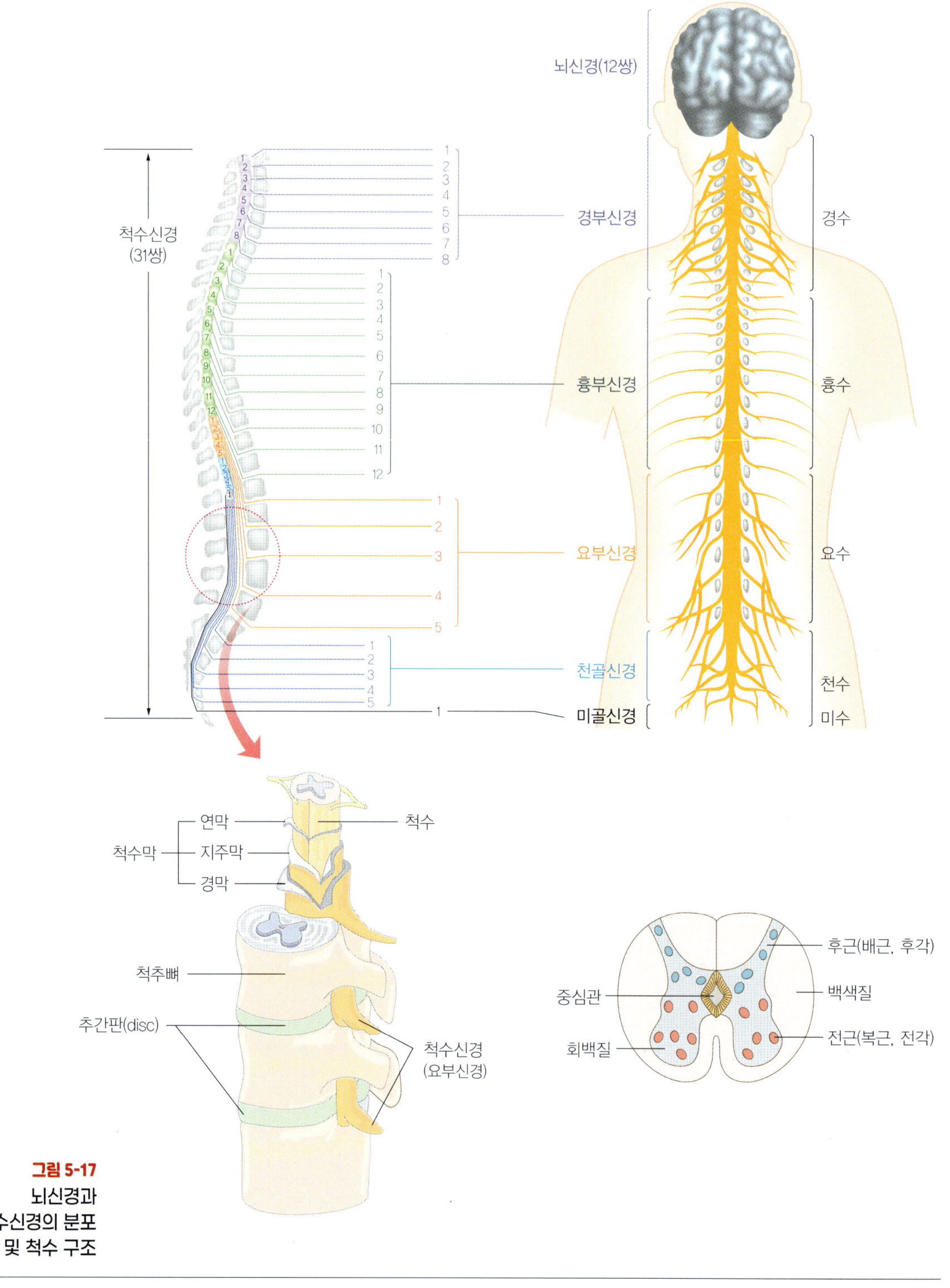

그림 5-17
뇌신경과 척수신경의 분포 및 척수 구조

으며 지주막하강(subarachnoid space)은 뇌척수액(cerebrospinal fluid)으로 채워져 있다.

척수는 경수(cervical), 흉수(thoracic), 요수(lumbar), 천수(sacral), 미수(coccygeal)의 다섯 부분으로 구분하며, 각각의 영역은 여러 분절과 분절에서 양측으로 파생되어 나온 한 쌍씩의 척수신경으로 연결되어 있다(그림 5-17). 이러한 척수신경이 척수와 연결되는 부위에는 신경조직이 밀집된 2개의 가지가 돌출되어 있는데, 등 쪽으로 들어가는 신경조직은 구심성의 감각신경세포가 있는데 이를 후근(배근, 후각, dorsal root)이라고 하고, 배 쪽으로 나오는 신경조직은 원심성의 운동신경세포가 있는데 이를 전근(복근, 전각, ventral root)이라고 한다(그림 5-18). 구심성 감각뉴런은 후근을 통해 척수로 들어가 중추신경계로부터 명령을 받아 원심성 운동뉴런은 전근을 통해 근육이나 분비샘으로 명령을 전달한다. 또한 전근과 후근 중간부에는 자율신경계가 분포되어 있다.

척수의 단면은 중앙에 중심관이 있고 그 둘레를 나비 또는 H 모양의 회백질의 중심부가 둘러싸고 있고, 회백질의 둘레를 다시 백질이 둘러싸고 있다. 회백질의 색은 신경세포의 세포체로부터 기인하며 백질은 신경의 연계망으로 다수의 신경섬유로 이루어져 있지만 신경세포체는 함유하고 있지 않다(그림 5-18).

② 반사와 반사궁

척수는 말초감각기로부터 받은 정보 중 아주 간단한 반사작용은 스스로 통합, 조절하는 기능을 가지고 있으므로, 감각기에서 수용한 모든 정보가 뇌로 가는 것이 아니다. 즉 척수에는 감각신경과 운동신경을 연접하는 신경회로가 있어서, 대뇌피질의 작용과 관계없이 척수의 활동만으로 무의식적으로 어떤 자극에 대해 반응을 나타낼 수 있는데 이를 반사(reflex)라고 한다. 예를 들면 뜨거운 물건에 손이 닿으면 빠르게 손을 떼거나, 강한 빛을 보면 눈을 감거나, 신맛을 내는 음식을 보면 타액이 분비되는 반응이 나타난다. 이런 반응은 자극이 대뇌피질에 도달하기 전에 운동신경이나 타액분비 자율신경으로 전달되는 것이므로, 생명활동을 위해서 빠른 반응이 필요하거나 굳이 의식적 판단이 필요하지 않을 때 대뇌피질과 상관없이 일어나는 무의식적인 반응이다. 이와 같이 대뇌피질과 관계없이 자극에 대하여 반사중추가 직접 관여하여 무의식적으로 반응하는 것을 척수반사(spinal reflex)라고 한다. 이러한 반사작용은 중추신경계, 즉 척수의 가장 기본적인 기능이며 아무리 간단한 반사작용이라고 해도 반사궁(reflex arch)이라고 불리는 5가지 요소를 통해 이루어진다. 반사궁은 첫째, 신체 내외의 변화를 감지하는 수용기(receptor), 둘

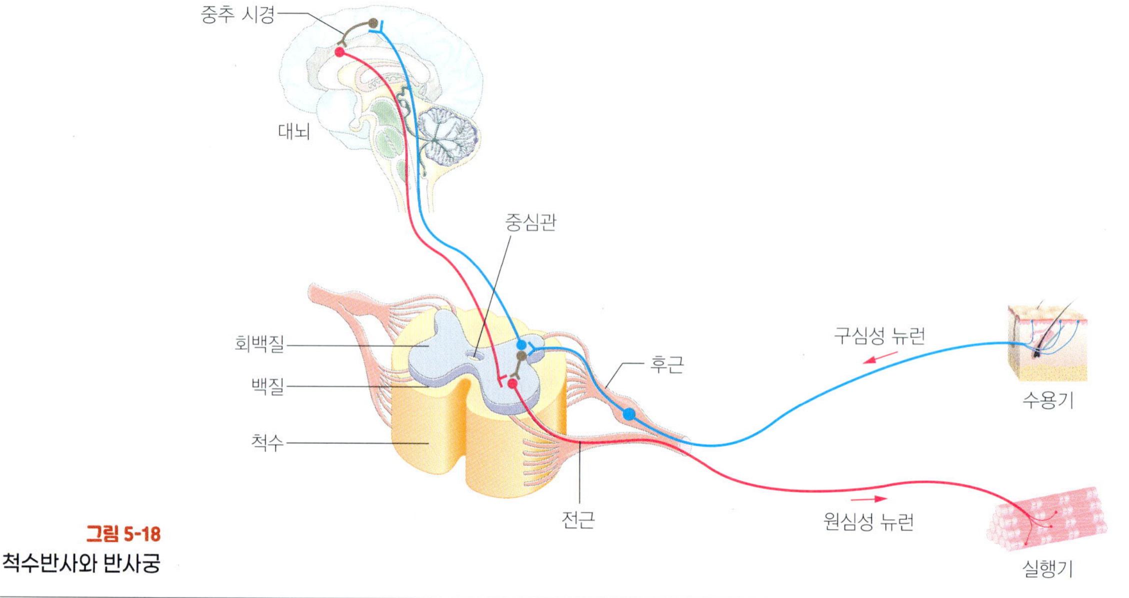

그림 5-18
척수반사와 반사궁

째는 수용기에서 감지된 흥분을 반사중추로 전달하는 척수의 후근, 즉 구심성 뉴런인 감각신경세포, 셋째는 척수와 뇌간의 회백질 내에 존재하는 감각신경세포와 운동신경세포가 연결되는 반사중추, 넷째는 반사중추에 통합·처리된 흥분을 실행기에 전달하는 척수의 전근, 즉 원심성 뉴런인 운동신경세포, 다섯째는 원심성 뉴런의 지배를 받아 반응을 나타내는 실행기(effector)로, 예를 들면 근육은 수축하고 샘(gland)은 분비물을 배출하는 기능을 실행한다(그림 5-18). 반사중추에는 기침, 구토, 재채기, 딸꾹질 등에 관여하는 연수, 동공반사를 하는 중뇌, 팔꿈치반사, 슬개건반사, 뜨겁거나 날카로운 것을 만질 때 손이 움츠러드는 회피반사에 관여하는 척수가 있다.

③ 척수반사

척수반사(spinal reflex)는 대뇌피질을 거치지 않고 반사궁을 거치는 반응으로 척수에 있는 반사중추에 의해 일어나는 반사를 의미한다. 어떤 수용기에 자극을 가했을 때 반사에 의해 실행기에서 반응이 일어날 때까지의 시간을 반사시간(reflex time)이라고 한다. 척수반사의 종류로는 골격근을 가볍게 쳤을 때 순간적으로 근육이 수축하여 과도하게 늘어나지 않게 하는 신전반사(stretch reflex), 골격근의 굴근(굴곡근, 굽힘근, flexor muscle)과 신근(신전근, 폄근, extensor muscle)이 상호 길항적으로 일어나는 교차신전반사(crossed extension relfex), 발바닥에 자극을 가하면 발가락이 구부러지는 굴곡반사(flexor reflex),

신체가 유해한 자극을 받았을 때 사지를 몸통 쪽으로 회피시키는 회피반사(withdrawal reflex) 등이 있다.

신전반사는 단일시냅스반사(monosynaptic reflex)로서 하나의 구심성 신경세포, 하나의 원심성 신경세포 사이에 하나의 시냅스를 가지는 가장 단순하고 빠른 반사이며, 신전반사의 예로는 무릎 밑의 슬개건을 두드리면 무릎이 튀어 오르는 슬개건반사(knee jerk reflex)가 있다(그림 5-19). 교차신전반사, 굴곡반사와 회피반사는 시냅스에 여러 개의 운동뉴런이 직렬로 배열된 반사인 다시냅스반사(polysynaptic reflex)이다. 회피반사의 예로는 발이 압정에 찔리면 감각뉴런이 척수로 신호를 보내고, 이 신호를 척수 내 연합뉴런을 통해 운동뉴런의 실행기인 근육으로 전달하여 굴근은 수축, 신근은 이완하여 압정에서 발을 뗀다. 즉 감각뉴런과 운동뉴런 사이에 여러 개의 시냅스가 존재하는 다시냅스반사이다(그림 5-19).

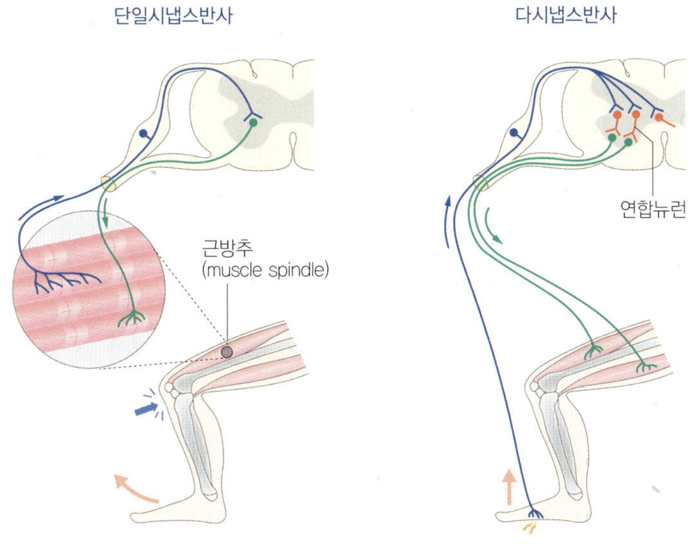

그림 5-19
단일시냅스반사와 다시냅스반사

2) 말초신경계

중추신경계는 외부로부터 오는 자극에 반응하여 정보를 분석하고 통합 처리된 결과에 따른 반응을 신체의 각 부분의 실행기로 전달한다. 이러한 조직적인 활동은 말초로부터의 자극을 중추신경계에 전달하고 중추신경계의 명령을 신체의 모든 실행기로 전달해 주는 신경계, 즉 말초신경계(peripheral nervous system, PNS)에 의해서 이루어진다. 말초신경계는 뇌신경과 척수신경 같은 체성 감각에 관여하는 체성신경계와 교감신경과 부교감신경 같은 생리적으로 항상성을 유지하는 데 관여하는 자율신경계로 구성되어 있다(그림 5-11).

(1) 체성신경계

체성신경계(somatic nervous system)는 운동이나 감각 등 체성감각에 관여하는 신경계이며, 형태학적으로 뇌에서 시작하는 말초신경은 뇌신경(cranial nerve), 척수에서 시작하는 말초신경은 척수신경(spinal nerve)이라고 부른다. 체성신경계는 뇌신경이나 척수신경의 수용기가 받은 자극을 감각신경을 통해 중추신경계로 보내고, 중추신경의 명령을 운동신경을 통해 실행기로 보내는 역할을 한다.

① 뇌신경

뇌신경(cranial nerve)은 뇌에서 직접 시작되는 말초신경이며 두개골을 빠져나와서 주로 얼굴에 분포되어 운동과 감각을 담당한다. 뇌신경은 좌우 12쌍이 있고 명칭은 뇌의 윗부분에서 나오는 순서에 따라 로마숫자를 붙이거나, 신경이 나타내는 특징에 따라 고유한 이름을 붙이기도 한다. 제1, 2, 8번 뇌신경은 감각신경, 제3, 11, 12번은 운동신경, 제4, 5, 6, 7, 9, 10번은 감각신경과 운동신경을 함께 가지고 있는 혼합신경이다. 특히, 제3, 7, 9, 10번 뇌신경은 부교감신경인 자율신경의 원심성 신경섬유를 포함하고 있다. 이들 중 안구나 코, 귀에 연결된 신경은 거의 감각신경이고 외안근을 지배하는 신경은 대부분이 운동신경이다(표 5-5).

표 5-5 뇌신경의 종류와 기능

번호	신경 이름	신경섬유	기능
I	후신경	구심성	후각
II	시신경	구심성	시각
III	동안신경	원심성(부교감신경)	안구운동, 동공 축소
IV	활차신경	혼합	감각 : 안구 근육의 고유 수용기로부터 정보 전달 운동 : 안구운동
V	삼차신경	혼합	감각 : 안면, 눈, 코, 이, 혀 등의 감각 고유 수용기로부터 정보 전달 운동 : 저작·연하 운동, 고막의 긴장
VI	외전신경	혼합	감각 : 안구 근육의 고유 수용기로부터 정보 전달 운동 : 안구운동

번호	신경 이름	신경섬유	기능
Ⅶ	안면신경	혼합(부교감신경)	감각 : 미각의 자극 및 안면근의 고유 수용기로부터 정보 전달 운동 : 안면 표현근의 수축, 눈물샘과 침샘의 조절
Ⅷ	내이신경	구심성	청각과 평형감각
Ⅸ	설인신경	혼합(부교감신경)	감각 : 미각 정보, 인두근과 혈관 내의 수용기로부터 정보 전달 운동 : 연하와 관련된 골격근과 침샘 분비 조절
Ⅹ	미주신경	혼합(부교감신경)	감각 : 장기, 근육, 분비샘의 감각, 많은 내장감각 수용기로부터 정보 전달 운동 : 장기, 근육, 분비샘 등의 많은 내장 기능의 조절
Ⅺ	부신경	원심성	입속 근육, 목과 어깨의 일부 근육운동
Ⅻ	설하신경	원심성	혀 근육운동

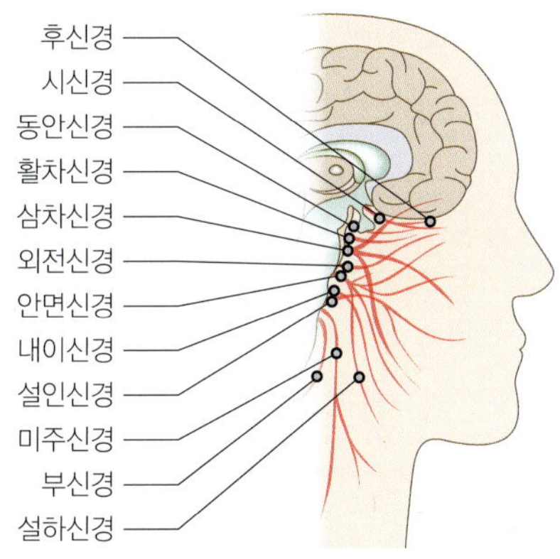

② 척수신경

척수신경(spinal nerve)은 척수의 양측으로 출입하면서 신체에 분포하여 각 부분의 운동을 지배하는 좌우 31쌍의 신경을 말한다. 척수신경은 신경이 빠져나가는 척추의 부위를 기준으로 이름을 붙이며, 경부신경 8쌍, 흉부신경 12쌍, 요부신경 5쌍, 천골신경 5쌍, 미골신경 1쌍으로 구성된다(그림 5-17). 척수신경의 분포는 규칙적이며 특히 피부의 감각신경 분포에는 분절이 뚜렷하다. 뇌신경은 감각, 운동 및 혼합신경으로 이루어져 있지만 척수신경은 모두 구심성 감각신경인 후근과 원심성 운동신경인 전근이 함께 있는 혼합신경이다. 이와 같이 전근이 운동신경, 후근이 감각신경으로 되어 있는 것을 벨-마장디 법칙(Bell-Magendie's law)이라고 한다.

(2) 자율신경계

말초신경계에는 대뇌의 지배를 받아 운동이나 감각을 맡는 체성신경계 이외에 생명 유지에 필요한 체내의 내장, 즉 소화관, 폐, 심장, 신장, 혈관, 분비샘 등의 항상성을 무의식적으로 조절하는 신경계인 자율신경계(autonomic nervous system)가 있다. 자율신경계는 수의적으로 조절이 불가능한 무의식 신경계로 그 중추는 간뇌의 시상하부이며 교감신경과 부교감신경으로 구성된다.

① 자율신경계의 특징과 신경 전달

자율신경계는 주로 뇌간과 시상하부에 의하여 조절된다. 뇌간에는 심혈관중추, 호흡중추, 연하작용, 기침, 구토, 배뇨 등에 관여하는 중추가 존재하고, 시상하부에는 체온, 음식물 섭취, 성행동 등을 조절하는 중추가 존재한다.

자율신경계는 체성신경계와 마찬가지로 반사궁을 기초로 하여 구성되어 있다. 내장감각 수용체에서 발생된 흥분파는 구심성 자율신경 경로를 따라 중추신경계로 전달되어 중추신경계의 여러 수준에서 통합된 후 원심성 경로를 통해 내장 실행기로 전달된다.

대부분의 내장에는 교감신경과 부교감신경이 함께 분포하고 있어서, 자율신경계에 의한 생리적 조절은 거의 대부분 교감신경계와 부교감신경계의 이중지배(double innervation)를 받고 있기 때문에 길항적인 작용(antagonistic innervation)을 보인다. 즉 한쪽 신경이 흥분을 촉진할 때 다른 쪽 신경은 반대로 억제함으로써 어떤 기관의 활동을 촉진하기도 하고 억제하기도 하여 신체의 항상성을 유지한다. 이와 같은 항진과 억제가 교대로 일어나는 관계를 상반신경지배(reciprocal innervation)라고 한다.

자율신경은 구심성 섬유가 없고 모두가 원심성 섬유이다. 따라서 체성신경계와는 달리 중추신경을 나온 다음에 표적기관인 장기에 이르는 도중에 한 번은 반드시 새 뉴런과 교대하는데, 이러한 교대 부위를 신경절(ganglion)이라고 하며 시냅스의 역할을 한다. 중추신경에서 신경절까지의 섬유를 절전섬유(preganglionic fiber)라고 하고 신경절에서 표적기관까지의 섬유를 절후섬유(postganglionic fiber)라고 한다(그림 5-20). 그러나 부교감신경 중 내장기관에 분포되어 있는 미주신경 등 일부 뇌신경과 천골신경은 신경절을 거치지 않고 중추신경계로부터 내장기관까지 절전섬유로 이어져 있다.

자율신경계의 길항적인 이중지배는 신경섬유의 말단에서 분비되는 신경전달물질이 서로 다르므로 내장기관에 미치는 효과가 달라지기 때문이다. 자율신경의 절전섬유와 절후

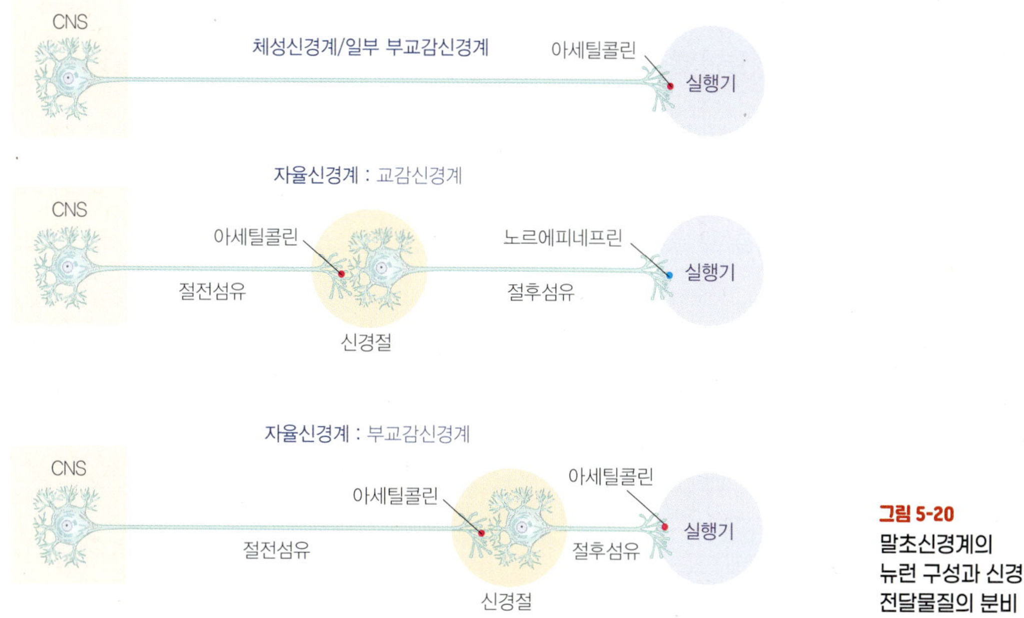

그림 5-20
말초신경계의 뉴런 구성과 신경 전달물질의 분비

섬유 사이, 절후섬유와 실행기 사이의 흥분 전달은 화학적으로 일어나며 대표적인 신경 전달물질로는 아세틸콜린과 노르에피네프린(노르아드레날린)이 있다. 교감신경의 절전섬유와 부교감신경의 절전·절후 섬유에서는 아세틸콜린을 분비하지만, 교감신경의 절후섬유에서는 노르에피네프린이 분비된다. 아세틸콜린을 분비하는 신경섬유를 가진 뉴런을 콜린동작성 뉴런(cholinergic neuron), 노르에피네프린을 분비하는 신경섬유를 가진 뉴런을 아드레날린동작성 뉴런(adrenergic neuron)이라고 한다.

② 교감신경

교감신경(sympathetic nerve)의 절전섬유은 흉수와 요수에서 시작되어 신경절을 거치면서 뉴런을 교체한 후에 장기와 피부, 땀샘 등에 분포한다. 교감신경절에서 많은 절전섬유가 한 개의 절후섬유에 수렴하거나 한 개의 절전섬유가 많은 절후섬유에 분기되기도 한다. 이는 하나의 신호가 많은 표적세포들에게 동시에 영향을 미칠 수 있음을 의미한다.

일반적으로 부교감신경보다 절전섬유의 길이가 짧으며, 주로 정신적으로 흥분, 긴장, 분노하거나 운동을 하면 항진하는 신경계이다. 교감신경의 활동이 항진되면 심박수와 박출량의 증가, 혈관 수축으로 인한 혈압 증가, 동공의 확대가 생기는 한편, 소화관의 근육 이완으로 인한 소화액 분비 감소 및 소화·흡수 억제, 비뇨생식계의 운동 및 분비 활동이 억제된다(그림 5-21, 표 5-6). 또한 글리코겐이나 지방 분해를 촉진하여 혈당과 유리지방산의 농도를 높여 많은 에너지를 조직에 공급하고 각성 상태에 있게 한다.

③ 부교감신경

부교감신경(parasympathetic nerve)은 뇌간과 천수에서 시작되지만 교감신경계처럼 독립된 체계를 만들지 않고 뇌척수신경(제 3, 7, 9, 10번)에 섞여 주행하며, 절전섬유가 매우

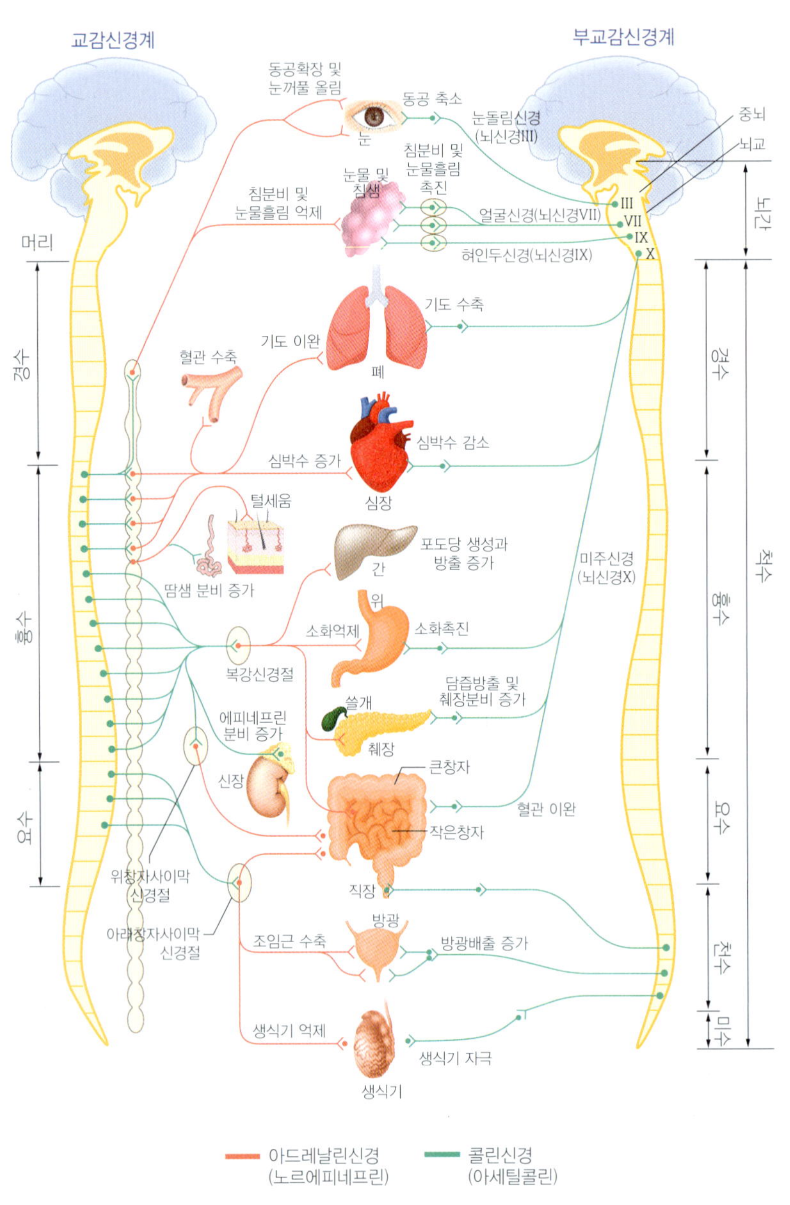

그림 5-21
교감신경과
부교감신경

길기 때문에 각 뇌신경이 가지고 있는 신경절 또는 지배 장기의 신경총 내에서 절후섬유와 시냅스를 형성하고 절후섬유는 짧다. 뇌간에서 시작하는 부교감신경계의 절전섬유는 제10번 뇌신경인 미주신경을 통해 경부, 흉부, 복부내장 등에 광범위하게 분포하여 장기의 촉진과 억제에 관여하며 이는 부교감신경의 75%를 차지한다. 천수에서 시작하는 절전섬유는 골반신경(pelvic nerve)을 통해 골반 내 장기에 분포한다.

부교감신경의 작용은 교감신경과 길항적인 작용을 하여 보통 안정 상태를 유지하며, 흥분이나 스트레스로부터 신체의 항상성을 유지하는 신경계이다. 따라서 정상적인 상태에서는 교감신경계보다는 부교감신경계가 더 많은 기능을 한다. 부교감신경의 활동이 항진되면 교감신경계와는 반대로 심장 기능 억제, 혈관 확장, 소화관운동과 소화액 및 타액 분비를 촉진한다. 또한 모양체근과 동공의 축소, 생식기의 발기 촉진, 내항문괄약근과 방광괄약근을 이완시켜 배변을 촉진시킨다(그림 5-21, 표 5-6).

표 5-6 실행기 기관에 자율신경계의 자극이 미치는 효과

실행기 기관		교감신경계 효과	부교감신경계 효과
눈	홍채(홍채근)	동공 확장	동공 수축
	모양체근	수정체 이완	수정체 수축
샘	눈물	-	분비 촉진
	땀	분비 촉진	-
	타액	분비 감소	분비 증가
	위	-	분비 촉진
	장	-	분비 촉진
	부신수질	호르몬 분비 촉진	-
심장	박동 수	증가	감소
	수축력	증가	감소
	전도계	속도 증가	속도 감소
혈관		수축(거의 모든 기관)	이완(일부 기관 : 음경 등)
폐	세기관지	확장	수축
	점액샘	분비 억제	분비 촉진
위장관	운동성	억제	촉진
	괄약근	폐쇄 촉진	폐쇄 억제
간		글리코겐 분해 촉진, 당신생 촉진	-

실행기 기관		교감신경계 효과	부교감신경계 효과
지방세포		지방 분해 촉진	-
신장		레닌 분비 촉진	-
췌장		외분비샘 분비 억제	외분비샘 분비 촉진
비장		수축	-
방광	방광벽	이완	수축
	괄약근	수축	이완
자궁		임신 시 수축, 비임신기 시 이완	-
음경		사정	발기(혈관 확장에 기인)

단원정리

- 뉴런 또는 신경원(神經元)은 신경계를 구성하는 구조적이고 기능적인 최소 단위로, 흥분성과 전도성을 가진 신경세포를 말한다.
- 뉴런을 형태적 단위로 구분하면 세포체, 수상돌기, 축삭돌기와 축삭말단으로 구성된다.
- 뉴런은 신경자극의 전달 방향에 따라서 구심성 뉴런(afferent neuron), 원심성 뉴런(efferent neuron), 연합뉴런(interneuron)으로 분류된다.
- 신경교세포는 신경조직의 특수화된 지지세포로 중추신경 내에서는 그 모양과 기능에 따라 별아교세포, 희소돌기아교세포, 미세아교세포, 뇌실막세포로 분류되며 말초신경 내에서는 슈반세포와 위성세포로 분류된다.
- 시냅스는 하나의 뉴런과 그 다음 뉴런 사이의 특수화된 기능적 연결 부위이며, 중추신경계에서 활동전위가 축삭말단에 도달하면 이를 통해 다른 세포를 자극하거나 억제한다.
- 신경계는 전신에 분포된 뉴런으로구성되며, 역치 이상의 자극을 받게 되면 흥분이 발생되어 전압의 변화가 일어나며, 이를 다른 뉴런으로 전달함으로써 각 조직과 기관의 항상성을 유지한다.
- 신경계는 중추신경계와 말초신경계로 구성되어 있다. 중추신경계는 뇌와 척수로 구성되며 말초신경계는 체성신경계와 자율신경계로 구성되어 있다.
- 중추신경계는 뇌와 척수로 구성되며 반사와 통합 기능을 통해 정보를 처리하고 전신 활동을 직접 조절한다.
- 뇌는 전뇌, 소뇌, 뇌간으로 구성되어 있고 아래쪽으로 척수가 연결되어 있다. 전뇌는 대뇌와 간뇌, 뇌간은 중뇌, 뇌교, 연수로 구성되어 있다.
- 척수는 연수에 이어져 있는 중추신경으로 척추관 내부에 들어 있으며, 뇌와 말초신경, 즉 피부, 관절, 근육 간의 정보를 상호 전달해 주는 주요 통로이다. 경수, 흉수, 요수, 천수 및 미수의 다섯 부분으로 구분한다.
- 말초신경계는 체성신경계와 자율신경계로 구성된다. 말초신경계는 말초로부터의 자극을 중추신경계에 전달하고 중추신경계의 명령을 신체의 모든 실행기로 전달해 주는 신경계이다.
- 말초신경계 중 하나인 체성신경계는 운동이나 감각 등 체성감각에 관여하는 신경계로 12쌍의 뇌신경과 31쌍의 척수신경이 있다.
- 말초신경계 중 하나인 자율신경계는 교감신경과 부교감신경으로 구성되어 있으며, 무의식적으로 체내의 내장기관, 즉 소화관, 폐, 심장, 신장, 혈관, 분비샘 등의 항상성을 길항적으로 조절한다.

단원평가

1 뉴런을 형태적 단위로 구분하고 그 기능을 설명하시오.

2 신경활동의 전도 방향을 기술하고 그를 위해 사용되는 반사궁의 5요소를 설명하시오.

3 중추신경 내에 있는 신경교세포(neuroglia)를 구성하는 4가지 세포의 특징과 기능을 설명하시오.

4 시냅스전 뉴런에 도달한 활동전위가 시냅스후 뉴런에 활동전위를 전달하는 과정을 아세틸콜린이라는 신경전달물질을 가지고 설명하시오.

5 신경계의 흥분성 시냅스와 억제성 시냅스의 기능과 각각의 신경전달물질을 설명하시오.

6 안정막전위에서 활동전위를 생성해서 다시 안정막전위로 가는 기전을 설명하시오.

7 중추신경계를 전뇌, 소뇌, 뇌간으로 구분하고 각각을 구성하는 부분들의 주요 기능을 설명하시오.

8 중추신경계를 구성하는 척수의 구조와 특징에 대해서 설명하시오.

9 말초신경계 중 체성신경계를 척수신경과 뇌신경으로 구분하고 특징과 기능을 설명하시오.

10 자율신경계(교감신경계와 부교감신경계)를 조절하는 신경전달물질을 쓰고 두 자율신경계의 자극이 실행기 기관을 어떻게 조절하는지 설명하시오.

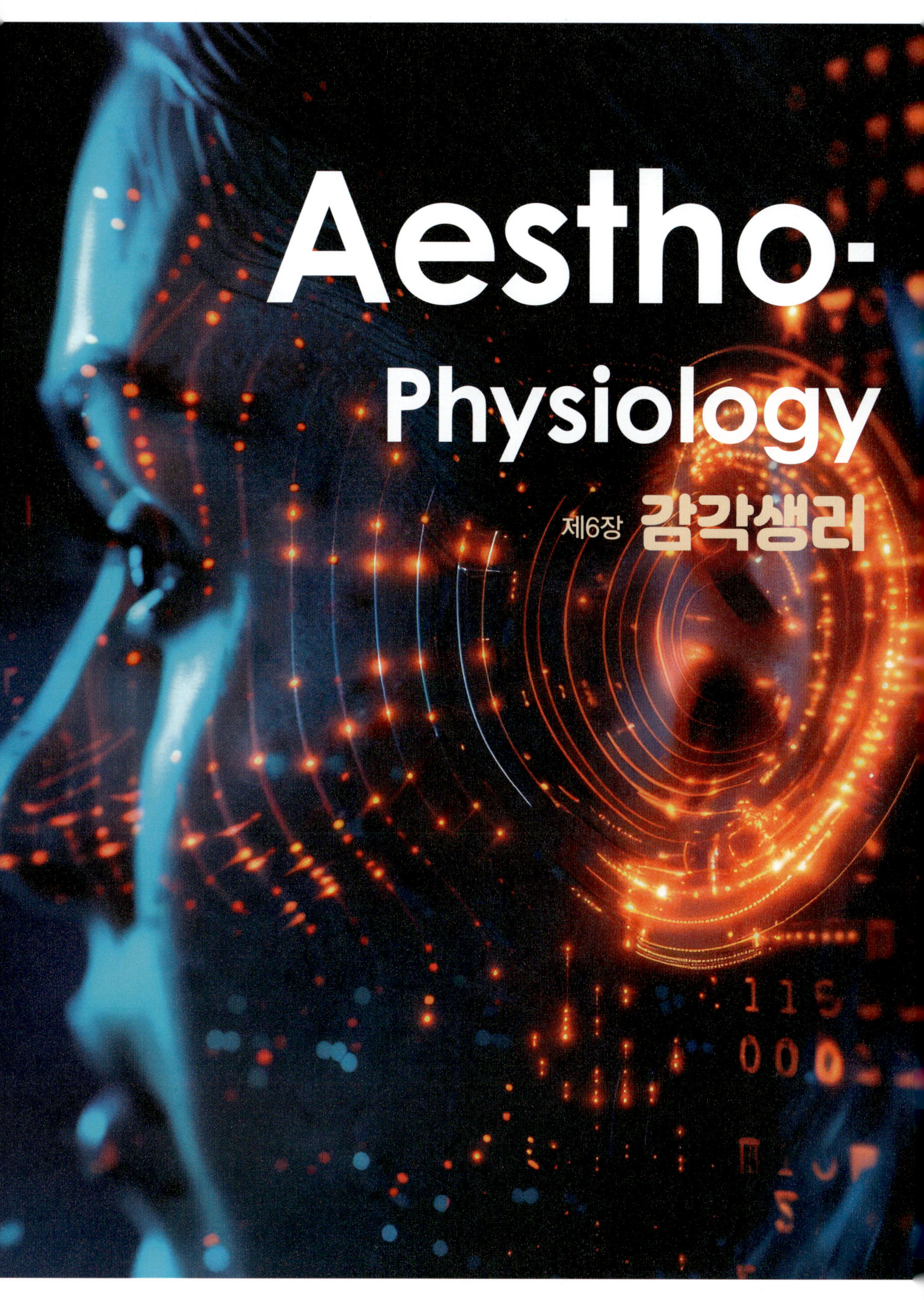
Aestho-
Physiology
제6장 감각생리

제6장 감각생리

학습목적 인체의 내·외부에서 발생되는 자극을 받아들이고 이를 중추에 전달하여 지각하는 기전을 설명하고 감각에 의한 인체의 각종 기관의 작용 기전을 관능검사에 응용할 수 있다.

학습목표

1. 감각기의 일반적인 성질

감각의 분류와 감각기 | 수용기 전압의 생성 과정 | 기계적 감각의 정의와 종류 | 감각의 순응현상 | 자극의 크기와 감각의 크기 비교

2. 특수감각

1) 시각

눈의 구조 | 색 감각과 명암 감각의 기전 | 시신경의 흥분전도로 | 암순응 | 시각 및 시력

2) 청각과 평형감각

귀의 구조 | 청각 전달 경로 | 가청범위 | 소리의 전도로 | 평형감각의 수용기와 전달 경로

3) 미각과 후각

미각 수용기와 흥분전도로 | 미각 식별의 기전 | 후각 수용기와 흥분전도로 | 냄새맡기 과정 | 후각의 순응

3. 일반감각

온도감각 수용기의 자극에 대한 반응 | 통각 수용기와 전달 경로 | 통각의 종류와 진통 효과 | 가려움의 자극전달

우리 인체는 흔히 오감(五感)이라는 감각기관을 통해 정보를 받아들인다. 감각기관의 종류에 따라 그 형태의 차이는 있지만 감각기관의 신경세포 자유신경말단(수상돌기)에는 정보를 받아들이는 수용기가 있고, 받아들인 정보는 신경계에 의해 뇌에 전달되어 비로소 그 정보를 인지하게 된다. 따라서 감각기관의 생리와 신경생리는 매우 밀접한 관계를 지닌다.

1. 감각기의 일반적인 성질

감각기란 외부의 물리적 또는 화학적 자극을 받아들이는 인체의 기관을 말한다. 감각은 크게 눈, 코, 귀와 같은 특수한 감각기를 통해 감지하는 특수감각과 피부, 내장, 근육 및 관절 등을 통해 감지하는 일반감각으로 분류되며, 일반감각은 다시 체성감각과 내장감각으로 분류된다(그림 6-1). 감각수용기의 종류에 따라 빛, 소리, 온도, 촉각 등의 외부 자극을 감지하는 외계감각수용기와 내부의 자극을 감지하는 내계감각수용기, 그리고 신체의 위치나 움직임을 감지하는 고유감각기로 분류되기도 한다.

감각을 받아들이는 수용기(receptor)가 자극을 받으면, 이 자극은 전기적 충격(impulse, 수용기 전압)으로 전환되어 각각의 신경회로를 통해 척수나 뇌로 전달된다. 이때 전기적 충격이 대뇌피질의 각각의 감각 영역에 도달한 후 연합 영역에서 통합되어야만 비로소 감각으로 느끼게 된다('제5장 신경생리' 참고).

1) 적합자극(적당자극)

한 감각기는 각각의 특정 감각만을 감지할 수 있는 특수성을 가진다. 즉 눈은 빛이라는 물리적 자극만을 받아들이며, 귀는 소리(음파)라는 물리적 자극만을 받아들인다. 이와 같이 각각의 감각기관 내 감각수용기가 민감하게 반응하는 특정한 자극을 적합자극(adequate stimulus)이라 한다.

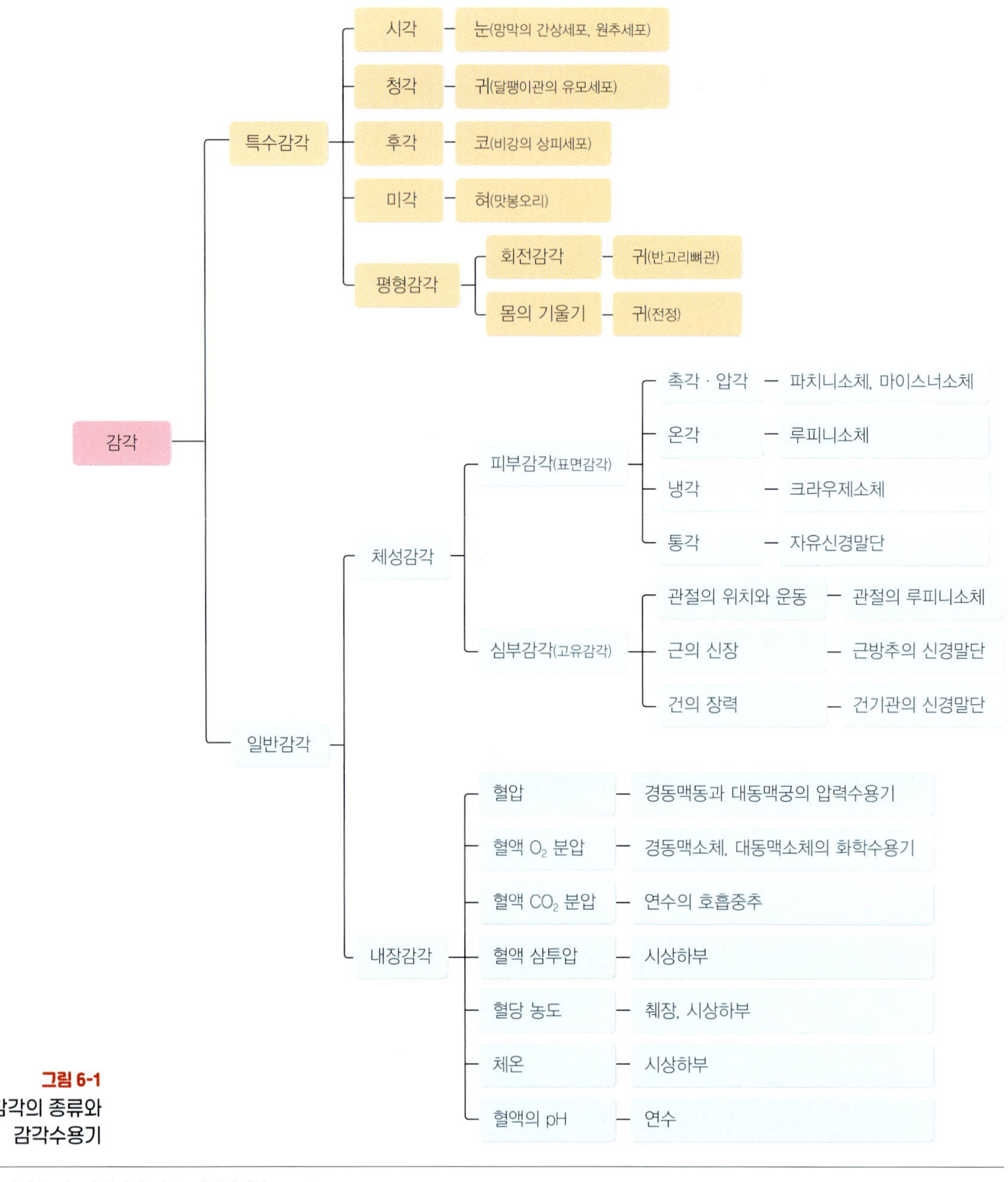

그림 6-1
감각의 종류와 감각수용기

자료 : 이연숙 외, 이해하기 쉬운 인체생리학, p.262, 2017

light reading

기계적 수용기(mechanoreceptor)

온도에 반응하는 온도 수용기, 빛에 반응하는 광수용기 및 물리적인 힘에 반응하는 기계적 수용기 등처럼 자극의 형태에 따라 감각수용기를 구분하기도 한다.

피부에서의 촉각이나 청각은 기계적 자극에 의해 정보가 발생하는데, 청각은 내이 속 유모세포의 흔들림에 의해 정보가 발생되어 전달되기 때문이다.

2) 역치와 실무율

적합자극의 형태라 할지라도 그 세기가 너무 작아 어느 크기에 이르지 못하면 세포막의 활동전위가 발생하지 않아 신경의 흥분이 일어나지 않으므로, 그 자극은 감지될 수 없다. 이와 같이 감각기가 반응할 수 있는 최소한의 자극의 크기를 역치(문턱, threshold)라 하며, 자극의 역치가 낮은 감각일수록 쉽게 흥분하므로 민감한 감각이다.

한편, 역치보다 강한 자극이 주어져도 세포막에서 이미 발생한 활동전위의 크기는 증가하지 않는다. 다시 말해 역치 이하의 자극에서는 반응하지 않으며, 그 이상의 자극 크기에 대한 반응은 동일한데, 이를 실무율(all or none law)이라 한다.

3) 순응

순응(adaptation)이란 감각수용기에 동일한 크기의 자극이 지속되면, 수용기의 활동전위가 감소하여 자극을 느끼지 못하게 되는 현상을 일컫는다. 시각, 후각, 촉각은 순응이 비교적 빨라 더 큰 새로운 자극이 주어지지 않으면 이미 있던 자극에 대한 감각이 무뎌진다. 그러나 위치감각이나 통각은 위해요인으로부터 신체를 보호하기 위해 순응이 거의 일어나지 않는다.

4) 베버의 법칙

인체는 약한 자극 상태에서는 자극이 조금만 변해도 그 변화됨을 인식하지만, 강한 자극 상태에서 자극의 차이를 인식하기 위해서는 더 큰 자극의 변화가 주어져야만 한다. 예를 들면 우리는 조용한 장소에서는 속삭이는 목소리로도 대화가 가능하지만, 소음이 심한 장소에서는 큰 소리로 대화하게 된다.

생리학자 베버(E.H. Weber)는 자극의 감지는 상대적이어서 두 자극의 크기 차이가 일정 비율 이상에서만 반응한다는 것을 발견하였으며, 이를 베버의 법칙이라 한다.

베버상수는 첫 번째 자극의 크기에 대한 두 자극 크기 간의 변화량의 비율로 나타내며, 베버상수가 작다는 것은 자극의 작은 변화도 감지하는 것이어서 예민한 감각기관임을 뜻한다. 감각기관별 베버상수는 차이를 보이는데, 후각의 베버상수는 1/200, 시각 1/120~1/100, 청각 1/7, 미각 1/6로 후각이 가장 민감한 감각기관이다.

$$\text{베버상수(K)} = \frac{(R_2 - R_1)}{R_1} = \frac{\Delta R}{R_1}$$

R_1 : 첫 번째 자극의 크기, R_2 : 두 번째 자극의 크기, ΔR : 식별 가능한 자극의 세기

5) 반사

반사(reflex)란 감각신경에 외부 자극이 가해지면, 구심성인 감각신경세포의 흥분이 대뇌에 전달되기 전에 척수에서 원심성인 운동신경세포에 전달되어 골격근이 수축 또는 이완하는 현상을 말하며, 이 반응의 신경 경로를 반사궁(reflex arc)이라 한다.

반사는 인체가 가지고 있는 기본적인 방어 시스템 중 하나이므로 무의식중에 일어난다. 반사의 종류에는 촉각신경에 의한 피부반사, 근방추에 의한 심부반사 및 자율신경에 의한 장기반사가 있다.

2. 특수감각

특수감각은 일반감각과 달리 특별한 감각수용기를 통해서만 인지되는 감각으로, 시각은 눈, 청각과 평형감각은 귀, 미각은 혀, 후각은 코를 통해서만 인지된다. 즉 귀는 냄새나 맛, 또는 색과 형태를 인지할 수 없으며, 청각과 평형감각만을 담당한다.

1) 시각

물체에서 반사된 빛이 안구의 동공을 통해 망막(retina)에 상으로 맺히면 망막의 시신경이 자극되고, 다시 전기적 충격으로 변환되어 대뇌의 시각 담당 영역으로 전달됨으로써 비로소 물체의 형태와 색을 인식하게 된다.

인체는 물체의 다양한 색을 인식할 수 있는데, 그 이유는 눈이 태양광선 중에서 여러 가지 색의 빛이 혼합된 가시광선만을 감지하기 때문이다.

(1) 눈의 구조

눈은 안구를 둘러싸고 있는 안와와 안구로 이루어져 있으며, 안구는 다시 3층의 막과 빛의 굴절에 관여하는 내부구조로 이루어져 있다.

안와는 안구를 보호하는 부분으로, 누선(눈물샘), 혈관, 신경, 6개의 근육 및 안검(눈꺼풀) 등으로 구성되어 있다. 누선에서 분비되는 눈물은 각막을 촉촉하게 유지해 주고, 이물질을 씻어 주며, 살균 기능이 있어 눈을 보호하여 준다. 안구를 둘러싸고 있는 외안근은 눈을 전후좌우로 자유롭게 움직일 수 있도록 하여 준다. 또한 양쪽 눈이 같은 정도로 움직일 수 있도록 세밀하게 조절하여 주는데, 이 조절작용의 균형이 깨지면 사시가 나타난다. 안와의 가장 바깥쪽에 위치한 안검은 외부의 이물질로부터 안구를 보호하고 빛을 차단해 준다.

안구는 직경 2.5 cm인 구 모양의 시각감각기이다. 안구의 벽은 외막층의 공막(sclera), 중막층의 맥락막(choroid), 내막층의 망막의 3개 층과 수정체, 안방수(눈방수), 유리체액 등으로 구성되어 있다.

〈그림 6-2〉와 〈표 6-1〉에는 안구의 구조와 기능을 정리하였다.

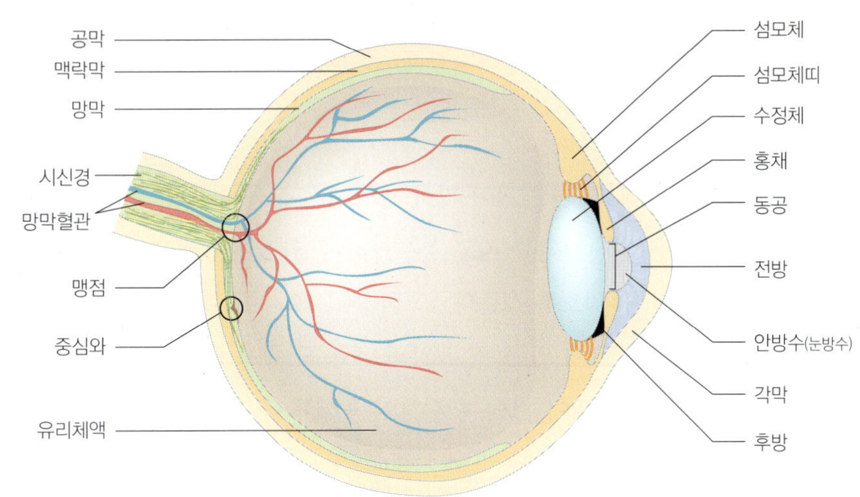

그림 6-2
눈의 구조

① 외막층

공막은 안구의 가장 바깥 부분을 둘러싸고 있는 단단한 막으로 안구를 지지하고 보호해 주는 역할을 한다. 공막의 앞쪽은 빛이 통과하는 투명한 각막(cornea)으로 이어지며, 이 각막을 보호하기 위해 결막이 둘러싸고 있다. 결막은 혈관이 없는 얇은 점막이다.

표 6-1 안구의 구조와 기능

구조		위치	기능
외막층	공막	안구의 바깥층	안구의 지지와 보호
	각막	안구의 앞 표면	빛의 굴절
	결막	각막의 앞쪽을 둘러싸는 막	각막 보호
중막층	맥락막	안구의 중간층	암실 역할(산재한 빛의 흡수)
	섬모체	맥락막의 앞부분	수정체의 지지와 두께 조절
	섬모체띠	섬모체와 수정체 사이	섬모체와 함께 수정체의 두께 조절
	홍채	섬모체와 연속된 안구의 앞부분	동공의 크기를 조절하여 들어가는 빛의 양 조절
	동공	홍채의 가운데 구멍	안구 내로 빛을 통과시킴
내막층	망막	안구의 내층	상이 맺히는 곳, 신경자극 전달 간상세포와 원추세포 존재
수정체		홍채 뒤쪽	렌즈 역할, 물체와의 거리에 따라 빛의 굴절 조절
안방수		각막과 홍채, 홍채와 수정체 사이	각막과 홍채의 형태 유지
유리체액		수정체와 망막 사이	안구의 형태 조절, 빛의 굴절

자료 : 이연숙 외, 이해하기 쉬운 인체생리학, 파워북, p.266, 2017 재편집

② 중막층

- 맥락막 : 맥락막(choroid)에는 혈관이 많아 망막에 충분한 영양을 공급해 준다. 또한 멜라닌색소가 많아 진한 갈색을 띠고 불투명하여, 암실처럼 빛을 차단하여 주므로 망막에 상이 정착할 수 있도록 해준다.
- 섬모체 : 맥락막 앞쪽 끝에 있는 링 모양의 작은 근육인 섬모체근은 수축과 이완하면서 섬모체근에 연결되어 있는 수정체의 두께를 조절하여 준다. 섬모체(ciliary body)와 수정체 사이의 섬모체띠(ciliary zonule) 역시 수정체의 두께를 조절해 준다.
- 홍채 : 수정체 앞부분에 위치하는 홍채(iris)는 홍채 중앙에 있는 작은 구멍인 동공의 크기를 조절하여 수정체를 통해 안구로 들어가는 빛의 양을 조절해 준다. 사진기의

조리개와 같은 역할을 하며, 눈동자의 색을 결정한다.

③ 내막층

• 망막 : 망막은 시신경세포가 모여 있는 안구의 중요 부위이다. 망막에는 어두운 곳에서 물체의 형태만을 구별하는 간상세포(막대세포, rods)와 밝은 곳에서 물체의 형태와 색을 모두 구별하는 원추세포(원뿔세포, cones)가 있다(그림 6-3). 따라서 원추세포에 문제가 있을 때에는 색맹이 되고, 간상세포에 문제가 있을 때는 야맹증이 나타난다.

망막 위 오목한 형태의 황색을 띠고 있는 황반(macular)은 원추세포가 밀집되어 있어 상을 가장 선명하게 감지하는 부분으로 그 중심부를 중심와(central fovea)라 한다. 한편, 시신경이 지나가는 부위에는 간상세포나 원추세포가 없어 이곳에 상이 맺히면 이를 감지할 수 없으므로, 이 부위를 맹점(blind spot)이라 한다.

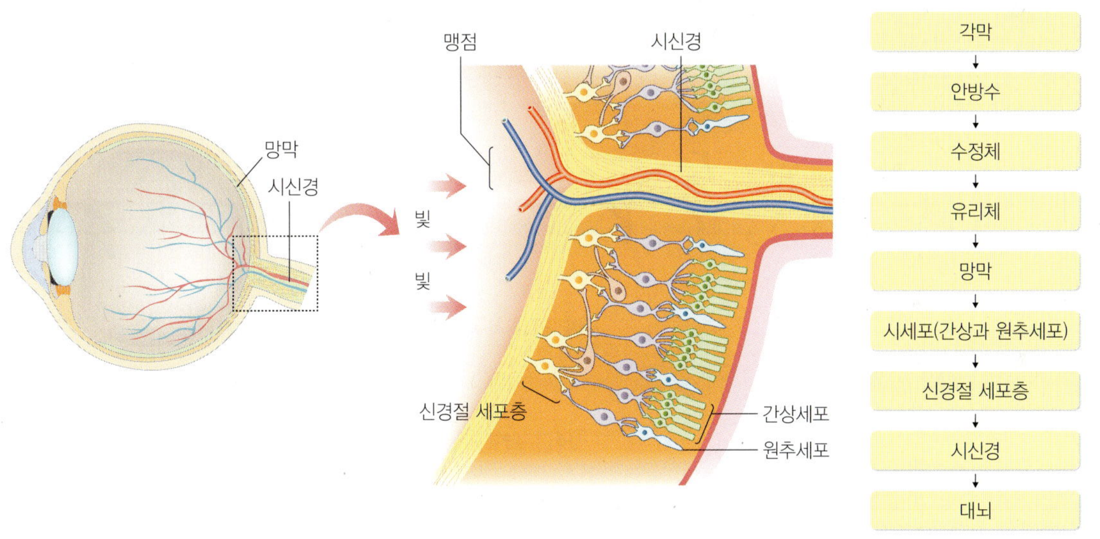

그림 6-3 망막(시세포와 시신경)의 구조와 시각 경로

④ 수정체

수정체(lens)는 홍채 바로 뒤에 있으며, 탄력성이 있고 투명한 볼록렌즈 모양을 한 조직이다. 사진기의 렌즈와 같이 빛을 굴절시킴으로써 초점을 맞추어 망막에 상이 정확히 맺히도록 하여 준다.

light reading

황반변성

물체를 가장 선명하게 인식할 수 있는 황반도 나이가 들어감에 따라 변성이 되면 상이 흐릿해지고 맹점이 생기게 되어, 직선은 구불구불해 보이고 사물은 실제 크기와 다르게 보이며, 색도 흐릿하게 보이게 된다.

황반변성(macular degeneration)의 원인은 노화, 유전, 햇빛의 노출, 흡연 및 고혈압 등으로 다양하며, 이로 인해 황반조직에 지방갈색소(lipofuscin)나 결정체 형성, 신생혈관 형성으로 인해 발생한다. 비타민 E, 비타민 C, 아연 등의 항산화 영양소의 섭취가 예방 효과가 있음이 보고되었으며, 특히 황반에 풍부한 카로티노이드인 루테인과 지아잔틴은 지방갈색소 형성을 막아 주는 항산화작용 이외에 시각 기능을 개선하는 일석이조의 효과를 지닌 성분으로 주목받고 있다. 일반인은 물론, 특히 옥외활동을 많이 하는 직업을 가진 사람들에게는 자외선을 차단하는 선글라스를 반드시 착용할 것을 권장한다.

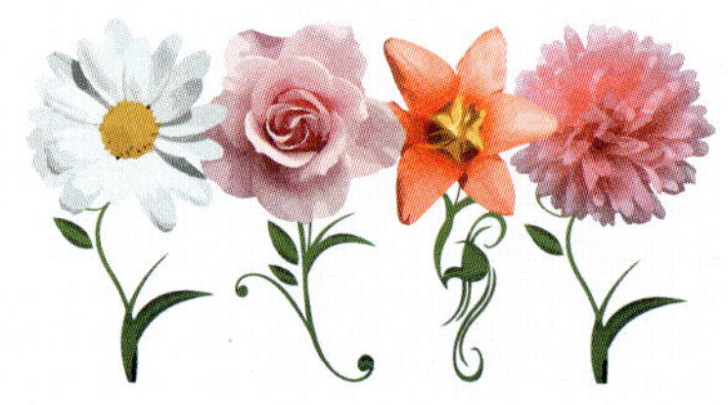
정상의 경우

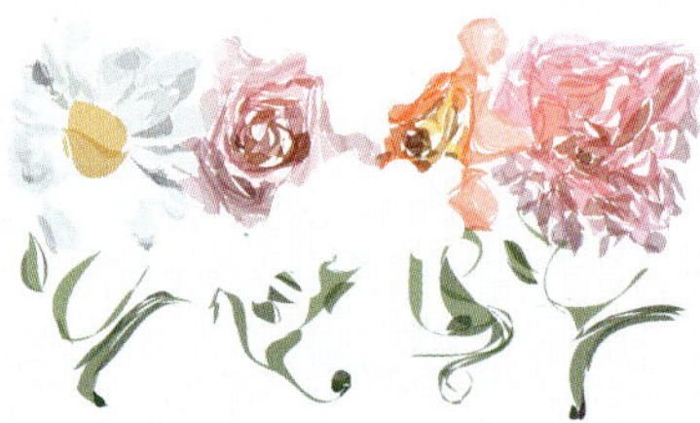
황반변성의 경우

황반변성 시 시각의 변화

백내장과 녹내장

정상의 수정체는 투명하여 빛을 굴절시키면서 잘 통과시키지만, 수정체 내의 투명한(crystalline) 단백질이 산화되어 탁해지면 빛이 잘 통과하지 못하므로 선명한 상을 맺기 힘들어진다. 이를 백내장(cataract)이라 한다. 백내장의 원인 중 가장 잘 알려진 것은 노화이며, 당뇨병의 합병증으로도 발생한다.

다양한 원인으로 안방수가 빠져나가지 못하면 안구 내 압력이 정상보다 높아지게 된다. 안압의 증가로 망막의 시신경이 압박되어 손상되면 시야가 좁아지고, 심할 때는 실명까지 되는데 이를 녹내장(glaucoma)이라 한다. 그러나 고도근시인 경우, 눈의 구조 변화로 시신경이 손상되면 정상 안압이어도 발생한다. 최근 휴대폰을 많이 사용하는 젊은 층에서 발병률이 증가하고 있다.

⑤ 안방수(눈방수)

수정체의 앞쪽 공간을 안방(눈방)이라 하는데 이 공간, 즉 각막과 홍채 사이 그리고 홍채와 수정체 사이를 채우고 있는 액체를 안방수(눈방수, aqueous humor)라 한다. 안방수는 섬모체에서 생산되며, 홍채와 각막 사이의 작은 관을 통해 배출되면서 매일 교체된다.

⑥ 유리체액

유리체액(초자체액, vitreous humor)은 수정체와 망막 사이의 안쪽 공간을 채우고 있는 무색 투명하고 점성이 있는 반유동성의 조직으로 안구의 용적과 무게의 2/3를 차지한다. 안구의 형태와 안구 내의 압력을 일정하게 유지하는 역할을 한다.

(2) 시각생리

① 시각의 전달 경로

외부 물체에서 반사되어 안구에 도달한 빛은 각막, 안방수, 수정체, 유리체를 차례로 통과하면서 각각의 굴절률에 따라 굴절되어 망막에 상을 맺는다.

망막에 도달한 빛은 망막의 간상세포와 원추세포로 이루어진 시세포층을 자극하고, 이 자극은 전기적 흥분으로 변하여 순차적으로 신경절 세포층(ganglionic cell layer)과 시신경을 거쳐(그림 6-3) 대뇌의 후두엽 피질 중 시각 담당 영역에 전달된다.

② 눈(수정체)의 조절작용

물체에서 반사되어 안구에 들어온 평행광선은 수정체에서 굴절이 조절되어 망막에 상을 맺게 된다. 따라서 물체와 눈 사이의 거리가 변하게 되면 수정체의 모양이 변하여 굴절률을 변화시켜 깨끗한 상이 맺히도록 조절된다. 이를 눈(수정체)의 조절작용이라 한다.

가까운 곳의 물체를 볼 때에는 섬모체근이 수축하여 섬모체띠가 이완되면 수정체는 자체의 탄력에 의하여 두꺼워지므로 굴절률이 커지게 된다. 반대로 먼 곳의 물체를 볼 때에는 섬모체근이 이완되어 섬모체띠가 수축하면, 수정체가 얇아지면서 굴절률은 작아지게 된다(그림 6-4).

노화가 진행되면 수정체 자체의 탄력성이 감소하므로 섬모체근이 수축되어도 수정체가 두꺼워지지 않아 가까운 곳의 물체를 보기 힘들어지는데, 이를 노안(presbyopia)이라 한다. 따라서 가까운 곳의 물체를 볼 때에는 볼록렌즈를 사용하여 교정하여야 한다.

가까운 곳을 볼 때

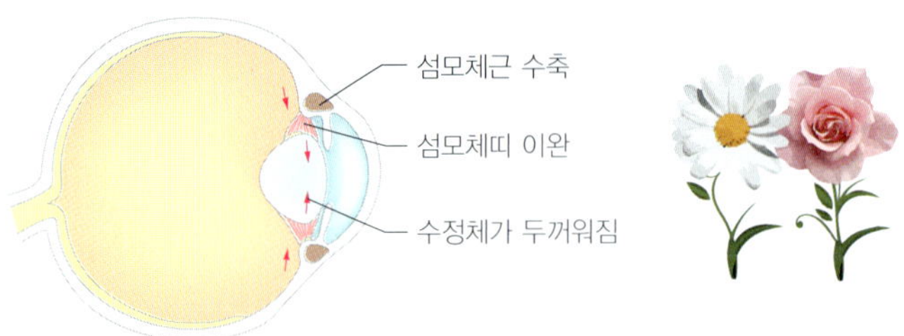

먼 곳을 볼 때

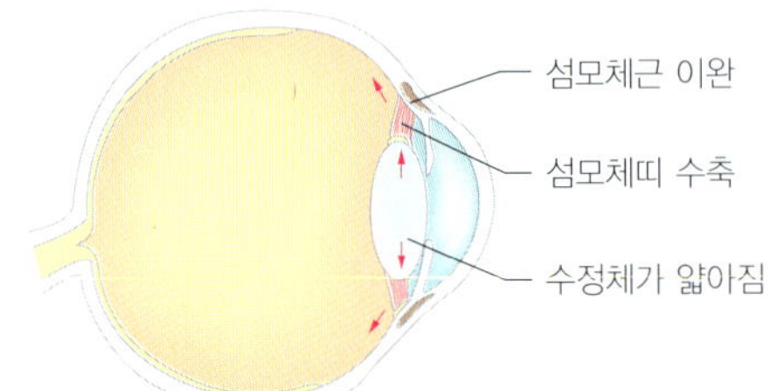

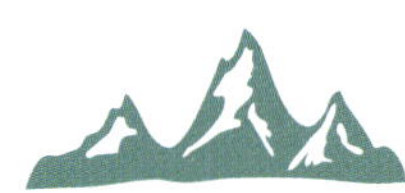

그림 6-4
수정체의 조절작용

③ 굴절 이상

정상인 눈은 5~6 m 앞의 물체를 교정기구의 도움 없이 선명하게 볼 수 있으며 이를 정시안이라고 한다. 인체는 망막에 선명한 상을 맺을 수 있도록 수정체의 굴절력을 조절한다. 조절 능력에 이상이 있는 눈을 부정시라고 하며 근시, 원시, 난시 등이 있다.

- 근시 : 안구의 모양이 변하여 안구 축의 길이가 길어지거나, 수정체가 너무 볼록해져서 굴절률이 커지면 물체의 상이 망막보다 앞에 맺히게 된다. 이 경우 가까운 곳의 물체는 잘 보이나 먼 곳에 있는 물체를 제대로 식별하기 어렵다. 이를 근시라 하며, 굴절률을 감소시켜 빛을 발산하는 오목렌즈로 교정하여 준다(그림 6-5 B).
- 원시 : 근시와 반대로 안구 축의 길이가 짧아지거나 수정체의 수축이 제대로 일어나지 않아 빛의 굴절이 이루어지지 않은 경우 물체의 상이 망막보다 뒤에 맺히게 된다. 이 경우 가까운 곳에 있는 물체를 제대로 식별하기 힘들며, 이를 원시라 한다. 빛의 굴절률을 증가시켜 주는 볼록렌즈로 교정하여 준다(그림 6-5 C).

  인간은 출생 시에는 약한 원시의 시력을 가지나 6세경이 되면 정시안이 되며, 노년에도 원시가 나타난다.
- 난시 : 각막이나 수정체의 표면 또는 모양이 변하여 빛의 굴절 이상이 일어나 망막에 1개 이상의 초점이 맺히게 되어 또렷한 상을 볼 수 없는 경우이다. 난시는 선명한

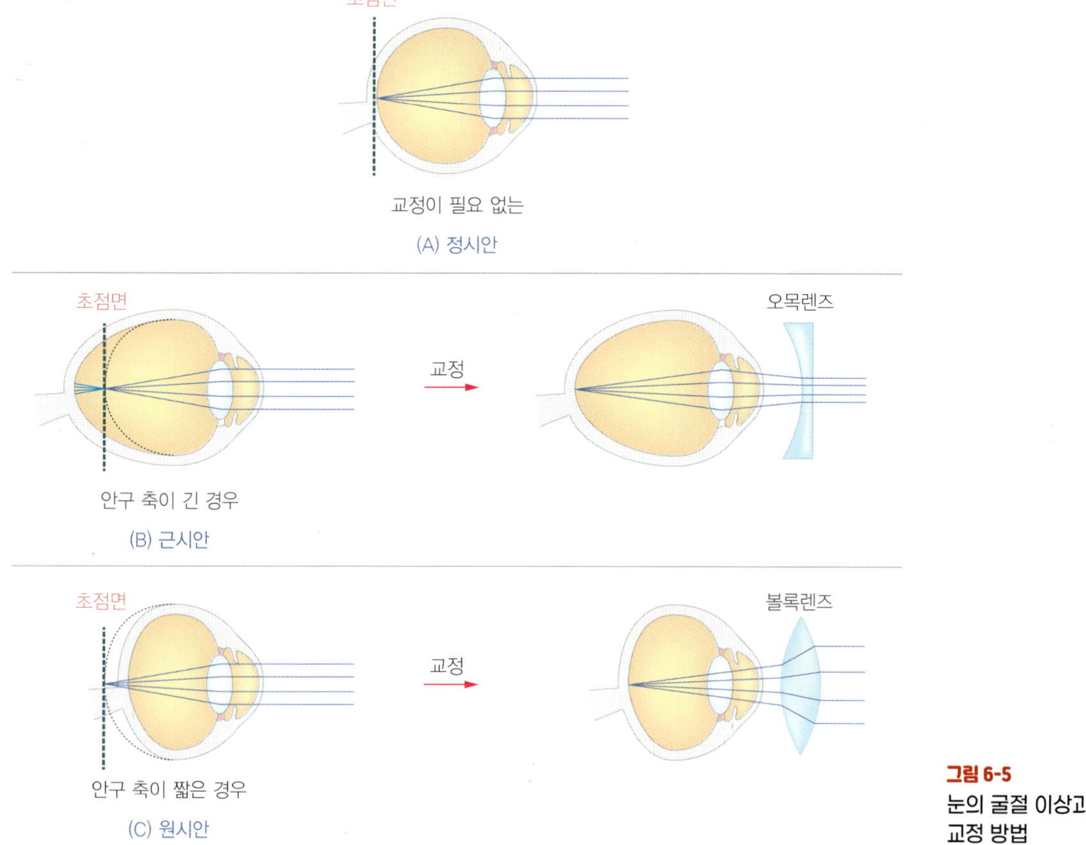

그림 6-5 눈의 굴절 이상과 교정 방법

선과 흐릿한 선이 서로 직각을 이루는 정난시와 직각이 아닌 부정난시로 구분된다. 정난시는 원주렌즈로 교정하며, 주로 각막에 외상이나 염증 등으로 인해 굴절면이 울퉁불퉁해져 나타나는 부정난시는 교정이 쉽지 않다. 최근에는 라식, 라섹 등의 굴절 교정 수술로 교정하기도 한다.

④ 암순응과 명순응

- 암순응 : 망막의 간상세포에서는 비타민 A의 알데하이드 형태인 레티날(레티넨, retinal)과 옵신(opsin)이라는 단백질이 결합하여 감광색소인 로돕신(시홍, rhodopsin)을 형성하여 물체의 형태를 구별하게 해준다. 로돕신은 빛이 있는 밝은 곳에서는 분해되어 있는 상태이므로, 갑자기 어두운 곳에 들어가게 되면 앞이 잘 보이지 않으나 서서히 로돕신이 형성되면서 물체의 형태를 구별하게 되는 것이다. 이 과정을 암순응(dark adaptation)이라 한다(그림 6-6).

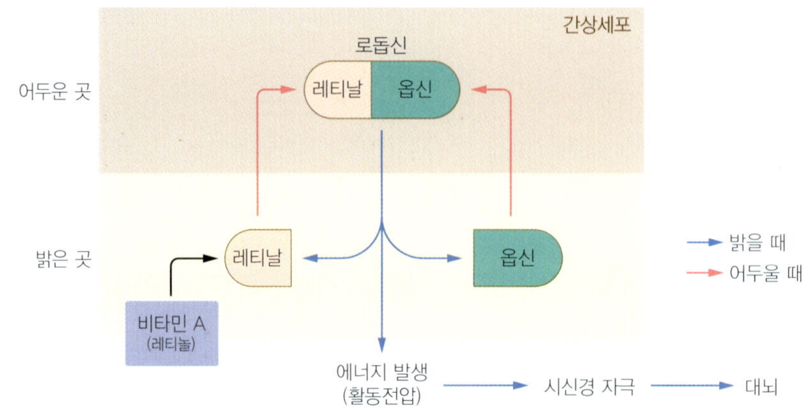

그림 6-6
간상세포에서의 암순응

light reading

비상구나 도로 표지판은 왜 녹색인가요?

밝은 곳에서 색의 구별을 담당하는 시세포인 원추세포는 적색, 녹색, 청색의 3가지 원추세포가 40:20:1의 비율로 구성되어 있어 적색의 원추세포가 가장 많다. 따라서 위험을 표시하기 위해서는 가장 눈에 잘 띄는 빨간색을 사용한다.

한편, 비상구나 도로 표지판은 실내나 야간에도 눈에 잘 띄어야 한다. 어두운 곳에서 사물을 식별하는 시세포는 원추세포가 아닌 간상세포이다. 간상세포가 반응하는 스펙트럼은 아래 그림에서와 같이 녹색 빛은 어느 정도 흡수하지만, 적색 빛이나 청색 빛은 잘 흡수하지 못한다. 따라서 어두운 곳에서는 오히려 적색이 눈에 잘 띄지 않고, 녹색이 더 잘 보인다. 이런 이유로 비상구나 도로 표지판은 녹색을 사용한다.

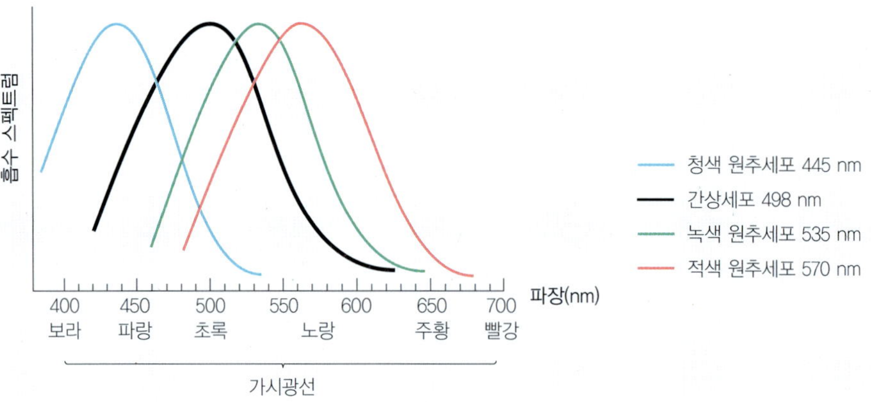

자료 : 이준호, 눈에서 빛을 받아들이는 원리, 과학동아, 2007년 11월호

한편, 비타민 A가 부족한 경우에도 로돕신의 형성이 어려워 어두운 곳에서 물체의 식별이 어렵다. 이를 야맹증이라 한다.

- 명순응 : 어두운 곳에서 밝은 곳으로 나가면 광량의 증가로 간상세포의 로돕신이 분해되어 잘 보이지 않지만 약 40~60초가 지나면 원추세포에서 요돕신(iodopsin)이라는 감광색소의 기능이 촉진되어 물체의 형태와 색을 정확하게 구별할 수 있게 해준다. 이를 명순응(light adaptation)이라 한다.

⑤ 동공반사

밝은 곳에서 갑자기 어두운 곳으로 들어가거나 반대로 어두운 곳에서 갑자기 밝은 곳으로 나오는 경우, 광량의 변화가 크므로 반사적으로 홍채는 동공의 크기를 조절하여 눈으로 들어오는 광량을 변화시킨다. 매우 밝은 빛 아래서 동공이 수축하는 것은 강한 빛(자외선)에 의해 망막이 손상되는 것을 막기 위해서이며, 희미한 빛 아래서 동공을 확대시키는 것은 많은 빛을 안구 내로 들여보내 좀 더 또렷한 상을 맺게 하기 위한 반응이다. 동공은 교감신경이 자극되면 확대되고, 부교감신경이 자극되면 축소된다. 이러한 동공반사는 한쪽 눈에만 빛을 비추어도 두 눈의 동공이 동시에 축소된다.

⑥ 시력

물체의 형태를 세밀하게 구별하는 능력을 시력이라 한다. 임상적으로 시력은 200 lx 조명 아래, 5~6 m 거리에 있는 흰 바탕에 검은색으로 그려진 Landolt 고리(**C**)나 Snellen E 문자를 구별하도록 하여 측정한다. 정상인의 시력은 1.0~2.0이지만 조명의 밝기, 망막의 상태, 눈의 굴절 이상 등에 의해 변화될 수 있다.

⑦ 색각 이상

망막의 원추세포는 적색, 녹색, 청색에만 예민하게 반응하는 세 종류가 있으며, 각각의 원추세포가 흡수하는 빛의 비율에 따라 여러 가지 색을 구분한다. 따라서 원추세포에 이상이 있는 경우 특정 색을 구별하지 못하거나 전혀 감지할 수 없는데, 이를 색각 이상이라 한다.

- 색약 : 세 가지 원추세포가 모두 존재하나 그 기능의 일부를 상실한 경우, 정상보다 그 기능이 떨어지므로 다른 색과 같이 섞여 있으면 그 색을 제대로 구분하지 못한다. 이를 색약(color weakness)이라 하며, 흔히 청색과 적색의 원추세포 이상으로 발생한다.

• 색맹 : 세 가지 원추세포 중 한 가지 세포가 없어 그 색의 구별을 전혀 할 수 없는 경우를 색맹(color blindness)이라 한다. 적록색맹은 가장 흔한 색맹의 형태이며, 남자가 여자보다 10배 정도 많다.

2) 청각과 평형감각

소리(음파)라는 물리적 자극은 고막을 진동시키고, 중이의 귓속뼈(이소골, auditory ossicle)를 거쳐 내이의 난원창과 달팽이세관의 림프액을 진동시키고, 이 진동이 청각신경을 자극하여 대뇌로 전달되면 소리를 감지하게 된다. 우리 귀는 선택성이 있어 여러 가지 소리 중에서도 자신이 듣고자 하는 소리를 들을 수 있다.

한편, 내이의 반고리뼈관(semicircular canals)과 전정(vestibule)은 각각 몸의 회전과 기울어짐을 감지하는 평형감각을 담당하고 있다.

(1) 귀의 구조

귀는 외이, 중이 및 내이의 세 부분으로 구분된다(그림 6-7).

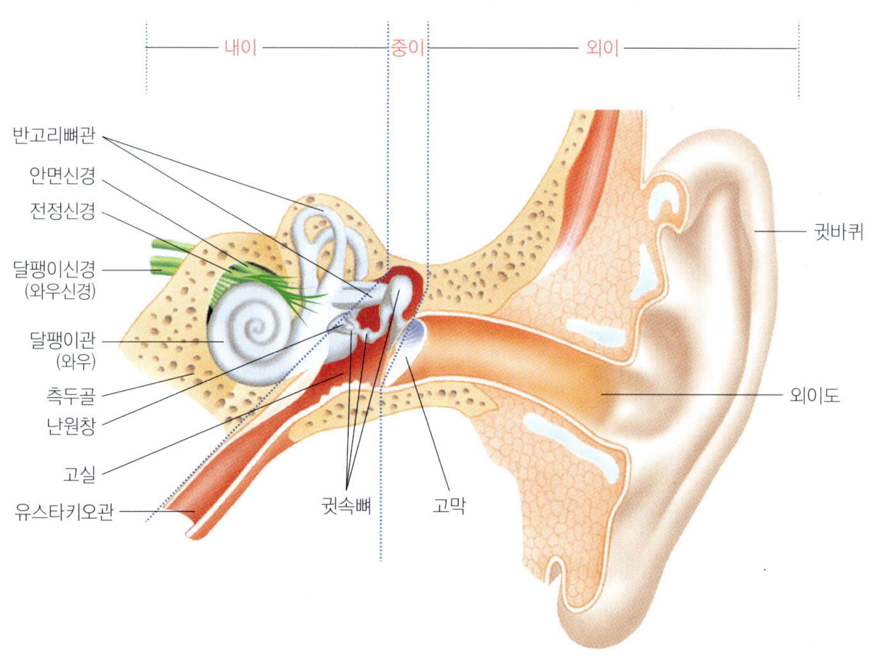

그림 6-7
귀의 구조

① 외이

귓바퀴에 의해 모인 소리는 외이도를 통해 고막으로 전달된다. 외이도는 길이가 약 3~5 cm인 가는 관으로, 그 내부에 섬모와 귀지선이 있다. 귀지선에서 분비되는 귀지는 먼지 등의 이물질의 침입을 막아 주며, 외이도의 건조함을 막아 고막을 보호해 준다.

② 고막

외이와 중이의 경계에 위치한 고막(tympanic membrane)은 외이의 가장 안쪽에 있으며, 두께 0.1 mm의 얇은 타원형 깔때기 모양의 막이다. 외이에서 전달된 소리(음파)는 고막을 진동시키고, 이 진동이 귓속뼈에 전달된다.

③ 중이

- 고실과 귓속뼈(이소골) : 고실은 고막의 안쪽에 뼈로 둘러싸여 있는 공간으로 공기가 차 있다. 고실 안에는 쌀알 만한 크기로 체내에서 가장 작은 뼈인 귓속뼈가 3개 있다. 귓속뼈는 고막 쪽으로부터 망치뼈(추골), 모루뼈(침골), 등자뼈(등골)의 순으로 연결되어 있다.

  고막에 전달된 소리는 귓속뼈를 통과하면서 10~20배 증폭되어 내이인 전정의 난원창에 도달한다. 또한 고막의 진동이 1개가 아닌 3개로 구성된 귓속뼈에 의해 전달되는 것은 너무 큰 진동으로부터 청각신경을 보호하기 위한 시스템이다. 따라서 고실과 귓속뼈는 소리의 전도를 조절하는 역할을 한다.
- 유스타키오관 : 유스타키오관(중이관, Eustachian tube)은 고실과 목구멍을 연결하는 관으로 중이 내의 기압을 신체 외부의 기압과 동일하게 조절하는 역할을 한다. 평상시에 닫혀 있던 유스타키오관은 음식을 삼키거나 하품이나 재채기를 할 때 열리므로 신체 내, 외부의 기압 차는 자연스럽게 조절된다. 그러므로 비행기가 급상승 또는 급하강하여 귀가 먹먹할 때 침을 삼키면, 닫혀 있던 유스타키오관이 열리면서 신체 내, 외부의 기압이 동일하게 유지된다.

④ 내이

내이는 림프액으로 채워져 있는 다양한 관들로 구성되어 있으며, 기능적으로는 크게 두 부분으로 구분된다. 즉 전달된 음파의 진동을 청각신경에 전달하는 청각수용기인 달팽이관(와우, cochlea)과 평형감각을 담당하는 전정(안뜰, vestibule)과 반고리뼈관으로 구성

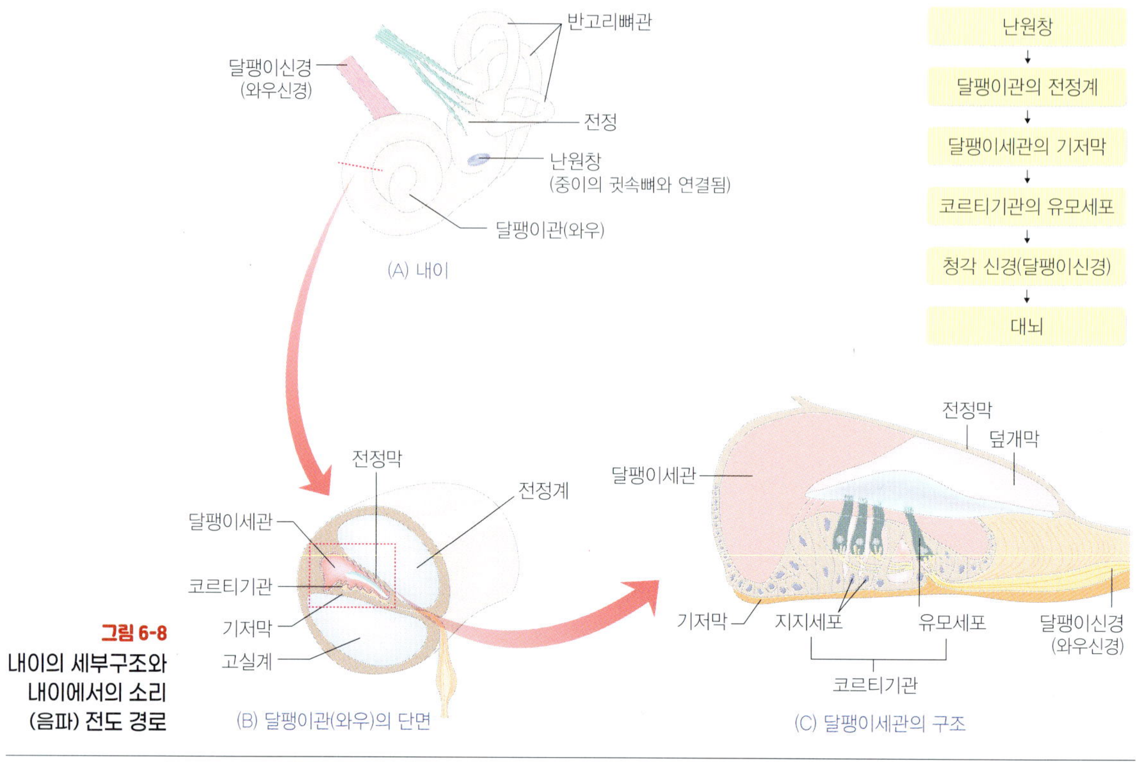

그림 6-8
내이의 세부구조와 내이에서의 소리(음파) 전도 경로

되어 있으며, 이들은 서로 연결되어 있다(그림 6-8 A).

- 달팽이관(와우) : 청각수용기로서 35 mm의 관이 달팽이 껍질 모양으로 2 ½바퀴 말려 있으며, 전정계, 달팽이세관, 그리고 고실계의 3개의 관으로 구성된 기관으로 이 3개의 관 안에는 모두 림프액이 들어 있다. 달팽이세관 안에는 청각세포(auditory cell)인 유모세포(털세포, hair cell)가 있는 코르티기관(organ of Corti)과 청각신경인 달팽이신경이 분포되어 있다(그림 6-8 B, C).
- 전정 : 반고리뼈관과 달팽이관 사이에 위치하고 있으며(그림 6-8 A) 전정 안에는 조그마한 주머니 형태의 구형낭과 난형낭이 있다. 이 주머니 안에 끈끈한 젤라틴 성분이 붙어 있는 유모세포의 섬모가 있으며, 이 젤라틴 성분 위에 주요 성분이 탄산칼슘인 이석(otolith)이 있다(그림 6-9).
- 반고리뼈관(반규관) : 반고리뼈관은 반원 모양의 가는 3개의 관이 서로 직각을 이루면서 전정과 연결되어 있다. 전정과 연결된 각 관의 아래 부분은 약간 부풀어 있는데(그림 6-8 A), 여기에 섬모를 가진 유모세포가 끈끈한 젤라틴 막으로 덮여 있는 상

태에서 림프액 안에 잠겨 있다(그림 6-10).

(2) 청각생리

인체가 들을 수 있는 소리의 주파수 범위는 16~24,000 Hz이며, 이보다 낮거나 높으면 들을 수 없다. 최적의 가청주파수는 1,000~3,000 Hz이며, 일상적인 대화의 음역은 250~2,000 Hz이다. 그러나 매우 높거나 낮은 진동수의 공기 떨림은 피부를 통해 느껴지기도 한다.

① 공기전도

소리의 감지는 공기 진동이 고막을 통해 증폭되어 내이의 청각신경에 전달되어 감지되는 공기전도가 대부분이다.

공기전도의 과정은 먼저 소리(음파)가 고막과 귓속뼈를 차례로 진동시키고 전정과 연결된 난원창을 안으로 움직이면 난원창이 팽창되면서 내이, 즉 달팽이관의 3개 관 중 전정계의 림프액을 진동시킨다. 이 자극으로 인해 다시 달팽이세관의 맨 아래에 있는 기저막의 위치를 변화시키고 달팽이세관 림프액을 진동시킨다. 이 진동은 달팽이세관 내 코르티기관의 유모세포 섬모를 움직이고, 이 섬모가 구부러지면서 생성된 전기적 충격이 청각신경(달팽이신경)을 통해 대뇌로 전달되면 소리를 감지하게 된다. 결국 귓바퀴에서 모아진 소리의 진동은 달팽이세관 내 코르티기관의 유모세포를 통해 감지되는 것이다(그림 6-8).

② 골전도

귀 근처의 얼굴뼈에 소리 내는 물체를 직접 접촉시키면 소리가 뼈를 통해 외이와 중이를 거치지 않고 바로 내이로 전해지는데, 이를 골전도라 한다. 예를 들면 자신의 목소리는 공기전도 외에 골전도에 의해 내이에 전달된 것을 듣게 된다. 녹음된 자신의 목소리가 평상시 듣던 자신의 목소리와 다르게 들리는 것은 녹음된 소리는 골전도 부분이 빠진 공기전도만으로 외이, 중이를 거쳐 내이에 도달한 것을 듣기 때문이다.

(3) 평형감각의 생리

평형감각은 내이의 전정과 반고리뼈관을 통해 감지되고 유지되지만, 일반감각인 심부감각(근육, 인대 및 관절)을 통해서도 일부 감지된다.

① **정적 평형감각**

몸이 기울면서 머리가 기울면, 전정 내 2개의 주머니(난형낭과 구형낭) 속의 젤라틴-탄산칼슘 결정체인 이석도 중력에 따라 움직이면서, 유모세포의 섬모에 미치는 압력이 변화하여 몸의 기울어진 정도를 감지하게 된다. 이러한 자극이 전정신경을 거쳐 자세중추인 소뇌와 연수로 전달되어 중력 방향에 대한 머리의 위치 변화를 감지하고, 반사적으로 머리의 위치나 자세를 바로잡게 해준다. 즉 전정은 정적인 평형감각을 감지하는 기관이다(그림 6-9).

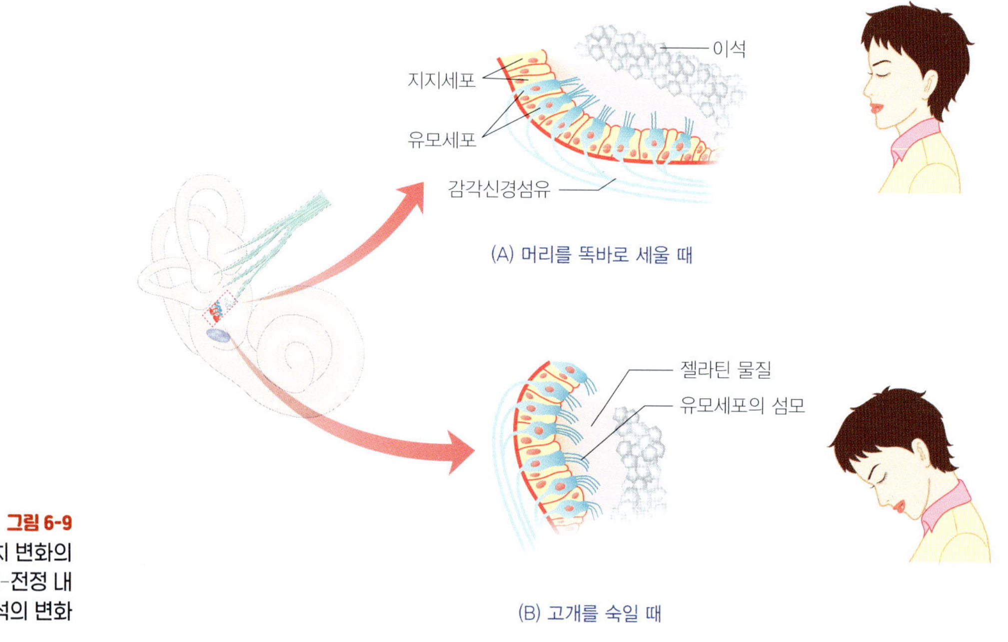

그림 6-9
머리 위치 변화의 감지-전정 내 이석의 변화

② **동적 평형감각**

반고리뼈관은 몸의 회전 방향(상하, 좌우, 전후 등)을 감지하는 기관, 즉 동적인 평형감각을 감지하는 기관이다.

몸이 회전하면서 머리가 같이 회전하면, 귓속의 반고리뼈관은 함께 움직이지만 그 속의 림프액은 관성의 법칙에 의해 아직은 정지 상태를 유지하므로 결국 림프액과 반고리뼈관 기저부의 젤라틴 물질은 몸의 회전 방향 또는 머리의 회전 방향과 반대로 기울게 된다. 젤라틴 물질의 기울임이 유모세포를 자극하여 전기적 자극을 유발하고 이것이 전정신경을 통해 대뇌와 소뇌에 전달됨으로써 몸의 회전 정도와 방향을 감지하게 된다(그림 6-10).

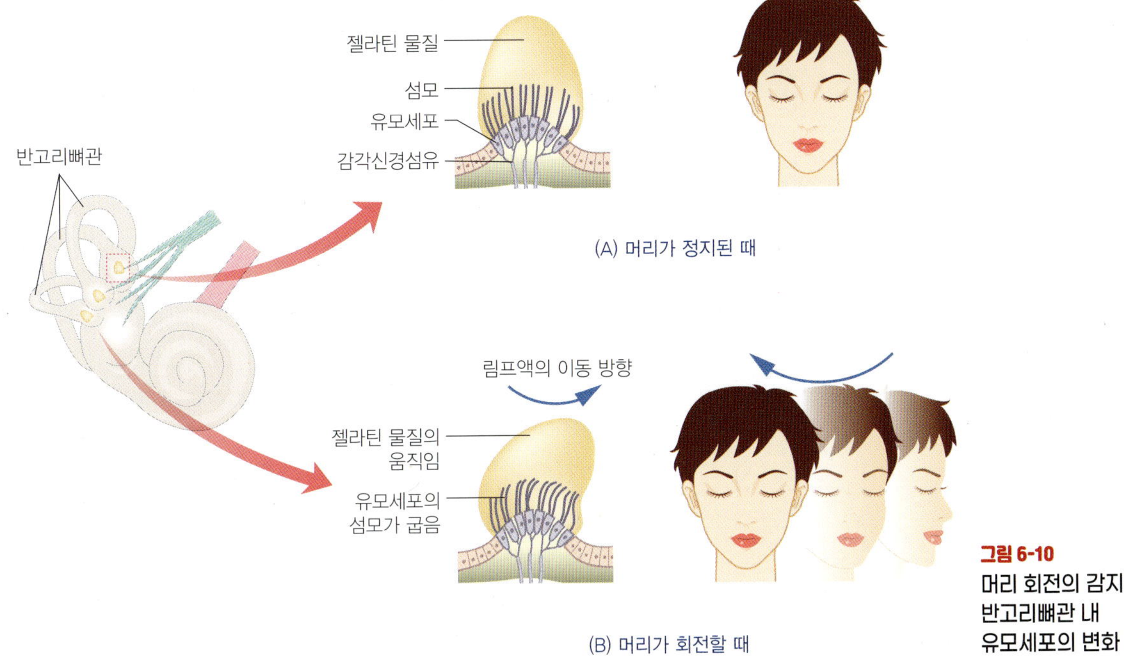

그림 6-10
머리 회전의 감지–반고리뼈관 내 유모세포의 변화

일상적으로 인체는 머리를 상하로 움직이는 경우가 드물지만, 고속 엘리베이터나 비행기를 타면 머리가 갑자기 상하로 움직이면서 어지러움을 느낀다. 또한 어지러움이나 구토를 동반하는 배멀미나 차멀미 등도 반고리뼈관이 크게 자극되기 때문에 일어나는 현상이다.

3) 후각

(1) 코의 구조

후각은 비강점막 내 후각상피에 위치해 있는 후각세포(olfactory cell)를 냄새물질이 자극하면 감지된다. 후각세포는 2.5 cm^2의 좁은 후각상피에 500만 개가 집중되어 있으며, 2~3개월마다 새로운 후각세포로 교체된다. 후각수용기가 있는 후각세포의 한쪽은 후각상피의 표면, 즉 비강 쪽으로 향해 있고 그 끝에는 섬모가 있다. 다른 한쪽은 뇌의 후각망울(후구, olfactory bulb)과 연결되어 있다(그림 6-11).

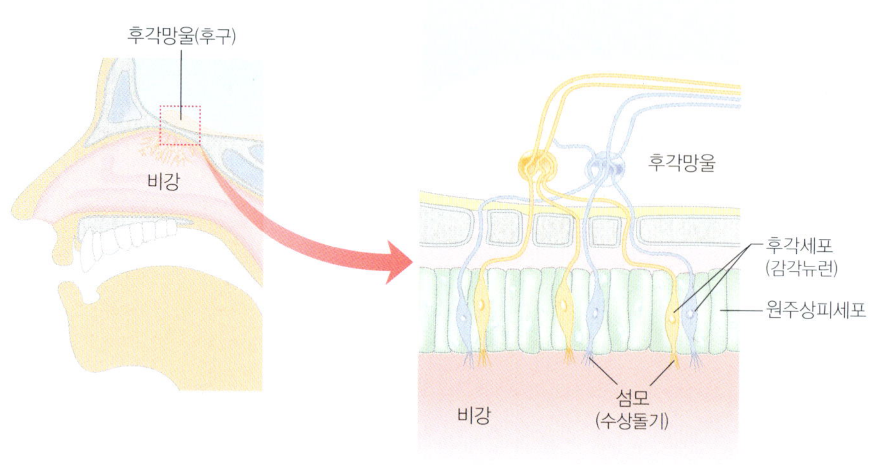

그림 6-11 코와 후각세포의 구조

(2) 후각생리

① 후각의 수용

냄새를 맡기 위해서는 휘발성의 냄새물질이 공기 속에 녹아 코로 흡입되어야 한다. 또한 후각수용기가 위치한 비강점막은 점액으로 덮여 있으므로 이 점액에 용해되는 물질만을 냄새 맡을 수 있다.

화학수용기인 후각수용기는 환기가 잘 되지 않는 비강 깊숙한 곳에 있기 때문에 새로운 냄새, 즉 새로운 후각자극을 맡기 위해 인체는 무의식적으로 코를 움직여서 새로운 공기를 들이마심으로써 냄새를 확인한다.

② 후각의 전달

냄새물질이 후각세포의 후각수용기와 결합하면 후각수용기 내의 G-단백질이 활성화되어 후각세포막의 탈분극이 일어나고, 이 전기적 자극이 뇌의 후각망울을 통해 대뇌의 후각피질로 전달된다. 아직 특정 냄새물질과 특정 수용기 간에 일어나는 생화학적 반응에 대해서는 자세히 알려지지 않았으나 인체는 약 2,000~4,000종류의 냄새를 구별할 수 있다고 한다.

후각은 다른 감각자극과는 달리 어떤 특정 냄새와 연관이 있는 기억들을 되살아나게 한다. 이것은 후각신경의 전달 경로가 대뇌피질 이외에도 감정과 기억에 중요한 역할을 담당하는 편도와 해마에도 연결되어 있기 때문이다. 또한 후각 정보는 시상(thalamus)을 거치지 않고 대뇌피질로 바로 전달되는 점이 다른 감각 정보의 전달 과정과 다른 점이다.

(3) 후각의 특성

후각은 미각보다 매우 낮은 농도에서도 자극, 즉 냄새를 감지할 수 있는 민감한 감각이다. 그러나 한 냄새에 매우 빠르게 순응하므로 시간이 경과함에 따라 자극에 대해 둔감해져 냄새를 잘 맡을 수 없게 된다. 이를 후각의 피로현상이라 한다. 그러나 후각은 이와 같이 어떤 냄새에 대하여 빨리 순응되기도 하지만 매우 민감한 감각이므로 새로운 종류의 냄새가 자극하면 그 냄새를 쉽게 구분하여 맡을 수 있으며, 이를 선택적 순응이라 한다.

4) 미각

미각은 단맛, 짠맛, 쓴맛, 신맛, 감칠맛(우마미)의 5가지 기본 맛과 후각이나 구강점막, 혀에서 느껴지는 촉각이 모두 조합되어 느껴지는 감각이다. 따라서 다양한 이유로 인해 후각 기능에 문제가 있는 경우에도 음식의 맛을 제대로 인지할 수 없다. 한편, 고추나 마늘의 매운맛은 통각수용기를 통해 느끼는 맛이므로 통감각으로 분류된다.

light reading

제6의 맛, 지방맛

기름진 음식에서 감지되는 느끼한 또는 고소한 맛인 지방맛은 제6의 맛으로 관심받고 있다. 혀에서 지방맛의 대표 물질인 유리지방산을 감지하는 CD36(Cluster of Differentiation 36)과 GPR120(G protein-coupled receptor 120)이라는 수용체의 존재가 밝혀졌다. 또한 혈청 중의 용해성 CD36 수준이 높을수록 지방맛에 대한 민감도는 높았으며, 비만도나 체질량지수는 낮았다. 즉 과체중의 사람들은 정상 체중인보다 혈청 중의 용해성 CD36 수준이 낮아 지방맛에 대한 민감도가 낮으며, 이로 인해 더 많은 지방을 섭취해야만 지방맛을 느낀다고 한다.

(1) 맛봉오리의 구조 및 분포

미각을 감지하는 화학수용기는 혀의 표면에 있는 혀유두(lingual papilla)라는 작은 돌기의 벽에 위치해 있는 맛봉오리(미뢰, taste bud)이다. 맛봉오리는 50~70 μm의 타원형으로, 맛을 느끼는 수용기인 미각세포와 지지세포로 구성되어 있다. 각각의 맛봉오리는

50~100개의 상피세포로 이루어져 있으며, 이 상피세포들의 긴 섬모(융모)들이 맛봉오리의 구멍(미공)을 통해 혀의 타액과 접촉하고 있다(그림 6-12).

맛봉오리는 입천장이나 목구멍 뒤쪽에도 일부 분포되어 있으나 대부분은 혀 표면에 분포되어 있으며, 그 종류에 따라 혀 표면에 분포되어 있는 양상이 다르다. 과거 단맛은 혀끝에서, 쓴맛은 혀 안쪽 뒤에서와 같이 특정 부위에서만 특정 맛을 감지할 수 있다는 개념이 있었으나, 이는 사실과 다름이 밝혀졌다. 즉 기본 맛을 가장 잘 느끼는 부위는 다르지만, 맛봉오리가 있는 혀의 모든 부위에서 모든 맛을 감지할 수 있다.

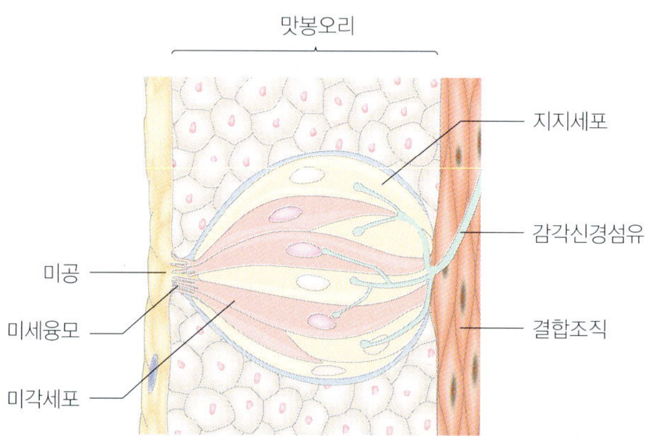

그림 6-12
유두 안의 맛봉오리 구조

(2) 미각생리

맛을 감지하기 위한 첫 번째 단계는 맛 성분이 타액 등에 녹아 수용성 상태가 되어야 한다. 혀 표면, 즉 타액에 녹아 있는 수용성 물질이 맛봉오리의 미공을 통해 미각세포의 미세융모막과 접촉하여 미각세포를 활성화시킨다. 미각세포를 활성화하는 과정은 후각생리와 유사하게 미각 결합단백질이 관여한다.

미각세포를 활성화시키는 방법은 4가지 맛이 서로 다른데, 짠맛과 신맛의 미각세포들은 각각 Na^+(이나 다른 양이온)과 H^+에 의해 탈분극되면서 신경전달물질을 방출하여 자극을 전달한다. 단맛과 쓴맛의 미각세포들은 각각 당과 퀴닌(쓴맛의 대표 물질)이 미각세포막에 존재하는 G-단백질이라는 특수 단백질과 결합하여 탈분극되면서 신경전달물질을 방출하여 자극을 전달한다.

맛봉오리의 미각세포의 흥분은 연수와 시상을 거쳐 대뇌피질의 미각 영역에 전달되어 맛을 감지하게 된다. 미각의 역치는 쓴맛이 제일 낮아 독성분으로부터 인체를 보호해 주고 그 다음이 신맛이며, 단맛과 짠맛의 역치는 비슷하여 가장 높다.

(3) 미각에 영향을 주는 요인

연령이 증가할수록 맛봉오리의 크기와 수가 감소하므로 맛을 잘 느낄 수 없게 되는데, 특히, 단맛과 짠맛의 맛봉오리 기능이 크게 떨어진다. 음식의 온도와 미각과의 관계를 보면 일반적으로 단맛은 35°C 내외에서, 짠맛은 낮은 온도에서 강하게 느껴진다. 따라서 아이스커피는 뜨거운 커피보다 설탕을 더 넣어야 단맛을 느낄 수 있고, 찌개류의 간은 뜨거울 때는 싱겁게 느껴지지만 식으면 짜게 느껴진다.

3. 일반감각

일반감각은 특수한 감각기가 아닌 신체 전체를 통해 느끼게 되는 감각을 말한다. 일반감각의 수용기는 피부, 근육과 관절(joint) 및 내장기관에 널리 분포되어 있다. 일반감각은 다시 피부, 근육과 관절에서 감지하는 감각인 체성감각과 내장기관에서 감지하는 감각인 내장감각으로 분류된다(그림 6-1 참고).

1) 체성감각

(1) 피부감각

피부에는 촉감(touch), 압력, 통증, 온도 등을 느끼는 수용기가 존재한다(그림 6-13).

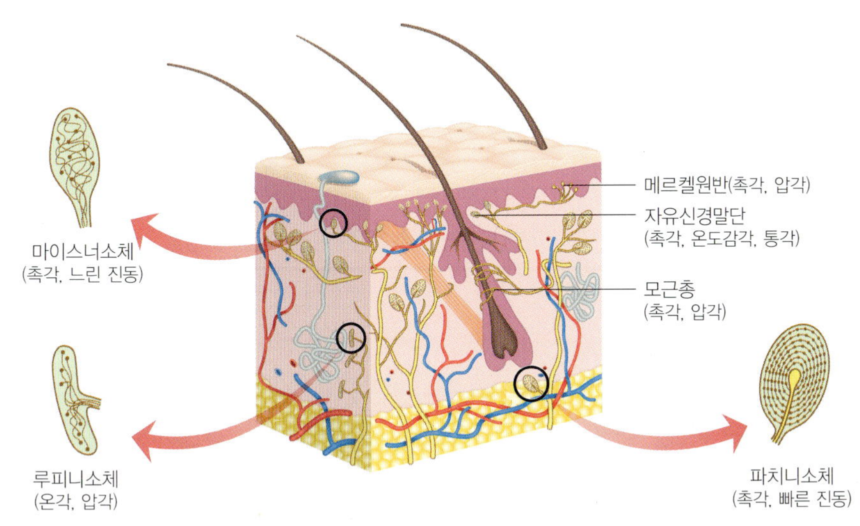

그림 6-13 피부의 감각수용기들

외부의 자극을 감지하는 감각수용기들은 피부의 진피층에 존재하며, 그 분포 정도는 신체 부위에 따라 다르다. 감각점은 통점, 촉점, 냉점, 온점의 순으로 많이 분포되어 있다.

① 촉각과 압각

촉각(touch sensation)은 피부에 기계적 자극이 가해졌을 때 발생되는 감각이며, 압각(pressure sensation)은 피부가 일그러질 정도로 촉각보다 좀 더 강한 자극이 가해졌을 때 감지되는 감각이다.

촉각과 압각 수용기는 진피에 있는 메르켈원반(촉각원반, Merkel's disk), 파치니소체(Pacinian corpuscle) 및 마이스너소체(Meissner's corpuscle)와 피부 전체에 있는 모근을 둘러싼 모근총 등이다. 입술, 손가락 끝에는 이 수용기의 밀도가 매우 높아 자극에 가장 민감하게 반응하며, 사지 근육과 몸통 등에는 적게 분포되어 있다.

② 통각

통각(pain sensation)은 역치가 높은 감각 중의 하나로, 조직을 손상시킬 정도의 아주 강한 자극이 주어졌을 때 감지되는 감각이다. 통각은 기계적 자극 이외에도 화학적 자극, 열 등의 다양한 자극에 의해 감지된다. 통증을 일으키는 것은 생명에 위협을 가하는 것이므로 통각을 유해수용기라 한다. 따라서 인체는 통증에 순응하지 않음으로써 조직의 손상을 최소화하여 인체를 보호하며, 통각은 질병 진단의 기초 도구가 되기도 한다.

통각은 피부 전체에 분포되어 있는 자유신경말단(free nerve ending)을 통해 감지되며, 피부 이외에도 관절, 내장 등의 신체 모든 곳에 분포되어 있다. 특히 통각에 민감한 부위는 치아신경, 각막, 고막, 손끝, 손, 얼굴 등이다. 자유신경 종말을 통해 감지된 통증 중 일차통증(빠른 통증)은 Aδ 신경섬유에 의해, 이차통증(느린 통증)은 C 신경섬유에 의해 전달된다.

light reading

캡사이신 수용기

뜨거운 온도는 통각수용기의 특수한 막단백질의 작용에 의해 통증을 일으키며, 이 막단백질을 캡사이신 수용기라 한다. 예를 들어 고추를 먹으면 캡사이신 수용기가 고추의 매운맛 성분인 캡사이신과 반응하여 탈분극되면서 전기적 자극이 발생한다. 이 자극이 대뇌에 전달되어 입안이 뜨겁고 얼얼한 통증을 느끼게 된다. 따라서 매운맛은 맛이라기보다는 통각으로 분류된다.

light reading

통증의 종류와 진통 효과

통증은 통각성, 염증성, 신경병성 및 기능성 통증으로 분류되며, 통각성 통증은 열, 추위 및 물리화학적 자극에 의해서 발생한다.

통증은 척수신경-시상-대뇌피질로 신호가 전달되어 통증의 위치, 정도, 특성을 인지하게 된다. 통증에 대한 예상과 심리적인 면들은 통증 정도를 조절할 수 있는데, 이 회로 중의 하나가 시상하부-중뇌-연수 회로이다. 이 회로에는 opioid 수용체가 존재하므로, opioid 약제를 사용하면 통증이 감소된다. 또한 엔케팔린(enkephalin)과 엔돌핀(endorphin)과 같은 내부 opioid 펩타이드도 같이 존재하여 통증을 조절해 준다.

한편, 모르핀(morphine), 펜타닐(fetanyl) 등도 opioid 수용체와 잘 결합하므로 이 물질들은 opioid라 한다. Opioid는 주로 암성 통증 치료에 주로 사용되나 비암성 통증에 사용 시에는 여러 부작용을 일으킬 수 있다.

③ 가려움증

가려움증(소양증)은 피부를 긁게 하는 불쾌한 감각으로 대부분의 사람들이 겪는 흔한 증상이다. 가려움을 느끼는 정도는 사람마다 다르나, 대부분 잠들기 전에 더 많이 느낀다. 가려움증으로 계속 긁으면 피부의 염증과 말초신경이 손상되어 더 악화된다.

가려움증의 전달 경로는 아직 잘 밝혀지지 않았지만 표피, 표피와 진피의 경계 부위에서 발생한 가려움의 자극이 전달속도가 느린 C 신경섬유를 통해 척추를 지나 시상에 전달되고, 다시 대뇌의 감각운동 피질 등에 전달되면 긁고 싶은 생각이 일어난다.

가려움증과 통증의 차이점은 확실치는 않지만 가려움을 전달하는 C 신경섬유 내에는 가려움과 통증을 전달하는 통각수용체와 채널이 함께 존재하며, 이 중 적은 통각수용체가 자극되면 가려움증이, 여러 통각수용체가 활성화되면 통증으로 느끼게 된다고 한다.

④ 온도감각

진피층에 위치한 루피니소체(Ruffini corpuscle)에서는 체온보다 높은 온도일 때 온감각을 느끼는데, 30~40°C에서 최고로 감지하며 42°C 이상의 온도에서는 통각으로 느낀다. 체온보다 낮은 온도에서는 표피에 위치한 크라우제소체(Krause's corpuscle)에서 냉감각을 감지하며, 10~20°C에서 최고로 느낀다. 냉각수용기가 온각수용기보다 약 4~10배 많지만, 인체는 온감각을 충분히 느낄 수 있다.

일반적으로 10~40°C의 온도에서 약 3초가 흐르면 순응(adaptation)이 일어나 점차 그 온도를 느끼지 못하게 되지만 이 온도 범위 밖에서는 계속 차갑거나 뜨겁다고 느끼면서 통증을 호소하게 된다.

(2) 심부감각

근육과 관절에서 감지하는 감각을 심부감각이라 하며, 운동감각과 심부통각이 이에 속한다.

① 운동감각

팔과 다리 등의 근육, 관절과 건(tendon)에서는 그 위치나 움직임을 감지하며 이를 운동감각이라 한다. 운동감각은 근육, 인대 및 관절에 있는 고유감각기(고유체위감각수용기, proprioceptor)에서 감지한 흥분이 척수소뇌로(spinocerebellar tract)를 통해 운동 기능의 중추인 소뇌에 도달하면서 느끼게 된다.

골격근의 근섬유는 신장수용기(stretch receptor)로 작용한다. 의자에 앉아 무릎을 굽히고 다리 아래 부분이 자유롭게 흔들리도록 한 후 무릎의 건을 톡톡 두드리면, 허벅지의 근육과 건이 갑자기 늘어나게 된다. 이러한 근육과 건의 신장(stretch)을 근육의 근섬유인 신장수용기(근방추, muscle spindle)가 받아들이고, 이 자극을 반사중추인 척수로 전달하면 허벅지 근육이 수축되어 무릎 아래 부분이 갑자기 위로 솟구치듯이 반응을 보인다. 이를 슬개건반사 또는 무릎반사(knee jerk reflex)라고 하며 이러한 건반사는 다른 근육에서도 나타난다.

② 심부통각

근육, 건 및 관절의 손상으로 인한 통증을 심부통각이라 한다. 심부통각 역시 피부통각과 마찬가지로 자유신경말단에서 느끼는데, 넓은 부위에서 지속적이고 둔한 통증을 느끼게 된다. 대표적인 예는 근육통으로, 자극이 제거되어도 뻐근한 통증은 지속된다.

2) 내장감각

내장기관에서는 통각과 압각을 느낄 수 있으나 감각신경이 적어 촉각, 내장의 온도 및 움직임을 느낄 수 없다.

자율신경계의 구심성 신경에 의해 내장기관의 변화, 즉 배고픔, 갈증, 오심, 변의, 요의 등을 감지하는 것을 내장감각이라 한다. 내장감각 중에는 대뇌피질까지 도달하는 것도 있지만 대부분은 척수와 뇌간에서 원심성 신경으로 전환되어 자율신경반사를 형성한다.

내장기관에 존재하는 감각수용기들은 항상성을 유지하기 위한 수용기들이다. 예를 들면 대동맥소체나 경동맥소체에서는 혈액의 산도와 산소 농도에 반응하고, 시상하부에 존재하는 삼투수용기(osmoreceptor)는 혈액의 삼투질 농도에 민감하게 반응하여 항상성을 유지하기 위한 되먹임반응이 일어나도록 작용한다(그림 6-1 참고).

내장기관의 통증은 통각수용기를 통해 느끼게 되는데, 실제로 내장기관(심장, 위, 자궁 등)에 통증이 있을 때, 그 내장기관 주위의 피부(팔, 어깨, 상·하복부, 등)에 통증이 있는 것으로 혼동되기도 한다. 이는 내장기관의 통증을 전달하는 감각신경섬유와 그 내장기관 주위 피부에서 감지한 통증을 전달하는 감각신경섬유가 동일한 척수 분절에 모이기 때문이다. 즉 동일한 척수 분절 내에서 내장기관의 통증자극이 피부의 통증을 전달하는 감각신경을 자극하게 되고 이 메시지가 뇌에 전달되기 때문에, 대뇌는 내장기관 주위 피부에 통증이 없어도 통증이 있는 것으로 느끼게 된다. 이를 연관통증(referred pain)이라고 한다(그림 6-14).

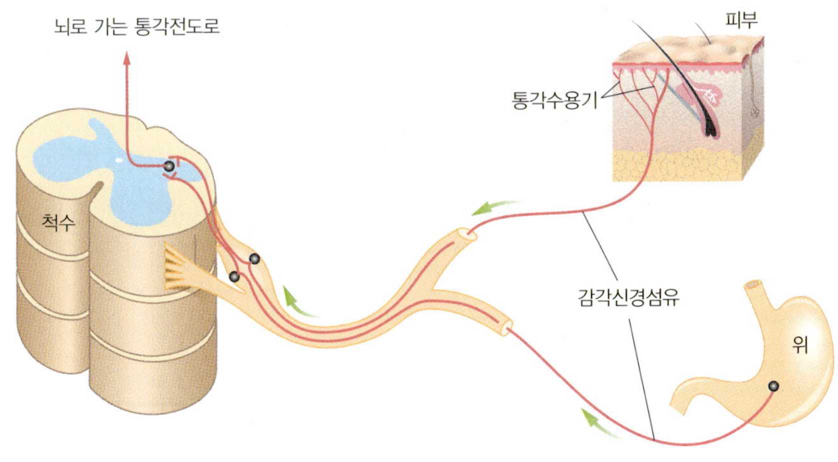

그림 6-14
연관통증

단원정리

• 감각은 눈, 귀, 코, 혀의 특수감각기를 통해 감지하는 특수감각과 피부, 내장, 근육 등을 통해 감지하는 일반감각으로 분류되며, 일반감각은 체성감각과 내장감각으로 분류된다.

• 시각수용기인 눈은 공막, 맥락막, 망막의 3개의 막과 내부의 안방수, 수정체, 유리체액으로 이루어져 있다. 망막은 간상세포와 원추세포가 모여 있는 안구의 중요 부위이다.

• 외부 물체에서 반사된 빛은 수정체를 통과하여 망막의 원추세포와 간상세포의 시세포층을 자극하고, 이 자극은 전기적 흥분으로 변하여 시신경을 통해 대뇌에 전달된다.

• 물체와 눈 사이의 거리가 변하면, 수정체 모양이 변화하여 굴절률을 변화시켜 깨끗한 상이 맺히도록 한다. 이 조절작용에 문제가 있는 근시는 오목렌즈로, 원시는 볼록렌즈로 교정한다.

• 어두운 곳에 들어가면 간상세포에서 레티날과 옵신이 결합하여 로돕신을 형성하여 물체의 형태를 구별해 주며, 이를 암순응이라 한다. 반대로 밝은 곳으로 나가면 원추세포에서 요돕신 기능이 촉진되어 물체의 형태와·색을 구별하며, 이를 명순응이라 한다.

• 소리가 고막과 귓속뼈를 차례로 진동시키면 난원창이 팽창되면서 달팽이관의 전정계 림프액을 진동시킨다. 이 자극은 다시 달팽이세관의 림프액을 진동시켜 코르티기관의 유모세포를 자극하고, 이로 인해 발생한 전기적 충격이 대뇌로 전달되어 소리를 감지하게 된다.

• 소리는 공기전도 이외에도 귀 근처의 뼈에 소리를 내는 물체를 접촉시키면 내이로 직접 전해진다.

• 머리가 기울면 전정 속의 이석이 유모세포를 누르게 되어 몸의 기울어진 정도를 감지한다. 몸과 머리가 회전하면 반고리뼈관 속의 림프액과 젤라틴 물질은 관성의 법칙에 의해 머리의 회전 방향과 반대로 기울게 되어 유모세포를 자극하여 회전 정도와 방향을 감지하게 된다.

• 냄새물질이 후각수용기와 결합하면 후각수용기 내의 G-단백질이 활성화되어 세포막의 탈분극이 일어나고 이 전기적 자극이 후각망울을 통해 대뇌로 전달된다.

• 미각의 화학수용기는 혀의 맛봉오리이다. 짠맛과 신맛의 미각세포들은 각각 Na^+과 H^+에 의해 탈분극되어 자극이 전달된다. 단맛과 쓴맛의 미각세포들은 각각 당과 퀴닌이 미각세포막에 존재하는 G-단백질과 결합하여 탈분극되면서 자극이 전달된다.

• 피부에는 촉감, 압력, 통증, 온도 등을 느끼는 수용기가 존재한다. 감각점들은 피부의 진피층에 존재하며, 통점, 촉점, 냉점, 온점의 순으로 많이 분포되어 있다.

- 근육, 인대 및 관절에 있는 고유감각기에서 신체의 위치와 움직임을 감지하는데, 감지한 흥분이 소뇌에 도달하면서 느끼게 된다.
- 자율신경계에 의해 배고픔, 갈증, 오심, 변의, 요의 등을 감지하는 것을 내장감각이라 하며, 이들 수용기들은 항상성을 유지하기 위한 것이다.
- 내장기관의 통증을 그 내장기관 주위의 피부통증으로 느끼기도 하는데, 이는 내장기관의 통증을 전달하는 신경섬유와 피부통증을 전달하는 신경섬유가 같은 척수분절에 모이기 때문이며, 이를 연관통증이라 한다.

단원평가

1 망막에 상을 맺는 과정과 망막에서의 시각자극의 감지 과정을 설명하시오.

2 눈(수정체)의 조절작용에 문제가 있는 근시와 원시의 발생 메커니즘과 교정에 대해 설명하시오.

3 눈의 암순응과 레티날(레티놀)과의 관계를 설명하시오

4 백내장, 녹내장, 황반변성의 발생 원인에 대해 설명하시오.

5 중이와 내이를 통한 소리자극의 감지 과정을 단계별로 설명하시오.

6 전정과 반고리뼈관의 기능에 대해 설명하시오.

7 후각의 전달 과정을 설명하시오.

8 단맛, 짠맛, 신맛, 쓴맛의 자극 전달 과정을 설명하시오.

9 통각의 전달 경로와 진통 효과 그리고 가려움과의 차이점을 설명하시오.

10 역치와 실무율의 관계를 설명하시오.

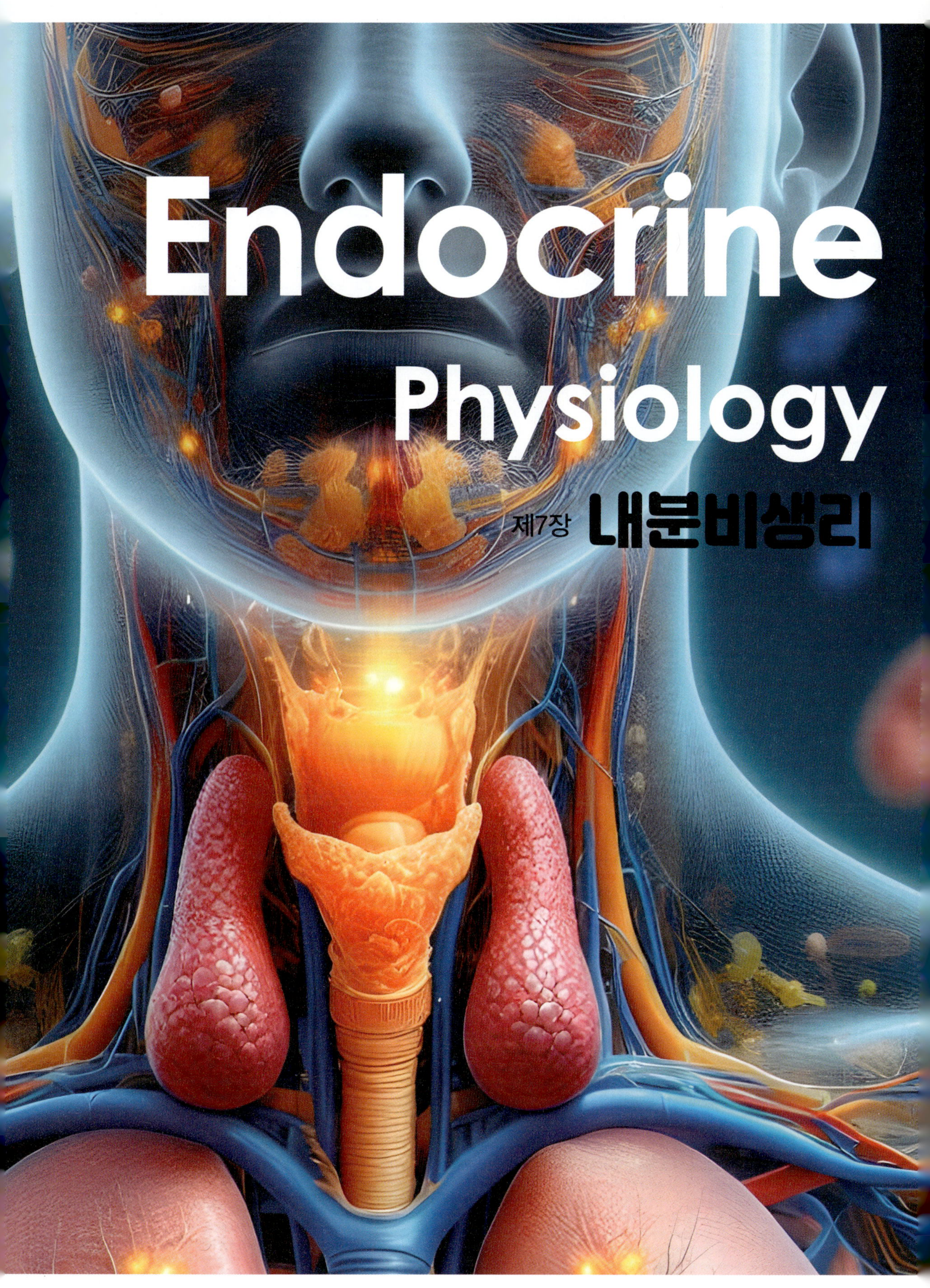

Endocrine Physiology

제7장 내분비생리

제7장 **내분비생리**

학습목적 호르몬을 분비하는 분비기관을 파악하고 각 분비샘에서 분비되는 호르몬의 구조, 종류 및 기능에 대하여 공부한다.

학습목표

1. 내분비샘과 호르몬

내분비샘의 특징 | 호르몬의 구조와 분류 | 호르몬의 분비조절 및 작용 기전

2. 시상하부와 뇌하수체

시상하부와 뇌하수체 호르몬

3. 갑상샘

갑상샘호르몬과 호르몬 이상증

4. 부신

부신피질, 부신수질 호르몬과 호르몬 이상증

5. 췌장

췌장의 랑게르한스섬 호르몬 | 인슐린, 글루카곤 작용 및 조절 | 당뇨병 이해

6. 칼슘 항상성 조절

부갑상샘호르몬, 비타민 D, 칼시토닌에 의한 혈중 칼슘농도의 조절

7. 그 밖의 내분비샘과 호르몬

생식샘, 위장관, 신장, 심장, 송과샘, 가슴샘 분비 호르몬

내분비계(endocrine system)는 신경계와 더불어 각 기관의 기능을 조절하고 신체의 항상성을 유지시켜 주는 중요한 작용을 담당한다. 성장, 발달, 생식작용, 혈압 조절, 혈중 영양 성분 농도 조절 등 주요 생리작용뿐 아니라 행동양식도 내분비계에 의해 조절된다. 여기에서는 내분비계에서 분비되는 여러 호르몬에 대해서 살펴보고 표적세포에서의 생리작용에 대하여 알아본다.

1. 내분비샘과 호르몬

1) 내분비샘의 특징

호르몬(hormone)은 신체의 생리활성을 조절해 주는 대표적인 신호물질로서, 내분비샘(endocrine gland)에서 합성되어 혈액을 통해 표적세포(target cell)로 이동한 후 생리작용을 나타낸다. 외분비샘(exocrine gland)에서는 눈물, 침, 효소 등의 물질을 도관(duct)을 통해 분비하는 반면, 내분비샘에는 합성된 호르몬을 운반하는 도관이 존재하지 않아서 호르몬이 직접 혈액으로 분비된다(그림 7-1).

인체의 내분비샘은 시상하부, 뇌하수체, 갑상샘, 부갑상샘, 부신, 췌장, 신장, 위장관, 송과샘, 가슴샘, 고환, 난소 등에 널리 분포한다(그림 7-2).

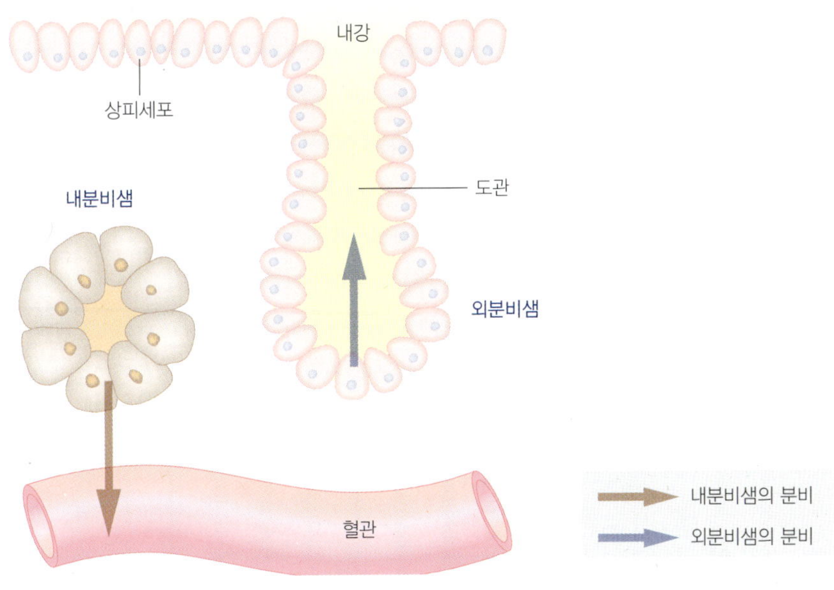

그림 7-1
내분비샘과 외분비샘의 물질 분비

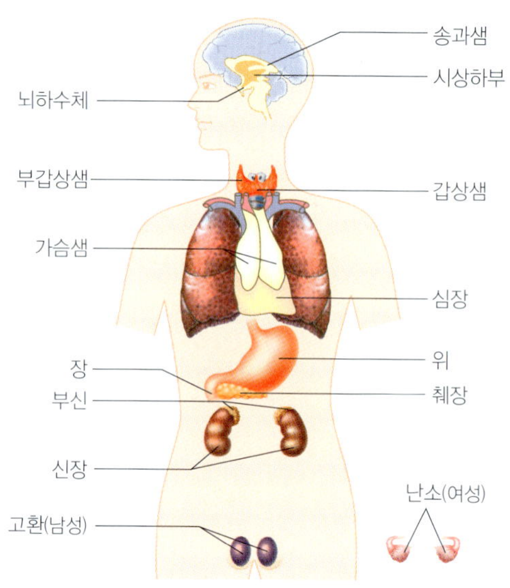

그림 7-2 인체에 분포한 내분비샘

내분비계의 신호 전달 방식은 호르몬을 통한 방식 외에도 한 세포에서 분비된 물질이 동일 세포에 작용하여 신호를 전달하는 자가분비물질을 통한 신호 전달 방식(autocrine signalling), 한 세포에서 분비된 후 동일 조직 내의 가까운 주변 세포로 이동하여 작용하는 주변분비물질을 통한 신호 전달 방식(paracrine signalling), 신경세포에서 분비되는 신경 전달물질에 의해 신호를 전달해 주는 방식(neuroendocrine signaling) 등이 있다.

2) 호르몬의 화학적 구조와 분류

(1) 펩타이드호르몬

자연계에 존재하는 상당수의 호르몬이 펩타이드호르몬(peptide hormone)이다. 호르몬 분비 세포의 핵에서 전사(transcription)된 mRNA가 리보솜에서 프리프로호르몬(pre-prohormone)으로 1차 번역(translation)된 후, 소포체에서 프로호르몬(prohormone)으로 전환되어 골지체로 이동하면 분비소포가 형성되어 이곳에서 프로호르몬이 최종 호르몬으로 합성되며 저장되어 있다가 필요할 때 분비된다(그림 7-3). 펩타이드 길이는 호르몬 종류에 따라 다양하며 항이뇨호르몬, 인슐린, 글루카곤, 성장호르몬, 부갑상샘호르몬 등이 속한다.

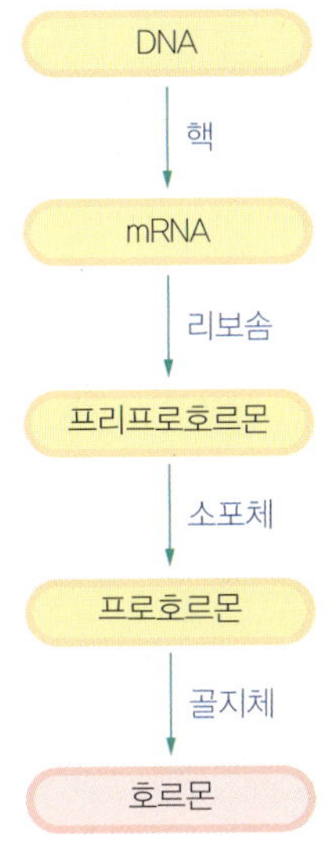

그림 7-3
펩타이드호르몬의 합성 단계

light reading

글루카곤 유사펩타이드

글루카곤 유사펩타이드(GLP-1, Glucagon-like peptide-1)는 장에서 분비되는 호르몬으로, 다양한 조직에서 생리적 항상성을 조절하는 역할을 담당한다. 췌장에서 인슐린의 합성과 분비를 촉진하고 간에서 포도당의 합성을 억제함으로 혈당을 조절한다. 또한 뇌에 작용하여 식욕을 억제하기도 한다. GLP-1을 모방해서 개발된 GLP-1 유사체는 GLP-1과 유사한 작용을 하는 약물로, 원래는 당뇨병 치료제로 개발되었는데, 부작용으로 체중 감량 효과가 발생하여 비만 치료제로 활용 가능성을 주목받게 되었다. 노보노디스크사의 '위고비'와 일라이릴리사의 '마운자로' 등 이 성분을 이용한 비만 치료제가 출시되었다. 하지만 GLP-1 유사체 사용이 급격히 증가하면서 메스꺼움, 구토, 복통 등의 소화기계 문제, 우울증 발생을 비롯한 다양한 부작용에 대한 우려도 제기되고 있다.

(2) 아민호르몬

아민호르몬(amine hormone)은 아미노산인 타이로신(tyrosine) 유도체들이며 에피네프린, 노르에피네프린, 도파민 등의 카테콜아민과 갑상샘호르몬이 대표적이다(그림 7-4).

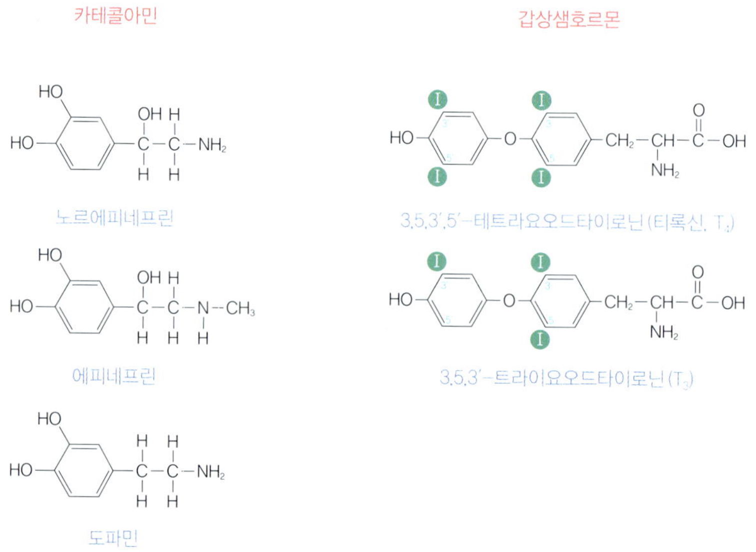

카테콜아민

노르에피네프린

에피네프린

도파민

갑상샘호르몬

3,5,3',5'-테트라요오드타이로닌(티록신, T_4)

3,5,3'-트라이요오드타이로닌(T_3)

그림 7-4
아민호르몬의 화학구조

(3) 스테로이드호르몬

모든 스테로이드호르몬(steroid hormone)은 콜레스테롤로부터 합성되며, 주로 부신피질, 고환, 난소, 황체, 태반에서 합성된다. 코르티솔, 알도스테론, 에스트라디올, 프로게스테론, 테스토스테론, 칼시트리올 등이 있다(그림 7-5).

〈표 7-1〉에서는 여기에서 다루는 호르몬들의 축약 명칭을 정리하였고, 〈표 7-2〉와 〈그

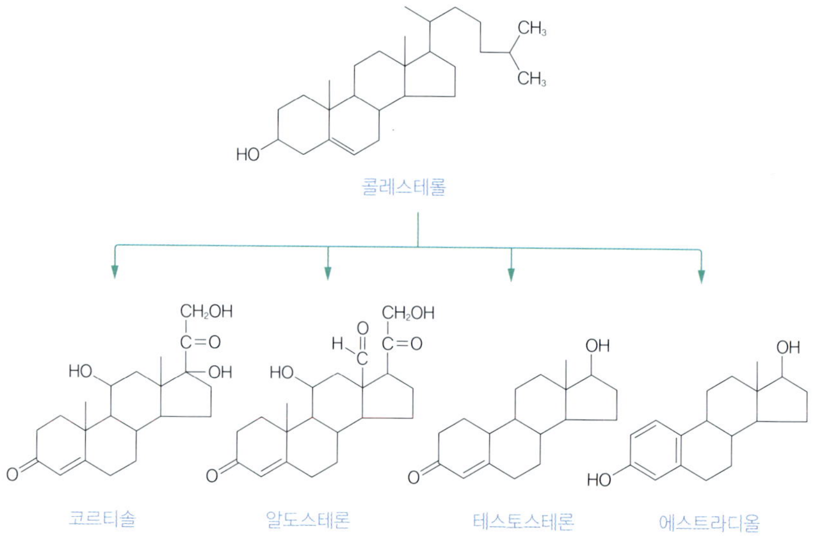

콜레스테롤

코르티솔

알도스테론

테스토스테론

에스트라디올

그림 7-5
스테로이드호르몬의 화학구조

림 7-6〉에서는 각 내분비샘에서 분비되는 호르몬의 분류와 주요 작용을 정리하였다.

표 7-1 호르몬의 축약 명칭

축약 명칭	호르몬	영문 표기
ACTH	부신피질자극호르몬	adrenocorticotropic hormone
ADH	항이뇨호르몬	antidiuretic hormone
CRH	부신피질자극호르몬-방출호르몬	corticotropin-releasing hormone
DHEA	데하이드로에피안드로스테론	dehydroepiandrosterone
FSH	여포자극호르몬	follicle-stimulating hormone
GHRH	성장호르몬-방출호르몬	growth hormone-releasing hormone
GHIH	성장억제호르몬	growth hormone-inhibiting hormone
GnRH	생식샘자극호르몬-방출호르몬	gonadotropin-releasing hormone
hCG	사람융모성 생식샘자극호르몬	human chorionic gonadotropin
GH	성장호르몬	growth hormone
LH	황체형성호르몬	luteinizing hormone
MSH	멜라닌세포자극호르몬	melanocyte-stimulating hormone
PIF	프로락틴-억제호르몬	prolactin-inhibiting hormone
PTH	부갑상샘호르몬	parathyroid hormone
T_3	트라이요오드타이로닌(삼요오드타이로닌)	triiodothyronine
T_4	타이록신	thyroxine
TRH	갑상샘자극호르몬-방출호르몬	thyrotropin-releasing hormone
TSH	갑상샘자극호르몬	thyroid-stimulating hormone

표 7-2 호르몬의 주요 작용과 화학적 분류

내분비샘	호르몬	화학적 분류	주요 작용
시상하부	갑상샘자극호르몬-방출호르몬	펩타이드	갑상샘자극호르몬 분비 촉진
	부신피질자극호르몬-방출호르몬	펩타이드	부신피질자극호르몬 분비 촉진
	생식샘자극호르몬-방출호르몬	펩타이드	여포자극호르몬과 황체형성호르몬 분비 촉진
	성장호르몬-방출호르몬	펩타이드	성장호르몬 분비 촉진
	소마토스타틴(성장억제호르몬)	펩타이드	성장호르몬 분비 억제
	프로락틴억제호르몬	아민	프로락틴 분비 억제
뇌하수체 전엽	갑상샘자극호르몬	펩타이드	갑상샘호르몬 분비 촉진

내분비샘	호르몬	화학적 분류	주요 작용
뇌하수체 후엽	여포자극호르몬	펩타이드	• 고환에서 정자 형성 촉진 • 난소에서 여포 발달 및 에스트로겐 분비 촉진
	황체형성호르몬	펩타이드	• 고환에서 테스토스테론 합성 촉진 • 난소에서 배란 촉진, 황체 형성, • 에스트로겐/프로게스테론 분비 촉진
	부신피질자극호르몬	펩타이드	부신피질스테로이드호르몬 분비 촉진
	성장호르몬	펩타이드	단백질 합성 및 성장 촉진
	프로락틴	펩타이드	유즙 생성 촉진
	옥시토신	펩타이드	유방에서 유즙 분비 및 자궁 수축 촉진
	항이뇨호르몬	펩타이드	신장에서 수분 재흡수 촉진, 혈관 수축
갑상샘	타이록신, 타이로닌	아민	골격 성장, 산소 소모율, 열 발생, 탄수화물, 단백질, 지방질 이용 증가, 중추신경계 발달 촉진
	칼시토닌	펩타이드	혈청 칼슘 농도 감소
부갑상샘	부갑상샘호르몬	펩타이드	혈청 칼슘 농도 증가
부신피질	코르티솔	스테로이드	포도당 신생 과정 촉진, 항염증작용, 면역 억제 작용
	알도스테론	스테로이드	신장 Na^+ 재흡수, K^+와 H^+ 배설 촉진
	안드로겐	스테로이드	약한 남성호르몬 작용, 여성의 음모, 겨드랑이털 발달
부신수질	노르에피네프린, 에피네프린	아민	스트레스에 대한 반응, 대사율 증가, 심혈관작용 항진
췌장	인슐린	펩타이드	혈당 감소, 동화작용 촉진
	글루카곤	펩타이드	혈당 증가, 이화작용 촉진
신장	레닌	펩타이드	안지오텐시노겐을 안지오텐신으로 전환
	칼시트리올	스테로이드	소장 칼슘 흡수 증가, 뼈 석회화 촉진
고환	테스토스테론	스테로이드	정자 형성, 남성의 2차 성징 발현 촉진
난소	에스트라디올(E_2)	스테로이드	여성 생식기 발달, 월경주기 여포기 조절, 유방 발달, 임신 유지
	프로게스테론	스테로이드	월경주기 황체기 조절, 유방 발달
태반	사람융모성 생식샘자극호르몬	펩타이드	임신 초기 황체에서 에스트로겐, 프로게스테론 합성 촉진
	에스트리올(E_3)	스테로이드	난소 에스트라디올과 동일
	프로게스테론	스테로이드	난소 프로게스테론과 동일

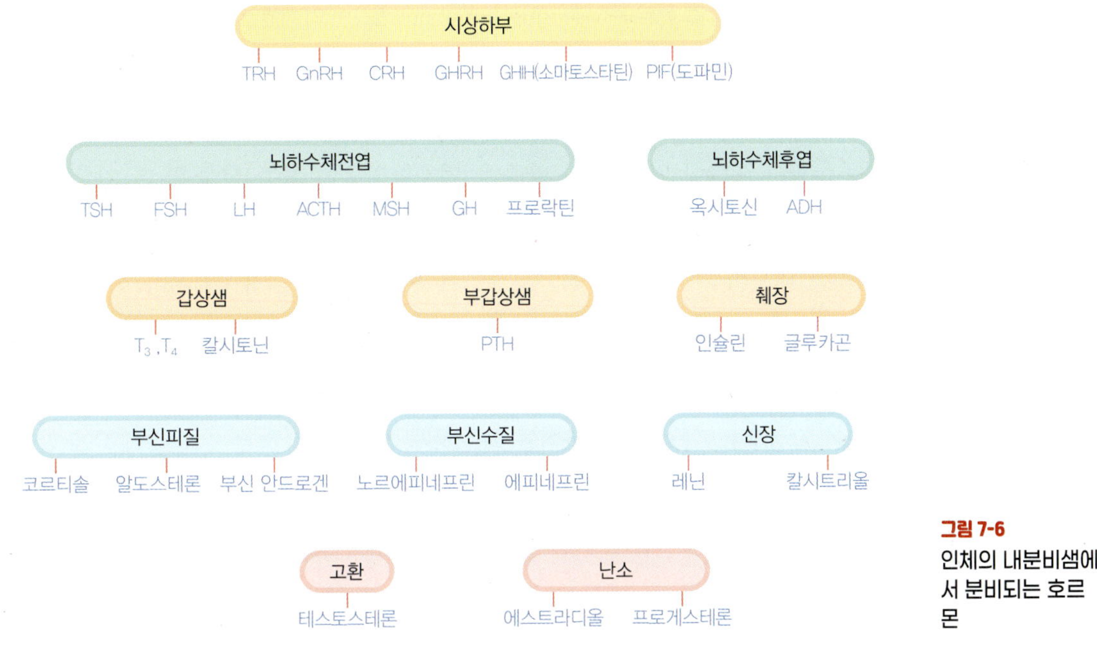

그림 7-6
인체의 내분비샘에서 분비되는 호르몬

3) 호르몬 분비의 조절

(1) 혈액 내 영양 성분에 의한 조절

혈중 영양 성분 농도에 의해서 호르몬 분비가 조절되는데, 이는 결과적으로 분비된 호르몬이 혈액 영양 성분의 항상성을 유지할 수 있도록 한다. 혈당 농도에 의해서 분비가 조절되는 인슐린, 글루카곤('5. 췌장' 참고)과 혈청 칼슘이온 농도에 의해 조절되는 부갑상샘호르몬('6. 칼슘 항상성 조절' 참고)을 예로 들 수 있다.

(2) 신경세포에 의한 조절

신경세포의 영향으로 내분비샘의 호르몬 분비가 조절될 수 있다. 예를 들어 인체가 스트레스를 받으면 교감신경계의 작용으로 부신수질에서 에피네프린과 노르에피네프린이 분비된다. 또한 뇌하수체에서 분비되는 다양한 호르몬들이 시상하부의 신경세포의 통제를 받아 분비가 조절된다.

(3) 호르몬에 의한 조절

시상하부-뇌하수체전엽-내분비샘의 축을 이루어 분비되는 호르몬들이 있다. 시상하부에서 분비되는 방출호르몬(releasing hormone) 또는 억제호르몬(inhibiting hormone)들이 뇌하수체전엽의 자극호르몬 분비를 조절하고, 이는 다시 갑상샘, 부신, 생식샘 등에서 분비되는 최종 호르몬의 분비를 조절하게 된다.

최종 산물(호르몬)이 앞 단계의 반응을 억제함으로써 최종 산물을 더 이상 분비하지 못하도록 통제하는 조절 메커니즘을 호르몬의 음성되먹임(negative feedback) 조절이라고 한다. 최종 내분비샘에서 분비되는 호르몬은 시상하부와 뇌하수체에 음성되먹임작용을 통해 호르몬의 분비량을 조절하는데, 예를 들면 시상하부에서 갑상샘자극호르몬 방출호르몬(TRH)이 분비되면 뇌하수체전엽에서 갑상샘자극호르몬(TSH)이 분비되어 갑상샘을 자극하여 갑상샘호르몬(T_3, T_4) 분비를 촉진하게 된다. 시상하부-뇌하수체전엽-갑상샘으로 연결된 자극의 축은 갑상샘호르몬의 음성되먹임 조절에 의해 균형을 유지하게 되는데 TRH에 대한 뇌하수체전엽의 반응을 감소시킴으로써 갑상샘호르몬 분비를 조절한다(그림 6-7).

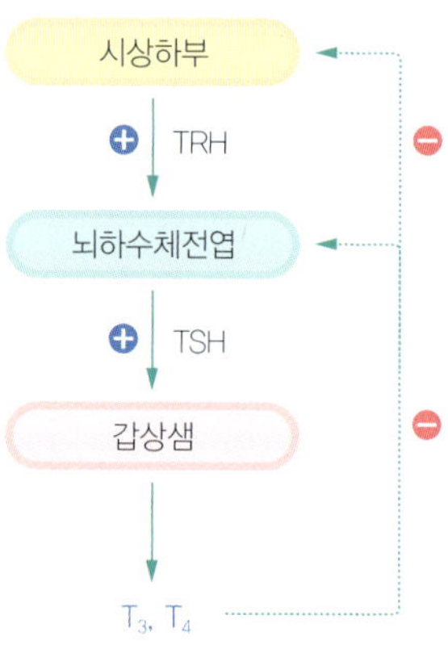

그림 7-7 갑상샘호르몬 분비 조절

4) 호르몬의 작용 메커니즘

내분비샘에서 합성된 호르몬은 혈액을 통해 표적세포로 운반되어 세포에 존재하는 수용체와 특이적으로 반응하여 호르몬-수용체 복합체(hormone-receptor complex)를 형성하여 작용을 나타낸다. 결합하는 호르몬에 따라 표적세포 내에서의 수용체 위치와 구조 및 작용 메커니즘이 다양하다.

(1) 펩타이드호르몬과 카테콜아민 작용 메커니즘

친수성 호르몬들이 표적세포 내로 들어가기 위해서는 세포막에 위치한 수용체와 결합해야 한다. 호르몬-수용체 복합체는 세포막에 위치한 G-단백질을 활성화시켜서 인접한 단백질인 아데닐릴 고리화효소(adenylyl cyclase) 또는 인지질가수분해효소 C (phospholipase C)로 하여금 각각 c-AMP(cyclic adenosine monophosphate)와 이노시톨 트리포스페이트(IP3)/칼슘이온 등의 2차 전령(second messenger)을 생성하게 하고, 이들이 간접적으로 호르몬작용을 수행한다. 즉 1차 전령에 해당하는 호르몬의 신호를 2차 전령인 c-AMP, IP3, Ca^{2+} 등이 받아 세포 내 생리작용을 조절하게 된다(그림 7-8). 2차 전령들

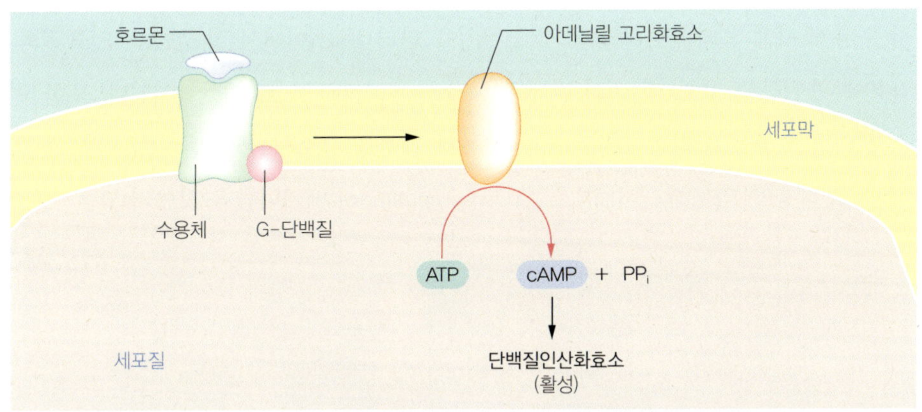

(A) 아데닐릴 고리화효소 – cAMP 2차 전령계

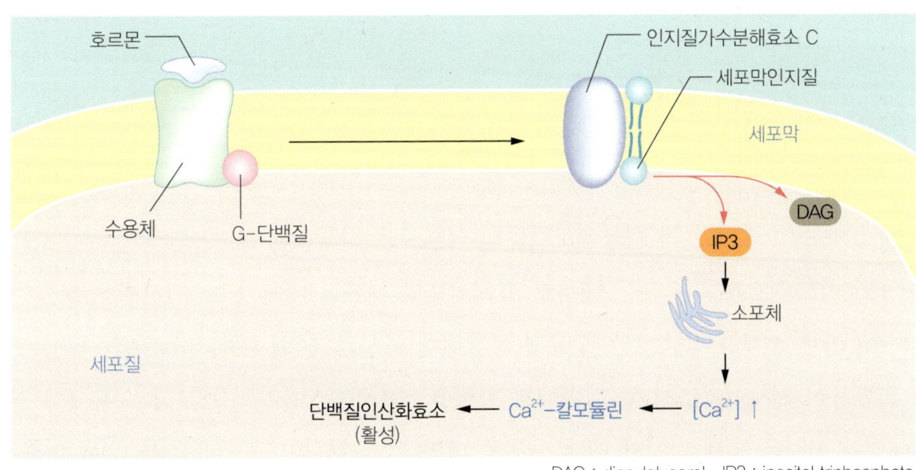

DAG : diacylglycerol, IP3 : inositol triphosphate

(B) 인지질가수분해효소 C – IP3/Ca^{2+} 2차 전령계

그림 7-8 펩타이드호르몬과 카테콜아민의 작용 메커니즘

은 세포 내에 존재하는 특정 단백질인산화효소(protein kinase)를 활성화하여 여러 효소들의 활성을 조절하게 된다. cAMP를 2차 전령계로 이용하는 예로는 에피네프린의 β 수용체에서의 작용과 글루카곤이며, 칼슘이온을 2차 전령계로 이용하는 예로는 에피네프린의 α 수용체에서의 작용을 들 수 있다.

(2) 인슐린작용 메커니즘

인슐린은 인슐린 수용체가 갖는 타이로신인산화효소(tyrosine kinase) 작용을 2차 전령계로 이용하여 호르몬 작용을 수행한다. 인슐린 수용체는 2개의 α 단위과 2개의 β 단위로 구성되었으며 세포막을 가로질러 세포외액과 세포질 내에 존재한다. 인슐린이 수용체의 α 단위에 결합하면 β 단위가 활성화되어 자가인산화(autophosphorylation) 작용에 의해서 수용체 자체가 타이로신인산화효소활성을 나타내고, 이어서 이 효소는 인슐린의 생리작용에 관여하는 세포 내 여러 단백질, 효소들을 단계적으로 인산화시킨다. 또한 인슐린은 생리적 요구에 따라서 표적세포의 수용체 합성을 감소시키고, 분해를 증가시킴으로써 스스로 작용을 억제하는 하향 조절(down-regulation) 메커니즘을 갖는다(그림 7-9).

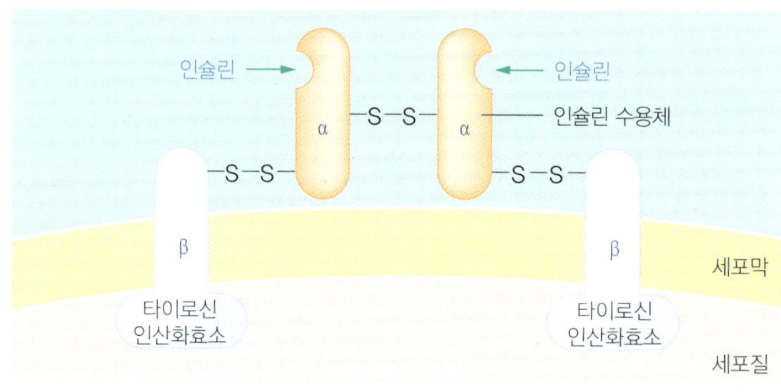

그림 7-9 인슐린과 인슐린 수용체의 작용 메커니즘

(3) 스테로이드호르몬과 갑상샘호르몬의 작용 메커니즘

스테로이드호르몬 수용체는 대부분 표적세포의 세포질 내에 있고, 갑상샘호르몬 수용체는 핵 안에 존재하여 호르몬-수용체 복합체가 형성된 후 핵 내에서 DNA의 특정 부위에 결합하여 전사인자로서 특정 단백질 발현을 조절한다. 따라서 세포막 수용체와 결합하여 2차 전령을 통해 단시간 내에 작용을 나타내는 펩타이드호르몬(수분 내)에 비해 이들의 작용은 느리게(수 시간 내) 일어난다(그림 7-10).

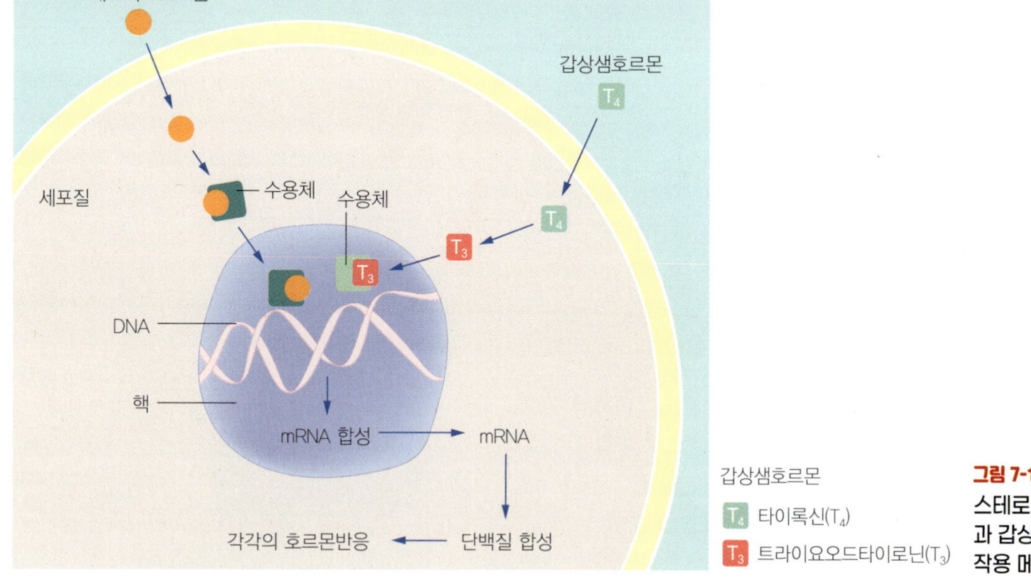

그림 7-10 스테로이드호르몬과 갑상샘호르몬의 작용 메커니즘

2. 시상하부와 뇌하수체

간뇌의 일부인 시상하부(hypothalamus)와 뇌하수체(pituitary gland)는 기능면에서 시상하부-뇌하수체 축(axis)을 이루며 갑상샘, 부신, 생식샘 등 수많은 내분비계 작용을 조절하는 상위의 내분비계이다.

뇌하수체는 시상하부 아래쪽에 위치한 내분비기관(지름 약 1 cm, 무게 약 0.5 g)으로 전엽, 중엽, 후엽으로 구성되지만, 인간의 중엽은 퇴화되어 주로 전엽, 후엽으로 나뉜다.

전엽은 시상하부의 신경세포가 분비하는 호르몬에 의해서 조절을 받아 다른 기관들에서 또 다른 종류의 호르몬들이 분비되도록 조절하므로 선뇌하수체(adenohypophysis)라고도 하며, 후엽은 시상하부의 신경세포에 의해 직접 조절을 받아서 신경뇌하수체(neurohypophysis)라고도 한다(그림 7-11).

1) 뇌하수체전엽

(1) 시상하부의 뇌하수체전엽 조절

뇌하수체후엽이 시상하부에서 시작된 신경세포로 구성되어 있는 반면, 뇌하수체전엽

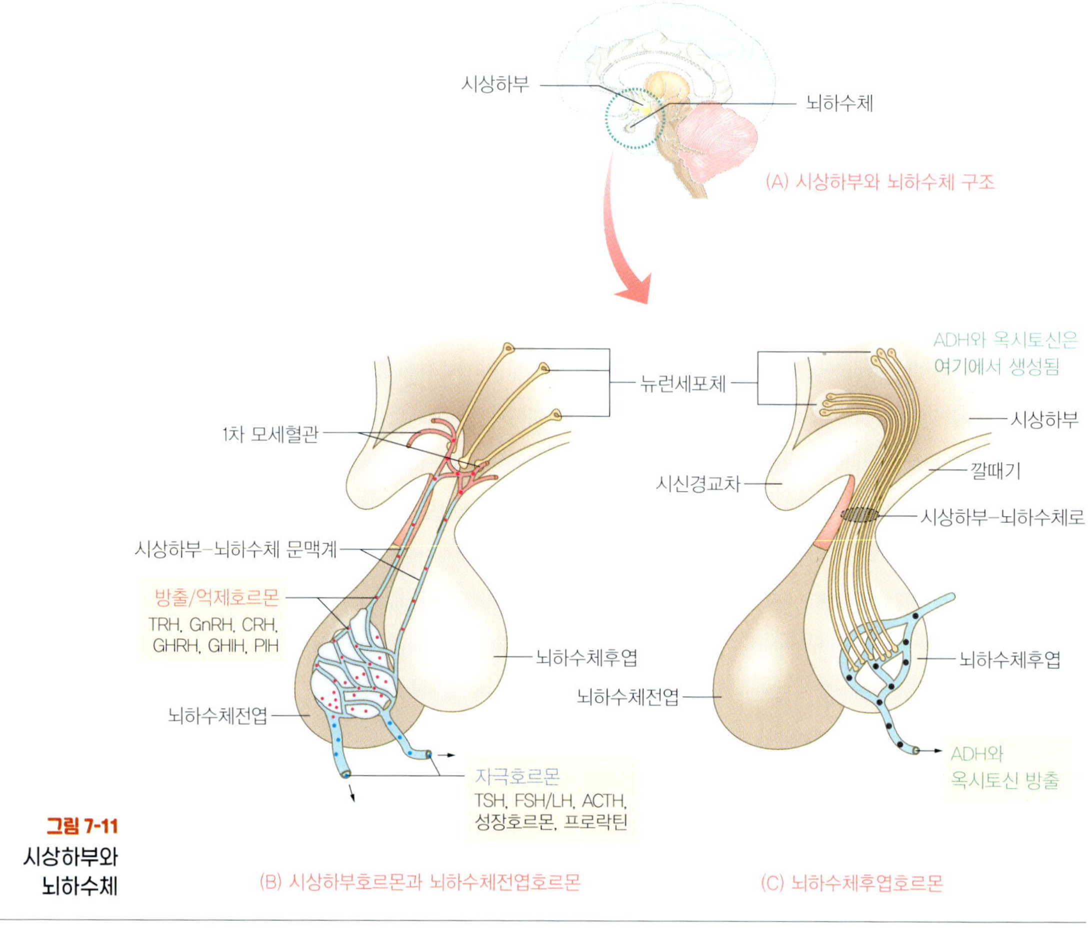

그림 7-11
시상하부와
뇌하수체

(anterior pituitary)에는 다양한 종류의 내분비세포가 존재해서 펩타이드호르몬을 생성한다. 뇌하수체전엽호르몬들은 시상하부에서 분비되는 신경펩타이드(방출 혹은 억제 호르몬)에 의해서 조절된다(그림 7-11 B).

(2) 시상하부호르몬

시상하부의 축삭은 뇌하수체전엽 안으로 들어가지 않기 때문에 시상하부에 의한 뇌하수체전엽의 통제는 호르몬의 조절에 의해서 일어난다. 시상하부의 신경세포에서 분비되는 신경펩타이드(neuropeptide)는 시상하부와 뇌하수체전엽의 연결 부위에 분포한 시상 하부-뇌하수체 문맥계로 분비되어 뇌하수체전엽호르몬 분비를 조절해 주는 방출호르몬 (releasing hormone) 혹은 억제호르몬(inhibiting hormone)이다.

- 갑상샘자극호르몬-방출호르몬(TRH) : 갑상샘자극호르몬(TSH) 분비를 자극한다. 분만 후 프로락틴 분비를 자극한다.
- 부신피질자극호르몬-방출호르몬(CRH) : 부신피질자극호르몬(ACTH) 분비를 자극한다.
- 생식샘자극호르몬-방출호르몬(GnRH) : 여포자극호르몬(FSH)과 황체형성호르몬(LH) 분비를 자극한다.
- 성장호르몬-방출호르몬(GHRH) : 성장호르몬 분비를 자극한다.
- 성장억제호르몬(소마토스타틴, GHIH) : 성장호르몬 분비를 억제한다.
- 프로락틴-억제호르몬(PIF; dopamine) : 프로락틴 분비를 억제한다.

(3) 뇌하수체전엽호르몬

시상하부에서 분비하는 신경펩타이드의 조절작용으로 뇌하수체전엽에서 여섯 개의 펩타이드호르몬을 분비한다. 이 중에서 성장호르몬과 프로락틴을 제외한 4개의 펩타이드는 또 다른 내분비샘에 작용하여 호르몬을 분비하도록 자극하므로 자극호르몬(tropic hormone) 이라고 한다. 구조적 유사성에 따라서 뇌하수체전엽호르몬을 분류하면 다음과 같다.

① 갑상샘자극호르몬, 여포자극호르몬, 황체형성호르몬군

갑상샘자극호르몬(TSH), 여포자극호르몬(FSH), 황체형성호르몬(LH) 등 세 호르몬 모두 α, β 두 개의 단위로 이루어진 당단백질이며, α 단위는 동일한 mRNA로부터 합성되어 구조가 유사하다. TSH는 갑상샘을 자극하여 갑상샘호르몬을 분비하도록 한다. FSH는 여성의 난포(여포)를 성숙시키고 남성의 정자 생성을 자극한다. LH는 여성에서 배란을 유도하고 황체 형성을 자극하며 남성호르몬인 테스토스테론 분비를 자극한다('제13장 생식생리' 참고).

② 부신피질자극호르몬군

전구체인 프로-오피오멜라노코르틴(pro-opiomelanocortin, POMC)으로부터 부신피질자극호르몬(ACTH)군에 속하는 ACTH, 리포트로핀, β-엔돌핀, 멜라닌세포자극호르몬(MSH) 등이 만들어진다. 이 중 ACTH는 부신피질을 자극하여 세 종류의 스테로이드호르몬을 분비시킨다. ACTH 분자 내에는 MSH 펩타이드를 포함하고 있는데, 혈중 MSH 농도가 높아지면 호르몬 합성을 증가시켜서 피부가 검게 착색되는 것으로 생각되었으나 사람에서는 MSH 농도 자체는 큰 의미가 없는 것으로 알려졌다.

③ 성장호르몬과 프로락틴군

인간의 성장호르몬(growth hormone)은 단일 펩타이드 구조이며 프로락틴(prolactin)과 75%의 유사성이 있다. 뇌하수체전엽의 다른 자극호르몬들은 일정한 표적세포에 작용해서 표적세포에서 분비되는 최종 호르몬에 의해서 음성되먹임 조절을 받지만, 성장호르몬과 프로락틴은 다양한 표적세포에 최종 호르몬으로 작용하므로, 시상하부에서 이들 호르몬을 위한 자극호르몬뿐 아니라 억제호르몬도 생성하여 조절하는 공통점을 가진다.

성장호르몬

- 분비와 조절 : 성장호르몬은 일생 동안 분비되는데 수면 중에 가장 활발하게 분비되고, 깨어 있을 동안 감소하는 하루주기리듬(circadian rhythm)을 보인다. 저혈당, 운동 후, 스트레스 등의 자극에 의해서 분비가 촉진되고 고혈당, 비만, 노화 등의 경우에 분비가 억제된다. 시상하부에서 분비하는 방출호르몬인 GHRH와 성장억제호르몬(소마토스타틴)에 의해 조절받는다(그림 7-12).
- 작용 : 성장호르몬은 간에서 인슐린유사성장인자(IGF)인 소마토메딘(somatomedins)의 생성을 자극한다. 간의 소마토메딘은 연골을 형성하여 뼈의 길이 성장에 관여하고, 단백질의 합성작용을 촉진하여 체조직 성장에 관여한다. 한편, 성장호르몬은 탄수화물과 지방질의 대사조절에는 이화작용을 촉진함으로써 혈당을 증가시키고 혈중 인슐린 농도를 상승시킨다.

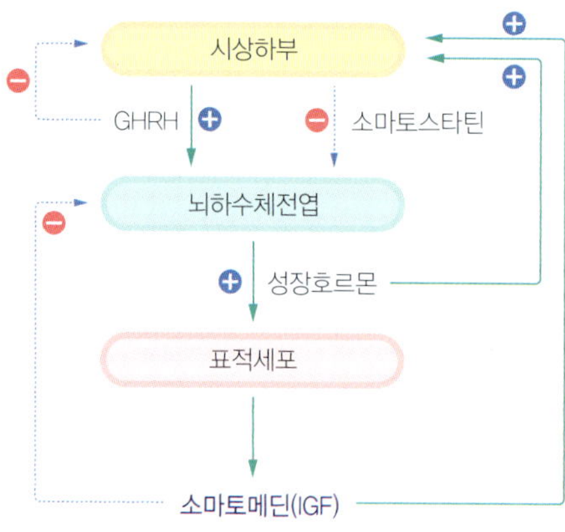

그림 7-12
성장호르몬의 분비 조절

프로락틴

프로락틴은 임신기와 수유기 때 주로 분비되어 유선을 발달시키고 유당, 카세인, 지방 등의 생합성을 증가시켜 유즙 생성을 촉진하는 역할을 한다. 따라서 평소에는 주로 시상하부의 프로락틴억제호르몬(도파민)에 의해서 분비가 억제되다가, 분만 후에 시상하부의 갑상샘자극호르몬-방출호르몬(TRH)의 영향으로 프로락틴 분비가 증가된다. 프로락틴은 유즙 생성뿐 아니라 수분과 전해질 평형을 조절하고 남성에서는 생식 기능을 조절하므로 젖을 먹지 않는 난생의 동물들도 필요하다.

light reading

성장호르몬의 결핍과 과잉

어린이에서 성장호르몬이 결핍되면 성장 부진, 저신장, 경증비만, 사춘기 지연 등을 초래할 수 있다. 반면 뇌하수체전엽의 양성 종양으로 성장호르몬이 만성적으로 과잉 분비될 수 있는데, 사춘기 이전에는 비정상적 뼈의 길이 성장으로 거인증(gigantism)이 유발되고, 성장이 끝난 이후에는 조직과 손, 발, 혀 등 몸의 말단 부위가 비대해지고 대사적으로는 인슐린 저항성을 나타내는 말단비대증(acromegaly)을 유발한다.

2) 뇌하수체후엽

(1) 시상하부의 뇌하수체후엽 조절

시상하부와 뇌하수체후엽(posterior pituitary)은 신경세포로 연결되어 있다. 시상하부에 분포한 신경세포의 세포체(cell body)에서 합성된 호르몬은 축삭(axon)을 타고 운반되어 뇌하수체후엽 신경말단에 저장되어 있다가 필요할 때 혈관으로 분비되어 각각의 표적세포로 이동한다(그림 7-11 C).

(2) 뇌하수체후엽호르몬

뇌하수체후엽에서 분비되는 항이뇨호르몬(antidiuretic hormone, ADH)과 옥시토신(oxytocin)은 아홉 개의 아미노산으로 구성된 신경펩타이드로 두 개의 아미노산을 제외하고 동일한 구조이다.

① **항이뇨호르몬**

체액의 삼투압 농도가 높아지면 항이뇨호르몬이 분비되어 신장에서 물의 재흡수가 증가되고 소변량은 감소하여 삼투압이 조절된다. 또한 ADH는 혈관을 수축시키는 작용이 있어서 바소프레신(vasopressin)이라고 불리며 혈압 조절에 관여한다.

② **옥시토신**

아기가 엄마 젖을 빨면 옥시토신이 분비되어 유방세포에 저장된 유즙이 방출된다. 또한 매우 낮은 농도의 옥시토신은 규칙적인 자궁 수축을 유도하여 분만을 돕는다('제13장 생식생리' 참고).

3. 갑상샘

갑상샘(thyroid gland)은 후두 바로 아래에 위치하며 기도 주위를 나비 모양으로 둘러싸고 있다. 한쪽 날개의 넓이는 약 1~2 cm, 길이는 약 5 cm이며 갑상샘 전체의 무게는 약 15~20 g이다(그림 7-13). 갑상샘에서는 갑상샘호르몬인 타이록신(thyroxine, T_4)과 트라이요오드타이로닌(triiodothyronine, T_3)을 분비하여 인체의 대부분 조직에서 다양한 작용을 나타낸다. 갑상샘에서는 또한 칼시토닌(calcitonin)이 분비되어 혈중 칼슘의 항상성을 조절한다(그림 7-23 참고).

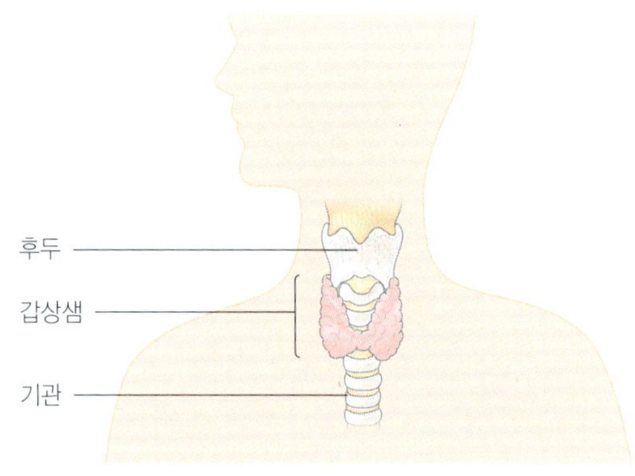

그림 7-13
갑상샘

1) 갑상샘호르몬의 합성

T_3, T_4의 합성은 갑상샘 소포세포에서 일어나며, 앞서 설명한 바와 같이 시상하부-뇌하

수체-갑상샘 축에 의해서 조절된다(그림 7-7 참고). ① 뇌하수체전엽에서 분비된 TSH는 갑상샘을 자극하여 세포 내로 요오드이온(I^-)의 유입을 증가시키고, ② 타이로신을 결합한 타이로글로불린(thyroglobulin, TG)이 합성되어 세포 내 콜로이드로 이동한다. ③ 타이로신에 요오드가 1개 또는 2개가 결합하여 모노요오드타이로신(monoiodotyrosine, MIT)과 다이요오드타이로신(diiodotyrosine, DIT)이 생성된다. ④ 두 분자의 DIT가 결합하여 T_4가 되고 MIT와 DIT가 결합하여 T_3가 된다. ⑤ TG에 결합되어 있던 T_3와 T_4가 가수분해되어 혈액으로 분비된다(그림 7-14). 혈액 내에 갑상샘호르몬이 충분한 농도로 존재하면 음성되먹임작용으로 뇌하수체 TSH 분비를 감소시켜 갑상샘호르몬 분비를 조절한다.

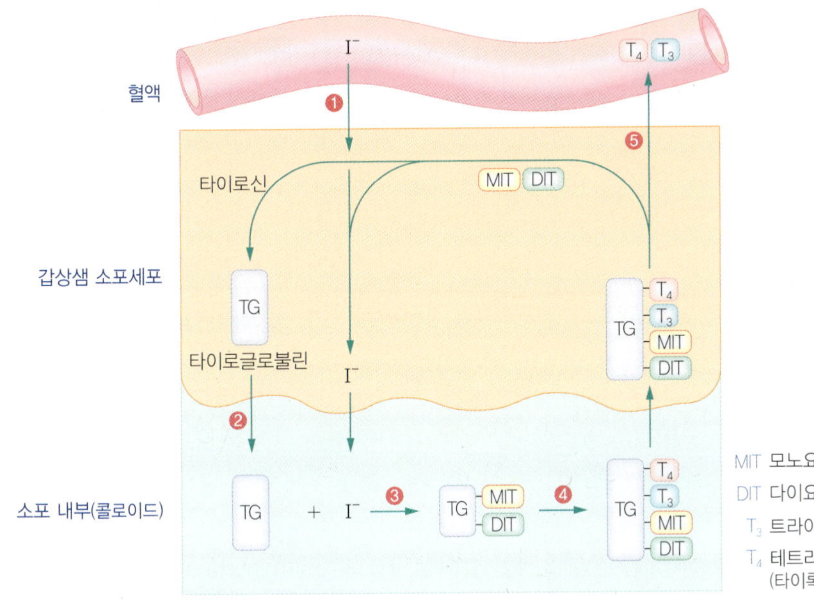

그림 7-14 갑상샘호르몬의 합성 과정

2) 갑상샘호르몬작용

갑상샘에서 합성되는 양은 T_3에 비해 T_4가 더 많고 혈중 농도도 T_4가 더 높지만, 표적세포에서의 작용은 주로 T_3에 의해서 수행된다. 합성된 T_4는 표적세포로 이동하여 T_3로 전환된 후에 핵수용체에 결합하여 작용을 나타낸다(그림 7-10 참고).

갑상샘호르몬은 ① 심박출량을 증가시켜서 조직의 산소 소모율과 열 생산을 증가시키며 기초대사율을 증가시킨다. ② 성장호르몬, 소마토메딘과 상승작용을 통해 뼈 형성을 촉진한다. ③ 태아의 중추신경계를 성숙시키는 데 필수적인 역할을 담당하며, 성인에서는 신경계 작용을 조절한다. 대사적으로는 ④ 소장에서 포도당 흡수를 증가시키고 포도당 신생 과정을 촉진시켜 포도당의 이용을 증가시키며, ⑤ 지방 분해도 촉진한다. ⑥ 단백질 대사에서는 합성과 분해 작용에 모두 관여하지만 결과적으로는 단백질의 이화작용 효과를 보이므로 티록신의 정상적인 분비는 동화작용·이화작용 간의 평형을 유지하는 데 필요하다.

3) 갑상샘호르몬 이상

(1) 갑상샘기능저하증

갑상샘기능저하증(hypothyroidism)은 갑상샘부전증이나 TRH, TSH 분비 이상 또는 식이 요오드 결핍으로 인하여 갑상샘호르몬이 결핍되어 나타나는 증상이다. 대표적 증상으로는 기초대사율이 감소하고 체중이 증가하며, 쉽게 지치고 추위에 민감하며, 신경계 반응 감소 등이 있으며, 성인의 경우에 특히 얼굴, 손, 발에 심한 부종을 동반하는 점액부종(myxedema) 현상을 보인다. 선천성 갑상샘호르몬 결핍으로 태아 발달에 영향을 받으면 출생 후 크레틴병(cretinism)으로 발전하는데, 이는 신체 성장 발육의 저해와 더불어 중추신경계 발달이 저해되어 왜소증을 동반한 정신지체 현상을 보인다. 크레틴병인 경우 출생 직후에 갑상샘호르몬 치료를 받으면 정신지체를 예방할 수 있지만, 치료시기가 늦어지면 회복이 불가능하다.

(2) 갑상샘기능항진증

그레이브스병(Grave's disease)은 대표적인 갑상샘기능항진증(hyperthyroidism)으로 자가면역질환에 의해 과량의 지속갑상샘자극물질(long-acting thyroid stimulator, LATS)이 분비되어 발병한다. LATS는 TSH와 같이 갑상샘을 자극하여 갑상샘호르몬 분비를 촉진시키지만 TSH와 같은 음성되먹임 조절작용을 받지 않아 갑상샘호르몬의 과다 분비를 초래하게 된다. 따라서 갑상샘기능항진증의 경우 갑상샘기능저하증과 반대로 기초대사율의 증가와 근육단백질 손실로 체중이 감소되고 열 생산 증가를 동반하며 신경과민증과 감정적으로 불안정한 상태를 보인다. 그레이브스병은 안구돌출(exophthalmos) 증상이 특징적이다.

(3) 갑상샘종

갑상샘종(goiter)은 여러 원인에 의해서 갑상샘이 TSH의 과잉 자극을 받아 비대해진 것을 의미하며, 갑상샘기능저하증이나 갑상샘기능항진증 모두에서 동반될 수 있다. 식이 요오드 결핍이나 갑상샘부전증에 의한 갑상샘기능저하증인 경우 갑상샘호르몬 분비가 안 되어 뇌하수체전엽에서 음성되먹임작용을 할 수 없으므로, TSH 생성은 증가되고 따라서 갑상샘은 계속 자극을 받아 비대해진다. 한편, 시상하부나 뇌하수체전엽의 이상으로 TSH가 과잉 분비되는 갑상샘기능항진증이나 그레이브스병도 갑상샘이 과잉으로 자극을 받아 갑상샘종을 동반하게 된다(그림 7-15).

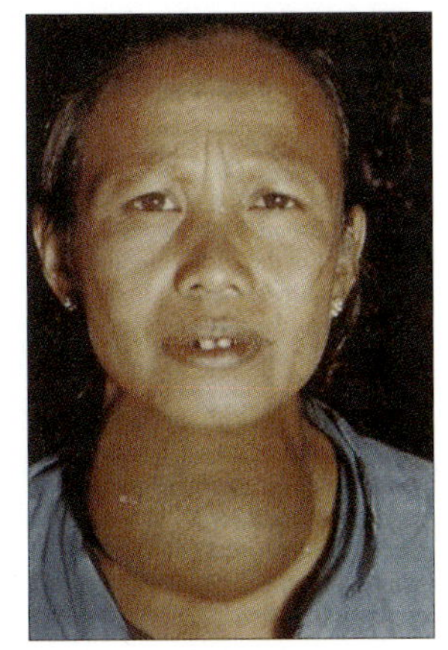

그림 7-15
갑상샘종 환자

4. 부신

부신(adrenal gland)은 신장 위쪽의 복막 뒤 공간 양쪽에 각각 1개씩 위치한 삼각형 모양의 내분비기관이다(한쪽의 넓이 약 3~4 cm, 길이 약 2~3 cm, 양쪽 무게 약 7~10 g). 부신의 안쪽은 수질로 이루어져 있고, 바깥쪽은 피질로 이루어져 있다. 성인의 부신은 피질이 90%를 차지한다.

부신은 스트레스에 가장 민감하게 반응하는 내분비샘으로, 부신피질에서는 시상하부-뇌하수체호르몬의 자극을 받아 세 종류의 스테로이드호르몬을 분비하고, 부신수질에서는 신경세포의 자극으로 카테콜아민(에피네프린, 노르에피네프린)을 분비한다. 부신피질은 바깥층부터 사구대(zona glomerulosa), 속상대(zona fasciculata) 및 망상대(zona reticularis) 3개 층으로 구성되고, 각 층에서 미네랄로코르티코이드, 글루코코르티코이드,

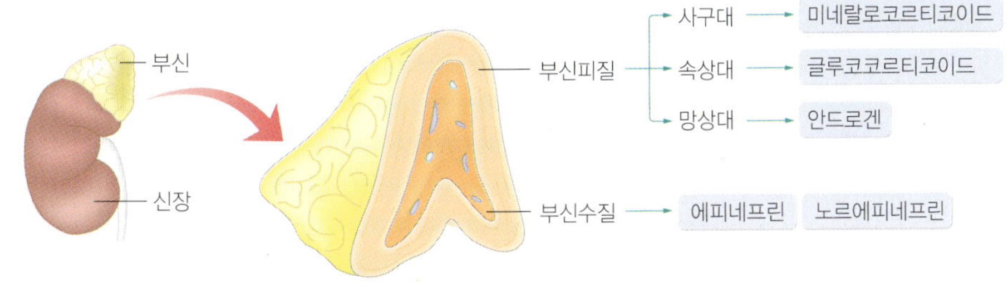

그림 7-16
부신의 구조와 부신에서 분비되는 호르몬

안드로겐을 분비한다(그림 7-16).

1) 부신피질호르몬

부신피질(adrenal cortex)에서는 콜레스테롤을 전구체로 사용하여 프레그네놀론(pregnenolone)이 합성되며 이 단계에서 뇌하수체전엽호르몬인 ACTH 조절을 받는다(그림 7-17). 이어지는 경로를 통해 부신피질의 각 층에서 다음의 스테로이드호르몬들이 합성된다.

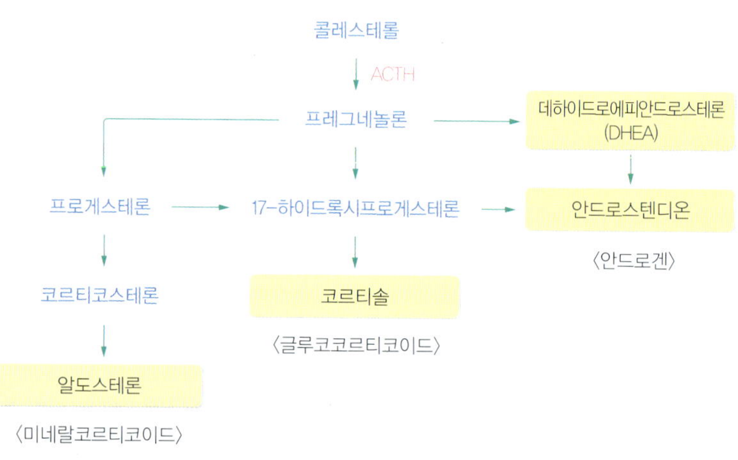

그림 7-17
부신피질에서 분비되는 주요 호르몬

(1) 글루코코르티코이드

인간이 분비하는 대표적인 글루코코르티코이드(glucocorticoid)는 코르티솔(cortisol 또는 hydrocortisone)이다. 코르티솔의 분비는 시상하부-뇌하수체전엽 축의 호르몬인 CRH와 ACTH에 의해 조절되고, 코르티솔은 시상하부와 뇌하수체전엽에 대해 음성되먹임작용을 한다.

코르티솔은 추위, 감염, 산소 결핍, 통증, 정신적 스트레스 등의 다양한 종류의 스트레스를 받을 때 분비가 증가되며, 교감신경계의 작용과 함께 스트레스에 대해 몸이 대응할 수 있도록 도와주는 일명 스트레스호르몬이다(그림 7-18 A). 혈액 코르티솔의 농도는 뇌하수체전엽호르몬인 ACTH와 함께 하루주기리듬으로 조절되어 한밤중에 혈중 농도가 가장 낮고, 이른 아침에 가장 높다.

코르티솔은 여러 기관에서 다양한 기능을 수행한다. 근육, 피부, 뼈 등에서 단백질을

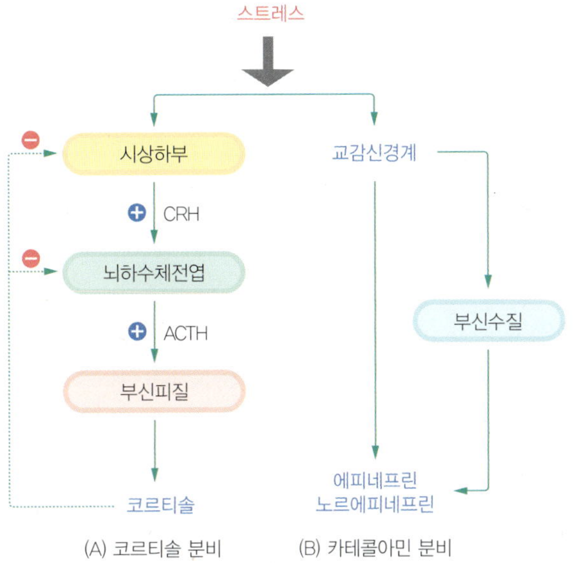

그림 7-18 스트레스에 대한 코르티솔과 카테콜아민의 분비

분해시키고 지방의 분해를 촉진하여 포도당 신생 과정을 증가시킴으로써 혈당을 상승시킨다. 콜라겐 합성을 저해하며, 소장에서는 칼슘의 흡수를 방해하고 조골세포의 수명을 감소시킴으로써 뼈 형성을 저해하는 작용을 나타낸다. 또한 코르티솔은 면역반응 억제 작용 및 항염증작용을 나타내므로 임상적으로 널리 활용되고 있으나 코르티솔의 다양한 대사적 기능으로 인해 장기간 사용 시 주의를 기울여야 한다.

(2) 미네랄로코르티코이드

알도스테론(aldosterone)은 대표적인 미네랄로코르티코이드(mineralocorticoid)이다. 세포 외액의 양이 감소하면 레닌-안지오텐신-알도스테론 조절 시스템('제11장 신장생리' 참고)에 의하여 알도스테론 분비가 증가되어, 신장에서 Na^+ 재흡수를 촉진하고 K^+와 H^+ 배출을 증가시켜 세포외액의 양을 정상화한다. 부신피질의 알도스테론 분비세포의 이상으로 알 도스테론이 과잉 분비되면 K^+ 배출이 증가되어 저칼륨혈증과 고혈압을, 반대로 알도스테 론 농도가 감소되면 고칼륨혈증 및 저혈압을 초래할 수 있다.

(3) 부신 안드로겐

부신피질에서 합성되는 대표적 안드로겐(androgen)은 데하이드로에피안드로스테론(dehydroepiandrosterone, DHEA)과 안드로스텐디온(androstenedione)이다. 이들은 활성이 약한 남성호르몬으로 여성에서는 음모, 겨드랑이 털 발달, 성욕 조절에 관여한다. 여성에서 과잉 분비될 경우 남성화 증상이 나타날 수 있다. 남성의 경우는 고환에서 더욱 강력한 남성호르몬인 테스토스테론(testosterone)이 합성되므로 부신 안드로겐의 기능은 비교적 적다.

2) 부신수질호르몬

인체가 스트레스를 받으면 부신피질에서 분비되는 코르티솔과 함께 부신수질(adrenal medulla)에서는 연접(synapse)된 교감신경절전섬유의 자극으로 에피네프린(epinephrine)과 노르에피네프린(norepinephrine) 등의 카테콜라민(catecholamine)이 분비된다(그림 7-18 B).

이들 카테콜아민의 전구체는 아미노산인 타이로신이며, 타이로신이 노르에피네프린으로 전환된 후 에피네프린으로 메틸화된다.

부신수질에서는 에피네프린이 주로 분비되고(80%), 노르에피네프린은 소량(20%) 분비된다. 부신수질호르몬의 분비는 스트레스에 대한 교감신경계 작용으로 일어나는 격투-도주반응(fight-or-flight response)과 동시에 일어나는데, 이는 심장박동 증가, 대사율 증가, 호흡 증가, 혈관 수축 등의 교감신경작용을 보완한다.

3) 부신피질호르몬 이상

(1) 애디슨병

애디슨병(Addison's disease)은 자가면역반응 또는 결핵과 같은 감염이 원인으로 부신피질호르몬을 분비하는 세포가 파괴되어 발생하는 부신기능부전(adrenal insufficiency)이다. 따라서 애디슨병의 증상은 이들 호르몬의 분비 감소로 인해 나타나는데 코르티솔 감소로 저혈당증, 체중 감소를 보이고, 알도스테론 감소로 Na^+와 K^+ 불균형을 초래하여 고칼륨혈증, 저나트륨혈증, 대사성 산증, 저혈압 증세를 보이며, 여성에서는 안드로겐 감소로 인해 음모, 겨드랑이 털 감소와 성욕 감퇴증상이 나타난다. 또한 애디슨병은 피부에 과다색소침착증상을 보인다. 정상적으로 코르티솔은 뇌하수체전엽호르몬인 ACTH의 조절을 받고 역으로 ACTH에 대한 음성되먹임작용을 통해 분비가 조절된다. 하지만 애디슨병의 경우 코르티솔 분비 감소로 ACTH에 대한 음성되먹임작용을 하지 못하므로 혈중 ACTH 농도가 증가되는데, ACTH 분자 내에 멜라닌세포자극호르몬(MSH)의 아미노산 배열을 포함하고 있어서 과다색소침착을 일으키게 된다.

(2) 쿠싱증후군

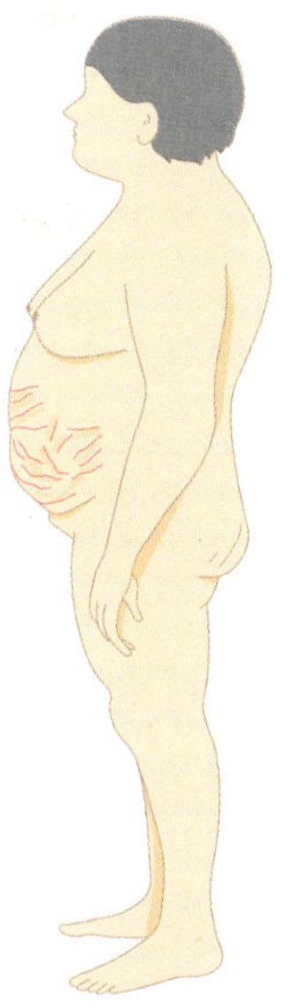

그림 7-19
쿠싱증후군인 여성의 체형

스트레스에 의한 자극이 없을 때도 코르티솔이 만성적으로 과다 분비되어 나타나는 일련의 증상을 쿠싱증후군(Cushing's syndrome)이라고 한다. 남성보다 여성에서 8배 정도 더 많이 발생하며 장기적으로 코르티솔을 투여할 경우 부작용으로 발생하는 경우가 가장 많다. 드물게는 뇌하수체전엽의 ACTH 분비세포 종양이 원인이 될 수 있으며 이 경우는 쿠싱병(Cushing's disease)이라고 한다.

쿠싱증후군의 특징은 중심성 비만증으로, 팔다리는 가늘어지고 근육이 감소하면서 주로 얼굴, 목, 가슴과 배 등의 부위에 지방 축적으로 인한 체형의 변화가 초래된다(그림 7-19). 또한 비정상적으로 증가된 코르티솔은 조직의 이화작용을 촉진하여 골다공증, 고혈당, 당뇨병, 고혈압을 유발한다. 쿠싱증후군에서는 부신 안드로겐의 과다분비가 동반되어 여성에서 다모증, 여드름, 난소 기능 장애 등을 유발할 수 있다.

5. 췌장

췌장(pancreas)은 위장 뒤쪽, 복부 뒷편에 가로질러 위치해 있으며 췌장관을 통해서 십이지장과 연결되어 있다(길이 약 15 cm). 췌장은 음식물의 소화와 흡수를 돕는 체액과 효소를 생산하는 외분비샘인 동시에 호르몬을 분비하는 내분비샘으로 구성되어 있다.

췌장의 내분비샘인 랑게르한스섬(islets of Langerhans)은 호르몬 분비세포 군집으로 췌장 무게의 1~2%를 차지한다. 랑게르한스섬의 70%를 차지하는 β세포는 인슐린을 분비하고, 20%를 차지하는 α세포는 글루카곤을 분비하여 혈당 조절의 중추적인 역할을 하며, δ세포는 α, β세포로 성장억제호르몬인 소마토스타틴을 분비하여 인슐린과 글루카곤의 작용을 억제하는 역할을 담당한다. δ세포는 이웃하는 α, β세포 사이에 분포하면서 인접한 세포에 영향을 미치므로 주변분비물질(paracrine agent)을 통한 조절작용으로 분류할 수 있다. 소마토스타틴은 시상하부에서도 분비되어 성장호르몬의 분비를 억제한다(그림 7-20).

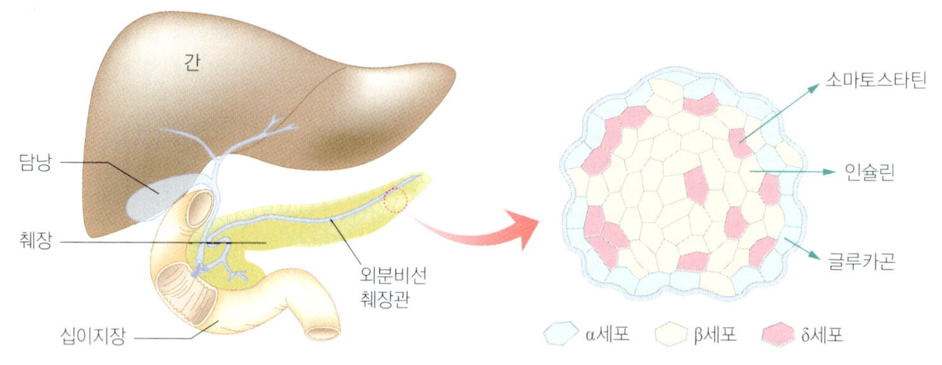

그림 7-20
췌장과 랑게르한스섬

1) 인슐린

(1) 합성 및 분비

인슐린(insulin)은 A와 B 두 줄의 사슬로 이루어진 펩타이드호르몬으로 A와 B 사슬은 이 황결합으로 연결되어 있다. 프로호르몬 상태인 프로인슐린에는 두 사슬을 연결하는 연결 펩타이드(connecting peptide, C-peptide) 구조를 포함하고 있는데, 골지체의 분비소포에서 C-펩타이드 부분이 가수분해되어 인슐린과 함께 저장되어 있다가 β세포가 자극을 받으면 인슐린과 C-펩타이드가 동량으로 분비된다(그림 7-21). C-펩타이드는 임상적으로 유용하게 이용되는데 인슐린 투여를 받는 제1형 당뇨 환자의 경우 C-펩타이드 농도를 측정하여 β세포의 기능을 검사한다.

인슐린은 혈당·아미노산·지방산 등의 혈중 영양 성분 농도가 증가될 때, 비만인 경우 분비가 자극되며, 반대로 혈당 감소, 기아 상태, 운동, 소마토스타틴 분비로 인해 억제된다.

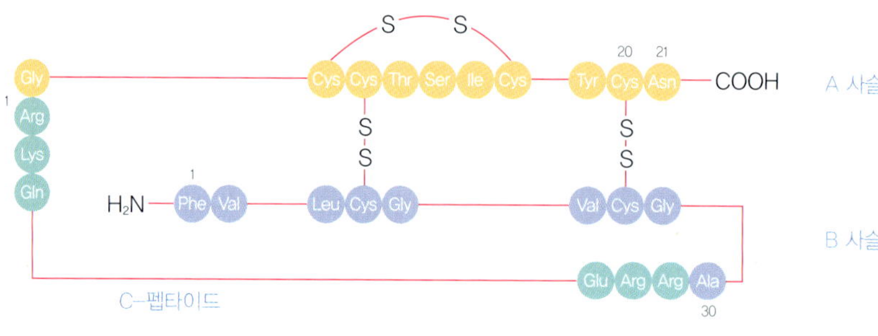

그림 7-21
돼지의 프로인슐린 구조

(2) 작용

인슐린의 작용은 인슐린이 표적세포의 세포막 수용체에 결합되면서 시작된다(그림 7-9 참고). 인슐린은 대표적인 동화작용에 관여하는 호르몬으로 체내 영양소 공급이 풍부할 때 분비되어 여분의 에너지를 저장 형태의 에너지로 전환시켰다가 에너지가 필요할 때 동원되어 사용되도록 한다(그림 7-22).

- 탄수화물 : 포도당 운반체(glucose transporter, GLUT4)에 의해 근육과 지방조직으로 포 도당을 이동시켜 혈당 농도를 감소시킨다. 근육과 간조직에서는 포도당이 글리코겐으로 저장되도록 한다. 포도당 신생 과정을 억제하여 혈당 농도의 증가를 막는다.
- 지방질 : 인슐린은 체지방이 동원되어 산화되는 것을 억제하며, 동시에 혈중 지방산이 지방조직에 저장되도록 한다. 따라서 지방의 가수분해와 간에서 케톤체 합성을 감소시키며 지방산 합성을 촉진한다.
- 단백질 : 조직으로 아미노산의 유입을 증가시켜서 단백질 합성을 촉진하고 체단백질의 분해를 막아 준다.

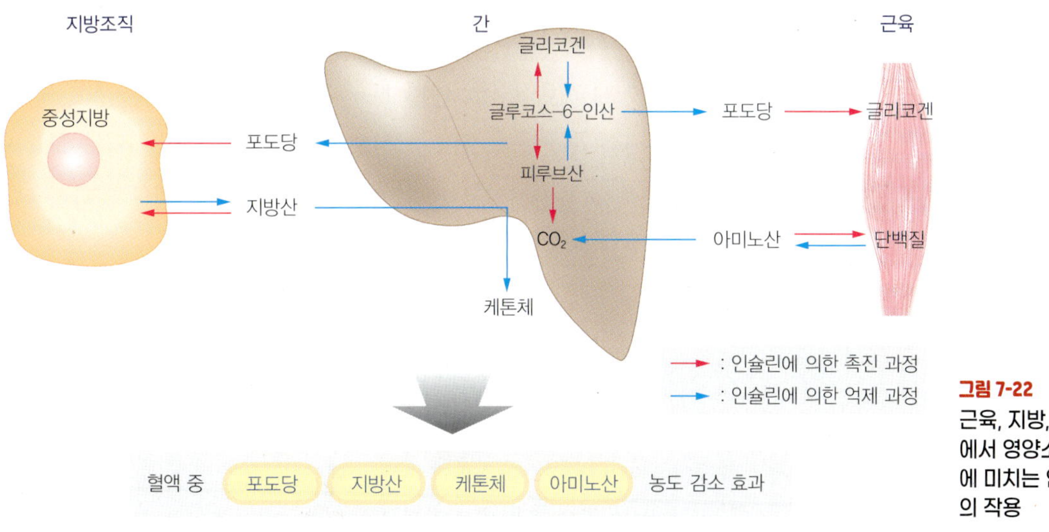

그림 7-22
근육, 지방, 간 조직에서 영양소 대사에 미치는 인슐린의 작용

(3) 당뇨병

인슐린 분비 및 작용 이상으로 당뇨병(diabetes mellitus)이 발생한다. 원인에 따라 두 가지 형태로 나뉘는데 제1형 당뇨병의 경우 자가면역질환으로 췌장의 β세포가 파괴되어 인

슐린을 생산하지 못한다. 혈당이 증가되고 저장지방 및 근육단백질 분해로 혈중 지방 산과 아미노산의 농도가 증가되는 전형적인 인슐린 결핍증상이 나타난다. 또한 케톤체 합성이 증가되므로 당뇨성 케토산증(diabetic ketoacidosis)을 유발한다. 제1형 당뇨병 환자의 경우 혈당 조절을 위해서 피하주사로 인슐린을 공급받아야 한다.

제2형 당뇨병에서는 인슐린이 분비되지만 근육, 간, 지방조직 등의 표적세포에서 인슐린 수용체가 활성화되지 못해서 인슐린 저항성이 증가한다. 이 경우에는 공복 시에도 혈당 농도가 증가되며 복부비만, 고혈압, 이상지질혈증 등의 대사증후군(metabolic syndrome)과 밀접한 관련이 있다. 따라서 식이요법과 운동 등 적정 체중 유지를 위한 생활습관 개선이 우선적으로 중요하며 추가로 약물을 투여하여 조절할 수 있다.

2) 글루카곤

글루카곤(glucagon)은 췌장의 α세포에서 분비되며 모든 면에서 인슐린과 대조를 이루는 호르몬이다. 글루카곤은 이화작용에 관여하는 호르몬으로 에너지가 부족한 상황에서 분비되어 저장된 에너지원을 동원하여 사용하게 한다. 따라서 글루카곤은 공복 시, 격렬한 운동 후 등 저혈당 상태에서 분비가 증가된다. 글루카곤은 세포막 수용체와 결합한 후 2차 전령인 c-AMP를 통해 생리작용을 나타낸다(그림 7-8 A 참고). 글루카곤은 주로 간에 작용하여 글리코겐 분해를 촉진하고, 포도당 신생 과정을 촉진하여 혈당 농도를 증가시킨다. 또한 지방 가수분해를 증가시키고 지방산 합성을 억제하여 케톤체 합성을 증가시킨다.

light reading

췌장암

대부분의 경우 췌장암은 체액과 소화효소를 분비하는 췌장의 외분비계인 췌관에서 발생하는 췌장샘암으로 5년 생존율이 20%에도 미치지 못하는 치료가 어려운 암 중에 하나이다. 반면, 랑게르한스섬에 암이 생기는 신경내분비종양은 전체 췌장암 발생률의 1% 정도에 해당하며 생존율이 췌장샘암보다는 훨씬 높은 것으로 알려졌다. 장기 깊숙이 위치해 있어 발견이 쉽지 않고 증상이 뒤늦게 나타나는 췌장암을 예방하기 위해서는 올바른 식습관 및 규칙적인 운동과 더불어 주로 발생하는 50대 이상 연령층에서는 1년에 한 번씩 반드시 정기 검진을 받도록 권하고 있다.

6. 칼슘 항상성 조절

혈장 내 칼슘이온(Ca^{2+})의 농도는 10 mg/dL로 유지되어야 한다. Ca^{2+}의 항상성은 3개의 기관(뼈, 신장, 소장)에서 3개의 호르몬[부갑상샘호르몬, 칼시트리올(1,25-$(OH)_2$-D_3), 칼시토닌]의 상호작용에 의해서 조절된다(그림 7-23).

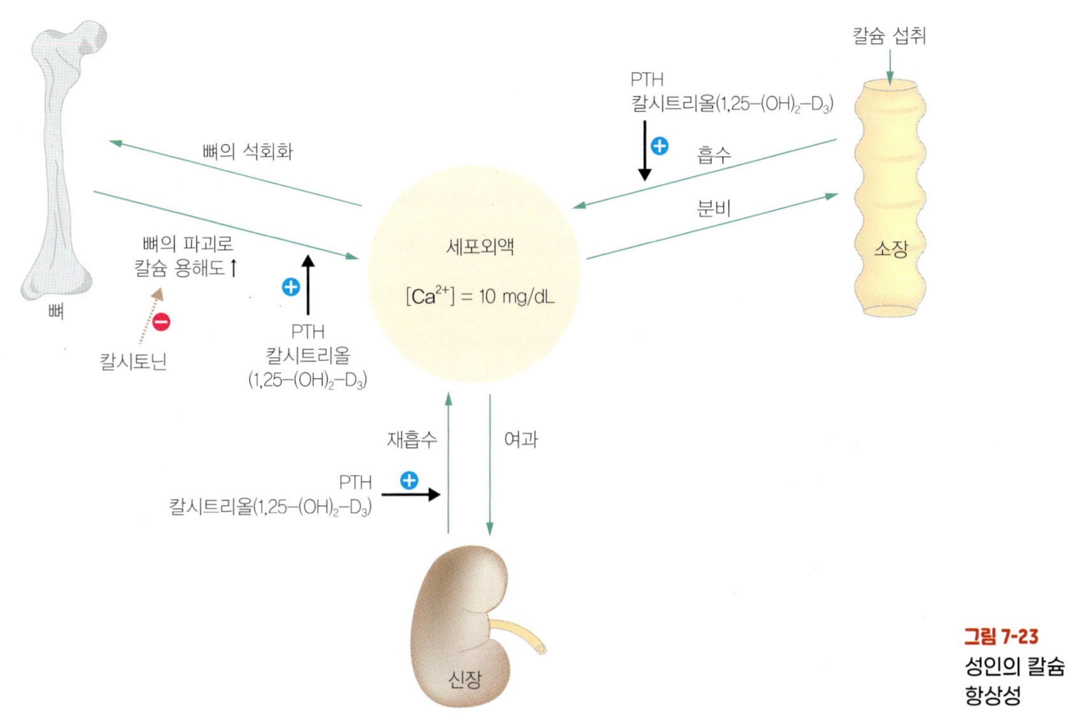

그림 7-23
성인의 칼슘 항상성

1) 부갑상샘호르몬

(1) 합성 및 분비

부갑상샘(parathyroid gland)은 갑상샘 뒤쪽에 좌우 2개씩 모두 4개가 붙어 있고 노란색 쌀알 모양이다(길이 약 5 mm, 무게 약 120~140 mg). 부갑상샘에서는 부갑상샘호르몬(para-thyroid hormone, PTH)을 분비한다(그림 7-24).

펩타이드호르몬인 PTH의 합성은 부갑상샘 세포막에 존재하는 칼슘 수용체가 혈액 칼슘 농도를 감지함으로써 조절된다. 혈청 칼슘 농도가 증가되면 Ca^{2+}-수용체 복합체가 세포막 포스포라이페이스 C를 활성화시켜서 2차 전령인 IP3/Ca^{2+}에 의해 PTH 분비를 감소

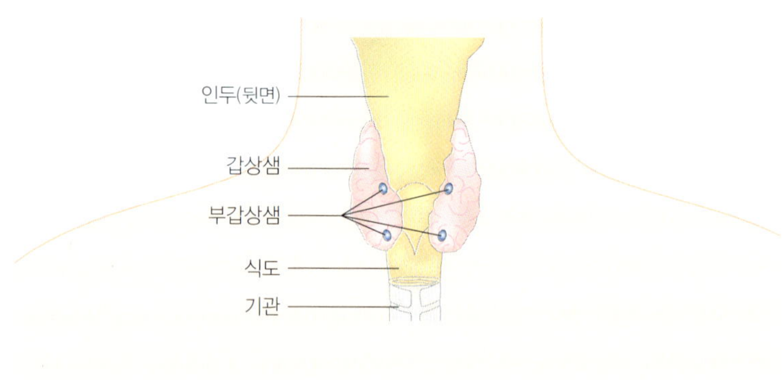

그림 7-24
부갑상샘의 구조

시키고(그림 7-8 B 참고), 혈청 칼슘 농도가 감소되면 Ca^{2+}과 수용체의 결합이 줄어들면서 PTH의 분비가 촉진되어 칼슘의 항상성이 유지된다.

(2) 작용

혈청 칼슘 농도를 정상 수준으로 올리기 위해서 PTH는 뼈, 신장, 소장으로 이동하여 다음의 작용을 수행한다.

- 뼈 : 파골세포에서 뼈의 파괴(osteoclasia)를 촉진시켜서 칼슘과 인산염이 용해되어 혈액 속으로 흡수(resorption)된다. 이를 뼈 흡수(bone resorption)라고 한다.
- 신장 : 신장에서 칼슘의 재흡수(reabsorption)를 증가시키고 인산염의 재흡수는 억제시켜서 소변으로의 칼슘 배설을 감소시킨다. 또한 신장에서 비타민 D_3를 활성화한다.
- 소장 : 신장에서 PTH에 의해서 활성화된 비타민 D_3〔1,25-$(OH)_2$-D_3, 칼시트리올〕가 소장에서 칼슘과 인산염의 흡수를 증가시키도록 간접적으로 조절한다.

2) 비타민 D

(1) 합성 및 분비

비타민 D_3는 음식으로 섭취하던지 피부가 자외선을 받아 콜레스테롤로부터 합성된다. 비타민 D_3는 간에서 25-수산화효소에 의해서 25-OH-D_3로 전환된 후 신장으로 이동하여 1α-수산화효소에 의해서 1,25-$(OH)_2$-D_3〔1,25-dihydroxycholecalciferol 또는 calcitriol〕로 활성화된다. 이때 PTH가 신장에서 칼시트리올 합성을 촉진시킨다(그림 7-25).

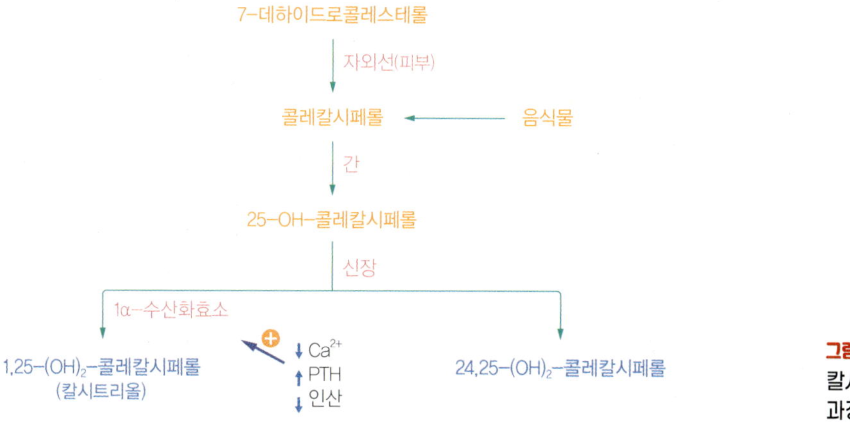

그림 7-25
칼시트리올 합성 과정

(2) 작용

스테로이드호르몬인 칼시트리올은 핵 내의 수용체에 결합하여 특정 유전자 발현을 조절함으로써 다음 표적세포에서 작용을 나타낸다. 궁극적으로 노화된 뼈의 파괴를 증가시키고 새로운 뼈의 석회화를 촉진하여 뼈의 재형성(bone remodeling)을 가능하게 해 준다.

- 소장 : 칼시트리올은 소장에서 비타민 D-의존 칼슘 결합 단백질인 칼빈딘 D-28K의 합성을 증가시킴으로써 칼슘의 흡수를 증가시키고 인산염의 흡수도 증가시킨다.
- 신장 : PTH는 신장으로부터 칼슘의 재흡수는 증가시키고 인산염의 재흡수는 억제한 반면, 칼시트리올은 칼슘과 인산염의 재흡수를 모두 증가시켜서 뼈의 석회화를 촉진한다.
- 뼈 : 칼시트리올은 PTH와 함께 뼈의 파괴를 증가시켜 혈액으로 칼슘과 인산염을 제공하고 새로운 뼈가 형성되도록 뼈의 석회화를 촉진한다.

3) 칼시토닌

칼시토닌(calcitonin)은 갑상샘의 소포곁세포(parafollicular cell)에서 합성되는 펩타이드 호르몬이다. PTH와 반대로 혈액 칼슘이온 농도가 증가되면 칼시토닌 분비가 증가되어 파골세포의 작용이 억제되어서 뼈의 파괴가 감소하여 혈액 칼슘이온 농도를 감소시킨다. PTH와 칼시트리올과 달리 칼시토닌은 단시간 내의 미세한 칼슘 농도 변화에 대해 반응하지 않고, 칼슘 농도가 매우 높은 생리적 환경에서 작용한다.

7. 그 밖의 내분비샘과 호르몬

1) 생식샘

콜레스테롤을 전구체로 하는 3종류의 부신피질 스테로이드호르몬을 앞에서 살펴보았다(그림 7-17 참고). 생식샘(gonad)인 남성의 고환과 여성의 난소에서는 알도스테론과 코르티솔 합성은 일어나지 않지만 안드로겐 합성효소 활성은 높아서 안드로겐의 합성이 활발하게 일어난다. 남성의 고환에서는 안드로스텐디온으로부터 강력한 남성호르몬인 테스토스테론이 합성되며, 여성의 난소에는 아로마테이스(aromatase)에 의해서 안드로겐으로부터 여성호르몬인 에스트로겐이 합성되어 각각 남성, 여성의 생식작용을 조절하게 된다(그림 7-26).

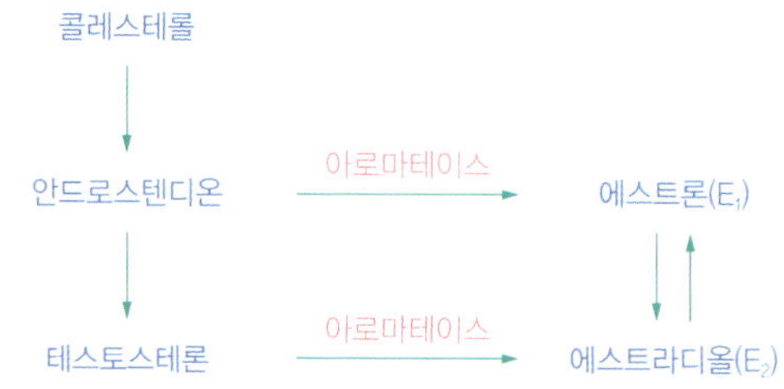

그림 7-26 생식샘에서 스테로이드호르몬 합성 과정

에스트로겐은 에스트론(estron, E_1)과 에스트라디올(estradiol, E_2) 두 가지 형태로 생성되고 여성의 가임기 동안 분비되는 주 형태는 에스트라디올(E_2)이다. 임신기에는 태반에서 에스트리올(estriol, E_3) 형태의 에스트로겐이 분비된다. 테스토스테론과 에스트라디올이 각각 남성, 여성의 특징적인 주요 성호르몬이지만, 매우 소량의 에스트라디올이 고환에서, 역시 매우 소량의 테스토스테론이 난소에서 분비된다.

배란 후의 여포를 황체라고 하며 황체호르몬인 프로게스테론(progesterone)이 분비된다. 성호르몬의 합성과 분비 조절 및 작용에 대해서는 '제13장 생식생리'에서 다루기로 한다.

2) 위장관

위벽 내분비세포에서 소화를 돕기 위한 위산 생성을 촉진하는 호르몬인 가스트린(gastrin)이 분비되며 소장 내분비세포에서는 세크레틴(secretin), 콜레시스토키닌(cholecystokinin) 등이 분비되어 소화액 분비나 장의 운동을 조절하는 작용을 한다.

이들 호르몬을 위장관호르몬(gastrointestinal hormone) 또는 소화관호르몬이라고 한다 (‘제10장 소화생리’ 참고).

light reading

식욕조절호르몬

식욕(appetite)은 시상하부, 소화관, 지방조직 간의 상호작용을 통해 조절된다. 음식물을 섭취하면 지방조직에서 포만호르몬(satiety hormone)인 렙틴(leptin)이 분비되어 시상하부에 작용하여 식욕을 억제하고, 위가 비어 있을 경우에는 위에서 분비되는 공복호르몬(hunger hormone)인 그렐린(ghrelin)이 시상하부에 작용하여 식욕을 촉진하며 위산 분비와 위 운동성을 증가시켜 섭취에 대비하도록 조절한다. 이 외에도 식욕 조절의 중요한 역할을 담당하는 호르몬으로는 식욕차단호르몬(PYY 3-36), 오렉신(orexin), 콜레시스토키닌(cholecystokinin) 등이 있다.

3) 신장

신장(kidney)은 레닌, 에리스로포이에틴, 칼시트리올(calcitriol) 등 다양한 종류의 호르몬을 생성하는 내분비기관이다. 레닌(renin)은 레닌-안지오텐신-알도스테론 시스템에 의한 세포외액의 항상성 조절을 담당하며, 에리스로포이에틴(erythropoietin)은 적혈구 생성을 촉진하는 인자이다. 신장은 또한 비타민 D_3의 활성화 형태인 칼시트리올을 생성하여 칼슘 항상성 조절을 돕는다(‘제11장 신장생리’ 참고).

4) 심장

심근에서 분비되는 심방나트륨이뇨펩타이드(atrial natriuretic peptide, ANP)와 뇌나트륨이뇨펩타이드(brain natriuretic peptide, BNP)는 이뇨작용을 촉진하고 나트륨 항상성 조절, 혈관 확장작용을 나타내는 펩타이드호르몬이다. 신장, 부신 등 다른 호르몬계와 협조하여 체액 용량이나 전해질 농도를 조절함으로써 혈압을 감소시키는 조절작용을 담당한다.

5) 송과샘

송과샘(pineal gland)은 간뇌 등면에 돌출해 있는 내분비샘으로 대뇌의 등면을 따라 앞으로 뻗어 두부의 피부를 통과하여 들어오는 빛을 감수한다. 송과샘에서 생성, 분비되는 멜라토닌(melatonin)은 밤과 낮의 길이나 계절에 따른 일조시간의 변화 등과 같은 광주기를 감지하여 수면, 각성, 생식활동과 같은 일주성, 연주성 생체리듬에 관여한다.

6) 가슴샘

가슴샘(흉선, thymus)은 가슴뼈의 뒤, 심장과 대동맥의 앞에 위치한 림프 면역기관이며 T세포 생산을 조절하는 호르몬을 생산한다. 신생아 때부터 발육하여 사춘기에 가장 커졌다가, 그 뒤에는 점점 크기가 작아져 성인이 되면 상당 부분 지방으로 대체된다.

단원정리

- 호르몬은 내분비샘에서 합성되어 혈액으로 분비되고 표적세포에서 작용한다.
- 펩타이드호르몬은 유전자의 전사, 번역을 거쳐서 프로호르몬 형태로 합성되었다가 최종 펩타이드호르몬으로 분비되고, 아민호르몬은 타이로신 유도체들이다. 스테로이드호르몬의 전구체는 콜레스테롤이고 부신피질, 고환, 난소, 태반 등에서 합성된다.
- 호르몬의 분비는 혈액 내 영양 성분, 신경세포, 호르몬에 의해 조절된다.
- 호르몬 작용 메커니즘은 2차 전령을 통해 작용하는 아데닐릴 고리화효소 메커니즘(c-AMP), 포스포라이페이스 C 메커니즘(IP3/Ca2), 스테로이드호르몬 메커니즘, 타이로신 인산화효소 메커니즘 등이 있다.
- 친수성 호르몬은 세포막 수용체와 결합하여 2차 전령을 통해 작용을 나타내고, 스테로이드와 갑상샘호르몬은 세포 내 수용체와 결합하여 핵 내에서 DNA 특정 부위의 전사인자로서 작용한다.
- 시상하부-뇌하수체전엽 축은 시상하부-뇌하수체 문맥계로 연결되어 시상하부에서 방출 혹은 억제 호르몬을 분비하고, 뇌하수체전엽에서 TSH, FSH, LH, ACTH, 성장호르몬, 프로락틴을 분비한다.
- 시상하부-뇌하수체후엽 축은 신경세포로 연결되어 있고, 세포체는 시상하부에 위치하며 뇌하수체후엽에 분포한 신경말단에서 항이뇨호르몬과 옥시토신이 분비된다.
- 갑상샘에서는 타이로글로불린의 타이로신에 요오드가 결합되어 갑상샘호르몬인 T_3, T_4가 합성된다. 갑상샘이 비대해지는 갑상샘종은 갑상샘기능저하증이나 갑상샘기능항진증 모두에서 동반될 수 있다.
- 부신피질은 콜레스테롤을 전구체로 사용하여 글루코코르티코이드(주로 코르티솔), 미네랄로코르티코이드(주로 알도스테론)와 안드로겐 등의 스테로이드호르몬을 분비한다.
- 부신수질은 에피네프린과 노르에피네프린을 분비하고 이들은 교감신경계 작용을 상호 보완한다.
- 췌장 랑게르한스섬의 β세포는 동화작용을 하는 인슐린을, α세포는 이화작용을 하는 글루카곤을 분비하여 혈당을 조절한다.
- 칼슘 항상성은 뼈, 신장, 소장에서 세 개의 호르몬, 즉 부갑상샘호르몬, 칼시토닌, 칼시트리올 〔1,25-$(OH)_2$-D_3〕의 상호작용에 의해서 조절된다.
- 고환과 난소는 각각 남성호르몬인 테스토스테론과 여성호르몬인 에스트로겐, 프로게스테론을 합성한다.

단원평가

1 내분비샘과 외분비샘을 구별하시오.

2 호르몬을 화학적 구조에 따라 분류하시오.

3 표적세포에서 호르몬의 작용 기전에는 어떤 종류가 있는지 설명하시오.

4 호르몬의 음성되먹임 조절을 예로 들어 설명하시오.

5 시상하부-뇌하수체후엽 축을 통해 분비가 조절되는 호르몬은 어떤 종류가 있는지 설명하시오.

6 시상하부-뇌하수체전엽 축을 통해 분비가 조절되는 호르몬은 어떤 종류가 있는지 설명하시오.

7 갑상샘에서 갑상샘호르몬의 작용을 설명하시오.

8 스트레스에 반응하는 신경계의 반응과 내분비계의 반응에 대해서 설명하시오.

9 췌장에서 분비되는 인슐린과 글루카곤의 혈당 조절작용에 대해 설명하시오.

10 혈중 칼슘이온 농도 조절을 위해 관여하는 기관과 호르몬에 대해 설명하시오.

11 남자와 여자의 생식샘에서 합성되는 스테로이드호르몬의 종류와 기능에 대해 설명하시오.

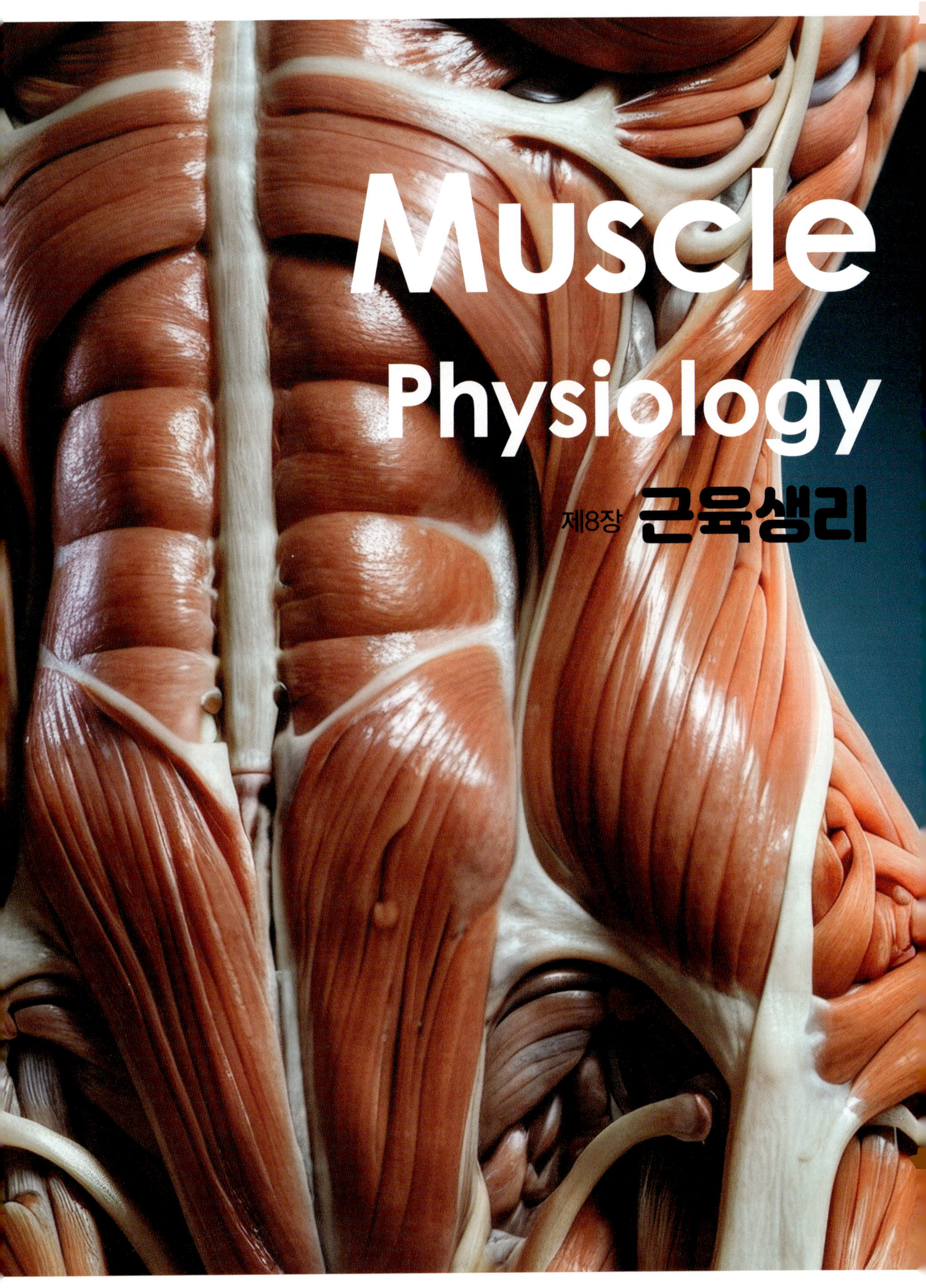

Muscle Physiology

제8장 근육생리

제8장 근육생리

학습목적 근섬유의 특성과 수축 기전을 설명하고, 근육수축 에너지 대사를 설명할 수 있다.

학습목표

1. 골격근

횡문근과 평활근의 특성 | 근원섬유의 구성과 근필라멘트 | 신경-근 사이의 흥분 전달 과정 | 근수축 과정과 근수축 에너지

2. 평활근

평활근의 구조와 수축 | 평활근의 가소성

3. 심장근

심장근의 특성 | 심장근의 안정막전압과 활동전압 | 심장근의 수축

심장박동, 혈관 수축, 100미터 달리기 등 우리 몸의 모든 움직임은 평활근, 심장근, 골격근의 3가지 종류 근육에 의해 이루어진다.

평활근은 의식적 혹은 수의적으로 조절할 수 없기 때문에 불수의근이라고 부른다. 혈관벽에 존재하는 평활근은 수축 혹은 확장하며 혈류를 조절하는 역할을 한다. 또한 각종 소화기관의 벽에 있는 평활근은 수축 또는 이완을 하며 음식물이 소화관을 따라 이동하거나 소변이 배설되도록 한다.

심장에서만 발견되는 심장근 혹은 심근은 골격근과 꽤 비슷하지만 평활근과 마찬가지로 수의적 조절이 불가능하다. 하지만 평활근과는 달리 심장근은 스스로를 조절할 수 있고 신경계와 내분비계에 의해 매우 세밀하게 통제된다.

골격근은 수의적으로 조절이 가능하며 골격에 부착되어 골격을 움직이므로 골격근이라 부른다. 인체는 약 600종의 골격근을 갖고 있다.

1. 골격근

골격근(skeletal muscle)의 횡단면을 살펴보면 근육다발막(perimysium)에 싸인 다발을 볼 수 있다. 근육다발에는 근내막(endomysium)으로 둘러싸인 근섬유(muscle fiber) 혹은 근세포들이 들어 있다. 인간의 가장 긴 근섬유는 길이가 12 cm에 달한다(그림 8-1).

1) 근섬유

근섬유는 근세포막으로 둘러싸여 있으며 근원섬유, 근세포질, 횡단세관, 근세포질세망, 미토콘드리아, 핵 등을 포함하고 있다(그림 8-2).

(1) 근세포막

개개의 근섬유는 근세포막이라고 하는 세포막으로 둘러싸여 있다. 근섬유의 끝부분에서 근세포막은 힘줄(tendon)과 합쳐지는데 힘줄은 뼈에 붙어 있다. 힘줄은 근섬유에 의해 생성된 힘을 뼈로 전달하여 동작이 가능하도록 한다. 근세포막은 이외에 산-염기 평형을 유지하고 모세혈관에서 근섬유로 물질을 전달하는 데 관여한다.

(2) 근세포질

근세포막 안에는 막대 모양의 근원섬유(myofibril)들이 들어 있다. 젤라틴과 유사한 물

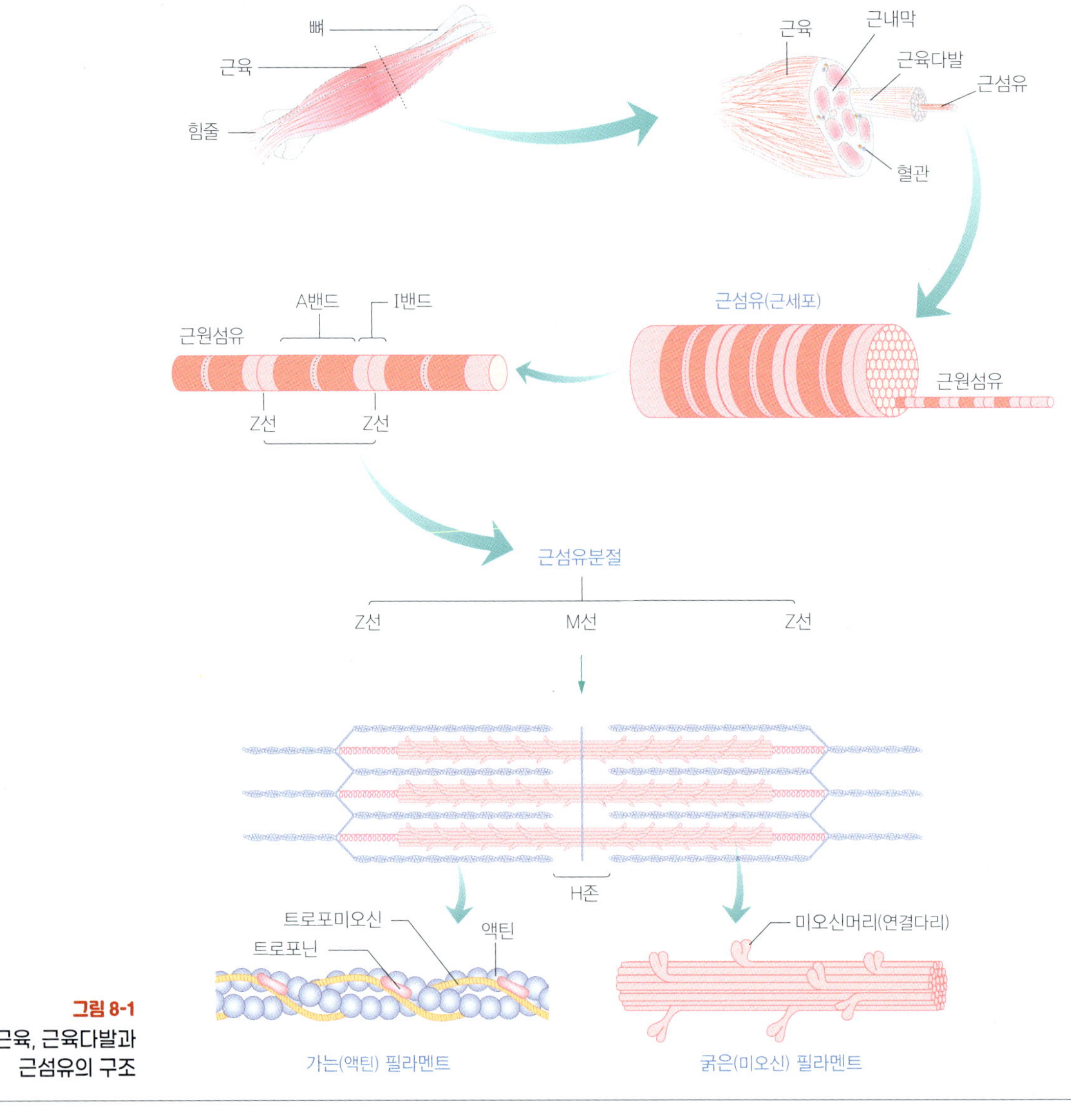

그림 8-1
근육, 근육다발과 근섬유의 구조

질이 근원섬유의 내부와 근원섬유 사이 공간을 채우고 있는데 이를 근세포질(sarcoplasm)이라 한다. 근세포질에는 단백질과 무기질, 글리코겐, 지방 그리고 세포소기관이 들어 있다. 근세포질은 다른 세포의 세포질에 비해 더 많은 양의 글리코겐과 미오글로빈을 갖고 있다.

(3) 횡단세관

횡단세관(transverse tubule)은 근세포막의 연장으로서 근섬유의 내부와 외부를 잇는 통

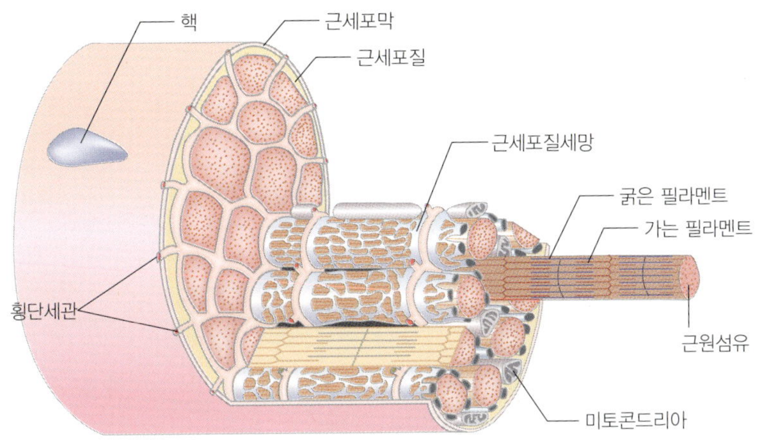

그림 8-2
근섬유의 내부 구조

로 역할을 한다. 횡단세관을 통해 외부물질이 근섬유 내부로 들어오고 노폐물이 외부로 빠져나갈 수 있다. 또한 근원섬유 사이를 지나며 서로 연결되어 있어서 근세포막에 도달한 신경자극이 개개의 근원섬유에 빠른 속도로 전달되도록 도와준다.

(4) 근세포질세망

근세포질세망(sarcoplasmic reticulum)은 근육 수축에 필수적인 칼슘의 저장고 역할을 한다.

2) 근원섬유

개개의 근섬유는 수백에서 수천에 이르는 근원섬유를 포함하고 있는데 이들이 골격근의 수축을 담당한다. 근원섬유를 이루는 작은 소단위를 근섬유분절이라고 한다.

(1) 근섬유분절과 횡문

현미경으로 골격근섬유를 관찰하면 특유의 줄무늬, 즉 횡문(striation)을 볼 수 있다. 심장근도 횡문을 갖고 있으므로 이 둘을 합쳐 횡문근(striated muscle)이라 부른다. 횡문은 근원섬유가 규칙적으로 배열되어 있기 때문에 나타난다(그림 8-3).

근원섬유에는 A밴드(암역)로 불리는 어두운 부분이 I밴드(명역)라고 하는 밝은 부분과 교대로 나타난다. A밴드의 가운데에는 약간 밝은 H존이 있는데 이는 근원섬유가 이완했을 때에만 관찰된다. H존 가운데의 어두운 선은 M선이라 불린다. I밴드의 중앙에는 Z선이 있다.

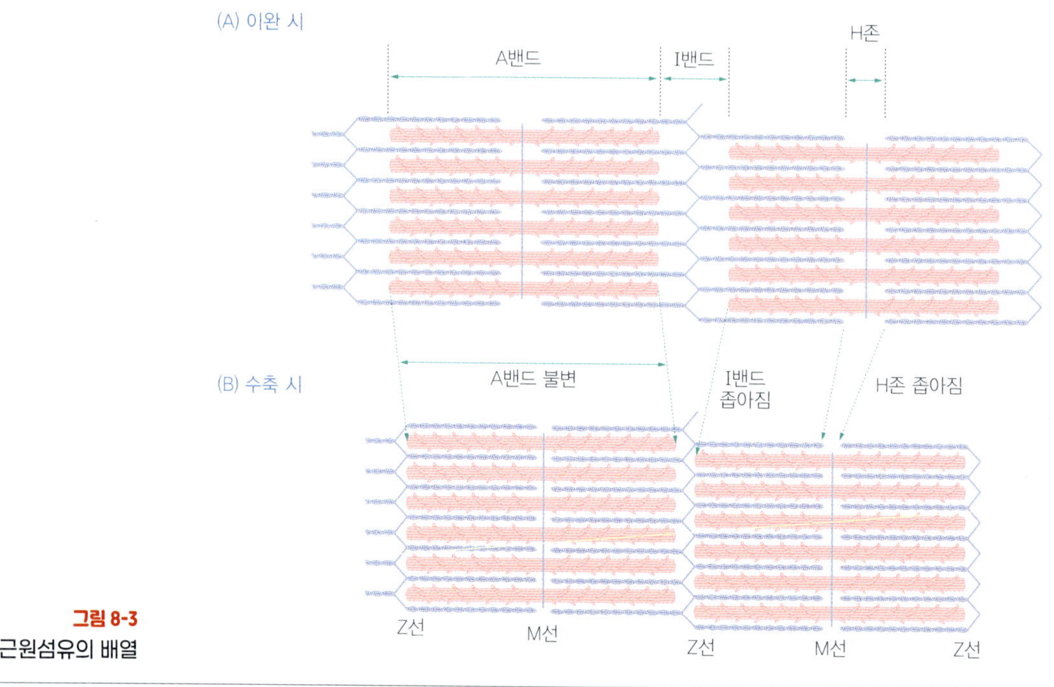

그림 8-3
근원섬유의 배열

2개의 Z선 사이의 구역을 근섬유분절(sarcomere)이라 하며 I밴드-A밴드-H존-M선-나머지 A밴드 부분-두 번째 I밴드의 순서로 구성되어 있다. 근원섬유는 Z선끼리 맞닿아 연결되어 있는 수많은 근섬유분절로 이루어져 있다.

전자현미경을 이용하여 근원섬유를 관찰하면 근육 수축을 담당하는 두 종류의 단백질 필라멘트를 볼 수 있다. 가는 필라멘트는 주로 액틴으로 이루어져 있고 굵은 필라멘트는 주로 미오신으로 구성되어 있다. 밝은 I밴드에는 가는 필라멘트만 존재하고, 어두운 A밴드에는 굵은 필라멘트와 가는 필라멘트가 함께 존재한다. H존은 A밴드의 중앙 부위인데 이곳에는 굵은 필라멘트만 있다. 굵은 필라멘트는 H존 중앙의 M선에 부착되어 있다. 반면, 가는 필라멘트는 Z선에 부착되어 있다(그림 8-1, 8-3 참고).

(2) 굵은 필라멘트

굵은 필라멘트는 200여 개에 달하는 미오신(myosin) 분자로 구성되어 있는데 각각의 미오신 분자는 2개의 무거운사슬(heavy chain)과 4개의 가벼운사슬(light chain)로 구성되어 있다. 2개의 무거운사슬이 꼬여서 기다란 몸통을 형성하고, 무거운사슬과 가벼운사슬로 이루어진 끝부분은 구형으로 둥글게 말려 있으며 미오신 머리라 불린다. 미오신 머리는 근육 수축 시 가는 필라멘트의 특정 활성 부위와 결합한다(그림 8-1 참고).

(3) 가는 필라멘트

가는 필라멘트의 한쪽 끝은 Z선에 붙어 있고 다른 쪽 끝은 근섬유분절의 중심부를 향해 있다. 이들은 미오신 머리와 결합할 수 있는 활성 부위를 갖고 있다.

가는 필라멘트는 액틴(actin), 트로포미오신(tropomyosin), 트로포닌(troponin)의 세 가지 단백질로 구성되어 있다. 가는 필라멘트의 뼈대를 이루는 것은 액틴인데 이들은 단일 폴리펩타이드로 구성된 구형 단백질이다. 액틴 분자는 다른 액틴과 모여 2줄의 나선형 사슬을 형성한다. 각각의 액틴 분자는 미오신 결합 부위를 갖고 있다. 트로포미오신은 관 모양의 단백질로서 액틴 가닥 주위를 감싸고 있고, 트로포닌은 액틴 가닥과 트로포미오신에 일정한 간격으로 부착되어 있다. 트로포미오신과 트로포닌은 칼슘이온과 함께 근원섬유의 수축과 이완을 조절한다(그림 8-1).

3) 근섬유 수축

(1) 활동전위

근섬유의 수축은 뇌 혹은 척수에서 시작되어 알파운동뉴런(α-motor neuron)을 통해 전달되는 활동전위(action potential)에 의해 시작된다. 알파운동뉴런은 근섬유를 신경지배하고 있는 뉴런이고, 하나의 알파운동뉴런과 그것이 지배하고 있는 다수의 근섬유를 총칭하여 운동단위(motor unit)라고 한다. 알파운동뉴런과 근섬유 사이의 틈을 신경근육 이음부(neuromuscular junction)라 부르는데 여기에서 신경계와 근육계 사이의 의사소통이 이루어진다.

활동전위가 알파운동뉴런의 수상돌기와 축삭을 거쳐 축삭말단에 도달하면 신경말단으로 Ca^{2+}이 유입되고, 신경말단은 신경전달물질인 아세틸콜린(acetylcholine)을 분비한다. 아세틸콜린이 근섬유 표면의 수용체에 결합하면 근세포막에 있는 이온채널이 열린다. 이에 나트륨이온이 유입되면서 근섬유에 활동전위가 발생되는데, 이 과정을 탈분극(depolarization)이라 한다(그림 8-4).

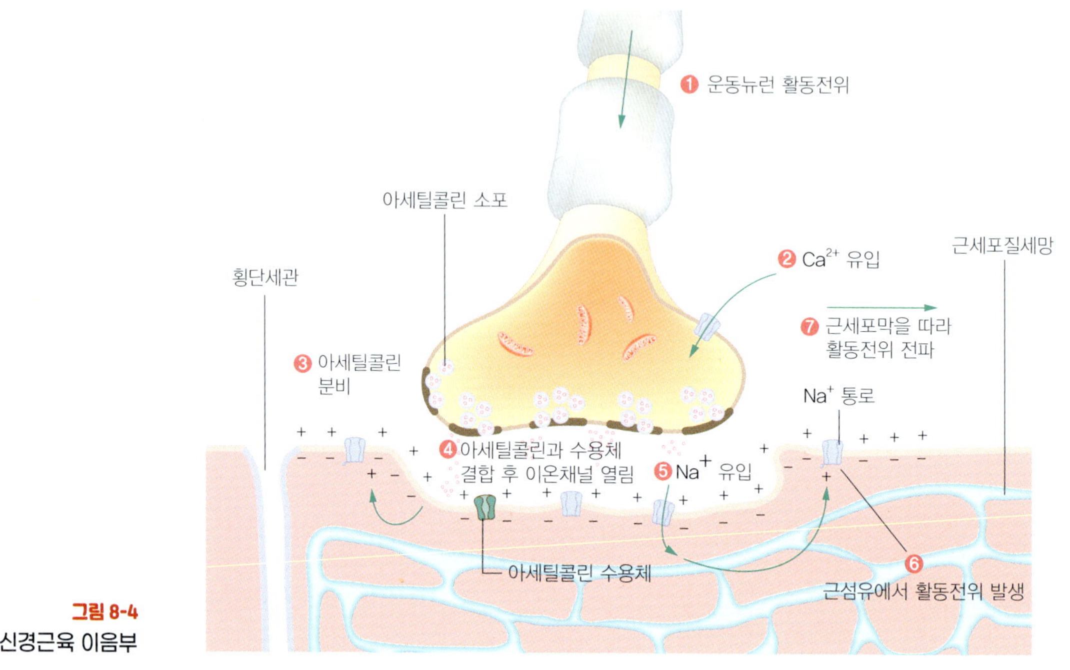

그림 8-4
신경근육 이음부

(2) 근섬유에서 칼슘의 역할

활동전위는 근세포막을 탈분극시키는 것 외에 횡단세관을 따라 세포 내부로 들어오기도 한다. 전기 신호가 세포 내부에 도달하면 근세포질세망에 저장된 칼슘이온이 대량으로 방출되어 세포질의 칼슘이온 농도가 증가한다.

안정 상태에서는 액틴 분자 상의 미오신 결합 부위를 트로포미오신이 덮고 있고, 트로포닌이 트로포미오신을 고정하고 있기 때문에 액틴과 미오신 머리가 결합할 수 없다. 활동전위가 도달하면 근세포질 내 칼슘 농도가 높아지고, 칼슘이 트로포닌과 결합한다. 칼슘이온과 결합한 트로포닌은 트로포미오신 분자를 이동시킴으로써 액틴의 미오신 결합 부위가 드러나도록 한다. 이로써 액틴이 미오신 머리와 결합하여 연결다리(cross-bridge)를 형성할 수 있게 되고 근육 수축이 일어난다. 이때 액틴과 결합하는 미오신은 ADP와 결합한 형태이다.

(3) 활주 필라멘트 이론

근육이 수축할 때 근섬유가 짧아지는데 이는 활주 필라멘트(sliding filament) 이론으로 설명할 수 있다. 미오신 머리가 액틴에 결합하면 미오신 머리가 기울어지며 결합하고 있는 가는 필라멘트를 근섬유분절의 중심부 쪽으로 끌어당기게 된다. 굵은 필라멘트 위로 가는 필라멘트가 끌어당겨지면(활주하면) 근섬유분절이 짧아지고 동력이 만들어진다(그림 8-5).

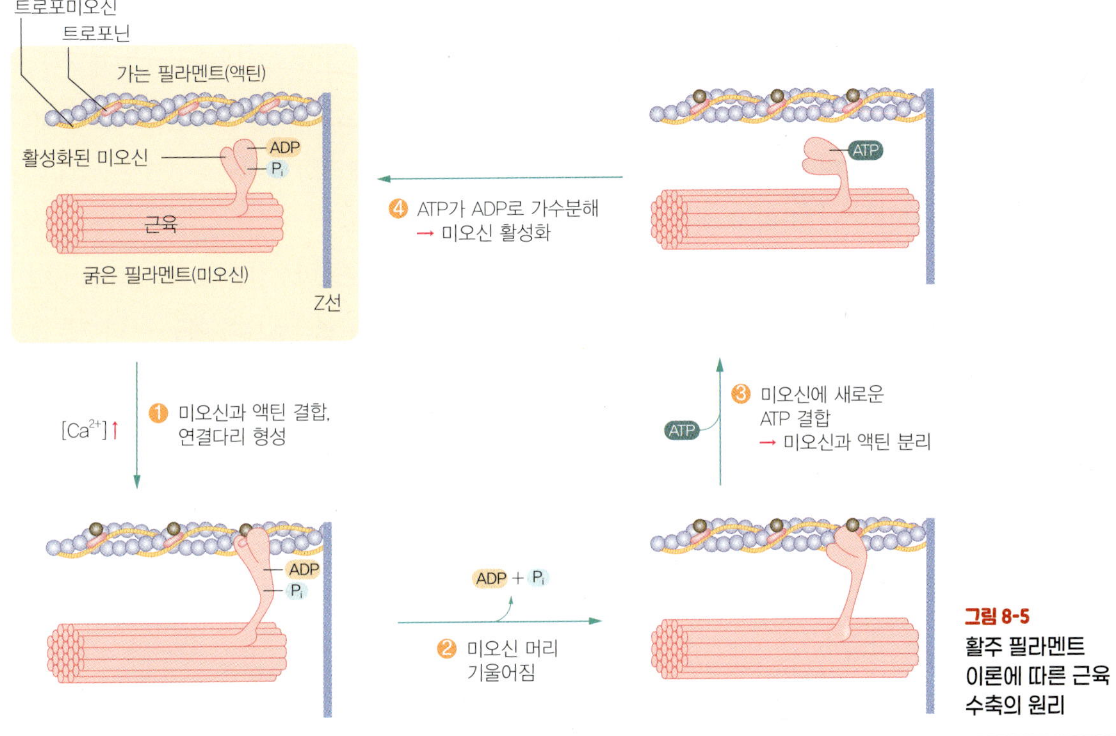

그림 8-5
활주 필라멘트 이론에 따른 근육 수축의 원리

미오신 머리가 기울어져서 가는 필라멘트를 끌어당긴 후에는 미오신 머리에 새로운 ATP가 결합한다. ATP와 결합한 미오신은 액틴과의 결합력이 약해지므로 미오신 머리는 액틴에서 분리되고 원래의 위치로 돌아온다. 그 다음 새로운 액틴 결합 부위에 부착하여 같은 과정을 반복하게 되는데 이를 연결다리 순환(cross-bridge cycle)이라고 한다.

근육 수축 과정 중에는 가는 필라멘트가 근섬유분절의 중심부 쪽으로 이동하면서 굵은 필라멘트와 겹쳐지는데 이렇게 되면 I밴드와 H존이 좁아진다(그림 8-3 참고).

(4) 근육 수축을 위한 에너지

근육 수축은 에너지를 소모하는 과정이므로 ATP가 필요하다. 미오신 머리는 액틴 결합 부위 외에 ATP 결합 부위를 갖고 있으므로 ATP와 결합할 수 있다. ATP 결합 부위는 아데노신삼인산효소(ATPase) 활성도 갖고 있어서 미오신-ATP에 작용하여 미오신-ADP를 만들고 에너지를 방출한다. 이 과정을 통해 연결다리 형성과 미오신 머리가 기울어지는 데 필요한 에너지를 제공한다.

(5) 근육 수축의 종결

충분한 ATP와 칼슘이 존재하는 한 근육 수축이 지속될 수 있다. 칼슘이 근세포질로부터 제거되고 근세포질 칼슘이온 농도가 낮아지면 근육 수축이 종결된다. 근세포질세망으로의 칼슘의 환수는 능동적인 칼슘 펌프 시스템에 의해 이루어지므로 ATP를 필요로 한다. 따라서 근육의 수축과 이완에 모두 에너지가 필요하다.

칼슘이 근세포질세망으로 돌아가면 트로포닌과 트로포미오신은 휴식 상태의 구조로 돌아간다. 이는 미오신과 액틴의 결합을 저해하고, 굵은 필라멘트와 가는 필라멘트는 이완 상태로 돌아가게 된다.

4) 근육 수축의 종류

근육의 수축은 동심수축, 등척수축, 편심수축의 3가지 종류로 분류할 수 있다. 걷기, 높이뛰기 등 대부분의 신체활동에서 근육의 협응이 일어나기 위해서는 3종류의 수축이 모두 필요하다.

(1) 동심수축

근육의 기본적인 작용인 동심수축(concentric contraction)은 근육이 장력을 발생하면서 길이가 짧아지는 경우를 말한다. 어떤 물건을 들 때 물건의 하중보다 근육이 발생시키는 장력이 더 클 때에는 동심수축이 일어난다. 예를 들어 가벼운 아령을 들 때 상완 이두근의 수축은 동심수축에 해당한다. 동심수축에서는 2종류의 필라멘트 사이에 연결다리가 형성된 후 가는 필라멘트가 근섬유분절의 중심부 방향으로 끌어당겨진다. 이 경우 근육에 연결된 관절이 움직이기 때문에 동심수축은 동적 수축(dynamic contraction)에 해당한다.

(2) 등척수축

간혹 근육이 장력은 발생하지만 길이가 변하지 않는 경우도 있다. 이를 등척수축(제길이수축, isometric contraction)이라 부른다. 팔꿈치 관절을 움직이지 않고 무거운 물건을 들고 있을 때는 미오신 연결다리도 형성되고 힘은 발생되지만 외부의 힘(예 : 물건의 무게)이 너무 크기 때문에 가는 필라멘트가 근섬유분절의 중심부 쪽으로 움직이지 못한다. 따라서 가는 필라멘트는 원래의 위치에 머물고 근육은 짧아지지 않는다. 즉 근육은 긴장하지만 그 길이는 달라지지 않고 관절의 움직임이 일어나지 않는 것이다.

(3) 편심수축

마지막으로 근육이 힘을 만들어 내면서 동시에 길이가 길어질 수도 있다. 이를 편심수축(eccentric contraction)이라 하는데, 근육이 발생하는 장력보다 더 큰 부하가 근육에 가해질 때 발생한다. 예를 들어 팔꿈치를 펴면서 무거운 물건을 내려놓을 때 상완 굴곡근은 힘을 발생하지만 가는 필라멘트는 근섬유분절 중심부로부터 멀어지며 근육의 길이가 길어진다. 이 경우 근섬유가 길어지는 것은 근육 수축 단백질들의 능동적인 움직임이 아니라 근육에 가해지는 외부 하중 때문이다. 이 역시 관절의 움직임이 병행되므로 동적 수축에 해당한다.

5) 힘의 세기

근육이 발생하는 힘의 세기는 동원되는 운동단위의 숫자와 종류, 각 운동단위에 가해지는 자극의 빈도, 근섬유와 근섬유분절의 길이 등에 의해 결정된다.

(1) 운동단위

더 많은 운동단위가 활성화될수록 더 많은 장력이 발생한다. 한편, 운동단위의 종류도 힘의 세기에 영향을 미친다. 골격근의 근섬유는 제1형(완속)과 제2형(신속)으로 나눌 수 있는데, 근섬유의 종류는 그것을 신경지배하고 있는 알파운동뉴런에 의해 결정된다. 제2형 운동단위의 알파운동뉴런은 제1형에 비해 더 많은 수의 근섬유를 신경지배하므로, 제2형 운동단위가 활성화되면 더 많은 수의 근섬유가 수축하여 더 큰 힘을 발생시킨다('제14장 운동생리 1. 근섬유의 종류' 참고).

신체활동의 강도가 낮을 때에는 적은 숫자의 운동단위가 동원되고 큰 힘이 필요할수록 더 많은 운동단위가 활성화된다. 또한 적은 힘을 필요로 하는 활동 시에는 주로 제1형 운동단위가 동원되다가 필요한 힘의 세기가 커질수록 제2형 운동단위 활성화가 증가한다.

(2) 자극의 빈도

하나의 운동단위는 자극의 빈도에 따라 다양한 크기의 힘을 발생할 수 있다. 단일 전기자극에 대한 근섬유의 반응을 단일수축(연축, twitch)이라고 한다. 근육이 단일수축 후 이완하기 전에 또 다른 자극이 가해지면 더 큰 장력을 발생시키는데 이 현상을 누적(summation)이라고 한다. 빠른 빈도로 계속 자극을 가하는 경우 근육이 이완되지 않고 수축을 지속하는 강축 상태(tetanus)에 도달한다. 이때 근육은 최대 장력을 발생하며 이 상태에서는 자극을 더 받아도 장력이 증가하지 않는다(그림 8-6).

light reading

다리에 쥐가 났어요!

쥐(charley horse)는 근육경련, 특히 다리에 생기는 경련을 의미한다. 경련이 일어나면 근육은 불수의적으로 수축하고 이완을 하지 않는다.

원인 근육경련은 무리한 운동으로 근육을 혹사했거나 부상당했을 때 잘 생긴다. 탈수된 상태에서 운동을 하거나 칼륨 혹은 칼슘 같은 무기질이 부족할 때에도 잘 발생한다. 또한 근육을 조절하는 신경이 자극받는 경우에도 경련이 생긴다. 예를 들어 탈출 추간판이 척추신경을 자극하면 하지에 통증과 경련이 발생한다. 종아리의 경련은 수영할 때나 잠 자고 있는 동안에 잘 생기고 넓적다리의 경련은 달리기할 때 자주 발생한다. 목에 일어나는 경련은 스트레스의 주요 증상이다.

치료 경련이 발생하면 하던 일을 멈추고 스트레칭을 하거나 마사지를 받는다. 따뜻한 찜질을 하면 근육을 이완시키는 데 도움이 된다. 그러나 일단 통증이 진정되면 얼음찜질이 더 나을 수도 있다. 근육 통증이 지속되면 비스테로이드성 소염제가 도움이 되며, 심한 통증의 경우에는 항경련제 처방이 필요하다. 신경 문제가 원인인 경우 물리치료나 수술이 필요할 수도 있다.

운동 시 일어나는 경련의 가장 흔한 원인은 탈수이다. 종종 물이나 스포츠 음료를 마시면 경련이 완화되기도 한다. 그러나 물만으로는 충분치 않고 무기질을 보충할 수 있는 소금이나 스포츠 음료가 필요하다.

예방
1. 유연성을 기르기 위해 스트레칭을 한다.
2. 무리한 운동을 하지 않는다.
3. 운동하는 동안 충분한 수분과 칼륨(예 : 오렌지주스, 바나나 등)을 섭취한다.

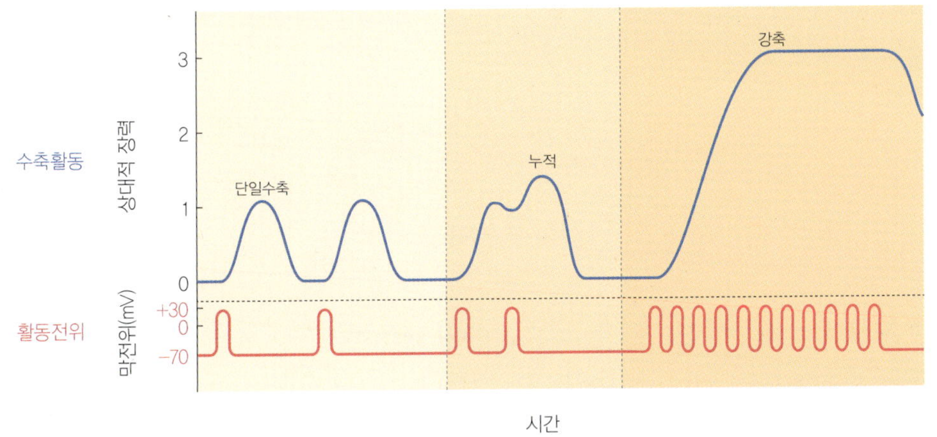

그림 8-6
근육의 단일수축, 누적 및 강축

(3) 근섬유와 근섬유분절의 길이

큰 힘을 발휘하려면 굵은 필라멘트와 가는 필라멘트가 적절하게 겹쳐져 있어야 한다. 즉 근섬유분절 혹은 근섬유의 길이가 적당해야 한다. 근섬유분절이 너무 심하게 연장되어 있거나 혹은 너무 단축되어 있을 때에는 연결다리 형성이 원활하지 않으므로 큰 장력이 발생되지 않는다.

2. 평활근

평활근(smooth muscle)의 공통적인 특징은 골격근과 심장근섬유에서 보이는 횡문이 없고 체신경이 아닌 자율신경계의 지배를 받는다는 점이다. 따라서 평활근은 수의적 조절을 받지 않는다.

평활근과 골격근의 공통점은 액틴과 미오신의 결합에 의해 동력이 만들어지고, 이 결합이 근세포질의 칼슘 농도에 의해 조절된다는 점이다. 그러나 필라멘트들의 배열 및 신경의 흥분과 근육의 수축을 연결하는 메커니즘은 골격근과 상당히 다르다.

1) 평활근의 구조

평활근세포는 형태 면에서 골격근섬유와 큰 차이를 보인다. 평활근세포는 크기가 작고 마름모꼴인 데 비해 골격근섬유는 직경이 10~100 μm에 달하고 길이 또한 매우 길다. 골격근섬유는 길게 뻗어 있어서 일부 세포는 근육 전체 길이만큼이나 긴 데 반해, 평활근

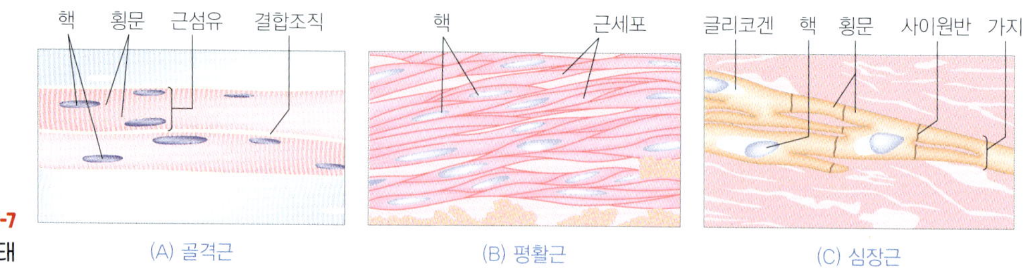

그림 8-7
근섬유의 형태

세포는 서로 연결되어 시트 형태를 이루고 있다(그림 8-7).

한편, 골격근섬유는 다핵세포이므로 일단 분화가 끝나면 더는 분열하지 못하는 데 반해 평활근세포는 단핵이고 일생에 걸쳐 분열할 수 있는 능력이 있다. 근육조직이 손상을 받으면 여러 종류의 주변분비물질(paracrine agent)이 분비되어 평활근세포의 분열을 촉진한다.

평활근세포 역시 굵은 미오신 필라멘트와 가는 액틴 필라멘트를 갖고 있는데 골격근섬유와의 차이점은 평활근의 가는 필라멘트에는 조절단백질인 트로포닌이 존재하지 않는다는 점이다. 가는 필라멘트는 세포막이나 치밀소체(dense bodies)에 부착되어 있는데 치밀소체는 골격근섬유의 Z선과 유사한 세포 구조이다.

평활근의 필라멘트들은 세포의 축에 대하여 약간 대각선 방향으로 배열되어 있다. 근섬유가 수축하여 짧아질 때에는 액틴이 부착된 지점 사이의 세포막이 볼록하게 솟아나온다. 굵은 필라멘트와 가는 필라멘트가 횡문근에서와 같이 근섬유분절 형태로 규칙적

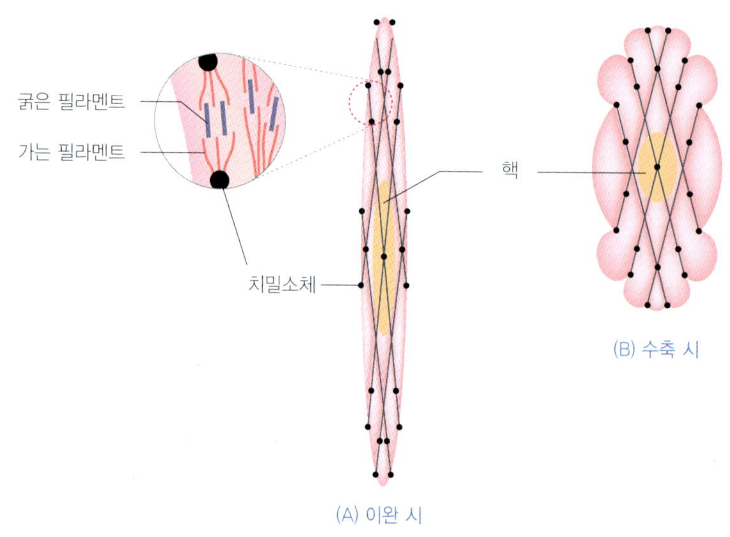

그림 8-8
평활근세포의 형태

으로 정렬되어 있지 않으므로 밴드가 관찰되지 않는다(그림 8-8).

근육의 단위면적당 발생할 수 있는 최대 장력은 평활근과 골격근 사이에 큰 차이가 없다. 근육이 만들어 내는 등척 장력은 근섬유의 길이에 따라 다른데, 중간 길이의 근섬유가 가장 큰 장력을 발생시키고 짧거나 긴 근육에서는 약한 장력이 만들어진다. 그런데 평활근은 골격근에 비해 길이가 길거나 짧아도 비교적 강한 장력을 발생시킨다. 대개의 평활근은 경우에 따라 부피가 변화하는 내장기관의 벽을 구성하는데 장기의 부피가 증가하면 그 벽을 구성하는 평활근세포의 길이도 따라서 길어진다. 예를 들어 방광에 소변이 쌓이면 방광의 부피가 커지는데 방광벽의 평활근은 이러한 경우에도 장력을 유지한다. 반면, 골격근의 경우 그 정도로 길이가 늘어나게 되면 굵은 필라멘트와 가는 필라멘트가 더는 겹쳐지지 않으므로 결합하여 장력을 발생할 수 없다.

2) 평활근의 수축

평활근도 골격근과 마찬가지로 세포질의 칼슘 농도 변화에 의해 수축이 조절된다. 그러나 칼슘이 연결다리를 활성화하는 방법과 외부 자극이 칼슘 농도의 변화를 유발하는 메커니즘은 골격근과 다르다.

(1) 연결다리의 활성화

평활근에서 미오신 머리는 칼슘에 의해 조절되는 미오신 인산화효소의 활성에 의해 조절되는데, 인산화된 형태의 미오신만이 액틴과 결합하여 연결다리를 형성할 수 있다.

평활근세포에서 세포질 내 칼슘 농도가 상승하면 칼슘이 칼모듈린(calmodulin)과 결합한다. 칼모듈린은 트로포닌과 구조가 유사한 칼슘 결합단백질로서 여러 세포의 세포질에 존재한다. 칼슘-칼모듈린 복합체는 미오신 가벼운사슬 인산화효소(myosin light chain kinase)와 결합하여 이 효소의 활성화를 유도한다. 활성화된 인산화효소에 의해 미오신 머리 부분에 인산이 결합하면 미오신은 액틴과 결합할 수 있게 된다. 미오신이 인산화되는 한 액틴과의 결합이 반복되며 힘을 발생시킨다. 다른 근육과 평활근의 차이점은 평활근에서는 칼슘에 의한 굵은 필라멘트의 변형이 연결다리를 활성화시키고, 횡문근에 서는 칼슘이 가는 필라멘트를 변화시킨다는 점이다(그림 8-9).

한편, 평활근의 미오신에 있는 ATPase는 골격근 미오신의 효소에 비해 활성이 10~100배 정도 낮다. 미오신 머리의 ATP 분해 속도가 연결다리 형성 속도와 나아가 수축의 속

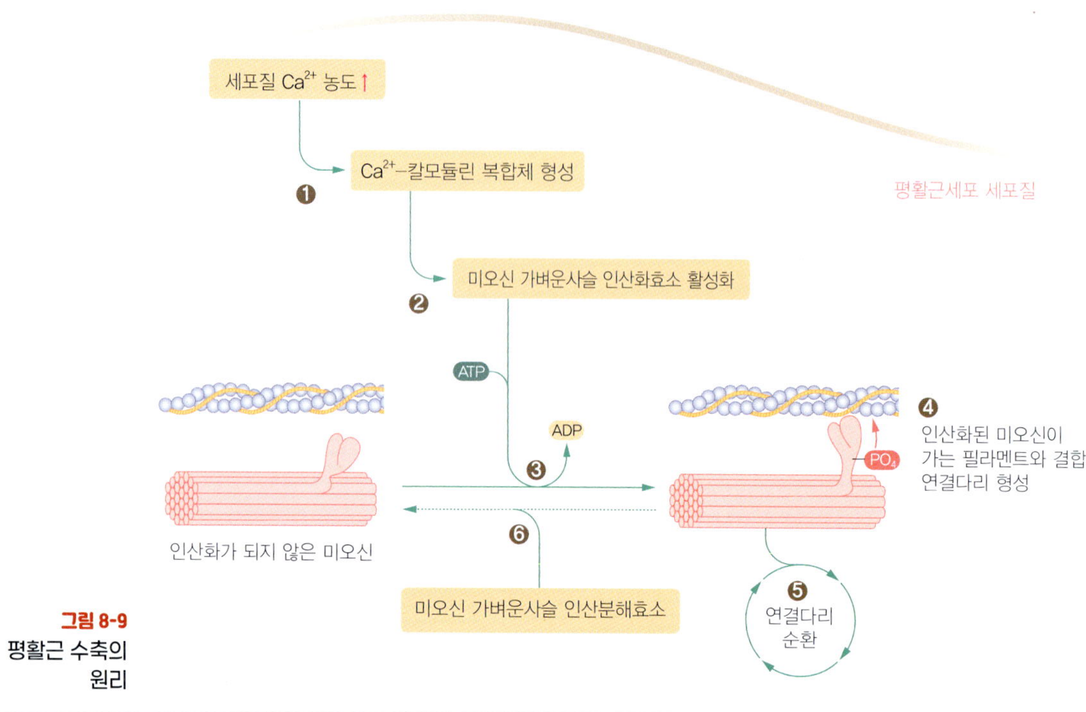

그림 8-9
평활근 수축의 원리

도를 결정하므로 평활근은 골격근에 비해 수축이 느리다. 반면, 에너지 사용의 속도가 느리기 때문에 평활근은 오랜 시간의 운동에도 피로를 느끼지 않는 장점이 있다.

인산염이 결합되지 않은 미오신은 액틴과 결합하지 않으므로 수축된 근육을 이완하려면 미오신의 탈인산화가 이루어져야 한다. 탈인산화는 미오신 가벼운사슬 인산분해효소(myosin light chain phosphatase)에 의해 이루어지는데 이 효소는 평활근에서 항상 일정한 활성을 발휘하고 있다. 신경자극 등에 의해 세포질 칼슘 농도가 상승하면 미오신 가벼운사슬 인산화효소의 활성이 증가한다. 그러면 인산화효소에 의한 미오신 인산화 과정이 인산분해효소에 의한 탈인산화보다 우세해지므로 인산화된 미오신의 양이 증가한다. 반면, 세포질 칼슘 농도가 감소하면 인산화 속도가 탈인산화 속도를 따라잡지 못하므로, 인산화된 미오신의 양이 감소하며 근육이 이완된다.

(2) 세포질 칼슘의 공급원

평활근에는 두 종류의 칼슘 공급원이 존재하는데, 첫 번째는 근세포질세망이고 다른 하나는 세포막의 칼슘채널을 통해 세포로 들어오는 세포 외 칼슘이다.

평활근에는 골격근에서 보이는 횡단세관이 존재하지 않는다. 또 근세포질세망이 잘 발달되어 있지도 않다. 일부 근세포질세망은 근세포막 근처에 자리 잡고 있어서 세포막에 활동전위가 전달되었을 때 칼슘을 방출하기도 한다.

어떤 평활근세포에서는 활동전위가 없어도 칼슘이 방출될 수 있다. 화학적 신호가 세포막 수용체에 결합하면 세포 내 2차 전령(secondary messenger)의 농도가 높아지는데, 이 전령이 세포 내부의 근세포질세망에서 칼슘 방출을 유도할 수 있다.

세포외액의 칼슘은 근세포막의 통로를 통해 세포 안으로 들어오는데 세포외액의 칼슘 농도가 세포내액에 비해 훨씬 높으므로 칼슘채널이 열리면 세포 안으로 칼슘이 이동한다.

한편, 골격근에서는 하나의 활동전위에 의해 방출되는 칼슘이 모든 트로포닌을 포화시키기에 충분하지만, 평활근세포에서는 대개의 자극이 연결다리의 일부만을 활성화시킨다. 따라서 평활근에서는 세포질 칼슘 농도에 따라 장력이 단계적으로 발생한다. 즉 칼슘 농도가 상승할수록 더 많은 연결다리가 활성화되고 더 큰 장력이 발생하게 된다.

근육의 이완을 위해서는 능동적 수송에 의해 근세포질세망이나 세포외액으로 칼슘이 제거되어야 하는데, 평활근에서는 골격근에 비해 칼슘 제거 속도가 현저히 느리다. 따라서 평활근에서는 단일 수축이 더 오래, 때로는 수 초간 지속된다.

일부 평활근에서는 외부 자극이 없는 기저 상태의 세포질 칼슘 농도만으로도 약간의 연결다리 활성이 유지되기도 한다. 이 활성을 평활근 긴장도(smooth muscle tone)라고 한다.

3) 평활근 수축의 조절

체신경에서 근육으로 전달되는 전기적 자극에 의해서만 근세포막이 활성화되는 골격근과 달리, 평활근은 세포막에 가해지는 여러 종류의 자극에 대해 다양한 반응을 나타낸다. 자극의 종류에 따라 어떤 자극은 평활근의 수축을 유발하고 어떤 자극은 이완을 초래한다. 또한 평활근의 세포막은 여러 종류의 자극을 동시에 받을 수 있다. 결과적으로 평활근의 수축 정도는 흥분자극과 억제자극의 상대적인 강도에 의해 결정된다. 모든 자극은 세포질의 칼슘 농도를 변화시킴으로써 수축활동에 영향을 미친다.

어떤 평활근은 세포막의 탈분극에 반응하여 수축하는 반면, 어떤 평활근은 세포막 전위에 변화가 없어도 수축이 가능하다. 활동전위가 발생하는 평활근에서는 골격근과 달리 나트륨이온이 아닌 칼슘이온이 세포 안으로 들어오며 양전하를 운반한다. 즉 세포막의 탈분극이 칼슘채널을 열어 활동전위를 발생시킨다.

(1) 자발적인 전기 활동

일부 평활근들은 외부 자극이 없어도 자발적으로 활동전위를 발생시킨다. 이런 세포의 세포막은 안정막전위(resting potential)를 유지하지 않고 점진적으로 탈분극을 지속한다. 역치전위(문턱값전위, threshold potential)에 도달하면 활동전위가 발생하고 재분극이 일어난다. 일단 재분극(repolarization)을 하고 나면 막은 다시 탈분극을 하기 시작한다. 그 결과 활동전위가 반복해서 발생하므로 근육은 율동수축을 하게 된다. 자발적 탈분극 시 발생하는 막전위의 변화를 박동조율기 전위(pacemaker potential)라 한다. 박동조율세포는 위장관 전체에 걸쳐 발견된다. 따라서 위장의 평활근은 신경자극이 없어도 율동적으로 수축하는 경향이 있다. 특정 심장근섬유와 중추신경계의 일부 신경 역시 박동조율기 전위를 갖고 있어 외부의 자극 없이 자발적으로 활동전위를 발생시킬 수 있다.

(2) 신경과 호르몬

평활근의 수축활동은 자율신경말단에서 분비되는 신경전달물질(neurotransmitter)의 영향을 받는다. 골격근섬유와 달리 평활근세포에는 특화된 신경근육 이음부가 없다. 자율신경세포의 축삭은 평활근세포 구역 안쪽으로 뻗어 있고 여러 가지로 갈라져 있다. 각 가지에는 구슬처럼 생긴 염주(varicosity)가 여러 개 있는데 여기에는 신경전달물질로 가득찬 소포들이 들어 있다. 활동전위가 염주를 통과하면 신경전달물질이 분비되고, 이 들은 근세포의 세포막에 있는 수용체에 결합하여 근육을 자극한다(그림 8-10).

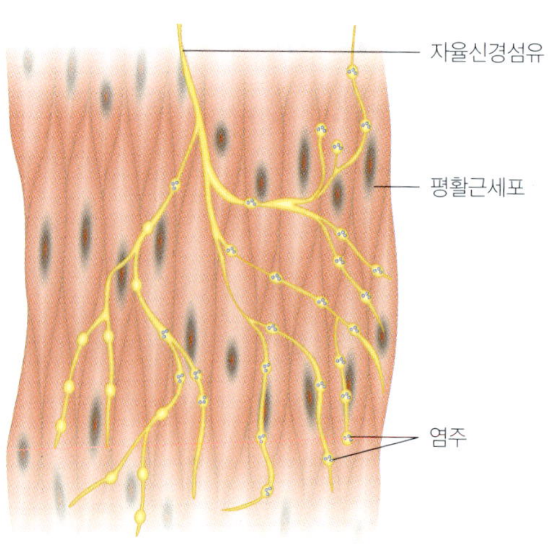

그림 8-10 평활근을 신경지배하고 있는 자율신경

하나의 축삭에서 뻗어 나온 가지들이 여러 개의 근섬유에 걸쳐 영향을 미치기도 하고, 하나의 근섬유에 교감신경과 부교감신경의 축삭이 모두 지나가기도 한다. 따라서 여러 개의 평활근세포가 단일 신경섬유에서 분비된 신경전달물질의 영향을 받기도 하고, 하나의 평활근세포가 하나 이상의 신경에서 분비된 신경전달물질들의 조절을 받기도 한다.

신경전달물질의 종류에 따라서 어떤 것은 수축활동을 촉진하고 어떤 것은 억제하므로 평활근의 장력은 신경활동에 의해 상승할 수도 있고 저하될 수도 있다. 이것은 운동신경으로부터 흥분성 자극만 받는 골격근과 다른 점이다.

또한 하나의 신경전달물질이 평활근의 종류에 따라 상반된 효과를 발휘할 수도 있다. 예를 들어 교감신경세포에서 분비되는 노르에피네프린(norepinephrine)은 알파아드레날린 수용체(α-adrenergic receptor)와 결합하여 혈관 평활근을 수축시키는 작용을 한다. 반면, 기도에서는 같은 신경전달물질이 베타-2-아드레날린 수용체에 작용하여 평활근의 이완을 유도한다. 따라서 반응의 종류는 신경전달물질 자체가 아니라, 신경전달물질이 결합하는 수용체의 종류와 수용체가 활성화시키는 세포 내 신호전달체계에 의해 결정된다.

평활근세포막은 신경전달물질뿐만 아니라 호르몬에 대한 수용체도 갖고 있으므로 각종 호르몬에 의해서도 조절을 받는다. 신경전달물질의 경우와 마찬가지로 호르몬과 해당 수용체의 결합은 근육의 수축을 증가시킬 수도 있고 저하시킬 수도 있다.

신경전달물질이나 호르몬에 의해 유도된 평활근 수축활동의 변화는 대개 막전위의 변화를 동반하지만 항상 그런 것은 아니다. 예를 들어 이노시톨 삼인산염(inositol triphosphate)과 같은 2차 전령들은 막전위와 상관없이 근세포질세망에서 칼슘의 방출을 유도함으로써 근육 수축을 유발할 수 있다.

(3) 국소적 요인

신경이나 호르몬과 같은 원거리 신호와는 별개로 인접한 주변 환경의 변화도 평활근의 수축에 영향을 미친다. 국소적 요인들, 즉 주변분비물질이나 산도, 산소 농도, 삼투압, 세포외액의 이온 조성 등도 평활근의 장력을 변화시킬 수 있다.

많은 국소적 요인들은 평활근의 이완을 야기한다. 산화질소(nitric oxide, NO)는 평활근의 이완을 유도하는 대표적인 주변분비물질로서 신경말단뿐만 아니라 다양한 상피 및 내피 세포에서 분비된다.

평활근은 동시에 여러 종류의 국소적 요인에 노출되어 있다. 따라서 근육 수축활동의 정도는 한 가지 물질에만 의존하는 것이 아니라, 평활근에 작용하는 수축 촉진신호와 이완 촉진신호의 총합에 의해 결정된다.

3. 심장근

심장근(cardiac muscle)은 골격근과 평활근의 성질을 모두 갖고 있다. 심장근은 외관상 횡문을 갖고 있지만 몇 가지 면에서 골격근과 다른 특징을 나타낸다.

1) 심장근세포의 구조

심장근세포에는 골격근섬유와 마찬가지로 굵은 필라멘트와 가는 필라멘트로 구성된 근섬유분절이 규칙적으로 배열되어 있으므로 횡문이 나타난다. 심장근의 가는 필라멘트에도 트로포닌과 트로포미오신이 존재하며 그들의 기능 또한 골격근에서와 같다. 횡단세관과 근세포질세망을 갖고 있는 것도 골격근과의 공통점이다. 그러나 이들 소기관에서 칼슘을 방출하는 메커니즘은 골격근과 다르다.

한편, 여러 종류의 근섬유가 섞인 골격근과 달리 심장근세포는 균일하다. 심장근은 오직 한 가지의 근세포를 갖고 있는데, 모세혈관이 잘 발달되어 있고 많은 수의 미토콘드리

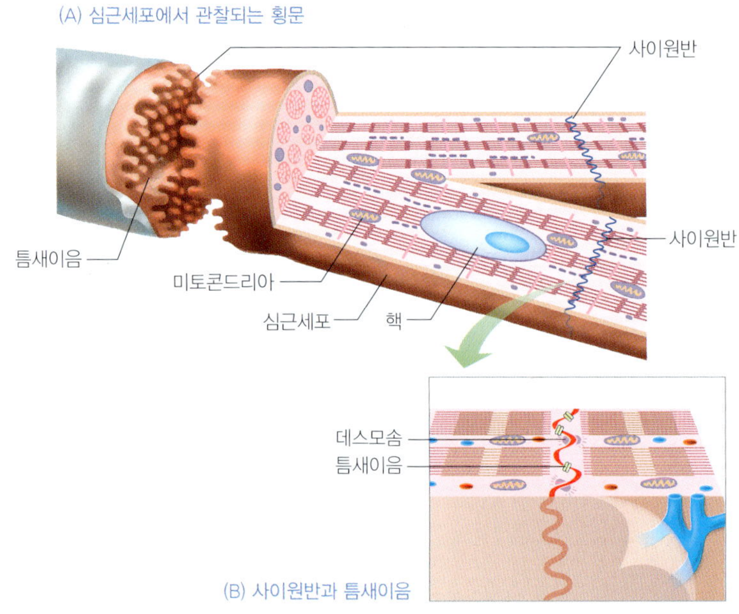

그림 8-11
심장근세포의 구조

아를 갖고 있으며, 산화능이 크다는 점에서 골격근의 제1형 근섬유와 비슷하다. 심장근세포가 평활근세포와 유사한 점은 크기가 작고 일반적으로 단핵이라는 점이다.

심장근세포는 골격근섬유와 달리 가지를 치고 있으며 사이원반(intercalated disc)이라 불리는 부위에 의해 서로 연결되어 있다. 사이원반은 데스모솜(desmosome)을 갖고 있는데 이들은 세포들을 결합시키는 역할을 한다. 사이원반에는 또한 틈새이음(gap junction)도 있는데 이들은 이온의 통로 역할을 한다. 틈새이음을 통해 인접한 세포에 활동전위가 매우 빠르게 전달되므로 심장이 하나의 단위로서 수축할 수 있다(그림 8-7 참고, 8-11).

2) 심장근의 수축

골격근과 마찬가지로 심장근세포의 수축은 활동전위에 대한 반응으로 일어난다. 활동전위는 틈새이음을 통해 세포에서 세포로, 그리고 심장근 근내막을 따라 신속하게 전달되고 횡단세관을 따라 세포 안으로도 전달된다.

그러나 흥분과 근육 수축을 연결하는 메커니즘은 골격근과 다른데 심장근의 수축은 '칼슘에 의해 유도된 칼슘의 방출'로 이루어진다고 표현할 수 있다.

심장근세포에 활동전위가 도달하면 L형 칼슘채널이라고 알려진 통로를 통해 세포외액의 칼슘이온이 유입된다. 그러나 골격근에서와는 달리 세포 안으로 들어간 칼슘의 양은 심장근 수축을 유발하기에 충분치 않다. 세포외액에서 유입된 칼슘은 대신 근세포질세망에서 더 많은 칼슘이 방출되도록 자극하는 역할을 한다. 이는 심장의 근세포질세망에 있는 칼슘채널은 골격근에서처럼 전압에 의해 열리는 게 아니라, 세포질에 있는 칼슘과 결합하여 열리기 때문이다. 다시 말해 심장근의 수축을 유발하는 칼슘의 대부분은 근세포질세망에서 유래하지만 그 방출 과정에는 세포외액으로부터 유입된 칼슘이 필요하다.

일단 세포질 내 칼슘 농도가 상승하면 골격근에서와 같은 방식으로 가는 필라멘트가 활성화되고 연결다리가 만들어져 장력이 발생한다. 그 후 근세포질세망 및 근내막에 있는 칼슘-ATPase 펌프(Ca^{2+}-ATPase pump)와 Na^+/Ca^{2+} 역방향운반체(Na^+/Ca^{2+} counter-transporter)에 의해 세포질 칼슘 농도가 원래의 낮은 수준으로 돌아가면 심장 수축이 끝난다.

심장근에서 작동하는 L형 칼슘채널의 L은 'long-lasting current'를 뜻하며, 이 칼슘채널로 인해 골격근과 심장근은 기능상 차이점을 나타낸다. 골격근에서는 활동전위는 짧지만 단일 근육 수축은 더 오래 지속된다. 하지만 L형 칼슘채널의 특징으로 인해 심장근에서는 칼슘 전류가 오래 지속되고, 따라서 활동전위와 근육 수축이 모두 길다. 세포막은 탈분극을 유지하고 있는 한 더 이상의 자극에 불응하므로, 심장근은 근육 수축이 지속되고 있는 동안 또 다른 활동전위를 일으킬 수 없다. 따라서 골격근에서는 하나의 단일 수축이 끝나기 전에 또 다른 활동전위가 발생하여 근육 수축이 지속될 수 있지만 심장근은 누적이나 강축을 하지 않는다. 이 특징은 혈액을 박출하기 위한 수축과 혈액으로 채우기 위한 이완을 반복해야 하는 심장의 기능에 매우 중요하다(그림 8-12).

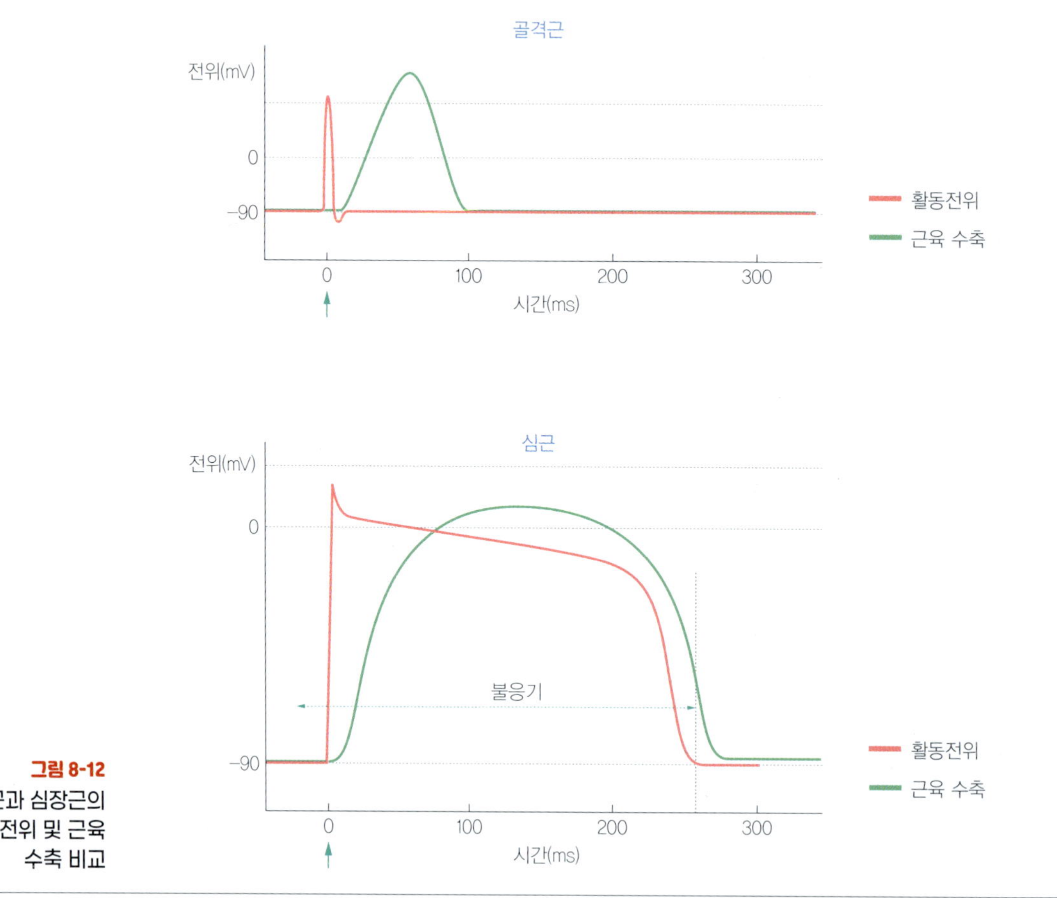

그림 8-12
골격근과 심장근의 활동전위 및 근육 수축 비교

일부 특화된 심장근세포는 자발적으로 활동전위를 발생하는 박동조율기 전위를 나타낸다. 심장근세포는 틈새이음을 통해 연결되어 있으므로 박동조율기 전위에 의해 활동전위가 시작되면 이는 곧 심장 전체로 전달된다. 하나의 활동전위는 한 번의 심장박동에 해당한다. 각종 호르몬과 자율신경계 신경전달물질은 박동조율세포의 탈분극 빈도와 나아가 심장박동 수에 영향을 미친다('제9장 심장생리 2. 심장' 참고).

light reading

근육디스트로피와 루게릭병

근육디스트로피란 무엇인가?

근육디스트로피란 수의근이 점차 약해지는 유전병의 총칭이다. 일부 형태의 근육디스트로피에서는 심장과 다른 내장기관까지 영향을 받는다.

근육디스트로피는 영아기에서 중년기 이후에 이르기까지 사람의 일생에서 언제나 발생할 수 있다. 종류에 따라 발생 시기, 근육 약화의 정도, 손상된 근육의 종류, 증상의 진행 속도 등이 모두 다르다. 어떤 종류의 근육디스트로피는 남성에만 영향을 미치고 어떤 형태는 남녀 모두를 괴롭힌다. 어떤 환자들은 질환이 매우 천천히 진행되므로 경미한 증상을 갖고 정상적인 생활을 즐길 수 있다. 반면, 빠르고 심한 근육 약화로 인해 10대 후반에서 20대 초반에 사망하는 경우도 있다. 한국에서 지금까지 확인된 환자는 1,000명을 웃돈다. 인구 10만 명에 4명꼴이다.

근육디스트로피의 원인은?

1980년대까지는 근육디스트로피의 원인이 잘 알려져 있지 않았으나 근래에 유전자 이상에 의해 발생한다는 사실이 밝혀졌다. 이상이 있는 유전자의 종류에 따라 발병하는 근육디스트로피의 종류가 달라진다. 1986년 뒤센(Duchenne) 근육디스트로피와 관련된 유전자가 밝혀졌고, 1987년 이 유전자가 생산하는 근육단백질을 디스트로핀으로 명명하였다. 아동에서 발생하는 근육디스트로피 중 가장 흔한 형태인 뒤센 근육디스트로피는 이 유전자가 디스트로핀을 만들지 못할 때 발생한다.

대개의 근육디스트로피는 X염색체 연관 유전 질환의 일종이다. 남성은 X염색체 한 개와 Y염색체 한 개를 갖고 있다. 반면, 여성은 두 개의 X염색체를 갖고 있다. 따라서 여성이 근육디스트로피에 걸리려면 두 개의 X염색체가 모두 돌연변이를 일으킨 유전자를 갖고 있어야 한다. 그러나 이런 경우는 매우 드물기 때문에 많은 종류의 근육디스트로피는 남성에서만 발병한다. 돌연변이 X염색체를 갖고 있는 여성 본인은 이 질환에 걸리지 않으나 아들에게 이 유전병을 물려줄 수 있다.

루게릭병이란?

루게릭병으로 잘 알려진 근육위축가쪽경화증은 운동뉴런 질병의 일종이다. 신경계와 수의근 사이의 의사소통을 담당하는 운동뉴런이 점차 퇴화하다가 궁극적으로는 사멸에 이르는 것이 특징이다. 정상적인 경우 두뇌의 운동신경이 척수에 있는 운동신경에, 그리고 다시 근육에 신호를 보내는데 근육위축가쪽경화증에서는 두뇌와 척수의 운동신경이 모두 손상된다. 따라서 신호 전달이 저해되고 근육이 점차 약해지면서 수의적 동작을 할 수 있는 능력을 잃게 된다. 궁극적으로 환자는 흉부와 횡격막 조절 능력을 상실하므로 호흡부전을 일으키게 된다.

근육위축가쪽경화증이 근디스트로피와 다른 점은 근육위축가쪽경화증은 운동신경의 손상이 원인이라는 점이다. 이 질환에서 근육 이상은 운동신경 손상의 2차적 증상에 불과하다.

단원정리

- 우리 몸의 모든 움직임은 평활근, 심장근, 골격근 이 3가지 종류의 근육에 의해 이루어진다. 골격근과 심장근은 횡문근이고 평활근과 심장근은 불수의근이다.
- 골격근에는 근섬유로 가득한 다발들이 들어 있다. 근섬유는 근육을 구성하는 기본 세포로서 횡단세관, 근세포질세망, 근원섬유 등을 함유하고 있다.
- 근원섬유는 2종류의 단백질 필라멘트로 구성되어 있다. 굵은 필라멘트를 구성하는 단백질은 미오신이고, 가는 필라멘트를 구성하는 것은 액틴이다. 굵은 필라멘트와 가는 필라멘트가 규칙적으로 배열하여 근섬유분절을 이루고, 근섬유분절이 모여 근원섬유를 형성한다.
- 알파운동뉴런을 통해 근섬유에 활동전위가 전달되면 근세포막이 탈분극되고 근세포질 내 칼슘이온 농도가 상승한다. 칼슘이온 농도가 높아지면 액틴 분자상의 미오신 결합 부위를 가리고 있던 트로포미오신 분자가 이동함으로써 미오신 결합 부위가 드러난다. 이에 액틴이 미오신과 결합하여 연결다리가 형성되고 굵은 필라멘트가 가는 필라멘트를 근섬유분절의 중심부로 끌어당긴다. 이 과정이 근육 수축이다.
- 근육 수축은 근육의 길이가 짧아지는 동심수축, 길이가 유지되는 등척수축, 길이가 길어지는 편심수축으로 분류한다.
- 평활근세포는 크기가 작고 마름모 형태이며 서로 연결되어 시트 형태를 이루고 있다.
- 평활근세포는 굵은 필라멘트와 가는 필라멘트가 규칙적으로 정렬되어 있지 않으므로 횡문이 보이지 않는다.
- 평활근이 자극을 받으면 세포질 내 칼슘이온 농도가 증가하고 미오신 인산화효소의 활성이 높아진다. 인산화된 형태의 미오신만이 액틴과 결합하여 연결다리를 형성할 수 있다.
- 평활근은 자율신경을 통해 전달되는 활동전위뿐만 아니라 여러 종류의 자극에 의해 수축 또는 이완될 수 있다. 각종 신경전달물질, 호르몬, 주변분비물질, 산도, 산소 농도, 삼투압, 세포외액의 이온 조성 등도 평활근의 장력을 변화시킬 수 있다. 한편, 일부 평활근세포는 박동조율세포를 갖고 있어 외부 자극이 없어도 자발적으로 활동전위를 발생시킨다.
- 심장근세포는 사이원반이라 불리는 부위에 의해 서로 연결되어 있다. 여기에는 틈새이음이 있는데 이를 통해 인접한 세포에 활동전위가 매우 빠르게 전달되므로 심장이 하나의 단위로서 수축할 수 있다.

• 심장근세포의 수축은 골격근과 마찬가지로 활동전위에 대한 반응으로 일어난다. 심장근세포에 활동전위가 도달하면 L형 칼슘채널을 통해 세포외액의 칼슘이온이 유입된다. 이 칼슘이온은 근세포질세망에서 더 많은 칼슘이 방출되도록 자극함으로써 근세포질의 칼슘이온 농도를 상승시킨다. 일단 세포질 내 칼슘 농도가 상승하면 골격근에서와 같은 방식으로 근육 수축이 일어난다.

• 일부 심장근세포는 박동조율기 전위를 나타낸다. 각종 호르몬과 자율신경계 신경전달물질은 박동조율세포의 탈분극 빈도와 나아가 심장박동 수에 영향을 미친다.

단원평가

1 평활근이 골격근 및 심장근과 다른 점은 무엇인가? 평활근이 다른 특색을 나타내는 이유를 설명하시오.

2 골격근섬유에서 횡단세관과 근세포질세망의 역할을 설명하시오.

3 골격근에서 보이는 I밴드와 A밴드에 대해서 설명하시오.

4 근세포질 내 칼슘 농도가 높아지면 근육이 수축한다. 골격근, 평활근, 심장근에서 근육이 수축하는 경로를 비교하시오.

5 심장을 구성하는 심장근세포는 거의 동시에 수축하기 때문에 심장이 하나의 단위로서 수축할 수 있다. 이런 특성은 심장근세포의 어떤 구조 때문인지 설명하시오.

6 평활근의 수축을 촉진하는 물질 및 조건을 설명하시오.

7 근원섬유의 구조를 설명하시오.

8 심장근세포의 구조를 설명하시오.

9 활주 필라멘트 이론을 설명하시오.

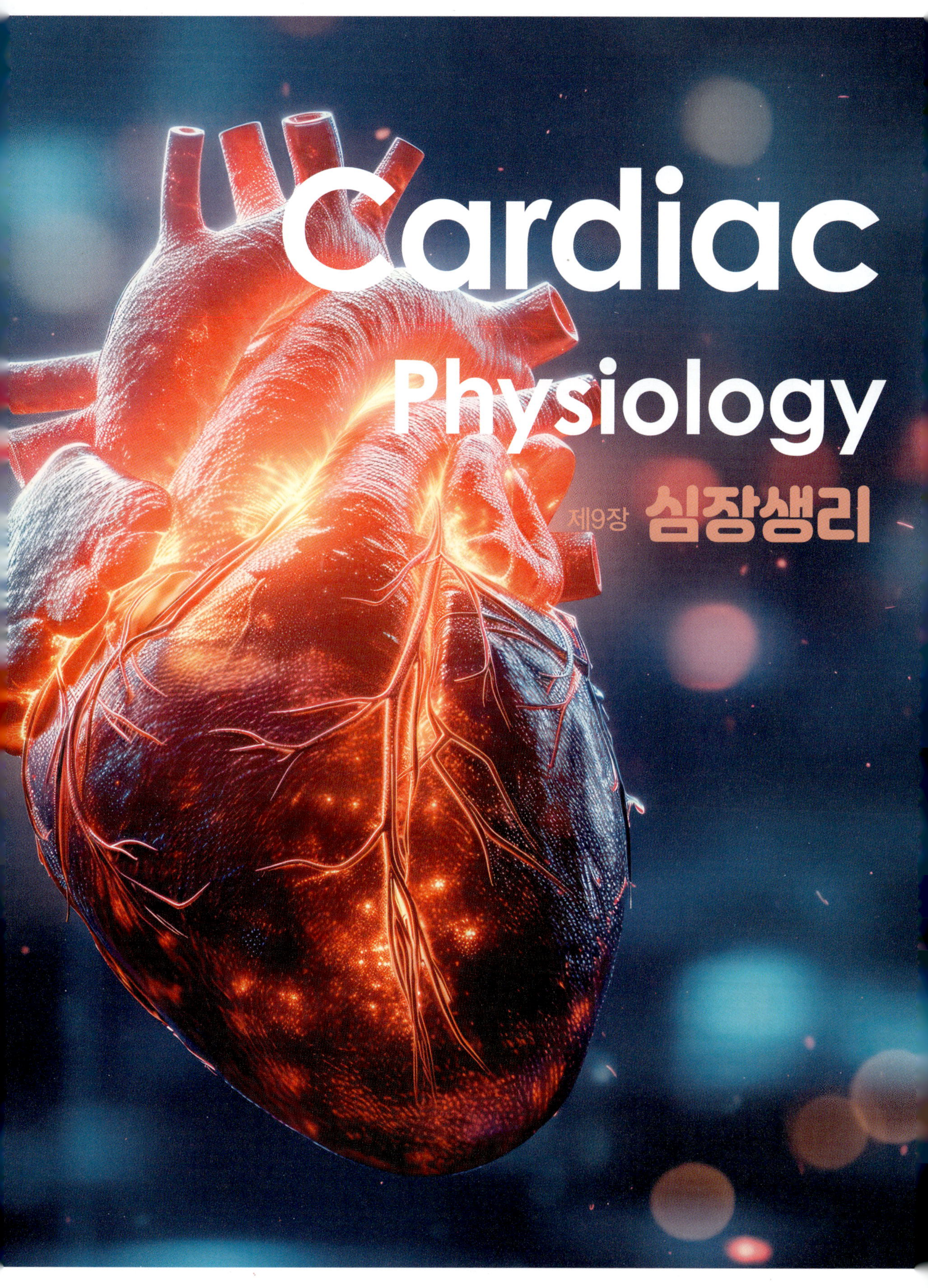
Cardiac
Physiology
제9장 심장생리

제9장 심장생리

학습목적 심장 및 혈관의 구조와 자극전도계를 설명하고, 혈액순환의 특성과 순환 원리를 파악할 수 있다.

학습목표

1. 순환계

순환계의 구조 | 하겐-푸아죄유 방정식과 맥관계의 기능 | 동맥계와 정맥계 | 모세혈관과 림프계

2. 심장

심장의 구조 | 관상동맥순환 | 심장 기능의 조절 | 심장근의 흥분 | 심전도 | 심장주기 | 혈압과 맥박파

우리가 살아 있는 한은 잠자고 쉬는 동안이라 할지라도 계속해서 심장이 뛴다. 쉬지 않고 운동하는 심장 덕분에 대사 과정에 필요한 산소, 영양소, 호르몬, 항체가 혈액을 통해 조직 곳곳으로 전달되고, 생성된 이산화탄소와 각종 노폐물이 운반되어 나온다. 또한 운동으로 근육에서 생성된 체열은 심장에 의해 혈액을 통해 다른 부위로 전달되어 확산될 수 있다.

1. 순환계

1) 순환계의 구조

순환계는 심장, 혈액, 혈관, 림프계로 이루어진다. 혈관은 대동맥(aorta), 동맥(artery), 세동맥(arteriole), 모세혈관(capillary), 세정맥(venule), 정맥(vein), 대정맥(vena cava) 등으로 구분되며 이들은 심장에서 조직으로, 또 조직에서 심장으로 혈액을 운반하는 역할을 담당한다.

혈액의 흐름은 크게 폐순환계(또는 소순환계, pulmonary circulation)와 체순환계(또는 대순환계, systemic circulation)로 나눌 수 있다(그림 9-1). 심장으로부터 나온 정맥혈은 폐순환을 거치는 동안 이산화탄소를 폐포에 내어 주고 폐포로부터 산소를 받아들임으로써 동맥혈로 전환되고, 체순환을 거치는 동안에는 폐포로부터 받아온 산소를 각 조직에 내어 주고 조직에서 생성된 이산화탄소를 받아들임으로써 다시 정맥혈로 전환된다.

폐순환계는 심장의 우심실(right ventricle)에서 시작하여 하나의 큰 폐동맥(pulmonary trunk) 형태로 뻗어 나오다가 다시 2개의 폐동맥(pulmonary artery)으로 나뉜 후 분지를 이루어 각각 좌우의 폐로 들어간다. 폐 전체를 순환한 모세혈관은 다시 4개의 폐정맥(pulmonary vein)으로 모인 후 좌심방(left atrium)에 이르게 된다.

체순환계는 좌심실(left ventricle)에서 시작하여 하나의 큰 동맥인 대동맥으로 뻗어 나와 여러 갈래의 동맥을 거쳐 세동맥으로 나뉘고, 약 100억 개의 분지를 이룬 모세혈관을 통해 온몸을 순환한 뒤, 다시 세정맥을 지나 2개의 대정맥인 하대정맥(inferior vena cava)과 상대정맥(superior vena cava)으로 모여 우심방(right atrium)에 이르는 순환이다. 하대정맥에는 횡격막 이하의 하반신에서 오는 정맥혈이 모이고, 하대정맥 다음으로 큰 정맥인 상대정맥에는 머리, 얼굴, 팔 등 상반신에서 오는 정맥혈이 모이게 된다. 세동맥, 모세혈관, 세정맥을 합쳐 미세순환(microcirculation)이라고도 한다.

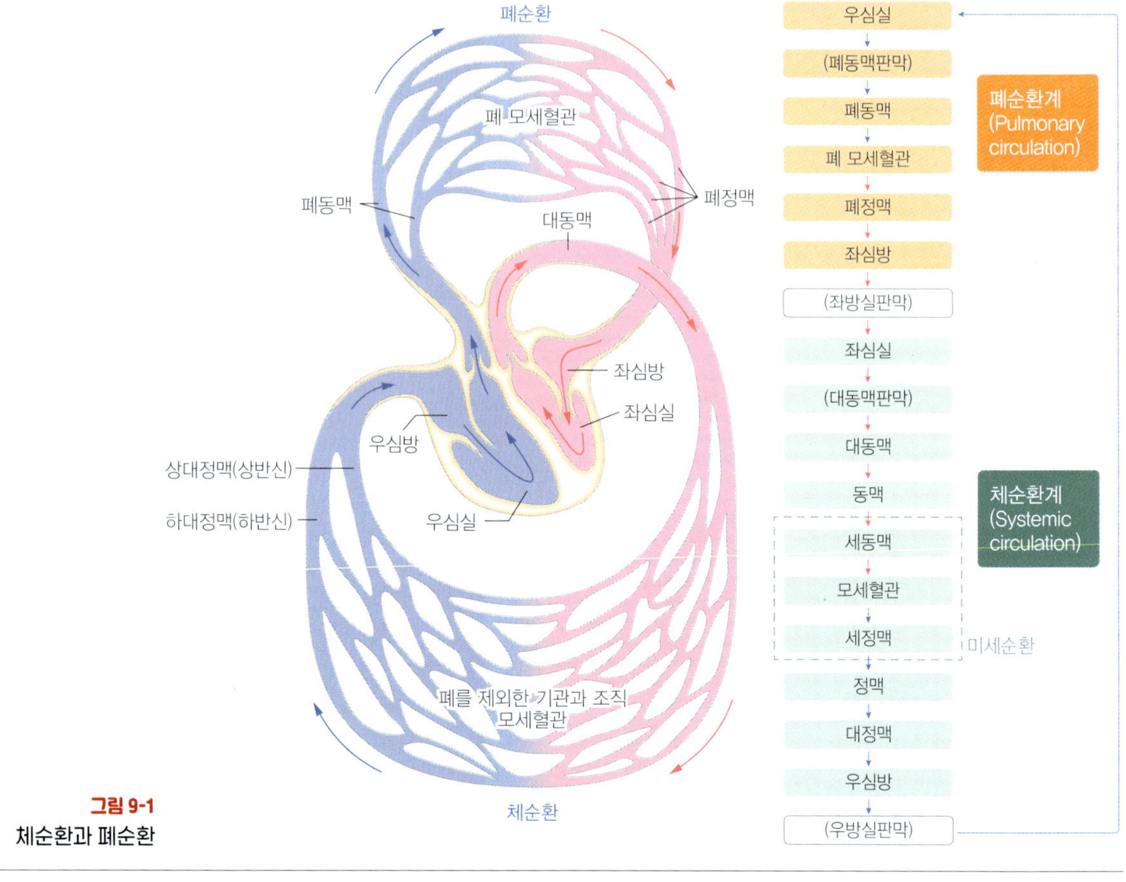

그림 9-1
체순환과 폐순환

light reading

인체의 신비 : 순환계

- 우리 몸에 있는 혈관을 한 줄로 늘어놓으면 약 12만 km에 이른다. 지구 둘레가 약 4만 km이니 지구 둘레를 3바퀴나 돌 수 있는 길이이다.
- 심장을 출발한 혈액은 약 1분 만에 온몸을 한 바퀴 돈다. 초속 60 cm라는 무서울 만큼 빠른 속도이다. 물론 이것은 어디까지나 평균이다. 혈관마다 순환 속도는 다른데 심장에서 박출되어 대동맥을 지날 때는 초속 150 cm로 빠르게 지나지만, 모세혈관에 다다르면 초속 1 mm로 아주 느려진다.
- 심장은 하루 평균 10만 번 뛴다. 평균 수명을 83세라고 했을 때 평생 30억 번 정도 박동하는 것이다.

〈그림 9-1〉에서 산소가 풍부한 동맥혈은 붉은색으로, 산소가 부족한 정맥혈은 푸른색으로 나타내었다. 폐를 관류하는 동안 푸른색의 정맥혈은 붉은색의 동맥혈로 전환되며, 폐를 제외한 다른 신체 기관과 조직을 관류하는 동안에는 붉은색의 동맥혈이 푸른색의 정맥혈로 전환되는 것을 알 수 있다.

2) 맥관계의 기능

혈액은 점성이 있는 액체(fluid)이다. 이 액체의 흐르는 속도(Q)를 결정짓는 요인에는 압력의 차이(ΔP), 관의 길이(L), 점성(μ), 관의 반지름(r) 등이 있다. 점성이 있는 액체가 원형의 관을 통과하여 일정 시간에 흐르는 부피를 액체의 속도(Q)라고 하면, 이것은 관의 양 끝의 압력 차(ΔP)와 관의 반지름의 네 제곱(r^4)에 비례하고 관의 길이(L)와 점성(μ)에 반비례한다. 이것을 하겐-푸아죄유 방정식(Hagen-Poiseuille equation)(①)이라고 한다.

$$\Delta P = \frac{8\mu LQ}{\pi r^4}$$

ΔP : 압력 차이 μ : 점성 L : 관의 길이 Q : 속도(단위시간에 흐르는 액체의 부피)
π : 파이 값(상수) r : 관의 반지름

Q에 대해 다시 정리한 식은 다음과 같다.

$$\text{하겐-푸아죄유 방정식} : Q = \frac{\Delta P \pi r^4}{8\mu L} \quad \text{①}$$

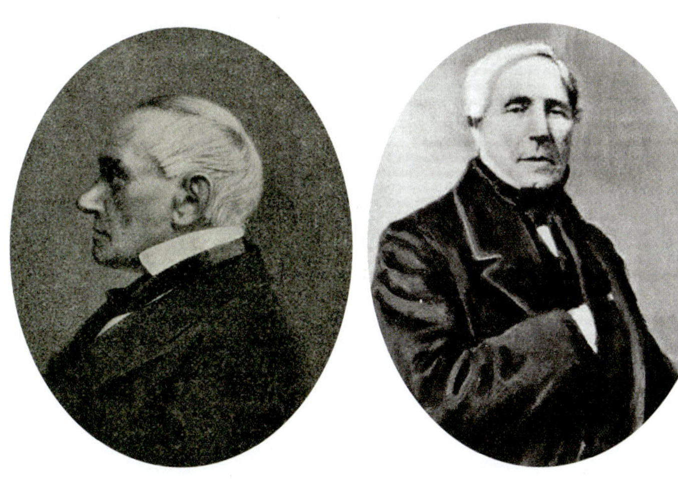

그림 9-2
하겐(Gotthilf Heinrich Ludwig Hagen)(좌)과 푸아죄유(Jean Léonard Marie Poiseuille)(우)
자료 : Wikipedia

한편, 도선을 흐르는 전류의 크기(I)는 도선의 저항(R)에 반비례하고 전압(V)에 비례한다는 옴의 법칙(Ohm's law)에서, 전류의 크기(I)는 액체의 속도(Q)에 해당하고 전압(V)은 액체의 압력 차이(ΔP)에 해당하게 되므로 관을 지나는 액체의 속도(Q)는 관내의 저항(R)에 반비례하고 액체의 압력 차이(ΔP)에 비례한다는 공식(②)이 성립하게 된다.

$$\text{옴의 법칙} : I = \frac{V}{R} \quad \Rightarrow \quad Q = \frac{\Delta P}{R}$$

I : 전류의 크기 R : 저항 V : 전압

옴의 법칙을 맥관계에 적용하고 R에 대해 다시 정리하면 다음과 같다.

$$R = \frac{\Delta P}{Q} \qquad \text{②}$$

순환계에서 혈액은 압력이 높은 쪽에서 압력이 낮은 쪽으로 흐른다. 압력이 가장 높은 순간은 심실 수축으로 인해 혈액이 대동맥으로 빠져나갈 때이고, 압력이 가장 낮은 순간은 우심방이 확장하면서 대정맥을 통해 혈액이 들어올 때이다. 혈액의 압력 차이(ΔP)는 혈관벽을 지나면서 마찰력에 의해 점차 줄어들게 되고, 심장과의 거리가 더 멀며 총단면적도 증가하는 모세혈관에 이르게 되면 더욱 크게 줄어들게 된다. 이처럼 모세혈관에서 크게 느려진 속도(Q)는 충분한 물질교환을 가능하게 해준다. 인체 순환계에서 관의 양 끝은 대동맥과 대정맥이 될 수 있으므로 실제 압력 차이(ΔP)는 대동맥의 평균 압력 100 mmHg과 대정맥의 평균 압력 0 mmHg의 차이인 100 mmHg 정도이다.

하겐-푸아죄유 방정식(①)에서 도출된 속도(Q) 값을 옴의 법칙에서 유도된 공식(②)에 대입하면 다음과 같다.

$$R = \frac{8\mu L}{\pi r^4}$$

이 식을 통해서 혈관을 흐르는 혈액에 대한 저항(R)은 혈액의 점성(μ)과 혈관의 길이(L)에 비례하고 혈관 반지름의 네 제곱(r^4)에 반비례함을 알 수 있다. 즉 종합하면 저항(R)은 관의 길이(L)가 길고, 유체의 점성(μ)이 크고, 관의 반지름(r)이 작을수록 커진다. 비유하면 빨대가 길거나 가느다랄수록 음료를 마시기 힘들고, 물보다 농도가 높은 끈적한 음료

를 마실 때 더 힘들다. 하지만 실제로 한 개인에서 혈관의 길이(L)와 혈액의 점성(μ)은 거의 일정하기 때문에 혈관 내에서 혈액이 흐르는 속도(Q)와 흐르는 혈액에 대한 저항(R)에 가장 큰 영향을 주는 요인은 혈관 반지름(r)의 변화이며, 특히 저항이 가장 큰 세동맥 반지름의 변화가 중요한 요인이 된다.

3) 동맥계

동맥계는 심장의 좌심실에서 나오는 대동맥 또는 우심실에서 나오는 폐동맥에서부터 말초의 모세혈관까지 연결된 맥관계를 말한다. 심장에서 가까운 부분의 큰 동맥들은 상대적으로 탄력섬유(elastic fiber)를 많이 가지고 있어서 심장에서 박출된 혈액을 임시로 수용하기에 적합하며, 심장에서 먼 조직으로 갈수록 평활근섬유(smooth muscle fiber)를 많이 가지고 있어서 각 조직으로 가는 혈액량을 조절하는 데 편리한 구조라고 할 수 있다. 하지만 연령이 증가할수록 동맥의 탄력성이 감소하여 말초혈관의 저항이 증가하므로 안정 시의 혈압은 높아지게 된다.

심장에서 가장 가까운 동맥인 대동맥은 심장에서 분출된 혈액을 처음으로 받아들여 말초 방향으로 운반하는 역할을 수행하고 있으며, 동맥 중에서 내경이 가장 크고 벽의 두께도 가장 두껍다. 또한 효과적인 혈액 수송을 위하여 주로 탄력섬유로 구성되어 있고 관의 내경에 비해 비교적 적은 양의 평활근섬유를 가지고 있다. 반면, 심장에서 떨어져 있는 세동맥은 관의 내경이 작아 반지름이 0.3 mm인 것도 있는데 탄력섬유는 적으나 평활근의 구성비율이 높아 항상 교감신경의 지배를 받아 수축 상태를 유지하고 있다. 만일 교감신경이 마비되면 세동맥이 이완되어 관의 내경이 커지므로 저항이 감소하고 혈류량이 증가되며 혈압이 저하된다. 혈압강하제 중 베타차단제는 이와 같은 메커니즘을 이용한 것이다.

4) 정맥계

모세혈관에서부터 심장으로 연결되는 정맥계는 대개 각 조직으로부터 오는 동맥계의 주행과 병행하고 있는데, 병행하는 정맥의 내경은 동맥의 내경보다 항상 크다. 따라서 정맥계는 혈액의 수송뿐 아니라 많은 양의 혈액을 수용하는 저장소 역할을 하고 있다. 실제로 정맥계는 우리 몸을 순환하고 있는 혈액의 75%를 수용한다.

정맥의 벽은 콜라겐섬유(collagenous fiber)로 구성된 결합조직과 약간의 평활근섬유로 이루어져 있으며 동맥에 비하여 얇으며 탄력성이 적어 압박되기 쉽다. 평활근섬유는 혈액의 역류를 방지하기 위해 세로로 배열되어 있는 구조이다. 일반적으로 사지에 분포해 있는 지름이 2 mm 이상인 정맥에는 판막이 있어서 혈액의 역류를 방지하고 있는데, 이러한 판막은 정맥 내피세포(endothelial cell)의 얇은 결합조직으로 구성되어 있다(그림 9-3). 정맥 판막의 형태는 반달 모양의 판막 2장이 마주하고 있는 것이 보통이나 작은 정맥에서는 1장인 경우도 있다. 판막과 세로 배열의 평활근섬유는 심장까지 혈액을 이동시키기에 유리하도록 발달한 정맥의 특수 구조이다.

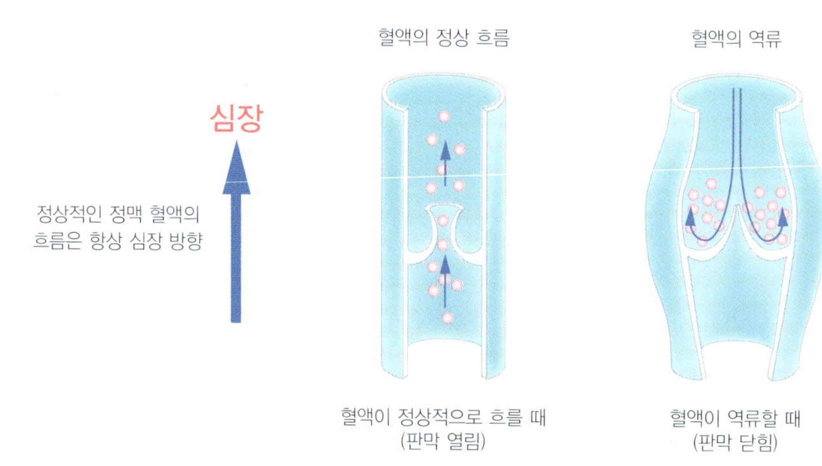

그림 9-3
정맥 판막의 기능

동맥과 달리 정맥은 낮은 혈압으로 인하여 중력의 영향을 많이 받는다. 그리하여 오랫동안 서 있는 경우에는 정맥 내의 혈액이 심장까지 올라가지 못하여 신체의 하부에 축적되고, 혈액의 액체 부분이 간질액 쪽으로 이동함으로써 발이 붓는 현상이 나타나게 된다.

정맥계의 특수한 형태로서 문맥계(portal venous system)가 있는데, 이것은 말초의 모세혈관이 정맥으로 모여 심장으로 들어가는 대신 정맥의 일부가 다시 모세혈관을 형성한 것으로서 대표적으로 간 문맥계(hepatic portal system)와 뇌하수체 문맥계(hypophyseal portal system)가 있다.

light reading

정맥류(Varicose veins)

동맥은 산소가 풍부한 혈액을 우리 몸 곳곳에 배달하고, 정맥은 이산화탄소가 많아진 혈액을 다시 심장으로 돌려 보낸다. 동맥은 두꺼운 근육층을 가지고 있으므로 심장에서 멀리 떨어진 기관까지 혈액을 보낼 수 있지만, 얇은 혈관벽을 가지고 있는 정맥은 기관에서부터 멀리 떨어진 심장까지 혈액을 이동시키기 어렵다. 더구나 발바닥에서 심장으로 이르는 길은 중력에 역행하는 방향이다.

정맥의 벽에 일정 간격으로 위치한 정맥판막(venous valve)은 중력에 역행하여 올라가는 혈액이 역류하지 않도록 막아 주는 역할을 한다. 하지만 판막이 제대로 역할을 하지 못해 혈액이 역류하여 정맥 내 압력이 높아지게 되면, 정맥이 확장되어 정맥류가 발생하게 된다. 다리에 발생하는 하지정맥류는 주로 무릎 아래쪽 정맥에 많이 발생한다.

정맥류는 유전의 영향을 많이 받으며 여성호르몬도 정맥류 발생에 기여하는 것으로 알려져 있다. 특히 임신 초기에는 정맥류가 발생할 위험이 높은데, 이는 임신 중에 분비되는 여성호르몬이 정맥의 수축을 방해하기 때문이다.

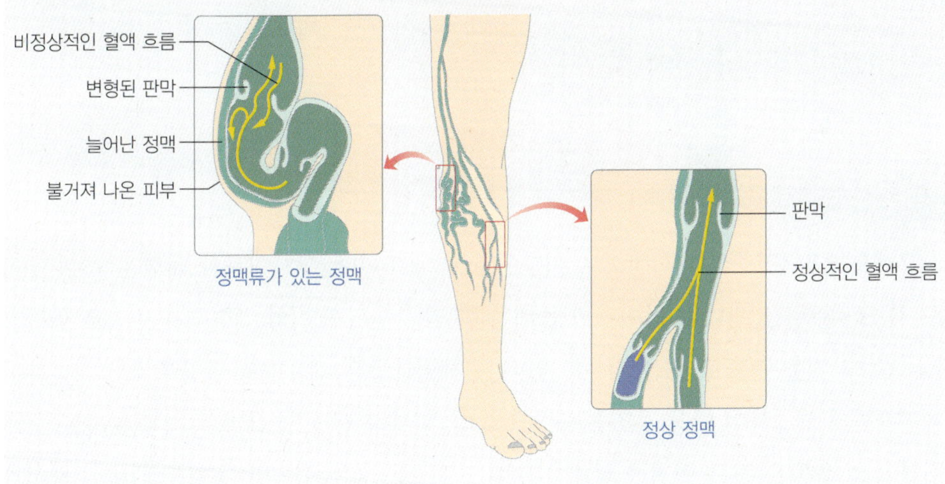

5) 모세혈관

체순환을 통해 혈액 중의 산소는 체조직으로 이동하고 체조직에서 형성된 노폐물과 이산화탄소는 혈액으로 이동한다. 폐순환을 통해서는 폐포에서 혈액 쪽으로 산소가 이동하고 체조직에서 싣고 온 이산화탄소가 혈액에서 폐포 쪽으로 이동한다. 이와 같은 순환계의 궁극적인 임무인 조직과 혈액 간 물질교환은 모세혈관에서 실제적으로 이루어진다. 모세혈관을 통한 물질의 이동은 확산과 여과 과정을 통해서 일어난다.

생체의 모든 조직에서는 세포의 요구를 충족시킬 물질교환이 이루어져야 하므로 모세혈관의 수는 많아야 한다. 즉 모세혈관의 총표면적이 넓어야 효과적으로 물질교환이 이루어질 수 있는데 성인에서 모세혈관의 총표면적은 6,300 cm^2에 달한다. 또한 모세혈관을 지나는 혈액의 속도가 낮을수록 물질교환은 더욱 효과적으로 이루어질 수 있다. 혈액이 흐르는 속도는 총단면적에 반비례하는데, 실제로 모세혈관의 총단면적은 매우 크기 때문에 혈액이 흐르는 속도는 매우 낮다(그림 9-4).

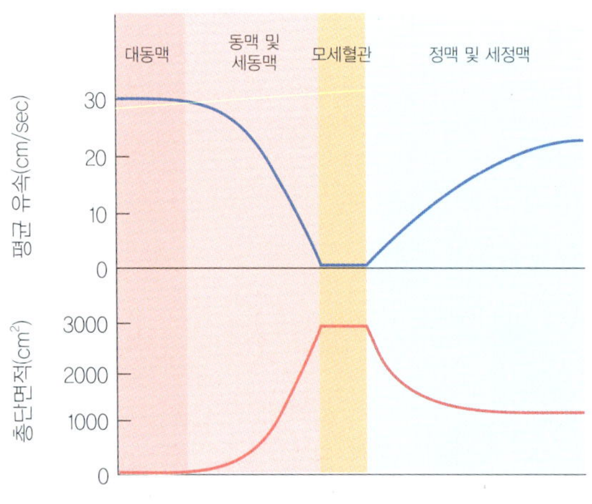

그림 9-4
혈관 각 부위에서의 단면적과 유속

모세혈관은 한 층의 내피세포로 이루어진 관 구조이다. 모세혈관의 내경은 8~20 μm로 각 조직이나 기관마다 차이가 있는데 지름 약 7 μm 크기의 적혈구가 억지로 비집고 지나갈 수 있을 정도로 좁은 경우도 있다. 모세혈관들은 세동맥의 말단부에서 시작하여 세정맥까지 연결하며 망상 구조를 이루고 있다. 피부나 신장, 소화관 등에 분포하는 모세혈관들은 운동을 하든 안정한 상태이든 어느 정도는 열려 있지만, 골격근 내의 모세혈관들은 안정 시에는 대부분 닫혀 있다가 운동을 시작하게 되면 점차 열려 안정 시의 100배까지 열릴 수 있다. 조직 내 모세혈관들은 조직의 기능 상태에 따라 활동 상태가 변화하게 되는 것이다.

굴맥관(sinusoid)은 모세혈관의 원시적 형태로서 간, 골수, 뇌하수체 등의 특수조직에 분포하며, 벽의 두께나 구경이 불규칙하고 투과성이 매우 높아 다른 조직에 비하여 간질액과의 물질교환이 상당히 빠르고 쉽게 이루어진다. 또한 관 내에 식균세포가 있는 경우도 있다.

그 밖에도 동맥에서 나온 가지가 모세혈관을 거치지 않고 직접 동정맥연결(arterio-venous anastomosis)을 통하여 정맥으로 연결되는 경우도 있다. 이것은 조직에서의 물질교환이 아닌 국소로 관류하는 혈액량 조절이 목적인 맥관계의 한 형태로서, 장애 시에도 혈류가 유지될 수 있도록 하며 체온 조절에도 중요한 구조이다. 대표적인 예로는 뇌에 혈류를 공급해 주는 대뇌동맥고리〔cerebral arterial circle 또는 윌리스환(circle of Willis)〕와, 체온이 증가할 경우에 혈류가 증가되어 체온의 발산을 쉽게 해주는 피부와 발바닥 등의 동정맥연결이 있다.

6) 림프계

림프(lymph)는 림프계(lymphatic system) 전반을 흐르고 있는 알칼리성을 띤 황색 액체로서 림프액이라고도 한다. 림프가 흐르는 림프절(lymph node)과 림프관(lymphatic vessel 또는 lymphatics)의 망(network)을 통틀어 림프계라고 한다(그림 9-5).

림프계는 기능적으로는 심장순환계의 한 부분은 아니며, 동맥·정맥·모세혈관 등의 일반 혈관과는 달리 신체의 모든 조직에 고르게 분포하여 간질액이 심장순환계로 배수되도록 하는 역할을 담당하고 있다.

모든 기관과 조직의 간질액에는 수많은 림프모세관이 분포하는데 모세혈관처럼 고리구조가 아니고 끝이 닫혀 있다. 림프모세관의 벽은 단지 한 겹의 내피세포로만 구성되어 있고 내부에는 많은 물을 함유하고 있어서 분자량이 작은 단백질 등 간질액의 성분이 림프관 내로 쉽게 투과하여 들어갈 수 있는데, 간질액은 계속하여 소량씩 림프모세관 쪽으로 흘러 들어가 림프를 형성한다. 림프계에 문제가 발생하면 해당 부위에 과량의 간질액이 축적됨으로써 거대한 부종(edema)이 초래된다. 림프의 화학 조성은 혈장과 비슷하나 분자량이 큰 단백질과 적혈구는 여과된 상태이며, 피브리노겐(fibrinogen)이 포함되어 있어 응고성이 있다.

림프모세관 내의 림프는 점차 큰 림프관으로 이동하면서 다양한 지점의 림프절을 지나간다. 림프절은 한쪽이 오목한 강낭콩 모양으로, 작은 것은 반지름이 1 mm, 큰 것은 반지름이 1~2 cm에 이른다. 몸 전체에 걸쳐 약 500~600개 정도의 림프절이 분포하는데 주로 겨드랑이, 사타구니, 목, 가슴, 배에 모여 있다.

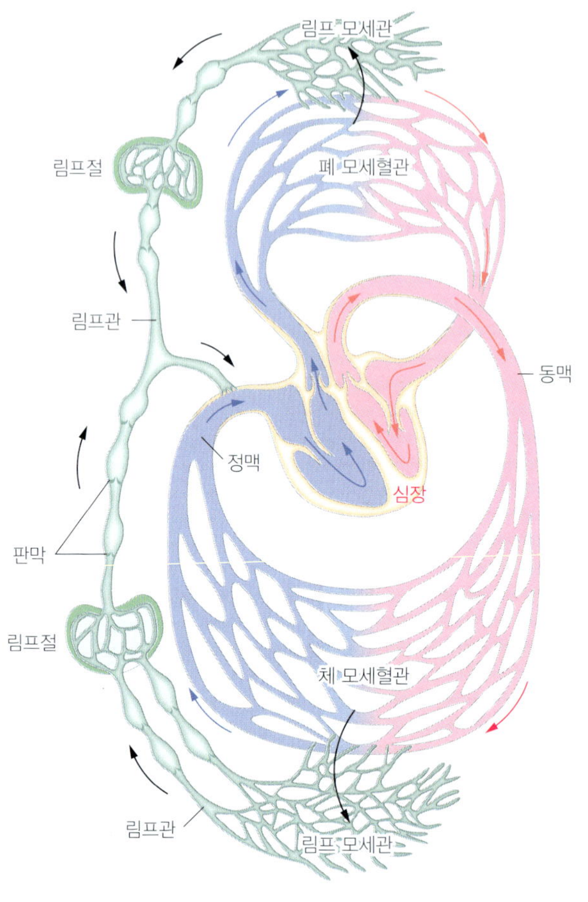

그림 9-5
림프계와
심장순환계

전체 백혈구의 약 25%를 차지하는 림프구(lymphocyte)는 림프의 중요한 구성 성분 중 하나이다. 만일 체내에 침투한 항원(antigen)들이 림프절로 흘러 들어가게 되면, 이들 항원이 혈관으로 들어가 전신을 순환하기 전에 림프절에 모여 있던 다수의 림프구가 면역 반응을 일으키게 된다. 따라서 림프계는 간질액의 배수로뿐 아니라 면역 기능에 관여함으로써 내적 환경의 항상성을 유지하는 매우 중요한 역할을 하고 있으나, 그 메커니즘에 대해서는 아직도 명확하게 밝혀지지 않은 점이 많다.

심장순환계의 다른 혈관들과 달리 림프액은 림프모세관 쪽으로 향하는 경우는 없고 항상 정맥 쪽으로만 흐르기 때문에 림프계의 시작은 림프모세관이다. 림프모세관과 림프관들은 점차적으로 모여 결국 2개의 큰 림프관을 형성하고, 최종적으로는 하나의 거대한 림프관으로 모아진 뒤 목의 하부에 위치한 쇄골하정맥으로 이어진다. 림프관은 정맥과 유사한 판막 구조를 가지고 있다.

림프계는 내적 환경의 항상성 유지 역할 이외에도 위장관에서 흡수한 지방 성분을 이동하는 운반 경로의 역할을 하며, 암(cancer)이 진행된 경우 신체의 다른 부위로 암세포가 퍼져 나가는 이동 경로가 되기도 한다.

2. 심장

1) 심장의 구조

심장의 크기와 모양은 길이 12 cm, 폭 9 cm, 전후경 6 cm 정도의 원추형으로, 무게는 약 250~300 g 정도이며 심장 저부는 약 15° 정도 우상방으로 기울어져 있다. 좌측 흉부의 제5 늑간부에 위치해 있으며 좌우 폐에 둘러싸여 있다. 심장의 상부에는 좌심방과 우심방이 있고 하부에는 좌심실과 우심실이 있다.

심장근은 골격근과 평활근의 중간 구조로서 횡문이 있는 근육이지만 불수의근에 속한다. 심장의 외막은 이중의 얇은 결합조직으로 구성되어 있는데, 내측에서는 심외막(epicardium)을 이루고 외측에서는 심낭(pericardium)을 이루어 심장을 감싸고 있다. 심장의 안쪽은 심내막(endocardium)으로 덮여 있고, 심내막이 연장되어 심실과 심방 사이에 방실판막(atrioventricular valve, AV valve)을 이루고 있다.

방실판막은 심실에 있는 유두근(papillary muscle)의 끝과 건삭(chordae tendineae)에 연결되어 있기 때문에 심실이 수축될 때 닫혀 혈액의 역류를 막는다. 방실판막은 삼각형의 첨판(cuspid valve)으로 이루어져 있는데 우방실판막은 3개의 첨판으로 구성되어 있어 삼첨판(tricuspid valve), 좌방실판막은 2개의 첨판으로 구성되어 있어 이첨판〔bicuspid valve 또는 승모판(mitral valve)〕이라고도 부른다. 대동맥 및 폐동맥에도 판막이 있는데 이들은 각각 좌심실과 대동맥 사이, 우심실 폐동맥 사이에 존재하여 심실에서 박출된 혈액이 역류하는 것을 방지하고 있다. 이들은 형태상으로 반달 모양으로 된 3개의 판으로 구성되어 있어서 반월판(semilunar valve)이라고도 한다(그림 9-6).

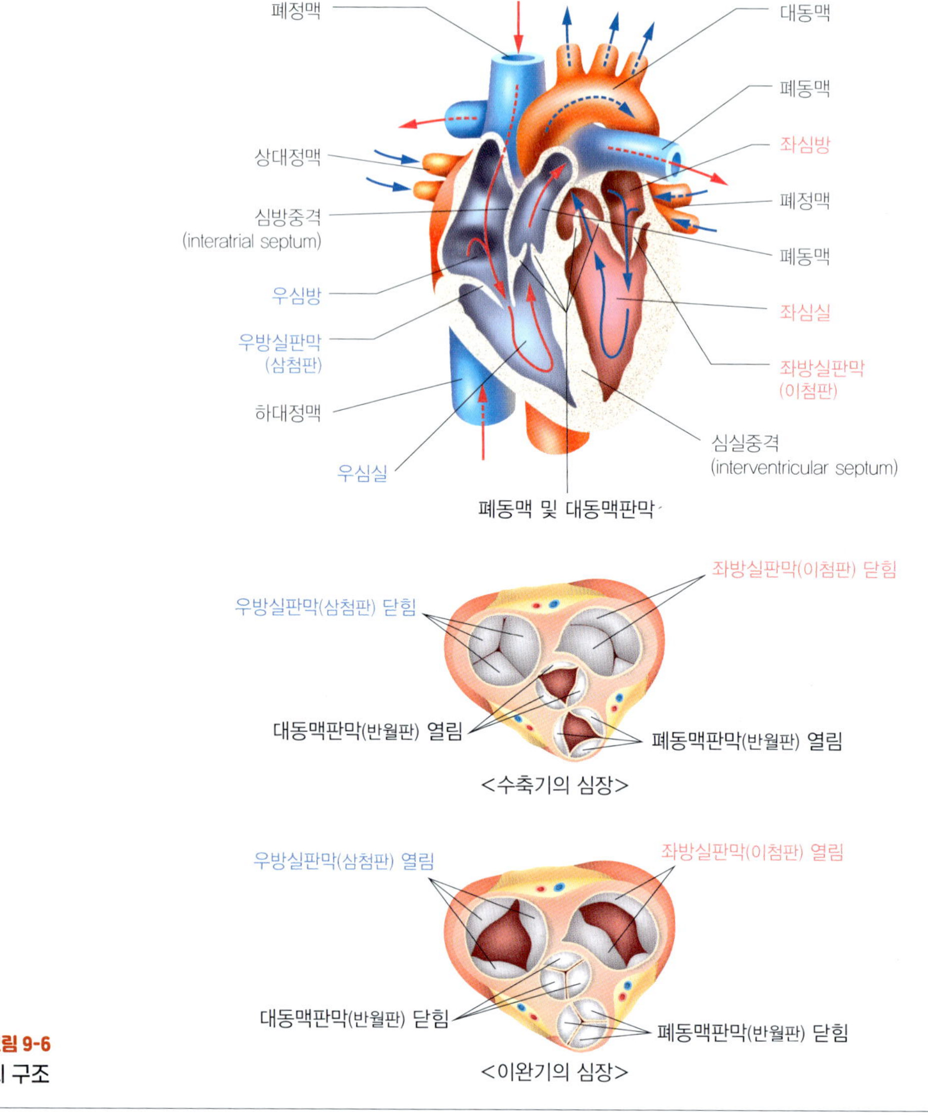

그림 9-6
심장의 구조

2) 체순환과 관상동맥순환

혈액을 온몸에 전달해 주는 체순환을 위해 안정 시 심장에서 박출되는 혈액의 양은 4.7~5.7 L/min 정도이다. 체순환 중 신장으로 들어가고 나오는 혈액의 순환을 신장순환(kidney circulation)이라고 하는데, 심박출량 중 특히 많은 부분을 차지하며 이때 혈액 중 노폐물이 걸러진다. 심장에서 나온 혈액이 소장을 거쳐 간을 지나는 과정은 문맥순환(portal circulation)이라고 하는데, 소장 융모의 모세혈관을 통해 흡수된 영양분이 간문

light reading

심장에도 암이 생길까

암은 살아 있는 세포가 있는 부위라면 어디든지 발생할 수 있다. 즉 머리카락과 손톱, 발톱을 제외한 모든 부위에는 암이 생길 수 있는 것이다. 심장도 예외는 아니어서 매우 드물지만 10만 명당 1명꼴로 암이 발생한다. 대부분의 경우에 심장암은 심장과 가까운 폐, 간 등에서 전이되어 유발한다. 심장에 암이 잘 생기지 않는 이유는 쉴 새 없는 움직임으로 인해 외부 자극을 반복적으로 받지 않기 때문이며, 근육세포로만으로 이루어져 있어서 상피세포에 비해 돌연변이가 발생할 확률이 낮기 때문이다. 하지만 일단 심장암이 발병하면 진단 뒤 1년 안에 사망하는 경우가 많은데 심장의 기능이 떨어지고, 혈액을 통해 다른 기관으로 잘 전이되며, 위암이나 간암 등과 달리 암 부위를 제거하는 수술을 하기 어렵고, 항암제도 잘 듣지 않기 때문이다.

맥을 통해 간으로 들어가 모세혈관을 통해 전달된 후 간정맥으로 빠져나오는 순환을 말한다.

체순환에서 심장이 스스로의 조직에 산소와 영양소를 공급하고 이산화탄소와 대사산물을 받아 내오는 혈액순환은 관상동맥순환(coronary circulation)이라고 한다. 심장 조직에 혈액을 공급하기 위해 심장으로 들어오는 혈관을 관상동맥(冠狀動脈, coronary artery)이라고 하는데, 이는 마치 심장 둘레를 왕관 모양으로 둘러싸고 있어서 붙여진 이름이다. 심장 조직 밖으로 혈액을 이동시키는 정맥은 관상정맥(coronary vein)이라고 한다.

관상동맥은 좌심실에서 나가는 대동맥에서 분지를 뻗어 심장 전체를 둘러싸게 된다. 좌관상동맥은 주로 좌심실에 혈액을 공급하고 우관상동맥은 우심실, 동방결절, 방실결절 등에 혈액을 공급하는데, 좌심실의 운동량이 더 크기 때문에 좌관상동맥의 반지름이 우관상동맥의 반지름보다 크다. 대동맥으로 이동하는 혈액의 약 4%는 관상동맥으로 가는데 그 양은 약 215 mL/min에 해당한다(표 9-1).

관상동맥순환의 조절은 교감신경(sympathetic nerve)과 부교감신경(parasympathetic nerve) 등의 자율신경계에 의해서 이루어지기도 하지만 국소적인 요인, 즉 심장근의 산소 요구량 증가, 산소 결핍, pH의 저하, 이산화탄소 분압의 증가 등이 더 중요한 조절 요인이다. 심장근의 활동력 증가로 인해 산소 요구량이 많아져 관상동맥 혈류를 최고로 증가시켰음에도 충족되지 못하는 경우에는, 심장근 활동 저하를 통해 산소 요구량을 감소시킴으로써 심장근이 무산소증에 의한 손상을 입지 않도록 해야 한다. 이러한 목적으로 니트로글리세린(nitroglycerin) 등의 혈관확장제(vasodilator), 니페디핀(nifedipine) 등의 칼슘채널차단제(calcium channel blocker)가 사용된다. 이들 약제는 심장근의 활동을 억제함으로써 심장의 산소 요구량을 감소시키는 효과가 있다.

표 9-1 안정 시 체순환에 의해 신체 각 기관에 공급되는 혈액량

기관명	공급량(%)	기관명	공급량(%)
간 등 소화기	27	뼈 등	9
골격근	21	피부	5
신장	20	심장	4
뇌	14	합계	100

3) 심장 기능의 조절

심장은 살아 있는 동안 쉬지 않고 펌프의 역할을 수행한다. 이를 위하여 골격 근들과는 달리 항상 산소를 충분히 받을 수 있는 구조를 가지며, 포도당뿐 아니라 젖산 과 지방산도 에너지원으로 사용할 수 있는 특수성을 가지고 있다. 또한 심방과 심실은 마치 근육섬유 주머니와 같은 구조를 하고 있다.

좌우 심실은 각각 대동맥과 폐동맥을 통해 혈액을 박출하는데, 건강한 성인의 경우 1분에 약 5 L의 혈액을 내보낸다. 이처럼 1분간 심실에서 박출된 혈액량을 심박출량(cardiac output)이라고 하는데, 이것을 다시 1분간 심장이 수축하는 횟수, 즉 심박수로 나누면 심장이 1회 수축할 때 박출하는 혈액량, 즉 1회 심박출량을 산출할 수 있다. 예컨대 심박수가 안정 시 70회라고 하면 1회 심박출량은 약 70 mL(5 L÷70회)가 되며 이는 좌우 양 심실에서 동일하다. 그러나 폐동맥을 거쳐 순환하는 폐순환계보다 대동맥을 거쳐 순환하는 체순환계의 말초저항이 약 5배나 크기 때문에 대동맥압은 폐동맥압보다 더 높다. 따라서 같은 양의 혈액을 박출하기 위해서는 우심실보다 좌심실이 더 많은 일을 하게 되므로 심실벽의 근육층도 우심실보다 좌심실이 더 두껍다.

심장근을 잡아당겨 늘리면 수축하려고 하는 힘이 발생하는데, 길게 늘이면 늘일수록 수축력이 강해진다. 따라서 심장근의 길이가 길수록 심장근의 수축력은 커지므로 확장

기 용량이 클수록 수축력은 강해지고 심박출량이 늘어난다. 이와 같은 이론을 프랭크-스탈링의 심장법칙(Frank-Starling law of the heart)이라고 하는데, 심박출량은 정맥을 통해 심장으로 들어오는 혈액량과 일치하므로 만일 정맥을 통해 심장으로 되돌아오는 혈액량이 감소하면 심박출량도 감소하게 된다. 반대로 정맥을 통해 심장으로 되돌아오는 혈액량이 증가하면 심박출량은 증가하게 된다.

심장에 분포된 신경은 자율신경계로, 교감신경의 흉수 및 부교감신경의 뇌간과 미주신경이 심장의 수축운동을 조절하고 있다. 대체로 안정 시에는 교감신경보다는 부교감신경의 작용이 지배적인데, 부교감신경의 하나인 미주신경의 흥분성이 감소하면 심박수는 증가하고 심박출량이 증가하며 혈압이 상승한다. 반대로 미주신경의 흥분성이 증가되면 심박수는 감소하고 심박출량이 감소하며 혈압이 저하된다. 운동 시에는 미주신경의 흥분성이 감소함과 동시에, 교감신경의 흥분성이 증가하기 때문에 심장 활동과 심박수가 정상 시의 약 3배까지 증가할 수 있다(표 9-2).

표 9-2 자율신경계에 의한 심장 기능의 조절

작용 부위	교감신경	부교감신경(미주신경)
동방결절(sinoatrial node)	심박수 증가	심박수 감소
방실결절(atrioventricular node)	신경전도율 증가	신경전도율 감소
심방근	수축성 증가	수축성 감소
심실근	수축성 증가	수축성 감소(부수적)

light reading

심장비대(心臟肥大, Cardiomegaly)

병적으로 고혈압이나 폐동맥 협착증, 대동맥 협착증 등의 질환이 있을 때 심실의 일량이 늘어나면서 심실벽이 두꺼워져 심근의 무게가 증가할 수 있는데 이를 심장비대라고 한다. 예를 들어 고혈압 환자는 높은 대동맥 압력으로 인하여 심장비대 현상이 일어나 심장의 무게가 700~800 g까지 증가할 수 있다. 만일 심근의 확대로도 늘어난 일의 양을 감당할 수 없는 한계에 도달하면 심부전 현상이 발생할 수 있다.

4) 심장근의 흥분

사람과 같은 척추동물의 심장은 필요에 따라 자율신경에 의하여 박동을 증가 또는 감소시키기도 하지만, 신경을 절단하여도 주기적으로 흥분성이 나타나 스스로 활동전위를 형성하고 수축할 수도 있다. 일반적으로 신경이나 근육조직 같은 흥분성 조직의 활동전 위는 나트륨이온(Na^+)의 유입에 의한 탈분극으로 발생하지만, 심장근의 결절조직과 푸르키네섬유(Purkinje fiber)에서의 활동전위는 나트륨이온이 아닌 칼슘이온(Ca^{2+})의 유입에 의해서 이루어진다.

심장이 혈액을 계속하여 순환시키기 위해서는 일정한 주기를 가지고 활동전위가 발생되어야 하는데 심장근의 수축은 활동전위가 한 번 생길 때마다 1회 수축하게 된다. 1분 동안 심장이 수축하는 횟수를 심박수라고 하며, 안정 시의 정상 심박수는 60~100회로 알려져 있다. 심장은 활동전위에 의하여 수축되기 때문에, 만일 50 mA 이상의 전류가 심장에 가해지게 되면 심실세동에 의하여 심정지(cardiac arrest)가 일어날 수 있다. 50 mA는 가정에서 많이 쓰는 형광등(220 V, 30 W)에 흐르는 전류 136 mA의 절반도 되지 않는 수준이다.

심장근 내에서 활동전위가 형성되어 흥분이 발생하는 곳을 박동원(pacemaker)이라고 하며 형성된 활동전위는 심장의 다른 곳으로 확대된다. 박동원은 결절조직(nodal tissue)과 푸르키네섬유 등의 특수조직에 위치하는데, 결절조직에는 우심방의 대정맥이 들어오는 부위의 동방결절(굴심방결절, sinoatrial node, SA node)과 우심방의 심방중격(interatrial

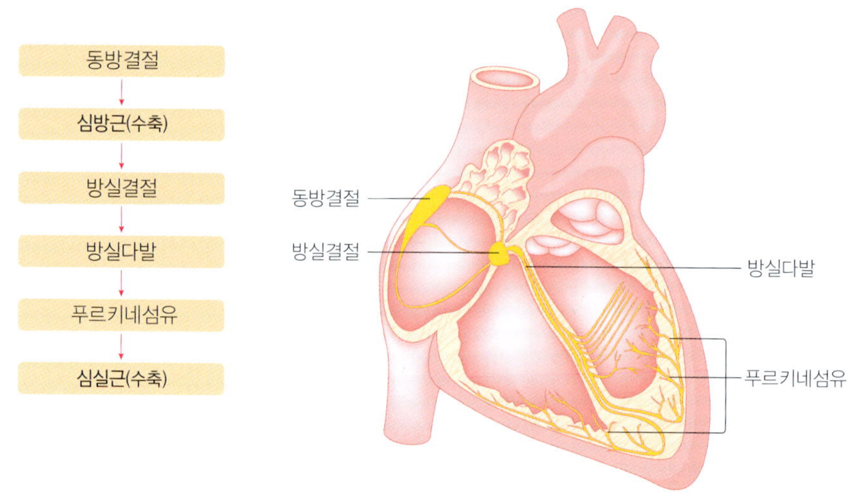

그림 9-7 심장의 박동원과 흥분 전달 경로

septum)에 있는 방실결절(atrioventricular node, AV node) 등 두 곳에 있다. 동방결절과 방실결절 사이에는 특수한 구조 없이 심방근을 통해서 활동전위가 전도된다. 방실결절에 홍분이 도달하게 되면 방실다발〔atrioventricular bundle, AV bundle 또는 히스다발(His bundle)〕을 따라 홍분이 전달된 뒤 심실중격(interventricular septum)을 사이에 두고 좌우 양쪽 심실근 안쪽에 뻗어 있는 푸르키네섬유로 나누어 전파된다. 병적인 상태에서는 심장근육 전체가 박동원의 역할을 하는 경우도 있다.

홍분의 발생률은 동방결절이 1분간 70~80회, 방실결절이 1분간 40~60회, 심실근이 1분간 20~40회이므로 홍분의 발생률이 가장 높은 동방결절이 평상시 심장의 박동을 유도하는 박동원이 되고 심박수는 1분간 70~80회가 된다. 만약 동방결절보다도 더 빠른 홍분 발생률을 가진 박동원이 있다면 그곳이 심장의 박동을 유도하는 박동원이 되며 심박수를 결정하게 될 것이다. 만일 동방결절을 파괴하면 그 다음으로 빠른 홍분 발생률을 가진 방실결절이 심장의 박동을 유도하는 박동원이 되며, 방실결절까지도 파괴된다면 그 하부의 박동원이 심장의 박동을 유도하게 될 것이다.

심장의 홍분이 우심방에 위치한 동방결절에서 발생하여 심방근을 지나 방실결절을 이동하는 동안에는 홍분의 이동 속도가 점차 느려지게 되는데, 이로 인하여 심방의 수축이 완전히 완료된 후에 심실이 수축할 수 있는 어느 정도의 시간 지연이 일어난다. 이를 방실지연(atrioventricular delay, AV delay)이라고 하며, 혈액이 심방에서 심실로 유입될 수 있는 시간적인 여유를 가능하게 하므로, 만일 방실지연현상 없이 심방근과 심실근이 거의 동시에 수축하게 된다면 혈액이 심방에서 심실로 유입되지 못할 것이다.

light reading

심장박동조율기(心臟搏動器, Cardiac pacemaker)

심장 리듬의 문제를 감지하여 심장이 규칙적으로 박동할 수 있도록 체내에 삽입하는 장치로서 특수 도선을 통해 전기적 자극이 심장에 전달된다. 비정상적으로 심박수가 느려서 숨이 가쁘고, 어지러움증이나 심계항진, 실신 등을 일으키는 환자에게 가슴 위쪽 또는 복부 쪽에 이식하게 된다.

light reading

외부형자동심장충격기(Automated external defibrillator, AED)

심장은 일정한 전기자극에 따라 박동하는데, 어떠한 이유로 인해 심방과 심실이 '미세한 진동(세동, 細動)' 상태로 있게 되면 결국 심정지 상태에 이를 수 있다. 심정지 후 4분이 지나면 뇌는 혈액순환 부족으로 치명적인 손상을 입으므로 미세한 진동 상태에 있는 심장에 외부에서 전기충격을 가하여 심장이 완전한 정지까지 이행하지 않고 박동이 정상적으로 돌아오도록 하여야 한다.

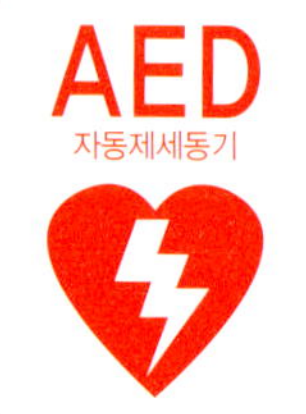

외부형자동심장충격기(AED)는 전기충격을 가함으로써 자동으로 세동을 제거(除去)하는 기계로서 만일 심정지 환자를 목격한 사람은 구급대가 오기 전 주변에 AED가 있는지 확인해 즉시 사용해야 한다.

5) 심전도

심장의 활동전위 기간은 다른 조직에서 형성되는 활동전위 기간보다 상대적으로 대단히 길다. 심장근은 활동전위가 생성되면 수축을 시작하여 안정전위로 복귀하는 도중에 최대 수축을 하게 된다. 심장의 동방결절에서 일어난 흥분, 즉 활동전위의 변화를 체표면에서 기록하여 그래프로 나타낸 것을 심전도[electrocardiogram, ECG 또는 EKG(여기에서 'K'는 독일어로 심장을 뜻하는 'kardio'에서 유래)]라고 한다. 네덜란드의 생리학자인 에인트호번(Willem Einthoven)이 처음으로 인체 표면의 떨어진 두 곳에서 심장의 전기적 흥분을 측정하는 단선검류계(string galvanometer)를 개발한 이래 심전도법(electrocardiography)은 많은 발전을 하였다(그림 9-8). 현대 의학에서는 협심증이나 심근경색 등의 관상동맥질환을 비롯하여 여러 가지 부정맥이나 전해질 이상 등의 진단, 수술 중 심장 이상 유무의 조사와 확인 등 심장 기능의 진단에 매우 중요한 수단으로 사용하고 있다. 에인트호번은 심전도의 곡선에서 등전위선에서 돌출하는 곳을 각각 P, Q, R, S, T파라고 명명하였으며 지금까지 이 명칭은 그대로 사용되고 있다(그림 9-9).

P파는 동방결절에서 발생한 활동전위로 인한 심방의 탈분극에 기인하며, PR 간격(PR interval)은 방실결절을 통해 심실에 활동전위가 전도되는 기간이다. QRS군(QRS complex)은 좌우 심실에 활동전위가 발생되어 생긴 파형이며, T파는 심실근의 활동전위가 안정전위로 복귀할 때, 즉 재분극 과정에서 생성된다. 따라서 QT 간격(QT interval)은 심실이 탈

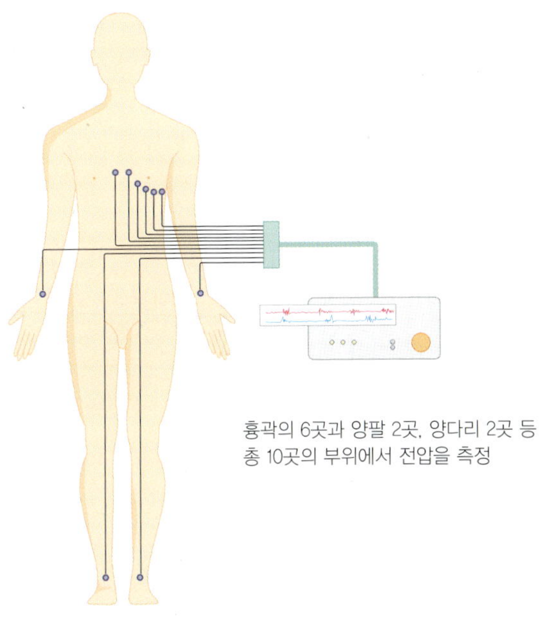

그림 9-8
심전도의
측정 위치

분극을 시작하여 재분극을 끝낼 때까지의 시간이며 ST구역(ST segment)은 심실이 탈분극되어 있는 동안을 나타낸다. P, Q, R, S, T파의 모양이나 간격, 시간 등은 심장근에 이상이 생긴 경우 예민하게 변화하게 된다.

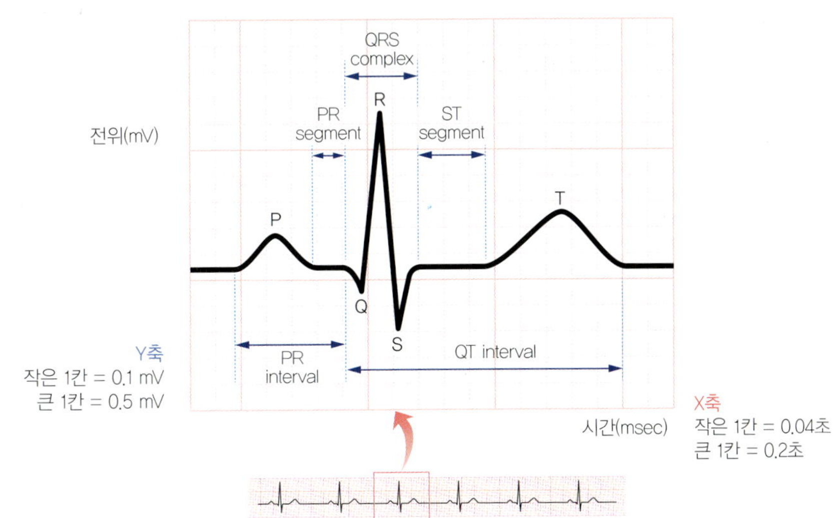

그림 9-9
안정 상태의
심전도

6) 심장주기

한 심박의 시작부터 다음 심박의 시작까지의 기간을 심장주기라고 한다. 안정 시 심박수를 기준으로 할 때 심장주기는 약 0.8초이다. 심장주기를 분류하면 혈액이 심방에서 심실로 들어오는 기간을 심실 확장기, 심실에 들어온 혈액이 대동맥이나 폐동맥으로 나가는 기간을 심실 수축기라고 하며, 심방 확장기와 심방 수축기는 심실 확장기와 심실 수축기에 선행한다. 따라서 결과적으로 심방과 심실을 교대로 수축하게 되어 심장은 혈액을 한 방향으로 이동시킬 수 있는 것이다.

심방 확장기는 심장주기 중 가장 긴데, 이것은 혈액이 심장으로 들어올 때 천천히 들어오므로, 많은 혈액을 받기 위해서 충분한 시간이 필요하기 때문이다. 다음으로 긴 것은 심실 확장기인데 이는 심실의 다음 수축기를 위해서 준비하는 기간이 필요하기 때문이다. 심전도상에서는 처음 심실의 확장기가 끝나기 전에 심방으로부터 심실 내로 활동전위가 형성되어 QRS군이 나타나고 심실의 재분극에 의한 T파가 나타나기 전에 심실이 수축하기 시작한다(그림 9-9).

심장주기에 따라 흉곽으로부터 일정한 간격으로 들을 수 있는 소리를 심음(heart sound)이라고 하며 제1심음, 제2심음, 제3심음 등이 있다. 제1심음은 심실 수축 시 방실판막이 닫힐 때 발생하는 소리이고, 제2심음은 대동맥 및 폐동맥 판막이 닫힐 때 생성되는 소리이며, 제3심음은 약하게 들리며 혈액이 심방에서 심실로 들어오면서 심실벽을 진동시켜 나는 소리이다.

심실의 수축 직전에는 심방 내압이 심실 내압보다 높아 방실판막이 심실을 향하여 열려 있다가, 심실이 수축하게 되면 심실 내압이 상승하면서 방실판막이 심방 쪽을 향해 닫히면서 제1심음이 발생하게 된다. 이때 대동맥판막이 아직 열리지 않은 상태에서 심실이 계속 수축하게 되면 심실 내 용적의 변화 없이 압력만이 급격히 상승하게 되는데 이를 등척수축기(isometric contraction phase)라고 한다. 심실의 계속적인 수축으로 인해 심실 내압이 증가하여 대동맥 내 압력보다 높아지게 되면, 닫혀 있던 대동맥판막은 대동맥 쪽을 향하여 열리게 되고 혈액이 심장으로부터 박출된다. 이때 심실 내 압력은 100~200 mmHg 정도까지 올라가며 안정 시 심실 1회 수축에 의해 약 20~80 mL의 혈액이 박출된다. 그러나 운동 시 또는 각 말초조직의 혈액 요구량이 증가한 경우에는 이보다 더 많은 양의 혈액이 박출될 수도 있다. 대동맥은 많은 양의 탄력섬유를 가지고 있기 때문에

80 mL라는 혈액을 일시에 말초로 보내지 않고 혈관 내에 임시로 수용할 수 있다.

혈액을 박출한 심실의 내압이 차츰 떨어져 대동맥(또는 폐동맥) 혈압보다 작아지게 되면 대동맥(또는 폐동맥)판막이 심실을 향해 닫히게 되고 이때 제2심음이 발생한다. 일반적으로 제1심음은 저음이고 둔하며 소리의 지속 시간이 길고(진동수는 매초 57~70), 제2심음은 고음이고 예리하며 소리의 지속 시간이 짧다(진동수는 매초 90~100).

방실판막이 아직 열리지 않은 채로 심실이 확장하게 되어 심실 내 압력이 급격히 저하 하는 동안을 등척이완기(isometric relaxation phase)라고 한다. 계속하여 심실이 확장하게 되면 마침내 심실 내압이 심방보다 저하되어 방실판막이 심실을 향해 열리면서 혈액이 심방으로부터 심실을 향해 급격히 흘러 들어가게 되는데, 이때를 급류기라고 하며 제3심음이 발생하게 된다. 심실 확장에 의한 심실 내압의 감소에 의해 심방이 수축하기도 전에 이미 70%의 혈액이 심실로 이동하고, 심방이 수축하게 되면 나머지 30%도 심실로 이동한다. 제3심음은 판막에서 일어나는 게 아니므로, 제1심음이나 제2심음보다 음조가 더 낮으며 소리의 지속 시간이 짧기 때문에 청취하기 힘들다. 제3심음을 비롯한 기타의 심음은 어린아이나 운동선수에서 청진할 수 있으며, 울혈심부전(congestive heart failure)으로 인한 좌심실 부전 등 여러 심장 질환의 경우에도 청진될 수 있다.

7) 혈압과 맥박파

심실이 수축하게 되면 대동맥으로 박출된 혈액의 일부는 동맥을 통해 말초로 이동하지만, 나머지 대부분의 혈액은 말초로 운반되지 못하고 일시적으로 대동맥과 다른 동맥 내에 수용된다. 이로 인하여 대동맥과 다른 동맥들은 자신의 용적보다 많은 양의 혈액을 수용하게 되므로 혈관 내에 압력이 발생하게 되는데 이를 동맥혈압이라고 한다. 일반적으로 말하는 혈압(blood pressure)은 동맥혈압을 일컬으며, 폐동맥의 혈압은 대동맥의 혈압보다 낮다. 혈액은 압력이 높은 곳에서 낮은 곳으로 유동하기 때문에 혈압은 혈액을 순환시키는 원동력이 된다.

혈압을 측정하는 방법에는 직접 혈관 내에 도관을 삽입하여 압력을 측정하는 방법도 있지만, 대부분의 경우에는 혈압계를 이용하여 간접적으로 측정한다. 흔히 사용하는 혈압계에는 수은혈압계(그림 9-10)가 있는데, 이것은 압박대로 팔의 윗부분에 압력을 가하여 상완동맥으로 흐르는 혈류를 차단하였다가 차츰 압박대의 압력을 낮추어 압박대의 압력이 혈류의 압력과 같거나 그보다 낮아지는 시점에서 갑자기 혈액이 흘러 형성되는 소용

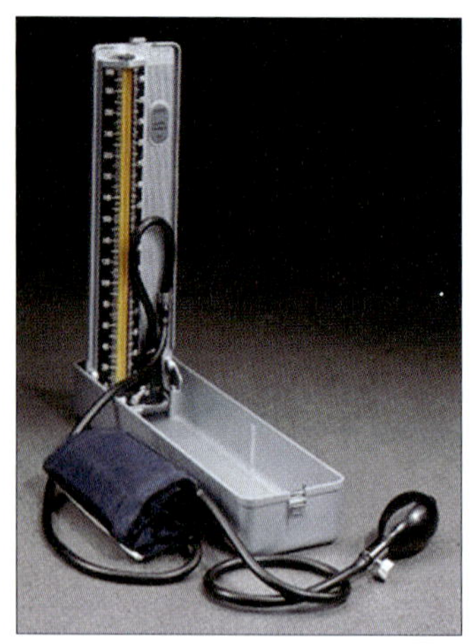

그림 9-10 수은혈압계

돌이 소리를 청진함으로써 수축기(systolic) 혈압을 알아내는 장치이다. 계속하여 압박대의 압력을 더 낮추게 되면 소용돌이 소리가 소실되거나 매우 작아지게 되는데 이때 측정한 것이 확장기(이완기, diastolic) 혈압이다.

수축기 혈압은 좌심실로부터 일시적으로 많은 양의 혈액이 동맥관내로 나오기 때문에 생긴 압력이며, 확장기 혈압은 수축기 때 대동맥에 일시 저장되었던 혈액이 말초혈관으로 흘러 나간 후 얼마나 많은 양의 혈액이 대동맥에 계속 수용되어 있느냐에 따라서 결정된다. 일반적으로 확장기 혈압은 다양한 동맥에서 비교적 비슷하지만, 수축기 혈압은 대동맥과 말초동맥 사이에서 상당히 다르다고 알려져 있다. 맥압(pulse pressure)은 수축기 혈압과 확장기 혈압 간의 차이를 말한다.

성인에서 정상 혈압은 수축기 혈압이 120 mmHg 미만이고 확장기 혈압이 80 mmHg 미만인 경우를 말하며, 수축기 혈압이 140 mmHg 이상 또는 확장기 혈압이 90 mmHg 이상인 경우는 고혈압으로 진단한다(표 9-3). 고혈압은 크게 두 가지로 분류할 수 있는데, 원인 질환이 밝혀져 있는 경우를 이차고혈압(secondary hypertension)이라고 하며, 원인 질환이 발견되지 않은 경우를 본태(일차성)고혈압(essential hypertension)이라고 한다. 전체 고혈압 환자의 약 95%는 본태고혈압이다.

표 9-3 수축기와 이완기 혈압에 따른 고혈압의 분류

혈압 분류	수축기 혈압(mmHg)	확장기 혈압(mmHg)
정상	120 미만	80 미만
고혈압전단계	120~139	80~89
고혈압 1기	140~159	90~99
고혈압 2기	160 이상	100 이상

혈압은 심장으로부터 박출되는 혈액의 양, 말초로 흘러 나가는 혈액의 양, 혈관벽의 탄력성에 의하여 결정되므로 만일 심박출량이 증가하거나, 말초혈관의 저항이 증가하거나, 혈관벽의 탄력성이 저하되면 혈압은 증가한다. 특히, 수축기에 박출되는 혈액량이 감소하면 수축기 혈압이 감소하고, 말초혈관에서 저항이 작아지게 되면 확장기 혈압이 감소하게

된다. 혈압은 연령에 따라 변화하게 되며 안정 시와 활동 시, 흥분 시, 수면 시 또는 질병에 따라 변화가 심하다.

혈압은 여러 메커니즘에 의하여 조절되는데 자율신경계와 레닌-안지오텐신-알도스테론 계통(renin-angiotensin-aldosterone system, RAAS)과 같은 내분비계 등이 관여하고 있다(그림 10-8 참고). 레닌-안지오텐신-알도스테론 계통이 비정상적으로 활성화되면 혈압이 높아지므로 각 단계를 교란시켜 혈압을 낮추는 약물이 개발되어 고혈압 치료에 이용되고 있다.

처음 심실에서 혈액이 박출되면 대동맥 내 혈액의 관성 때문에 대동맥의 시작 부위에서 혈압이 상승하게 되고 그 부위의 혈관이 확장되며 혈액의 흐름에 의하여 동맥이 팽창과 이완을 되풀이하는 맥박(pulse, sphygmus)이 형성된다. 맥박은 손목에 있는 요골동맥이나 척골동맥에서 촉진할 수 있으며 이를 통해 심박수를 측정할 수 있다.

시간에 따라 계속하여 연속적으로 심실로부터 혈액이 박출되면 대동맥 내 혈액의 관성을 능가하여 압력의 증가가 점점 말초로 전파되는데, 이는 마치 팽팽한 고무줄의 한쪽 끝을 진동시켰을 때 다른 쪽 끝으로 진동파가 전파되는 현상과 비슷하며, 잔잔한 웅덩이에 돌을 던졌을 때 작은 파도가 주위로 전파되는 것과 같은 현상이다. 이를 맥박파(pulse wave)라고 하는데 맥박파의 전파 속도는 혈류의 속도와는 무관하며 사실상 혈류 속도보다 훨씬 빠른 속도로 말초혈관으로 전달된다. 맥박파의 전파 속도는 혈관 경직도(arterial stiffness)를 측정하는 방법 중 하나로서 혈관 경직도가 높을수록 맥박파 속도는 높게 나타난다.

단원정리

- 혈액의 흐름은 크게 체순환계와 폐순환계로 나눌 수 있다. 체순환계는 심장의 좌심실에서 시작하여 대동맥으로 뻗어 나왔다가 대정맥을 통해 우심방에 이르는 순환이며, 폐순환계는 우심실에서 시작하여 폐동맥으로 뻗어 나왔다가 폐정맥을 통해 좌심방에 이르는 순환이다.
- 혈관을 흐르는 혈액의 속도와 흐르는 혈액에 대한 저항에 영향을 주는 요인은 혈액의 점성과 혈관의 길이, 혈관 반지름의 변화이며, 실제적으로는 혈관 반지름의 변화가 가장 중요한 요인이다.
- 정맥에는 중력의 영향을 거슬러 심장까지 혈액을 이동시킬 수 있도록 판막과 세로 배열의 평활근섬유 등의 구조가 발달해 있다.
- 순환계의 궁극적인 임무인 조직과 혈액 간의 실제적인 물질교환이 이루어지는 곳은 모세혈관으로, 넓은 총표면적과 낮은 혈액의 이동 속도로 인하여 효과적인 물질교환이 가능하다.
- 림프계는 조직 내의 간질액이 심장순환계로 배수되도록 하는 역할을 담당하고 있으며 면역기능, 섭취한 지방 성분의 운반 등의 역할도 수행하고 있다.
- 심장의 상부에는 좌심방과 우심방이, 하부에는 좌심실과 우심실이 있으며 각 심방과 심실 사이, 심실과 동맥 사이에는 혈액의 역류를 막아 주는 판막이 있다.
- 심장이 스스로의 조직에 혈액을 공급하는 순환을 관상동맥순환이라고 하며 자율신경계에 의해서 조절되고 있다.
- 심장 수축의 원동력이 되는 활동전위가 발생되는 곳을 박동원이라고 하는데 결절조직과 푸르키네섬유가 이에 속한다.
- 심장에서 형성된 활동전위의 변화를 체표면에서 기록하여 그래프로 나타낸 것을 심전도라고 하는데 심장 기능의 진단에 매우 중요한 수단이 될 수 있다.
- 심실의 수축, 대동맥과 폐동맥 판막의 닫힘, 심방에서 심실로 혈액의 유입 등 심장주기는 제1심음, 제2심음, 제3심음을 형성한다.
- 심실의 수축으로 인해 동맥 내에 일시적으로 많은 양의 혈액이 수용되면서 형성된 압력을 수축기 혈압이라고 하며, 혈액이 말초혈관으로 흘러간 뒤에도 동맥에 남아 있는 혈액으로 인해 확장기 혈압이 형성된다.

단원평가

1 체순환과 폐순환을 통한 정맥혈과 동맥혈 간의 전환 과정을 설명하시오.

2 혈관을 흐르는 혈액에 미치는 저항에 영향을 주는 3가지 요인을 나열하시오.

3 동맥과 정맥의 기능을 설명하고 기능상의 차이로 인한 구조적인 차이를 설명하시오.

4 모세혈관이 물질교환이라는 궁극적인 목적을 효과적으로 수행하기 위해 가지고 있는 구조적 특수성을 설명하시오.

5 모세혈관이 변형된 특수한 구조들을 예로 들고, 이들의 기능적 특수성을 설명하시오.

6 평상시 심장의 박동을 유도하는 박동원은 어디이며, 박동원을 통한 심장박동의 메커니즘을 설명하시오.

7 림프계가 관여하고 있는 여러 가지 기능들에 대하여 설명하시오.

8 심장의 혈액 박출 과정 중 역류 방지 과정에 관여하는 판막의 종류와 형태를 나열하시오. 또한 역류 방지를 위한 심장근육의 흥분 전도 과정을 설명하시오.

9 교감신경과 부교감신경이 흥분하였을 때 일어나는 심장 기능의 변화를 각각 비교하시오.

10 심장의 주기에 따라 형성되는 심음의 종류와 발생 원인을 설명하시오.

11 혈압계의 측정 원리를 설명하시오.

12 맥박파의 형성 메커니즘을 설명하시오.

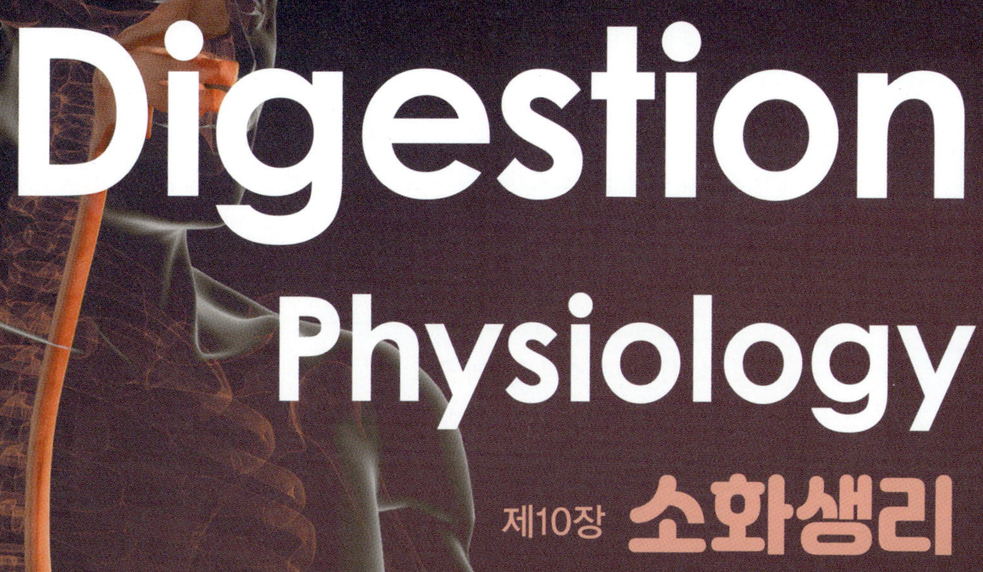
Digestion
Physiology
제10장 소화생리

제10장 소화생리

학습목적 소화기관의 구조와 운동, 소화운동의 조절 요인, 음식물의 소화 과정과 흡수 기전을 설명하고 소화기 질환의 원인을 파악할 수 있다.

학습목표

1. 소화관의 구조

소화기관의 종류와 주요 기능

2. 소화관 벽과 소장 점막의 구조

위의 구조와 위벽의 특성 | 섭식중추 | 소장 점막의 구조와 기능

3. 소화관 기능의 조절

소장운동의 신경성 조절 | 소화관 호르몬의 종류와 특성

4. 각 기관에서의 소화

1) 구강

구강내 소화운동 | 타액의 소화효소작용

2) 위

위액의 샘세포의 종류와 분비되는 성분 | 위의 연동운동과 내용물의 배출 속도에 영향을 주는 인자 | 위에서 분비되는 소화효소와 기능 | 공복수축 및 공복감 | 가스트린이 소화운동에 미치는 영향 | 위액 분비의 단계(뇌상, 위상, 장상)

3) 소장

소장의 연동운동과 분절운동 | 소화 과정 중 췌장액의 분비 기전 | 소장액의 분비 | 소장액 내의 소화효소들의 종류와 기능 | 췌장액 소화효소의 종류와 생리 기능

4) 대장

대장의 구조와 기능 | 대장의 팽기수축과 집단운동 | 대장 내 미생물의 작용 | 배변반사 활동

5. 부속소화기관

담낭의 구조와 기능 | 담즙의 생성 및 분비 과정 | 담즙의 조성 및 기능 | 담즙산의 장간순환

6. 흡수

탄수화물의 흡수 | 단백질의 흡수 | 지방의 흡수 | 무기질의 흡수 | 비타민의 흡수

인체는 생명을 유지해 나가기 위한 에너지원을 음식물의 형태로 체외로부터 섭취해야 하며, 섭취한 음식물은 체내에서 소화, 흡수 과정을 거쳐 에너지로 전환한다. 소화(digestion)란 소장 내에서 용해되거나 작은 분자로 분해되는 과정을 말하며, 소화 과정은 소화관에서 분비되는 효소에 의한 가수분해작용인 화학적 작용과 저작이나 소화관의 운동과 같은 기계적인 작용으로 나눌 수 있다. 흡수(absorption)는 위장관에서 소화작용으로 생성된 분자들이 소장의 상피세포를 가로질러 혈액이나 림프로 들어가는 과정을 말한다.

1. 소화관의 구조

소화관은 구강에서부터 인두, 식도, 위, 소장, 대장을 거쳐 항문까지의 관으로 구성되어 있으며, 고유의 소화관 이외에 타액선, 간, 담낭, 췌장 등이 소화관에 연결되어 소화액을 공급한다(그림 10-1).

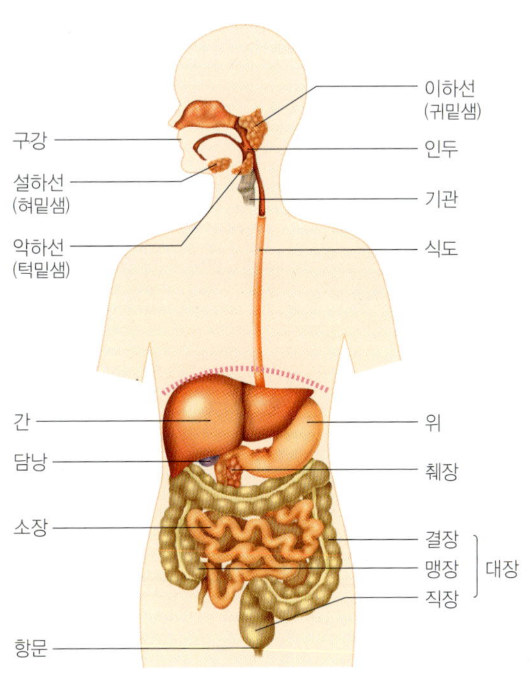

그림 10-1
인체의 소화계

1) 구강

구강(oral cavity)에는 치아와 혀가 있고, 혀에는 표면에 맛을 느끼는 유두가 무수히 있고 근육이 발달해 있다. 치아는 큰 덩어리의 음식물을 잘게 나누는 저작작용(씹기)으로 소화작용의 처음 단계를 담당하는데, 성인의 경우 상하 32개이고 영유아의 경우는 20개이다.

2) 인두

인두(pharynx)는 입안에서 연결되는 소화관의 일부로서 코, 입, 후두의 세 부위로 통하며 음식물과 공기의 이동통로이다. 음식물이 인두에 들어가면 연구개(soft palate)가 음식물이 코로 들어가는 것을 막아주고, 후두개(epiglottis)는 기관(trachea)으로 들어가는 것을 막아줌으로써 식도로 음식물이 내려가게 된다(그림 10-2).

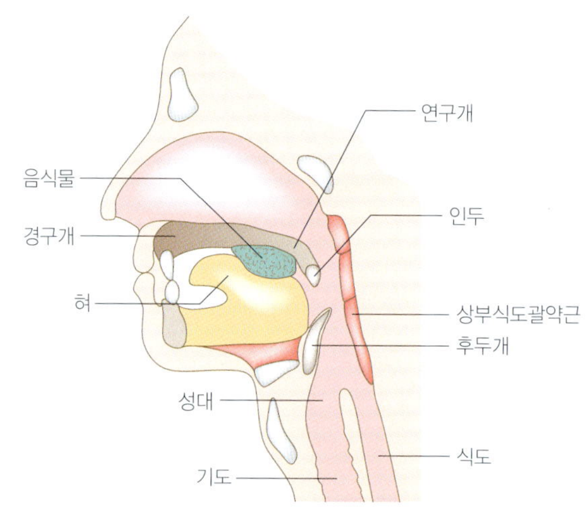

그림 10-2
구강 내 구조

3) 식도

식도(esophagus)는 길이 25 cm 정도의 관으로 음식물을 인두에서 위까지 연결해 주는 소화관이다(그림 10-1). 인두는 기관과 심장 뒤쪽을 지나 횡격막(diaphragm)을 관통하여 위에 연결된다. 식도 상부에는 상부식도괄약근이 있고, 하부에는 하부식도괄약근이 있다(그림 10-2, 10-3).

4) 위

위(stomach)는 황격막 바로 아래 좌측에 위치하며 주머니 모양의 큰 소화기관으로서 위쪽은 식도, 아래쪽은 십이지장과 연결되어 있다. 위는 식도와 연결되는 분문부(cardia), 위의 가운데 부위인 위체부(body), 십이지장으로 연결된 유문동(antrum)과 유문괄약근을 포함하는 유문부(pylorus)로 나누어진다(그림 10-3).

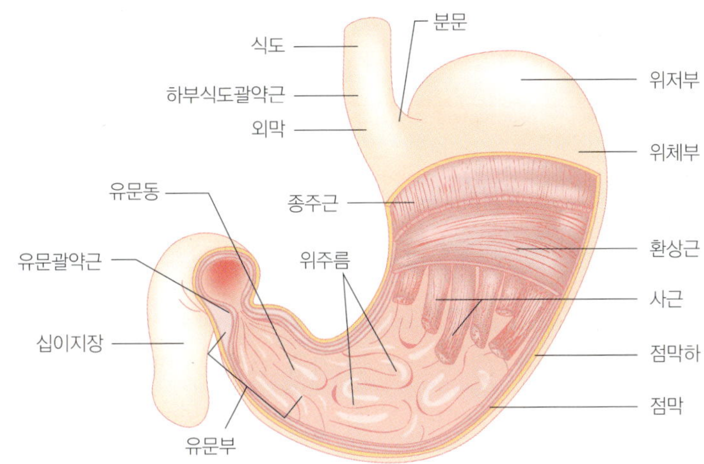

그림 10-3
위의 구조

5) 소장

소장(small intestine)은 소화기관 중 가장 긴 부분으로 평균길이가 6~7 m이고 유문부에서 회맹부에 이르는 구불구불한 관이다. 소장은 십이지장(duodenum), 공장(jejunum), 회장(ileum)으로 구분되는데, 십이지장은 위의 유문에서 배출된 유미즙(chyme)을 받는 부위이며 위의 유문에서 약 10 cm 떨어진 곳에 각각 담즙과 췌장액이 유입되는 담관과 췌장관이 연결되어 있다. 이 부분에 오디괄약근(Oddi sphincter)이 위치하고 있어 이들 소화액의 십이지장 유입을 조절한다(그림 10-4).

회장과 대장의 시작 부위인 맹장 사이에는 회맹괄약근(ileocecal sphincter)이 있어서 소화물이 대장에서 소장으로 역류하는 것을 방지한다.

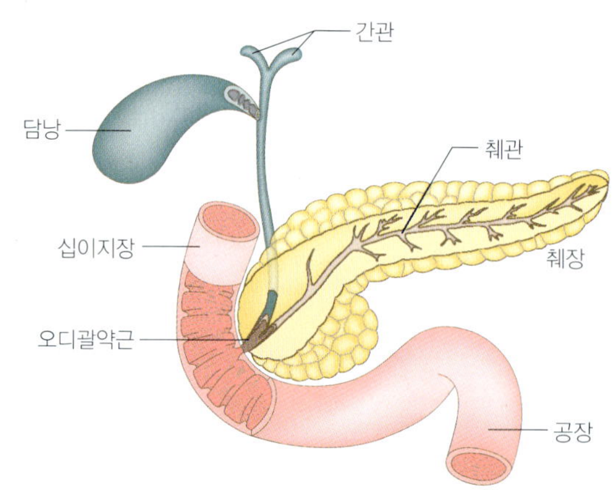

그림 10-4
십이지장, 췌장, 담낭의 구조 및 위치

6) 대장

대장은 직경이 7.5 cm, 길이는 1.5~2 m 정도이다. 처음 부분이 맹장(cecum)으로 작고 돌출된 주머니 형태인 충수(vermiform appendix)를 갖고 있고, 결장(colon)은 상행결장, 횡행결장, 하행결장과 하행결장 끝부분에 S자형 결장(구불결장, sigmoid colon)으로 이루어져 있으며, 이어서 직장(rectum)과 항문(anus)이 연결되어 있다(그림 10-5). 충수는 관 속 불순물의 부패 등 여러 가지 요인으로 염증을 일으키기도 하는데 이것을 충수염(appendictis)이라고 한다.

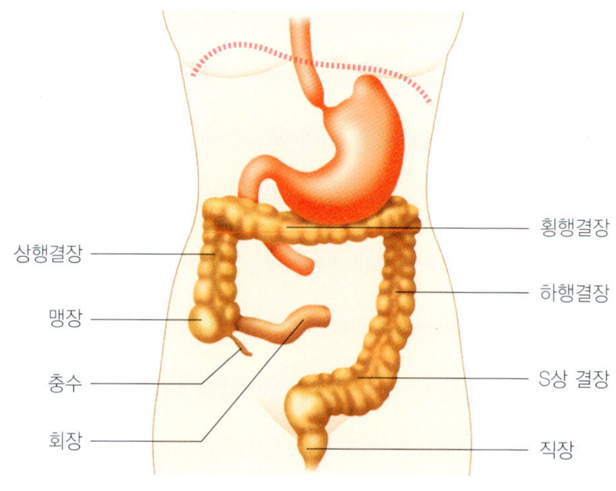

그림 10-5
대장의 구조

7) 항문

항문(anus)은 소화관의 끝부분으로 배변을 조절하는 괄약근으로 구성되어 있다. 내항문괄약근은 수의조절이 불가능한 평활근으로 구성되어 있고, 외항문괄약근은 골격근으로 구성되어 있어 수의조절이 가능하다.

2. 소화관 벽과 소장 점막의 구조

1) 소화관 벽의 구조

소화관 벽의 대부분은 안쪽으로부터 점막층, 점막하층, 근육층, 가장 바깥층은 장막층으로 구성되어 있다(그림 10-6).

점막층(mucosa)은 질병으로부터 보호 기능을 하고, 주로 흡수와 분비를 하는 세포층으로서 소화관의 가장 바깥을 싸서 소화관을 보호·지지하는 역할을 한다. 점막하층(submucosal layer)은 혈관을 포함하는 결합조직층으로 림프조직과 신경이 분포되어 있으며, 근육층(muscular layer)은 안쪽이 환상근이고 바깥쪽은 종축의 층으로 된 종주근으로 이 축의 수축으로 음식물을 움직이고 소화효소와 혼합시킨다. 소화관 벽 근육 중 환

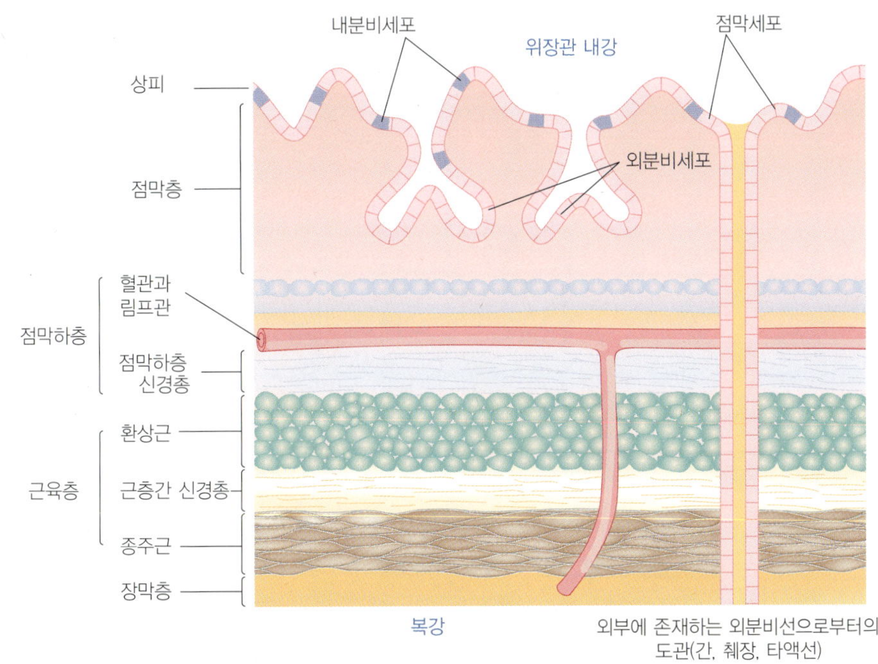

그림 10-6
소화관 벽의 구조

상근(circular muscle)은 특정 부위에서 특별히 발달되어 수축환(constrictor ring)을 형성하는데 이것을 괄약근(조임근, sphincter muscle)이라고 한다. 장막층(serosal layer)은 가장 바깥층으로 위장관 벽을 완성한다.

점액은 구강에서 대장까지 분포하는 모든 선에서 분비되어 소화관의 점막을 보호하고 윤활제로서의 역할을 한다. 소화관의 연동운동과 소화액의 분비는 교감신경에 의하여 억제되고 부교감신경에 의하여 촉진된다. 위장관의 운동은 위장관 벽 근육의 수축과 이완에 의하여 이루어지며, 위장관 벽은 평활근(smooth muscle)로 구성되어 있으며, 기능적으로 불수의근(involuntary muscle)에 해당한다.

음식물 섭취량은 시상하부(hypothalamus)에서 조절하는데 이 섭취중추에는 포만중추와 섭식중추가 있다. 두 중추는 상호 길항적으로 작용하여 섭식중추가 흥분하면 포만중추가 억제되고, 반대로 포만중추가 흥분하면 섭식중추가 억제되므로 이들 중추가 균형을 이룰 때 정상적인 음식 섭취가 이루어진다.

2) 소장 점막의 구조

소장의 점막과 점막하층에는 윤상주름(circular folds)이 형성되어 있고, 이 윤상주름에 많은 융모(villi)와 융모세포막이 늘어져서 생긴 미세융모(microvilli)로 구성되어 있다. 이들은 흡수 표면을 넓히는 효율적인 구조인데, 사람의 소장의 경우 흡수표면적은 평평한

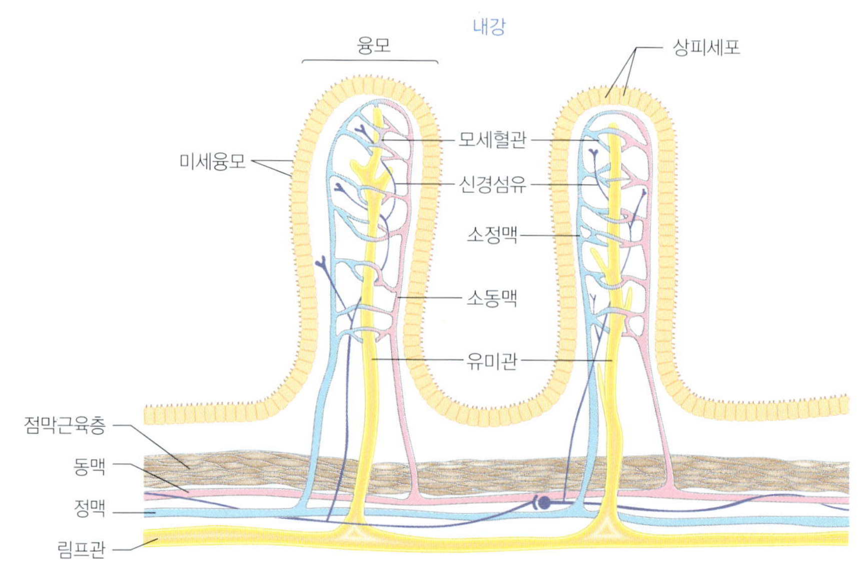

그림 10-7
소장 융모의 구조

표면적의 600배에 이른다. 융모는 십이지장에 많이 분포하고, 내강 표면에서 소장의 내강으로 연결되며 손가락 모양으로 돌출되어 있다(그림 10-7).

3. 소화관 기능의 조절

1) 위장관의 신경지배

위장관 벽의 점막하층에는 내인성 신경계인 점막하층 신경총(submucosal plexus)이, 근육층에는 근층간 신경총(myenteric plexus)이 분포하고 있으며, 근층간 신경총은 위장관 벽의 수축의 강도, 빈도수와 긴장도를 조절한다. 이들 내인성 신경계는 부교감신경과 교감신경의 자율신경계에 의해 조절된다.

2) 호르몬에 의한 조절

위의 유문동과 십이지장에 G-세포에서 생성되는 가스트린(gastrin)은 위산 분비 촉진, 소화관 점막의 성장 자극, 위운동 촉진, 펩시노겐(pepsinogen)의 분비 촉진 등의 기능을 한다. 세크레틴(secretin)은 위산 분비와 위운동을 억제시키고 췌장액 중탄산염 분비를 촉진시키는 작용을 하며, 콜레시스토키닌(cholecystokinin)은 담낭 수축 자극, 췌장액 분비 자극, 위 배출작용 억제 등의 기능을 하며, 알칼리성 췌장액 분비를 증가시키는 세크레틴(secretin)의 작용을 상승시킨다. 당의존성 인슐린 촉진 펩타이드(glucose dependent insulinotropic peptide, GIP)는 인슐린 분비를 촉진시키고 위산 분비와 위운동 억제 기능을 한다(표 10-1).

표 10-1 소화관 호르몬의 종류와 특성

	가스트린	세크레틴	콜레시스토키닌	GIP(당의존성 인슐린 촉진 펩타이드)
구조	펩타이드	펩타이드	펩타이드	펩타이드
분비 장소	위의 유문동과 십이지장의 G-세포	소장	소장	소장
분비자극물질	위 내의 아미노산, 펩타이드, 부교감신경	소장 내 산	소장 내 아미노산	소장의 포도당과 지방
기능	• 위산 분비 촉진 • 위운동 촉진 • 펩시노겐 분비 촉진	• 위산 분비 억제 • 위운동 억제 • 췌장액 중탄산염 분비 촉진	• 담낭 수축 자극 • 췌장액 분비 촉진 • 위 배출작용 억제 • 세크레틴작용 촉진	• 인슐린 분비 촉진 • 위산 분비 억제 • 위운동 억제

4. 각 기관에서의 소화

1) 구강에서의 소화

구강에서의 소화작용은 음식물 덩어리를 씹고 삼키는 기계적 소화와 침으로 음식물을 적시고, 타액에 함유되어 있는 효소에 의한 화학적 소화로 나눌 수 있다.

(1) 기계적 소화

① 저작

저작(mastication)은 음식물의 크기를 잘게 해서 연하되기 쉽게 하고 음식물의 표면적을 넓혀 소화와 흡수에 도움이 되게 한다. 또한 침과 충분히 섞이게 하여 타액의 소화작용을 쉽게 받도록 하며, 미뢰(taste bud)를 통한 미각의 자극을 강화시키는 작용을 한다. 구강의 저작운동은 턱의 골격근 근육과 혀의 의식적인 기능에 의해서 이루어진다.

② 연하

연하(삼키기, swallowing)는 구강에서 씹은 음식물을 위장까지 보내는 운동을 의미하는데 3단계로 구분한다. 첫 단계는 수의적인 단계로 음식물을 구강에서 인두를 거쳐 내려보내는 과정으로 구강 단계(oral stage)에 해당한다. 두 번째는 인두 단계(pharyngeal stage)로 음식물이 인두에서 식도 입구까지 운반되는 불수의적 과정이며, 이 과정 동안 기도의 폐쇄로 순간적으로 호흡이 정지되고 인두 주변에서 빠른 연동운동파가 발생되어 음식물을 식도까지 운반한다. 세 번째는 식도 단계(esophageal stage)로 음식물이 식도를 통과하는 시기를 말하는데, 음식물이 식도 내에 들어오면 식도에서 연동운동이 시작되어 식도 하단까지 운반된다.

(2) 화학적 소화

① 타액

구강에서 분비되는 타액(saliva)은 소화효소, 중탄산염, 점액 등으로 구성된 액체이며, 이하선, 악하선, 설하선에서 분비된다. 이하선은 타액선 중 가장 크며 장액선으로 소화효소인 프티알린을 가장 많이 함유하는 묽은 타액을 분비하고, 악하선과 설하선은 점액이 함유된 타액을 분비한다. 타액에는 전분을 소화하는 아밀레이스(프티알린, ptyalin)가 있는데 이는 전분을 맥아당과 포도당으로 가수분해한다. 타액은 음식물을 적셔서 부드럽게

하여 삼키기 쉽게 만들며, 음식물을 용해시켜 미뢰를 자극함으로써 맛을 알게 한다. 또한 구강 내를 촉촉하게 유지시켜 말하는 데 도움을 주고, 항상 입안을 청결하게 씻어 주며 항균작용을 한다. 이 외에도 점액다당, 당단백, 각종 단백질과 분비항체인 면역글로불린 있어 인체 내의 면역을 담당한다. 평상시에는 구강을 습윤하게 할 정도로 분비되지만 음식물이 구강 내에 들어오면 분비가 증가한다.

② **타액 분비 메터니즘**

타액 분비의 신경성 메커니즘으로는 무조건반사(unconditioned reflex)와 조건반사(conditioned reflex)를 들 수 있는데, 무조건반사는 구강점막, 미각기 등을 직접 자극함으로써 타액 분비가 나타나는 고유반사이다. 이에 대해 조건반사는 음식물을 연상하거나 냄새를 맡거나 조리하는 소리를 들을 때도 타액을 분비하는 것으로, 이는 과거에 그 음식물을 먹고 맛, 모양, 냄새 등을 경험했을 때 나타난다. 대뇌의 연합섬유를 통해서 타액선에 자극이 전해져서 시각, 청각, 후각 등도 미각과 연결되는 것으로 생각된다. 타액의 분비는 주로 자율신경에 의하여 조절되며 부교감신경을 자극하면 묽고 많은 양의 타액이 분비된다. 교감신경의 자극에 의해서는 농도가 높은 타액의 분비가 소량 증가한다.

2) 위에서의 소화

(1) 기계적 소화

① **연동운동**

음식물이 위에 들어가면 소화관 벽이 확장되면서 연속적인 국소반사가 일어난다. 연동운동에 의해서 음식물이 이동하는데, 이는 환상근과 종주근이 교대로 수축함으로써 연동운동파를 형성하여 소화관의 위쪽 부분에서 아래로 파동을 이동시킨다. 위 연동운동파는 위체부 중간 부위에서 시작되어 규칙적으로 나타나며 유문동 쪽으로 수축파가 전해져서 유문부에서 끝나게 된다. 위에서는 연동운동에 의하여 음식물을 분문부에서 유문부를 거쳐 십이지장 쪽으로 보낸다(그림 10-3).

② **위 배출**

위의 연동운동으로 액화된 위의 내용물(chyme)이 유문괄약근을 거쳐 십이지장으로 서서히 이동되는 현상을 위 배출(gastric emptying)이라고 한다. 음식물이 위 안에 남아 있는 시간은 섭취량과 내용물에 따라 달라지는데, 물이나 수프 형태는 단시간에 위에서 배출되지만 보통의 혼합식이를 하면 모두 십이지장으로 옮겨지는 데는 보통 3~4시간이 소요된다.

위 배출은 미즙(chyme)을 받아들이는 십이지장의 작용에 의해 영향을 받는데 십이지장 내에 미즙이 많아지면 소장-위반사(enterogastric reflex)에 의하여 위장운동과 위액 분비가 억제된다. 즉 십이지장에 영양소의 분해산물 및 산성의 내용물이 많아지면 십이지장 점막으로부터 엔테로가스트론(enterogastrone)이 분비되어 위운동과 위액 분비를 억제하므로 위 배출이 지연된다. 지방이 많은 음식일수록 엔테로가스트론이 많이 분비되므로 위 배출은 더 지연된다.

3대 영양소 중 가장 빠르게 배출되는 것은 탄수화물이며, 단백질은 2배 정도 느리고 지방은 위의 소화운동을 억제하여 가장 느리게 배출된다. 위 배출은 정서 상태에 따라서도 영향을 받는데 기분이 좋을 때는 촉진되고, 불쾌, 흥분, 공포 시에는 위의 운동과 위액 분비가 억제되므로 느려진다. 또한 부교감신경은 위운동을 촉진시켜 위 배출 속도를 빠르게 하고, 교감신경은 위운동을 억제시켜 위 배출 속도를 느리게 한다.

(2) 화학적 소화

① 위액

위액은 위에서 분비되는 혼합물로 단백질 분해효소인 펩시노겐(pepsinogen), 염산, 점액, 내인성 인자(intrinsic factor) 등의 성분이 함유되어 있다. pH 1.0~1.5 정도의 강산이며, 삼투질 농도는 약 300 mOsm/L으로서 등장성이다.

위선은 벽세포(parietal cell), 주세포(chief cell), 점액경세포(mucous neck cell) 등으로 이루어져 있다. 염산은 위의 벽세포에 의하여 분비되는데 펩시노겐을 펩신(pepsin)으로 활성화하며 펩신의 최적 pH 유지, 세균의 증식 방지 등의 중요한 역할을 한다. 또한 십이지장에서 세크레틴(secretin) 및 엔테로가스트론 등과 같은 호르몬의 분비를 자극하고 살균작용을 한다.

펩신은 위의 주세포에서 분비되고 단백질 분해하는 역할을 하는데 단백질을 프로테오스(proteose)나 펩톤(peptone)으로 분해한다. 이것의 분비는 부교감신경이나 위의 유문부에 존재하는 G-세포에서 분비되는 가스트린(gastrin)에 의해 분비가 촉진된다. 뮤신(mucin)은 점액경세포에서 분비되며 펩신과 염산에 의한 점막이 손상되는 것을 막아 주며, 벽세포에서 분비되는 내인자(intrinsic factor)는 당단백(glycoprotein)으로 비타민 B_{12}의 흡수에 필수적인 요소이다. 유아의 경우에는 위액에 단백질을 응고시키는 레닌(rennin)이 있다.

② 위액 분비의 단계

위액 분비는 자극이 주어지는 위치에 따라 뇌상, 위상, 장상으로 구분된다.

- 뇌상 : 음식물을 보거나 냄새를 맡기만 해도, 혹은 음식을 생각하는 경우 위액이 다량 분비되는데 이를 뇌상(cephalic phase)이라고 한다. 이는 유아기 때부터 반복된 경험에 의한 조건반사로, 이 반사는 전에 먹어 보았던 음식의 맛이 대뇌 고위 중추에 기억되어 있어 신경말단으로부터 아세틸콜린이 위액 및 가스트린의 분비가 촉진되어 일어난다. 뇌상에 의한 위액 분비는 맛이나 식욕에 영향을 받으며, 기호에 맞는 음식물의 경우는 강하게 일어난다. 반면, 심리적으로 우울, 분노를 느끼거나 통증을 겪고 있는 상태에서는 교감신경이 흥분되어 위액 분비와 위운동이 억제된다.
- 위상 : 매운 음식이나 강한 산 등의 자극이 강한 음식물을 섭취하여 위에 음식물이 들어오면 위액 분비가 항진되는데 이를 위상(gastric phase)이라고 한다. 분비촉진물질로는 아세틸콜린, 히스타민, 유문부 점막에서 분비되는 호르몬인 가스트린 등이며, 위로 들어온 음식물이 위를 확장시키거나 일부 소화된 음식물에 의한 화학적 자극에 의해 위액이 분비된다.
- 장상 : 소화된 일부 음식물이 소장 내로 들어오면 소장 상부에서 가스트린이 분비되어 혈류를 타고 위점막으로 가서 위액 분비를 촉진하는데, 이를 장상(intestinal phase)이라고 한다. 이는 중추신경을 통한 반사성 분비로 뇌상, 위상에 비하여 위액 분비 효과는 적다.

light reading

구토

위장관 내용물이 입을 통해 강력하게 분출되는 현상으로 내용물 자체가 자극적이거나 혹은 인두, 위 및 장이 자극됨으로써 발생하며, 특히 십이지장이 가장 예민하게 반응한다. 구토중추는 연수이며 복잡한 반사회로를 포함하므로 오심, 타액 분비 증가, 창백, 발한 및 빈맥과 같은 광범위한 자율신경계 반응이 나타나게 된다. 구토를 장기간 지속하게 되면 체액 손실과 더불어 H^+의 손실이 오기 때문에 산-염기 균형의 장애를 일으켜 대사성 알칼리증이 초래된다.

3) 소장에서의 소화

소장에서 소화가 완료되어 탄수화물은 단당류로, 지방은 지방산과 글리세롤로, 단백질은 아미노산으로 분해되어 흡수된다. 소장에서의 소화는 소장 점막의 장선에서 분비되는 소장액과 부속선인 췌장과 간에서 분비되는 췌장액 및 담즙에 의하여 이루어진다(표 10-2).

표 10-2 위장관의 소화효소와 작용

	효소		작용
타액	프티알린(타액 아밀레이스)		전분을 맥아당으로 분해
위액	펩신(pepsin)		단백질을 프로테오스, 펩톤으로 분해
췌장액	아밀레이스(amylase)		전분을 맥아당과 포도당으로 분해
	트립신(trypsin), 키모트립신(chymotrypsin)		단백질의 펩타이드 결합 분해
	카복시펩타이드분해효소(carboxypeptidase)		단백질의 카복실기 말단 분해
	라이페이스(lipase)		지방을 지방산과 모노글리세라이드로 분해
	리보뉴클레이스(ribonuclease)		RNA를 분해하여 유리 뉴클레오타이드 형성
	데옥시리보뉴클레이스(deoxyribonuclase)		DNA를 분해하여 유리 뉴클레오타이드 형성
소장액	이당류 가수분해	수크레이스(sucrase)	설탕을 포도당과 과당으로 분해
		말테이스(maltase)	맥아당을 포도당 2분자로 분해
		락테이스(lactase)	젖당을 포도당과 갈락토스로 분해
	아미노펩타이드분해효소(aminopeptidase)		폴리펩타이드(polypeptide)를 아미노산으로 분해
	다이펩타이드분해효소제(dipeptidase)		다이펩타이드(dipeptide)를 아미노산으로 분해
	엔테로키네이스(enterokinase)		트립신(trypsin) 활성화

(1) 기계적 소화

소장에서는 주요 수축운동의 두 가지 형태인 연동운동과 분절운동이 일어난다(그림 10-8).

① 연동운동

연동운동은 소장의 평활근이 자극되면 자극받는 곳의 상부는 수축하고 하부는 이완하면서 소장의 하부 쪽으로 이와 같은 수축과 이완이 파급된다. 연동운동은 소장의 환상근과 종주근이 함께 관여하며 이로 인해 음식물은 소화와 흡수가 이루어지면서 하부로 이동하게 되고, 이 연동파는 식도나 위보다는 약하게 나타난다(그림 10-8 A).

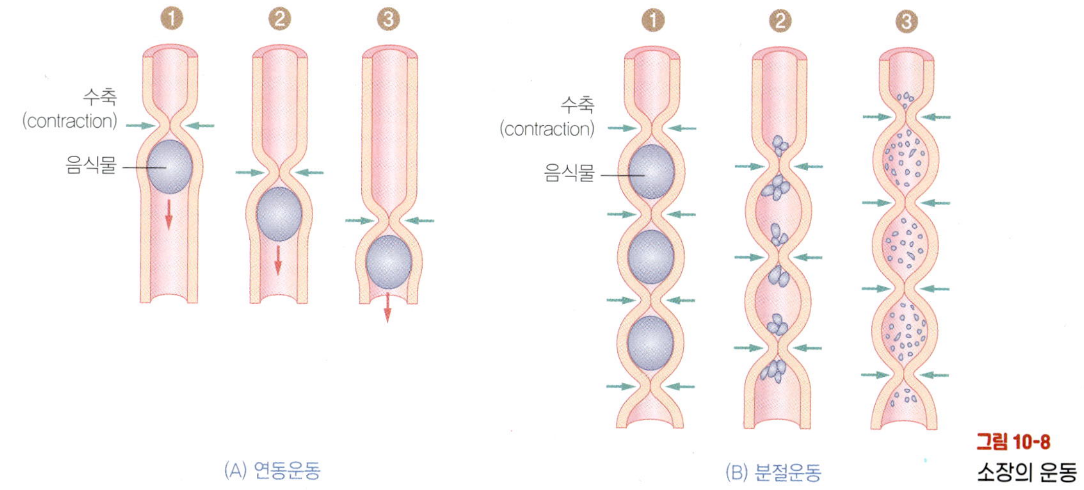

그림 10-8
소장의 운동

② **분절운동**

일정한 간격으로 소장의 환상근이 수축과 이완을 반복함으로써 소장을 작은 분절로 나누는 운동으로, 수축된 곳이 이완되면 다음 번 수축은 전에 이완된 것의 중간 부위에서 일어남으로써 장 내용물이 분리되었다 합쳐졌다 하게 된다(그림 10-8 B). 이 과정을 통해 음식물이 소화액과 잘 섞여 소화효소의 가수분해 작용을 쉽게 받으며, 소장의 내용물을 전후로 움직이게 하여 소장 점막과 충분한 접촉을 함으로써 흡수가 용이해진다. 분절의 강도는 호르몬, 장 신경계, 자율신경계에 의해 좌우되는데, 부교감신경이 수축을 증가시키며 교감신경은 억제시킨다.

(2) 화학적 소화

① **췌장액 분비**

췌장액(pancreatic juice)은 하루 200~800 mL 분비되며, 그 속에 많은 양의 중탄산염를 함유하고 있으며 탄수화물, 지방, 단백질을 분해하는 효소를 포함한다.

탄수화물분해효소인 아밀레이스(amylase), 단백질 가수분해효소인 트립신(trypsin), 키모트립신(chymotrypsin), 카복시펩타이드분해효소(carboxypeptidase), 지방가수분해 효소인 라이페이스, 핵산분해효소인 리보뉴클리에이스(ribonuclease), 데옥시리보뉴클리에이스(deoxyribonuclease)가 있다. 아밀레이스(amylase)는 탄수화물(전분, 글리코겐)을 가수분해하여 이당류인 맥아당으로 만드는데 타액의 프티알린보다 그 작용이 강력하여 전분 소화에 중요한 영향을 미친다.

단백질가수분해효소들은 세포 내에서 비활성 형태인 효소원(zymogen) 상태로 존재하며 자극에 의해 소장으로 분비된 후 활성화된다. 예를 들면 트립신과 키모트립신은 단백질 소화를 하는데, 췌장에서는 트립시노겐(trypsinogen)의 형태로 분비되어 장 점막에서 엔테로키네이스(enterokinase)에 의해 트립신으로 전환되며, 키모트립시노겐(chymotrypsinogen)도 트립신에 의하여 활성화되어 키모트립신이 된다. 카복시펩타이드분해효소는 프로카복시펩타이드분해효소(procarboxypeptidase)로 분비되어 트립신에 의해 활성화되며 펩타이드를 아미노산으로 분해시킨다(그림 10-9).

라이페이스(lipase)는 지방을 지방산과 모노글리세라이드(monoglyceride)로 가수분해하는데 담즙산염이 지방을 유화시켜 분해를 용이하게 한다.

췌장액 분비는 호르몬에 의하여 조절되는데 십이지장 점막에서 분비되는 세크레틴과 판클레오지민 콜레시스토키닌(pancreozyme cholecystokinin, PZ-CCK)은 췌장액 분비를 촉진시킨다. 또한 부교감신경 흥분 시에 췌장액 분비가 항진되고 교감신경 흥분 시에는 췌장액 분비가 감소된다.

② 소장액 분비

소장액(intestinal juice)은 소장의 장선(intestinal gland)에서 분비되는 점액이 풍부한 무색의 알카리성 소화액이다. 장액에 포함된 효소들은 장 점막의 상피세포에서 그 기능을 하며 장액은 소화산물을 희석시켜서 효과적으로 흡수되게 한다.

장선에서는 당질소화효소로 말테이스(maltase), 락테이스(lactase), 수크레이스(sucrase) 등이 분비된다. 말테이스는 맥아당을 포도당 2분자로 분해하고, 락테이스는 유당을 포도당과 갈락토스(galactose)로 분해하며, 수크레이스는 설탕을 포도당과 과당(fructose)으로 분해한다.

단백질분해효소로는 아미노펩타이드분해효소(aminopeptidase)와 다이펩타이드분해효소(dipeptidase)로 폴리펩타이드(polypeptide)와 다이펩타이드(dipeptide)를 아미노산으로 분해하고, 엔테로키네이스는 췌장에서 분비된 트립시노겐을 트립신으로 활성화시키는 역할을 한다. 그 외 알칼리인산분해효소(alkaline phosphatase), 뉴클레오타이드분해효소(nucleotidase), 뉴클레오시데이스(nucleosidase)가 있다. 부교감신경계는 소장액 분비를 촉진시키며 교감신경계는 이를 억제한다. 〈그림 10-10〉에는 단백질, 탄수화물, 지방의 소화과정이 요약되어 있다.

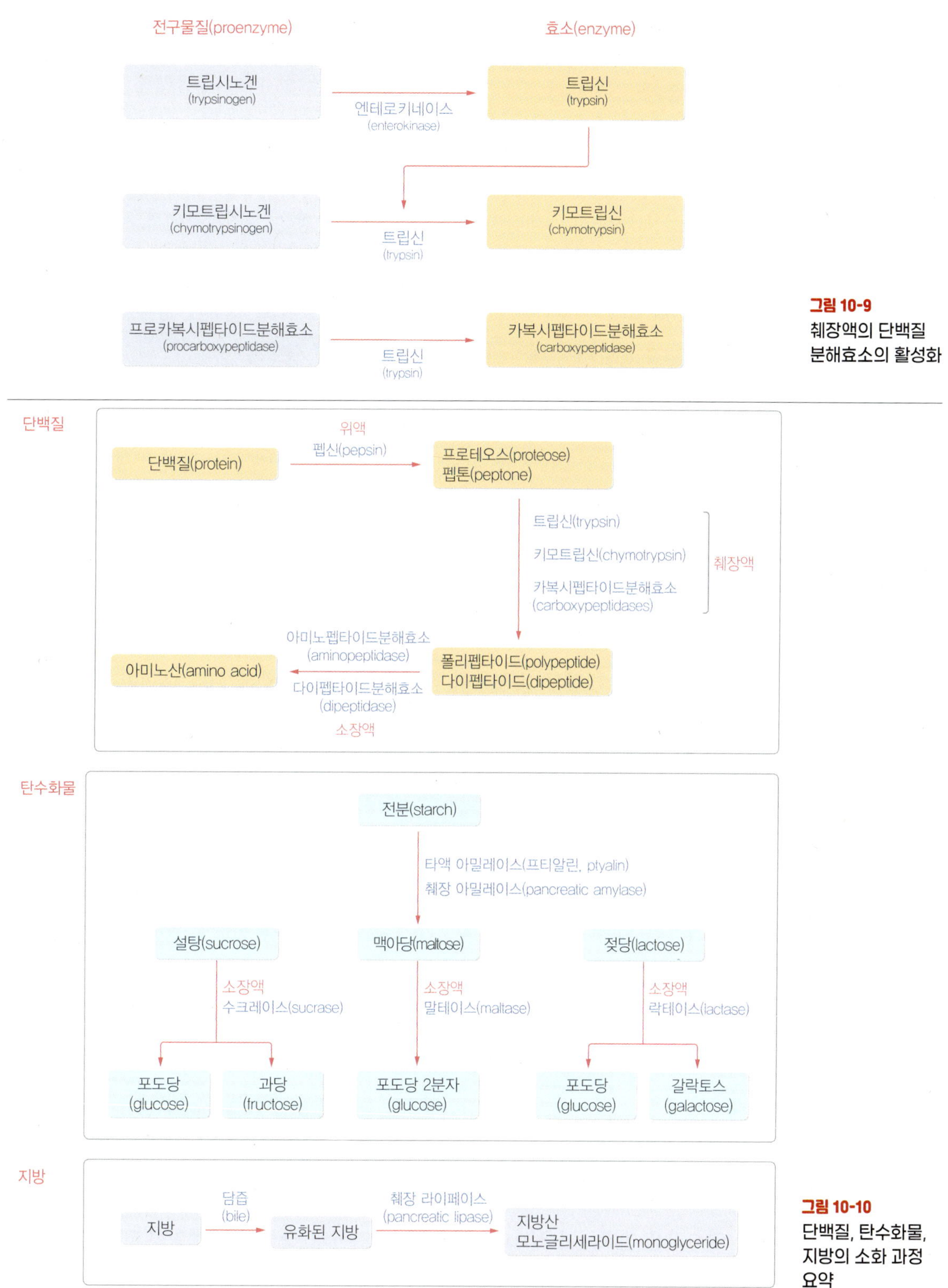

그림 10-9
췌장액의 단백질 분해효소의 활성화

그림 10-10
단백질, 탄수화물, 지방의 소화 과정 요약

4) 대장에서의 소화

(1) 기계적 소화

① 분절운동과 연동운동

대장의 운동은 소장과 마찬가지로 분절운동과 연동운동이 있으나 운동성이 소장에 비해서 느린 것이 특징이다. 대장의 분절운동은 주로 맹장, 상행결장에서 시작하여 아래쪽으로 점점 이동하며, 환상근이 일정한 거리를 두고 수축하게 되면 수축하지 않은 곳은 불룩하게 주머니 모양의 팽기를 형성하게 된다. 팽기는 주로 맹장과 상행결장에서 나타나며 내용물은 잘 혼합해서 대장에서 흡수가 일어나기 쉽도록 한다.

② 집단운동

대장에서 발생하는 연동운동은 분절운동에 비하여 그 빈도가 적게 발생하며 1회 연동파로 내용물을 20~30 cm 가량 이동시키는 집단운동(mass movement)이 일어난다. 이는 하루에 3~4회 나타나는 운동으로 특히 식사 후에 상행결장과 횡행결장의 길이가 상당량 동시에 수축하며 위대장반사(위결장반사, gastrocolic reflex), 십이지장대장반사(십이지장결장반사, duodenocolic reflex)에 의해 나타난다.

이 운동의 결과로 대장의 내용물이 하강하여 직장에 차게 되면 배변반사(defecation reflex)가 유발되며, 이로 인해 직장의 수축이 일어나고 동시에 변의를 느끼며 평활근인 내항문 괄약근이 이완되고 수의반사로 인해 골격근인 외항문 괄약근의 수축이 발생한다.

(2) 화학적 소화

대장의 점막은 알칼리성의 대장액을 분비하는데, 대장액은 소화효소를 가지고 있지 않아 소화작용은 일어나지 않는다. 회맹판(ileocecal valve)을 통해 소량씩 이동한 내용물은 대장에서 수분과 전해질이 흡수되어 고형화된 후 체외로 배출된다. 대장의 내용물 이동 시간은 음식물의 성질, 대장의 운동 기능, 흡수 능력 등에 따라 다르며, 대장의 운동도 자율신경계의 지배를 받는다. 부교감신경계는 횡행결장 중앙 부근까지 미주신경이 분포되어 대장의 운동을 촉진시키고, 교감신경계는 대장운동을 억제하는 작용을 한다.

대장 점막에 자극성 물질이 닿게 되면 대장은 수분과 전해질을 분비하여 내용물을 희석시켜 체외로 배출시킨다. 위와 소장 상부에는 미생물이 없으나 소장 하부 회맹판 가까이에는 탄수화물 발효균이 있으며, 대장에는 대장균과 장구균, 비병원성 균 등 박테리아가 많이 있다. 출생 시 대장은 무균 상태이지만 생후 수개월이 지나면 장내 세균이 번식하게 되고 대장 내 미생물은 비타민 B 복합체와 비타민 K를 장내 합성한다. 또한 소장 안에서 소화되지 않은 탄수화물이 세균에 의해 발효되어 젖산, 초산, 프로피온산 등과 산소, 이산화탄소, 질소, 메탄 등으로 구성된 가스를 생산한다.

① 변의 조성

대변은 음식물의 소화 결과 생성된 잔여물과 대부분은 소화되지 않은 단백질, 지방, 무기질로 구성된다. 대변의 단백질 성분은 1/2은 박테리아에서 온 것이고 나머지는 흡수되지 않은 장 분비물, 점액, 탈락된 점막세포 및 소량의 효소이다. 대변의 색깔은 주로 황갈색을 띠는 스테르코빌린(stercobilin)에 의한 것이고 냄새는 아미노산이 대사되어 생기는 인돌(indole)과 스카톨(skatole) 등에 의한 것이다.

② 변비

대장의 운동성 감소로 인하여 배변의 간격이 긴 경우를 변비(constipation)라고 하는데 이때 복부의 불쾌감, 메스꺼움, 두통 등의 증상이 나타난다. 변비는 변의가 있을 때 이것을 억제하거나 대장벽 근육의 운동성이 감소되었거나 또는 정서적인 문제가 있을 때 종종 발생한다. 따라서 변비가 생기면 섬유소를 많이 섭취하는 것이 좋은데, 그 이유는 섬유소가 소화효소로는 소화가 용이하지 않아 대장에 자극을 가하여 운동성을 증가시켜 배변의 빈도가 증가되기 때문이다.

5. 부속소화기관

1) 간

간은 복강의 횡격막 아래 오른쪽 상복부에 위치하고 성인의 경우 1.0~1.5 kg 정도로 내장기관 중 가장 크다.

(1) 간의 구조

간은 기능적인 단위인 간소엽(hepatic lobule)으로 되어 있고, 간소엽은 모세혈관 및 모세담관이 간정맥을 중심으로 방사상으로 모여진 구조를 하고 있다(그림 10-11). 간동맥(hepatic artery)과 간문맥(hepatic portal vein)으로부터 혈액을 공급받는데, 간문맥은 소화

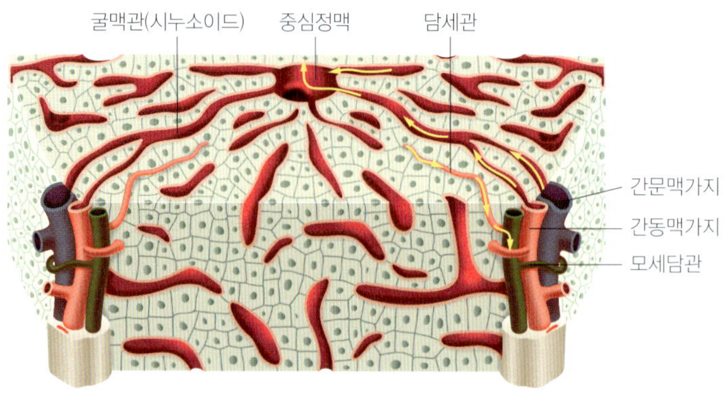

그림 10-11
간의 구조

관에서 흡수한 영양소와 비장에서 파괴된 적혈구에서 생성된 혈색소를 간으로 운반하는 역할을 한다. 간소엽에 위치한 모세혈관 형태인 굴맥관(시누소이드, sinusoid)은 영양소를 체내에 공급하고 대사작용의 결과로 형성된 노폐물을 대정맥에 보내는 역할을 한다.

(2) 간의 기능

간은 탄수화물, 지질, 단백질 대사에 관여하는 기능 이외에 담즙의 생성, 약물과 독소의 해독, 체내 방어 역할을 담당한다.

① 탄수화물 대사

간의 탄수화물 대사에서 중요한 역할은 혈당을 일정하게 유지하는 것이다. 즉 식사 후에 혈당이 높아지면 간세포에서 글리코겐 합성(glycogenesis), 즉 포도당을 흡수하여 글리코겐(glycogen)으로 만들어 저장함으로써 혈당을 낮추고, 반대로 공복 시에는 글리코겐 분해(glycogenolysis) 과정을 거쳐 혈당을 높이는 역할을 한다. 또 오랜 공복이나 운동 후 간에 저장된 글리코겐이 고갈되었을 때는 지방 분해에 의해 생성된 글리세롤, 체단백질의 분해로 생긴 아미노산의 대사산물로 당을 합성하는 포도당신생(gluconeogenesis)이 일어난다.

② 지방 대사

간에서의 지방 대사 중 대표적인 것은 지단백(lipoprotein) 합성에 관여하며 중성지방, 인지질과 콜레스테롤을 합성하여 필요한 조직에 공급해 주고, 당과 단백질을 지방으로 전환시킨다. 식사 또는 지방조직에서 방출된 지방산은 간에서 β-산화 과정을 거쳐 아세틸-CoA가 되며, 시트르산회로(구연산회로, citric acid cycle)로 들어가서 ATP를 만들게 된다.

③ **단백질 대사**

간에서 일어나는 단백질 대사는 아미노산의 탈아미노작용(deamination)과 아미노기 전이반응(transamination)을 통해 비필수아미노산을 합성하며, 포도당생성에 이용되기도 한다. 또한 간은 조직 대사 과정에서 생긴 암모니아로부터 요소를 형성하고, 알부민(albumin), 글로불린(globulin), 트랜스페린(transferrin) 등의 혈청단백질과 프로트롬빈(prothrombin), 피브리노겐(fibrinogen) 등의 혈액응고인자 등을 합성한다.

④ **비타민과 무기질 대사**

간은 여러 비타민과 무기질의 대사 및 저장, 활성화에 중요한 역할을 한다. 간에는 비타민 A와 비타민 D 등의 지용성 비타민과, 비타민 B_1, 비타민 B_{12}, 비타민 C 등 수용성 비타민이 저장된다. 간에서 카로틴이 비타민 A로 전환되고 비타민 D도 비타민 25(OH)D로 전환되어 활성화되며, 비타민 K는 프로트롬빈 합성에 이용된다. 또한 적혈구 형성에 필수 요소인 철분과 구리를 페리틴과 셀룰로프라즈민(ceruloplasmin)의 형태로 저장한다.

⑤ **면역 및 해독작용**

간은 음식물을 통하여 장내로 들어온 암모니아 등의 각종 독성물질을 독성이 덜한 요소(urea)로 전환시키며, 요소는 간에 의해 혈액으로 분비되고 신장에 의해 소변으로 배설된다. 간의 모세혈관망에는 식균작용이 강한 쿠퍼세포(Kupffer's cell)라는 내피세포가 있어서 간으로 유입되는 독성물질, 파괴된 적혈구, 노후된 세포 등을 무독화시킨다. 이와 유사하게 간은 독성 포르피린(porphyrin)을 빌리루빈(bilirubin)으로, 퓨린(purine)을 요산(uric acid)로 전환시킨다.

⑥ **담즙 생성**

간은 지방 소화에 필요한 담즙을 생성하고 분비한다. 담즙의 주요 성분으로는 담즙색소인 빌리루빈, 담즙산염, 인지질, 콜레스테롤, 무기이온 등이 있다.

2) 담낭

(1) 담낭의 구조와 기능

담즙(bile juice)은 지방 소화에 필수적인 담즙산염이 주성분이고, 담낭에 농축되었다가 자극이 있을 때 간헐적으로 담낭에서 담낭관, 총담관을 거쳐 십이지장으로 배출된다. 담즙은 하루에 500~800 mL 생성되며 간 내 담즙의 pH는 8.0~8.6 정도이고, 구성 성분으로는 담즙산 외에 콜레스테롤, 레시틴, 지질, 무기염류, 전해질 및 물로 구성된다.

(2) 담즙의 성분 및 기능

① 담즙산염

담즙의 가장 중요한 성분인 담즙산은 간에서 콜레스테롤 유래의 콜산(cholic acid), 데옥시콜산(deoxycholic acid) 등과 글리신(glycine), 타우린(taurine) 등의 아미노산과 결합된 후 담즙산염(K^+ 혹은 Na^+의 염)으로서 존재한다. 지방이 많은 음식을 섭취 시 담즙의 형태로 소장으로 분비된 대부분의 담즙산염은 지방과 물 사이의 표면장력을 감소시키므로 지방은 유화되어 표면적이 넓어지고 라이페이스의 작용을 쉽게 받게 되며 모노글리세라이드, 지방산, 글리세롤로 분해된다.

담즙산염은 소장에서 지방산, 모노글리세라이드, 콜레스테롤 및 인지질 등과 함께 응집되어 미셀(micelle)을 형성하여, 수용성의 복합체를 만들고 지방산의 흡수를 촉진시킨다. 담즙의 형태로 소장으로 들어간 대부분의 담즙산염은 소장의 마지막 부분인 회장에서 재흡수되며 재흡수된 담즙산염은 문맥을 통하여 간으로 가서 다시 담즙으로 분비된다(그림 10-12). 이와 같이 소장에서 간으로, 그리고 간에서 다시 소장으로 들어가는 시스템을 담즙산의 장간순환(enterohepatic circulation)이라 하며 하루에 5~6회 반복된다. 담즙산염의 5%만이 장간순환을 하지 않고 변으로 배출되며, 간은 콜레스테롤을 이용하여

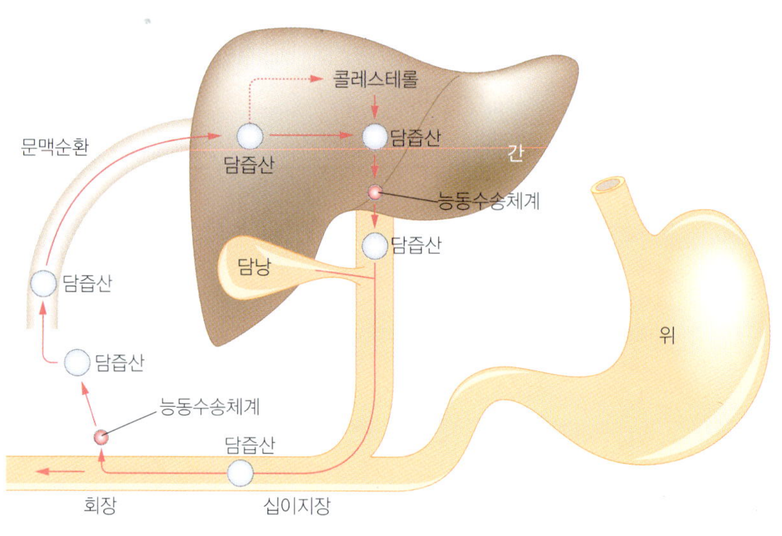

그림 10-12
담즙산의 장간순환

새로운 담즙산염을 합성하여 보충한다.

② **담즙색소**

담즙색소(bile pigment)는 손상된 적혈구가 비장과 간에서 분해되는 과정에서 헤모글로빈의 헴(heme) 부분으로부터 만들어지며, 가장 많은 색소의 형태는 빌리루빈(bilirubin)이다. 소장관을 통과하면서 담즙색소의 일부분이 혈류로 흡수되어 소변으로 배출되며, 장관으로 유입 후 빌리루빈의 일부는 세균에 의하여 유로빌리노겐(urobilinogen)이 되지만, 대부분은 다른 파괴 산물과 함께 배설되며 갈색으로 변형되어 변의 색을 결정한다. 하루에 십이지장으로 들어오는 빌리루빈 중에서 약 10~20% 정도가 유로빌리노겐으로 재흡수되어 장간순환으로 들어오고 나머지는 배설된다.

(3) 담즙 분비의 조절

간에서의 담즙 분비는 식사 후에 더욱 활발하다. 음식물이 십이지장에 도달되면 총담관과 십이지장이 만나는 지점에 있는 오디괄약근(Oddi splincter)에 분포하는 부교감신경을 통해 담낭을 수축시키고, 오디괄약근을 이완시켜 담즙이 십이지장으로 배출된다. 또한 십이지장에 음식물(특히 지방질)이 도달할 때 십이지장 점막에서 콜레시스토키닌(cholecystokinin)이 혈중으로 유리되어 담낭을 수축시킨다. 세크레틴, 가스트린, 담즙산염도 담낭을 수축시키는 작용을 하며, 부교감신경 흥분 시에 담즙 분비가 촉진되고, 교감신경 흥분 시에 억제된다.

light reading

담석(gallstone)

담즙의 내용물은 담즙산염뿐만 아니라 콜레스테롤, 인지질 등의 불용성 물질인데, 담즙 내의 콜레스테롤 농도가 인지질이나 담즙산염의 농도보다 상대적으로 높아지면 콜레스테롤이 용액을 결정화시켜서 담석을 형성하게 된다. 따라서 콜레스테롤이 높은 식사를 하는 경우, 간이 콜레스테롤을 과잉 생산하는 경우에 생성되며 담즙색소의 침착에 의해서도 생성된다.

6. 흡수

소화 결과 생성된 포도당, 아미노산, 지방산, 글리세롤과 비타민, 물, 무기질은 소장의 점막을 통해 혈액이나 림프로 흡수된다. 흡수(absorption)는 확산과 같은 수동적인 이동과 에너지를 쓰는 능동적 이동에 의해 이루어지며, 흡수 능력은 소화관의 부위별로 차이가 있다. 위에서는 물과 알코올 이외에는 흡수되는 것이 없으며, 소장의 상부(십이지장, 공장 1/2)에서 거의 모든 물질들이 흡수되고 대장에서는 수분과 전해질이 흡수된다.

1) 탄수화물의 흡수

탄수화물은 단당류로 가수분해된 후 주로 소장에서 흡수되는데, 포도당과 갈락토스의 흡수는 에너지 의존 과정인 Na^+/K^+ 펌프기전에 의해 일어난다. 내강 경계벽의 공동 수송체는 내강에서 장세포 내부로 포도당, 갈락토스와 Na^+을 이동시키며, 이 수송체들은 에너지를 소비하는 Na^+/K^+ 펌프를 통해 형성된 Na+의 농도 경사에 의해 작동한다. 과당은 촉진 확산에 의해 단독으로 혈액 내로 흡수된다.

포도당의 흡수율을 100으로 볼 때 갈락토스 110, 과당 43, 만노스(mannose) 19, 자일로스(xylose) 15, 아라비노스(arabinose) 9 정도이며, 흡수 속도는 인슐린, 뇌하수체호르몬, 부신피질호르몬, 갑상샘호르몬 등의 작용에 의하여 조절된다. 전분이 풍부한 식품을 섭취한 후에는 혈당 농도가 빠르게 증가되지는 않는데, 이는 아밀레이스에 의해 전분이 분해 과정을 거쳐야 하기 때문이다.

2) 아미노산의 흡수

단백질은 소장 내에서 펩타이드나 아미노산으로 분해되어 흡수된다. 펩타이드는 점막의 상피세포 표면에서 펩티데이스(peptidase)에 의해 다이펩타이드(dipeptide), 트라이펩타이드(tripeptide)로 된 후 다시 아미노산으로 분해된 다음 농도차에 따라서 세포에서 혈액 안으로 이동한다. 아미노산은 능동적 이동으로 소장세포로 들어가는데 아미노산은 L형이 D형보다 흡수가 빠르고, 영아의 경우는 모유 중의 면역 성분들을 단백질 형태로 흡수하는 것이 특이하다. 아미노산은 간문맥을 따라서 간으로 이동한 후 에너지로 사용되기도 하고, 포도당이나 지질로 전환되거나 혈류로 방출된다.

3) 지질의 흡수

음식물 내의 지방질은 대부분이 중성지방(triglyceride) 형태이며 이외에 인지질, 콜레스테롤 에스터(cholesterol ester) 등이 있고, 이들의 소화는 주로 소장에서 췌장 라이페이스, 콜레스테롤 에스터레이스(cholesterol esterase)에 의하여 이루어진다. 중성지방은 라이페이스에 의해서 지방산, 글리세롤(glycerol) 및 모노글리세라이드(monoglyceride)로 가수분해되고, 이들은 담즙산염과 결합하여 미셀(micelle)을 형성하여 소장 점막 미세융모까지 운반된다.

세포 내로 이동된 지방산과 모노글리세라이드는 장 점막 세포 내에서 다시 중성지방으로 재합성된다. 재합성된 지방은 가용성 형태로서 직경 1 μm 이하의 작은 지방질 알맹이인 유미지립(chylomicron)을 형성한다. 유미지립은 90%의 중성지방과 소량의 인지질, 콜레스테롤, 지용성 비타민으로 구성되며, 겉에는 수용성의 인지질과 단백질로 둘러싸여 있다. 유미지립은 세포외반출(exocytosis)에 의해 세포외액으로 이동하며, 세포외액에서 융모의 중심부에 있는 림프관으로 이동한 후 흡수된다. 콜레스테롤도 지방과 같이 담즙산과 미셀을 만들어 미세융모에 흡수된 후 유미지립이 되어서 림프관에서 가슴관(흉관)을 거쳐 혈액으로 들어간다.

4) 수분의 흡수

소장 점막은 수분에 대한 투과도가 커서 수분의 흡수는 소장강에서 점막으로 삼투현상에 의해서 쉽게 이동한다. 위에서도 수분이 흡수되지만 소장을 통한 수분 흡수의 1/5~1/10밖에 되지 않는다. 하루에 소장으로 들어오는 수분의 양은 음식물, 마신 수분량 및 소화액(타액, 위액, 췌장액, 담즙 및 장액)을 합쳐 약 8~10 L가 되지만 80% 이상이 소장에서 흡수되고 약 1.5 L만이 대장으로 들어간다. 대장에서 흡수되고 남은 약 200 mL의 수분이 대변으로 배설된다.

5) 비타민의 흡수

지용성 비타민은 지질의 흡수 경로에 의해 흡수되는데, 담즙산염과 결합하여 미셀을 형성하여 소장 점막세포 내로 이동한 후 유미미립을 형성하여 림프관을 통해 순환 혈액 내로 유리된다. 담즙의 분비나 담즙산염의 역할이 방해되거나 흡수불량증후군에서는 지용성 비타민의 흡수는 감소하게 된다. 예를 들어 밀단백질인 글루텐에 민감하여 소장 표면이 손상되는 비열대성 스프루(nontropical sprue, celiac disease)는 비타민 D의 흡수 불량을 초래할 수 있다.

수용성 비타민은 확산이나 매개체 운반(mediated transport)에 소장 융모의 모세혈관으로 빠르게 흡수된다. 음식 중의 비타민 B_{12}은 단백질에 결합되어 있는데 위의 펩신에 의해 유리되면 R-단백질과 강하게 결합하여 소장으로 이동된다. 소장에서는 췌장의 단백질 분해효소에 의해 R-단백질에서 비타민 B_{12}가 분리되면 비타민 B_{12}는 내인성인자(intrinsic factor, IF)와 결합하여 복합체인 이합체(dimer)를 형성한다. 이 IF-B_{12} 이합체는 소장 마지막 부위인 회장의 상피세포막에 존재하는 수용체와 결합하여 세포 내로 이동된 다음 비타민 B_{12}는 혈액으로 흡수된다. 혈액 내의 비타민 B_{12}는 트랜스코발라민(transcobalamin) II 단백질과 결합하여 순환되며 간세포에 저장된다. 비타민 B_{12}의 흡수는 회장 부분에서 일어나는데, 질병으로 인하여 이 부분이 기능 장애를 일으키거나 제거되면 악성빈혈(pernicious anemia)을 초래한다. 또한 악성빈혈은 궤양 등을 치료하기 위해 위를 제거하였거나, 내인성인자가 분비되지 않을 경우에도 발생한다.

6) 무기질의 흡수

무기질 중 Na^+는 흡수는 능동적으로 소장 상부에서 흡수되며, 이때 알도스테론(aldosterone)은 공장과 회장에서 Na^+ 흡수를 촉진시킨다. Na^+가 이동할 때 Cl^-은 공동수송(cotransport) 기전에 의하여 능동적으로 흡수되며, Cl^-의 흡수 시 HCO_3^-가 교환되어 분비되는 역방향 운반(counter-transport) 기전에 의해서 흡수, 분비된다.

Ca^{2+}은 소장의 모든 부분에서 능동적으로 흡수되는데, 특히 십이지장과 공장에서 흡수가 활발하다. 장에서의 Ca^{2+} 흡수는 비타민 D에 의해 촉진되며 부갑상샘호르몬은 신장에서 비타민 D를 활성화하여 소장에서의 Ca^{2+} 흡수를 촉진시킨다.

Fe^{2+}은 주로 십이지장과 공장 상부에서 능동적으로 흡수된 후 장 점막세포에서 아포페리틴(apoferritin)과 결합하여 페리틴(ferritin) 형태로 저장되며, 저장된 철분은 체내 요구량에 따라 혈액으로 이동하거나, 또는 그대로 저장되어 있다가 소장세포가 수명을 다하여 떨어져 나갈 때 함께 대변으로 배설된다. 철은 장액의 인산염, 중탄산염과 결합하고, 음식의 탄닌(tannin), 피틴산(phytic acid), 섬유질과도 결합하여 불용성 염을 형성하기 때문에 흡수에 장애를 받는다. 위산은 철 흡수를 증가시키며 비타민 C도 철복합체를 수용성

으로 만들고 Fe^{+3}을 Fe^{+2}로 환원시키기 때문에 철분의 흡수를 증가시킨다. 또한 체내 철 영양 상태는 철 흡수율에 영향을 미치는데 체내 철 영양 상태가 양호할 경우 혈액 내의 철 운반단백질인 트랜스페린(transferrin)은 대부분 Fe^{2+}과 결합되어 있어서 소장 내로 흡수된 Fe^{2+}가 트랜스페린과 결합하지 못한 채 배설된다. 반면에 체내의 Fe^{2+} 양이 부족하면 포화되지 않은 트랜스페린의 양이 많아져 소장으로 흡수된 Fe^{2+}은 대부분 혈액으로 이동하여 흡수율이 증가하게 된다.

단원정리

- 소화기관은 구강에서부터 인두, 식도, 위, 소장, 대장을 거쳐 항문까지의 관으로 구성되어 있으며, 고유의 소화관 이외에 타액선, 간, 담낭과 췌장 등이 소화관에 연결되어 소화액을 공급하고 있다.
- 위장관의 세포층은 안에서부터 점막, 점막하층, 근육층, 가장 바깥층의 장막층으로 구성되어 있다.
- 타액에는 전분을 소화하는 아밀레이스(프티알린)가 있는데 이는 전분을 맥아당과 포도당으로 가수분해한다. 또한 타액의 기능은 음식물을 적셔서 부드럽게 하여 삼키기 쉽게 만들며, 음식물을 용해시켜 미뢰를 자극함으로써 맛을 알게 한다.
- 위장관운동은 호르몬에 의해 조절되는데, 이를 조절하는 호르몬은 가스트린, 콜레시스토키닌, 세크레틴 등이 있다.
- 소장의 운동에는 연동운동과 분절운동이 있는데, 연동운동은 소장의 평활근이 자극되면 자극받는 곳의 상부는 수축하고 하부는 이완하면서 소장의 하부 쪽으로 이와 같은 수축과 이완이 파급되어 나타난다. 분절운동은 일정한 간격으로 소장의 환상근이 수축과 이완을 반복함으로써 장 내용물이 분리되었다 합쳐졌다 한다.
- 소장에서 분비되는 효소로는 탄수화물소화효소로 말테이스, 락테이스, 수크레이스 등이 분비되고, 단백질분해효소로는 아미노펩타이드분해효소와 다이펩타이드분해효소, 엔테로키네이스 등이 있다.
- 췌장액에는 탄수화물분해효소인 아밀레이스, 단백질가수분해효소인 트립신, 키모트립신, 카복시펩타이드분해효소, 지방가수분해 효소인 라이페이스, 핵산분해효소인 리보뉴클리에이스, 데옥시리보뉴클리에이스가 있다.
- 담즙산염은 소장에서 지방산, 모노글리세라이드, 콜레스테롤 및 인지질 등과 함께 응집되어 미셀(micelle)을 형성하게 되며, 수용성의 복합체를 만들고 지방산의 흡수를 촉진시킨다.
- 대장액은 소화효소를 가지고 있지 않아 소화작용은 일어나지 않는다. 회맹판을 통해 소량씩 이동한 내용물은 대장에서 수분과 전해질이 흡수되어 고형화된 후 체외로 배출된다. 대장의 내용물 이동 시간은 음식물의 성질, 대장의 운동 기능, 흡수 능력 등에 따라 다르며, 대장의 운동도 자율신경계의 지배를 받는다.
- 소화 결과 생성된 포도당, 아미노산, 지방산, 글리세롤과 비타민, 물, 무기질은 소장 점막을 통해 혈액이나 림프로 흡수된다. 흡수는 확산과 같은 수동적인 이동과 에너지를 쓰는 능동적 이동에 의해 이루어지며, 흡수 능력은 소화관의 부위별로 차이가 있다.

단원평가

1 위장관 기능에 미치는 호르몬의 역할을 설명하시오.

2 타액의 성분과 기능을 설명하시오.

3 위액의 성분과 각각의 기능을 말하고, 위액 분비의 단계에 대하여 설명하시오.

4 위 내용물의 배출 속도에 영향을 주는 인자에 대하여 설명하시오.

5 소장에서의 연동운동과 분절운동에 대하여 설명하시오.

6 탄수화물의 소화 과정을 소화기관별로 설명하시오.

7 소장액 내의 소화효소들의 종류와 기능에 대하여 설명하시오.

8 췌장액에 의한 단백질분해효소의 활성화 과정을 설명하시오.

9 담즙의 성분과 기능을 열거하고 담즙산의 장간순환에 대하여 설명하시오.

10 간에서 일어나는 3대 영양소의 대사 과정을 설명하시오.

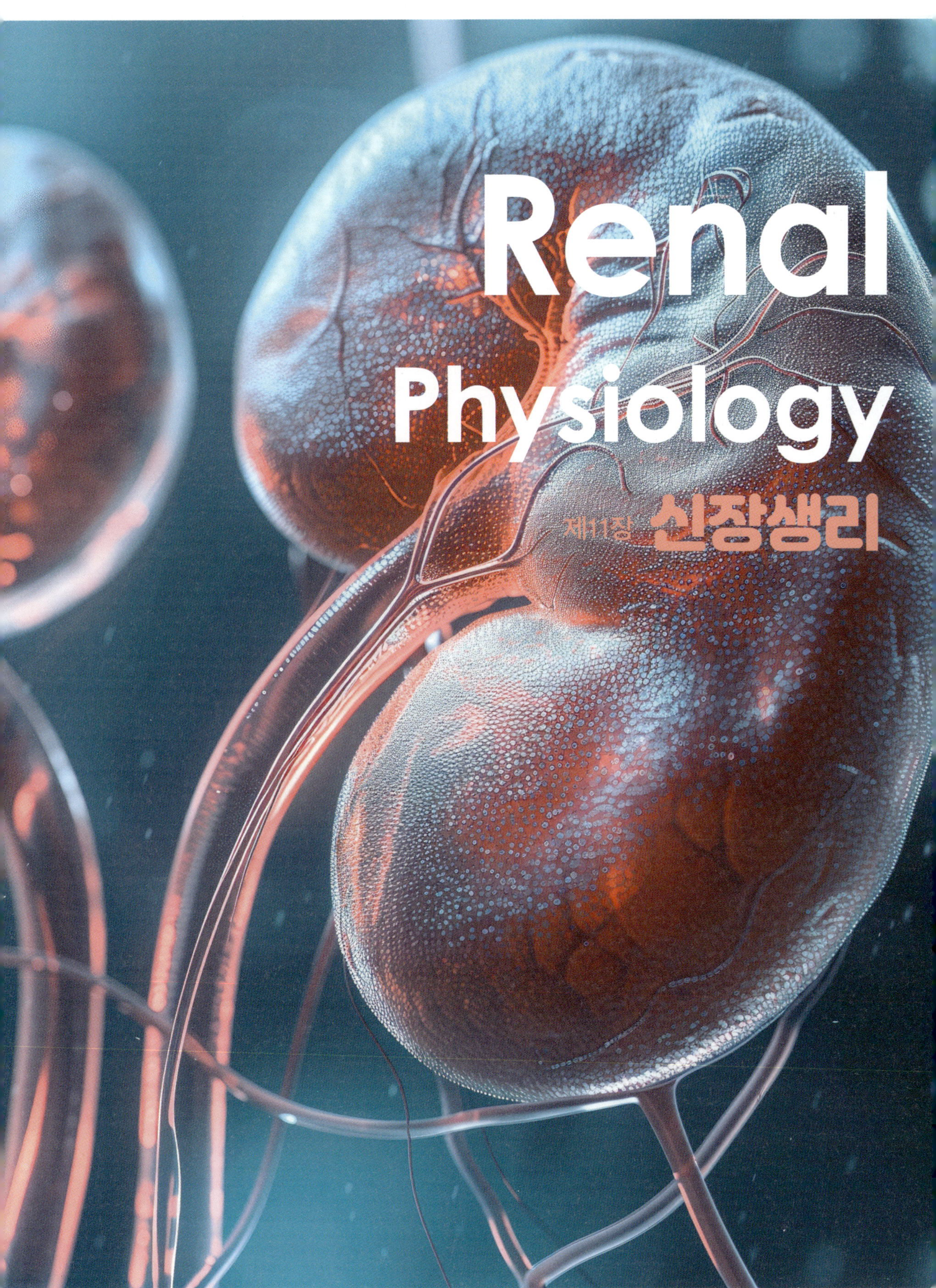
Renal
Physiology
제11장 신장생리

제11장 신장생리

학습목적 신장의 구조 및 기능, 요 형성 기능, 체액 삼투압 및 체액량, pH 조절 기전을 이해하고 체액의 항상성 메커니즘을 설명할 수 있다.

학습목표

1. 신장의 구조

2. 신장의 기능

요 형성 | 혈압 조절 | 체액 삼투농도 조절 | 체액 산성도 조절

3. 신장 기능검사

사구체여과율 | 신혈장류량

신장은 좌우 1개씩 총 2개로 구성되어 있는데 각 신장의 무게는 115~170 g 정도로 두 신장의 무게는 체중의 겨우 0.5% 정도에 불과하다. 하지만 심장에서 박출되는 혈액의 약 20%가 신장으로 이동할 만큼 많은 양의 혈액이 신장으로 흘러가고 있는데, 이는 체내 노폐물 제거를 위해 소변을 만들어 배설하고, 체액의 항상성 유지를 위해 수분과 전해질의 양을 조절하며, 산-염기 평형에 관여하는 신장의 중요한 역할 때문이다. 이러한 이유로 인해 신장을 우리 몸의 정수기라고도 한다.

1. 신장의 구조와 요 형성

1) 신장의 구조

신장은 횡격막(diaphragm) 아래 등 쪽으로 12번 흉추와 3번 요추 사이에 좌우 1개씩 총 2개가 자리 잡고 있는 강낭콩 모양의 장기이다. 왼쪽 신장은 비장 근처에 자리하며 오른쪽 신장보다 약간 더 크고, 오른쪽 신장은 간 바로 아래에 있기 때문에 위치상 왼쪽 신장보다 아래에 있다. 각 신장의 상부에는 부신(adrenal gland)이 위치한다. 각각의 신장은 요관에 의해 방광에 연결되고, 방광은 신체의 외부로 통하는 요도와 연결되어 있다(그림 11-1).

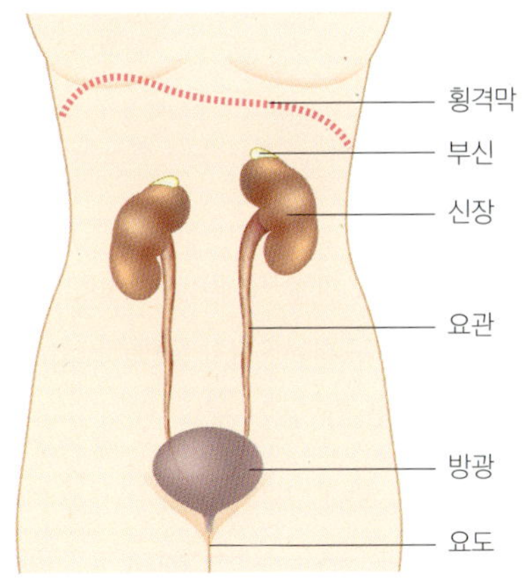

그림 11-1
신장의 위치와 모양

신장을 구성하는 기본 단위인 네프론(nephron)은 한쪽 신장에 약 100만 개씩 있다. 각각의 네프론은 신소체(renal corpuscle)와 신장세관(콩팥세관, renal tubule, 이하 요세관)으로 구성되어 있으며, 신장의 바깥쪽인 피질(renal cortex)에서 시작하여 안쪽인 수질(renal medulla)에서 끝이 난다. 각 신장의 수질은 10~18개의 신추체(renal pyramid)로 구성되어

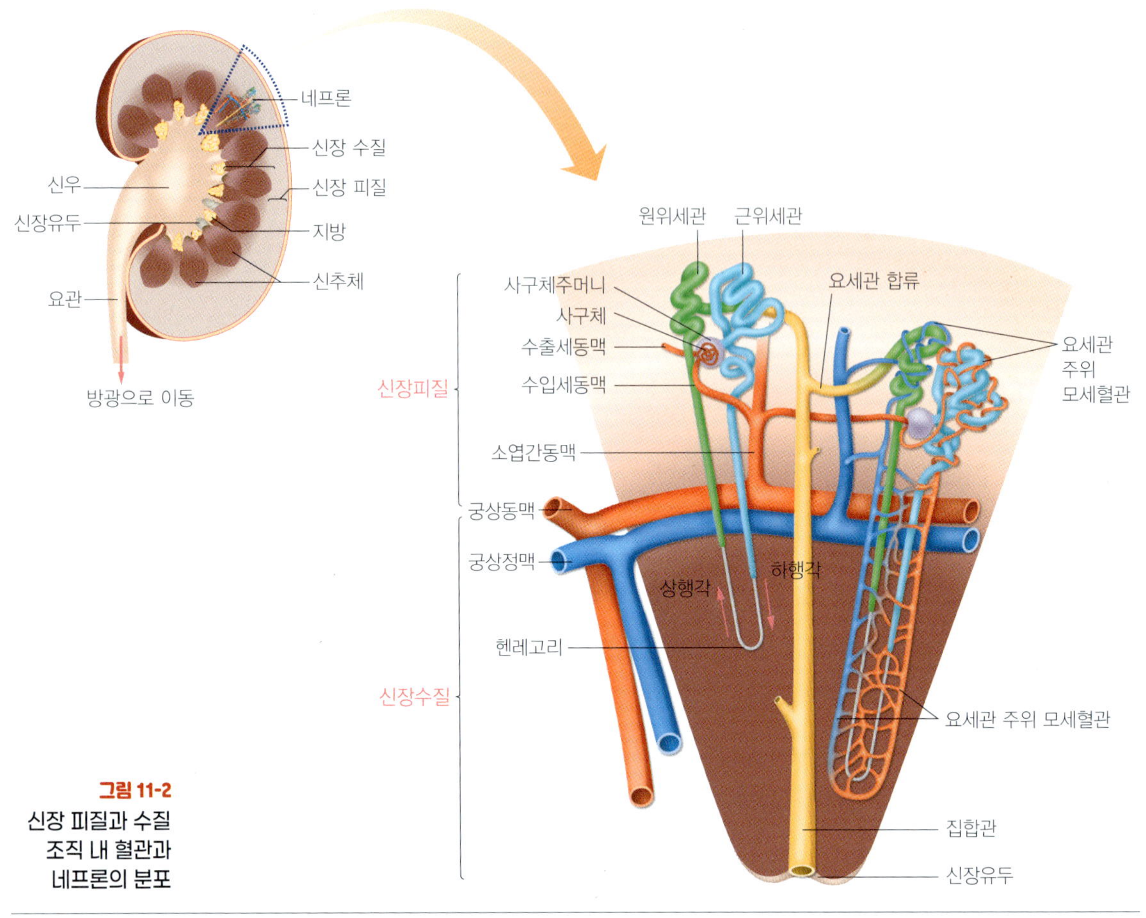

그림 11-2
신장 피질과 수질 조직 내 혈관과 네프론의 분포

있다(그림 11-2).

신소체는 사구체(glomerulus)가 사구체주머니(glomerular capsule, Bowman capsule) 안에 담겨 있는 구조이며(그림 11-3), 사구체는 신세동맥(renal arteriole)이 20~40개 정도의 모세혈관(capillary) 분지로 나뉘어 실타래 모양으로 뭉쳐져 있는 형태이다.

세관은 근위세관(proximal tubule), 헨레고리(Henle loop), 원위세관(distal tubule), 집합관(collecting duct)의 순으로 구성되어 있으며, 여러 개의 원위세관들은 하나의 집합관으로 모이고 다시 여러 개의 집합관들은 신장유두(renal papilla)를 거쳐 신우(renal pelvis)를 통해 요관(ureter)으로 연결된다(그림 11-2). 요관은 소변을 방광까지 운반해 주는 가늘고 긴 관이다. 방광에 모아진 오줌은 일정한 양이 되면 요도(urethra)를 통해 몸 밖으로 배설된다(그림 11-1).

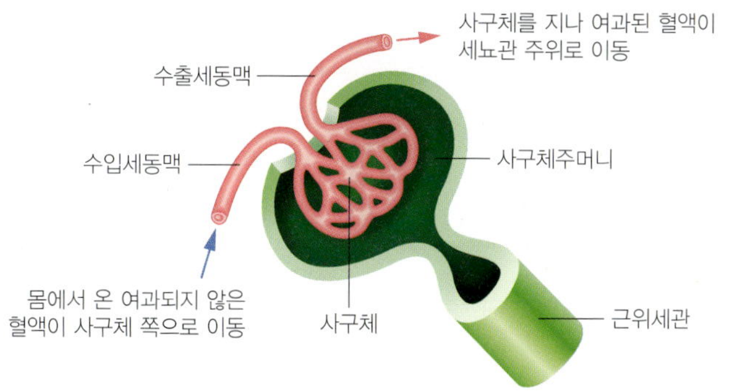

그림 11-3
신소체의 구조

light reading

콩팥의 어원

우리 몸의 기관 중에서 불순물을 걸러 내는 작용을 하는 신장(腎臟)은 마치 강낭콩을 양옆으로 세워 놓은 모양이며 팥빛을 띤다. 이에 콩의 생김새와 팥의 빛깔을 띠고 있다고 해서 '콩팥'이라는 이름을 얻었다.

2) 요의 형성 과정

복부 대동맥은 신장에 혈액을 공급하는 신동맥으로 연결되는데, 이것은 여러 개의 작은 혈관으로 나뉜 후 다시 사구체모세혈관을 형성하게 된다. 이때 신동맥과 사구체모세혈관을 연결하는 작은 혈관들을 수입세동맥(afferent arteriole)이라고 한다. 사구체주머니 안 에서 사구체를 형성하였던 모세혈관들은 수출세동맥(efferent arteriole)으로 모인 후 다시 모세혈관망을 형성하여 근위세관, 헨레고리, 원위세관, 집합관 주위를 에워쌌다가 신정맥으로 모인 후 신장 밖으로 나가게 된다(그림 11-2).

사구체모세혈관을 흐르는 혈액 중 일부는 모세혈관 막의 구멍(pore)을 통과하여 혈관 밖으로 흘러나온 후 사구체주머니 안에 모여 사구체여과액을 형성하고 근위세관을 거쳐 헨레고리로 이동하게 된다.

헨레고리는 수질 깊숙이 뻗어 내려가는 하행각(descending limb)을 거쳐 머리핀 모양으로 구부러진 후 다시 피질부로 올라오는 상행각(ascending limb)으로 구성되어 있으며, 헨레고리 상행각은 원위세관을 통해 집합관으로 모인다. 신소체에서 형성되었던 사구체 여과액은 근위세관, 헨레고리, 원위세관, 집합관을 거치는 동안 재흡수와 분비 과정을 거쳐

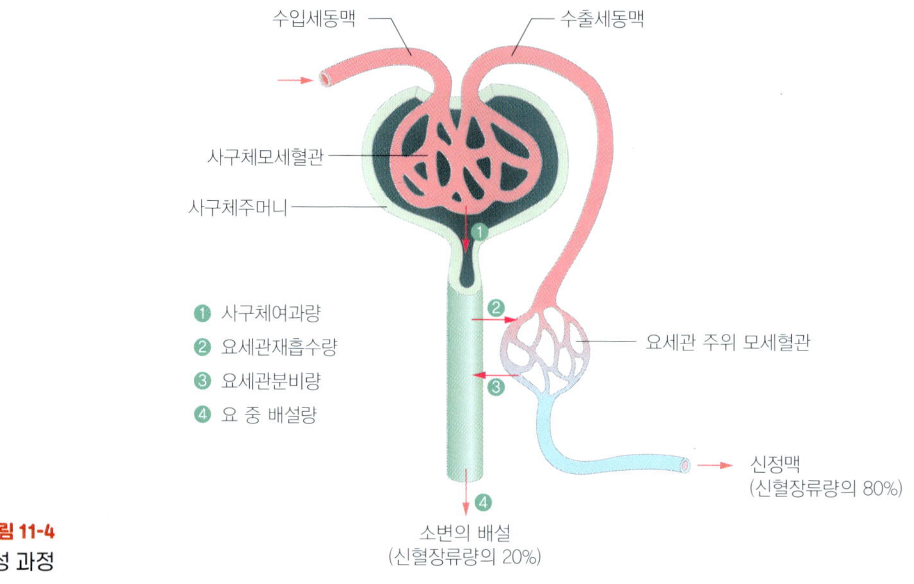

그림 11-4
요 형성 과정

배설을 위한 요를 형성하고, 요관을 통해 최종적으로 방광(urinary bladder)에 모 이게 된다. 따라서 어떤 물질이 사구체에서 여과된 후 그중 일부가 요세관에서 재흡수되거나 분비된다면, 그 물질의 요 중 배설량은 사구체여과량과 함께 요세관에서의 재흡수량과 분비량을 고려하여야 한다(그림 11-4).

이와 같은 원리를 통해 다음의 수식이 성립한다.

어떤 물질의 요 중 배설량 = 사구체여과량 − 요세관재흡수량 + 요세관분비량

그런데 만일 사구체여과 후 요세관에서 전혀 재흡수되거나 분비되지 않는 물질(①), 사구체여과 후 요세관에서 재흡수만 되고 분비는 되지 않는 물질(②), 사구체여과 후 요세관에서 재흡수는 되지 않고 분비만 일어나는 물질(③)이 있다면 다음과 같은 수식이 성립하게 될 것이다.

어떤 물질의 요 중 배설량 = 사구체여과량 ··· ①
어떤 물질의 요 중 배설량 = 사구체여과량 − 요세관재흡수량 ····················· ②
어떤 물질의 요 중 배설량 = 사구체여과량 + 요세관분비량 ························ ③

(1) 사구체여과

요세관에서 요가 형성되는 첫 번째 단계는 사구체모세혈관 막을 통한 물질의 이동으로, 이를 사구체여과(glomerular filtration)라고 한다.

사구체모세혈관 막을 구성하고 있는 내피세포에는 수많은 구멍(pore 또는 fenestra)이 있다. 이 구멍의 지름은 약 60~100 nm로서 구멍보다 크기가 작은 물질들은 통과하여 사구체주머니 안으로 흘러 들어가게 된다. 이를 사구체모세혈관 막의 투과성(permeability)이라고 하며, 물리적인 과정이므로 선택성이 없다. 구멍을 통과할 수 있는 물질은 물, 나트륨과 칼륨 등의 전해질, 포도당, 아미노산 등이다. 혈구나 대부분의 단백질은 크기가 크기 때문에 구멍을 통과하지 못하고 모세혈관 내에 머무르게 된다. 그러나 사구체모세혈관 막이 손상되면 단백질이 모세혈관 막을 통과하여 소변에서 발견될 수 있다.

한편, 구멍의 크기만을 기준으로 하였을 때 헤모글로빈과 알부민 등 크기가 작은 단백질들은 사구체모세혈관 막의 구멍을 충분히 통과할 수 있지만 실제로는 음전하를 띤 이들 단백질이 같은 음전하를 띠는 사구체모세혈관 막을 통과하기 쉽지 않은데, 이를 사구체모세혈관 막의 선택성(selectivity)이라고 한다. 이와 같이 사구체여과는 사구체모세혈관 막의 투과성과 선택성에 의해 사구체주머니 쪽으로 물질을 이동시키는 과정으로 성인의 경우 하루에 약 180 L에 달한다.

사구체여과를 일으키는 원동력은 사구체모세혈관 내 혈압으로, 크기가 작은 물질들을 구멍 바깥으로 밀어내는 힘이고, 사구체모세혈관 내에 남아 있는 단백질에 의한 교질 삼투압과 사구체주머니 속 수압은 모세혈관 막을 빠져나오려는 물질의 여과를 방해하는 힘이다(그림 11-5). 이 세 힘을 이용하여 유효여과압(effective filtration pressure)을 산출할 수 있다.

유효여과압 = 사구체모세혈관 내 혈압
− (사구체모세혈관 내 단백질에 의한 교질 삼투압 + 사구체주머니 속 수압)

10 mmHg = 55 mmHg − (30 mmHg + 15 mmHg)

심장에서 박출된 혈액 중 양쪽 신장으로 흘러 들어가는 혈액량은 약 20%에 달하는 1,100 mL/min이며 이를 혈장으로 환산하면 약 600 mL/min에 해당한다. 이것이 신혈장류량(renal plasma flow)이다. 사구체여과율(glomerular filtration rate, GFR)은 단위시간 동

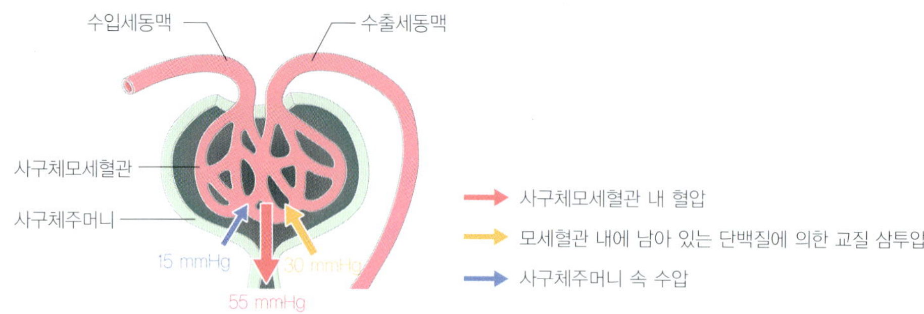

그림 11-5 사구체여과에 관련된 힘

안 사구체모세혈관 쪽에서 사구체주머니 쪽으로 이동하는 액체의 부피를 말하며 신장 기능을 반영하는 지표가 될 수 있다(표 11-1). 체표면적을 기준으로 보정하였을 때 40세 미만 성인 남자의 정상 사구체여과율 수치는 100~130 mL/min/1.73m^2, 여자는 90~120 mL/min/1.73m^2 정도로서 신혈장류량의 약 20%에 해당한다. 사구체를 통해 사구체주머니 쪽으로 빠져나간 사구체여과량의 거의 대부분은 재흡수되어 약 1 mL/min만이 요세관을 지나 요로 배설된다.

표 11-1 사구체여과율에 따른 신기능의 저하 정도

단계	사구체여과율(mL/min/1.73 m^2)	상태
정상 또는 1	≥ 90	신장 기능 정상이거나 초기 신장 손상
2	60~89	경도 신장 기능 저하
3	30~59	중등도 신장 기능 저하
4	15~29	중증 신장 기능 저하
5	< 15	말기 신부전

light reading

단백뇨(Proteinuria)

단백뇨는 소변으로 알부민(albumin) 등 단백질이 빠져나가는 증상을 의미한다. 소변검사에서 크레아티닌에 대한 알부민의 비가 300 mg/g 이상이면 단백뇨, 30~299 mg/g이면 미세단백뇨로 진단하고, 정상은 30 mg/g 미만으로 정의한다.

일반적으로 건강한 사람의 소변에는 거품이 많지 않고, 소변을 볼 때 순간적으로 거품이 생성되더라도 곧 사라진다. 하지만 단백뇨가 있는 경우에는 소변에 비누처럼 많은 양의

거품이 나타나고 시간이 지나도 없어지지 않는다. 격렬한 운동 직후, 발열, 요로 감염, 육류 단백질을 지나치게 많이 섭취한 경우 등 신장 기능에 특별한 문제가 없어도 일시적으로 단백뇨가 발생할 수 있다. 하지만 이와 같은 경우를 제외한 많은 경우에 단백뇨는 신장에 심각한 질병이 있음을 의미한다.

(2) 요세관재흡수

적정한 양의 소변을 배설하여 체액의 양을 유지하고, 영양소, 전해질 등이 배설을 통해 낭비되지 않도록 하려면 요세관 내 사구체여과액으로부터 체내 대사 과정에 필요한 물질들을 선택적으로 재흡수하여 혈관으로 되돌려 보내는 추가 과정이 필요하다. 물론 불필요한 물질은 재흡수 과정을 거치지 않고 대부분 그대로 배설된다.

요세관에서 재흡수되는 정도는 물질에 따라 다르며 같은 물질이라도 체내 조건에 따라 달라진다. 수분의 재흡수는 확산(diffusion)에 의한 수동적 재흡수 과정인데 탈수 상태에서는 여과된 양의 99.5% 이상이 재흡수되지만, 물을 과량 마셨을 경우에는 80% 정도만 재흡수된다. 나트륨도 과량 섭취 시에는 상당량이 배설되지만, 극도로 제한된 양을 섭취한 경우에는 여과된 양의 거의 대부분이 재흡수되어 요로는 거의 배설되지 않는다. 하지만 정상인의 경우 포도당, 아미노산 등 영양소와, 체내 산-염기 평형 유지에 필요한 중탄산이온(HCO_3^-)은 사구체여과 후 요세관에서 거의 대부분이 재흡수되므로 요 중 배설량은 극히 낮다.

① 나트륨-칼륨 펌프에 의한 재흡수

요세관에서의 재흡수 과정은 에너지 공급이 필요한 능동적 재흡수 과정과 에너지가 필요 없는 수동적 재흡수 과정으로 크게 구분할 수 있다. 사구체에서 여과된 수분(H_2O)과 나트륨의 거의 대부분은 요세관과 집합관에서 재흡수되며 약 65%는 근위세관에서 재흡수된다. 일반적으로 요 중으로 배설되는 수분과 나트륨의 양은 사구체여과량의 1% 미만이다.

요세관 및 집합관 상피세포 내 나트륨이온(Na^+)의 재흡수 과정은 세포측면막(basolateral membrane)의 나트륨-칼륨 펌프(Na^+/K^+ pump)에 의해서 이루어진다. 이 이동은 농도가 낮은 상피세포 내에서 농도가 높은 간질액 쪽으로 농도 경사(농도 기울기, concentration gradient)에 역행하여 이루어지므로 에너지가 필요한 능동운반(active transport) 과정이다. 나트륨-칼륨 펌프에 의해 나트륨이온이 이동하여 나감으로써 형성된 요세관 및 집합관 상피세포 내 낮은 나트륨이온의 삼투농도는, 요세관 및 집합관 강으로부터 요세관 및 집합관 상피세포 내로 나트륨이온의 확산을 촉진하게 된다.

나트륨-칼륨 펌프에 의해 양이온인 나트륨이온이 재흡수되면 요세관 내외에 전위차가 형성되어 음이온인 염소이온(Cl^-)과 중탄산이온을 끌어들이는 원동력이 된다. 재흡수된 나트륨이온, 염소이온, 중탄산이온에 의해서 형성된 요세관 및 집합관 강과 간질액 사이의 삼투농도의 차이는 치밀이음(tight junction)을 통한 수분 확산의 원동력이다. 이와 같은 과정들을 통해 간질액 내 다량으로 축적된 나트륨이온과 수분은 결과적으로 요세관 및 집합관 주위 모세혈관 내로 덩이흐름(bulk flow)에 의한 이동을 가능하게 한다(그림 11-6).

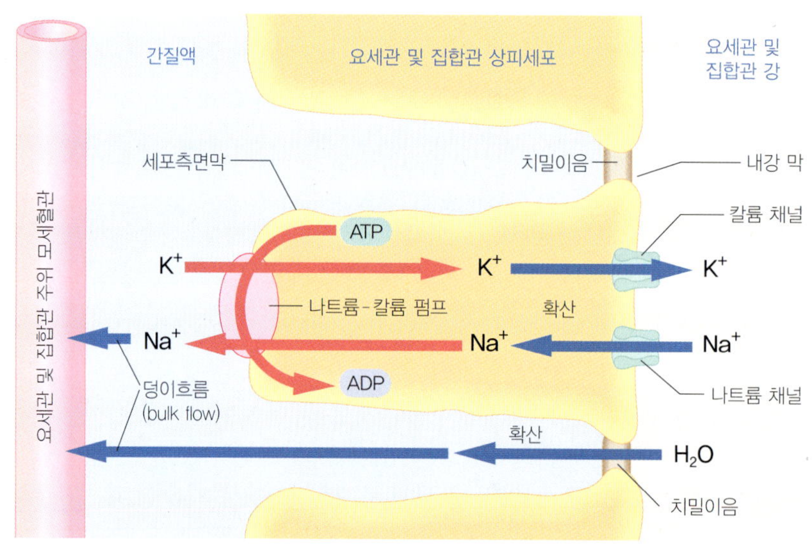

그림 11-6 요세관 및 집합관에서의 나트륨 재흡수

② **운반체에 의한 재흡수**

포도당, 아미노산, 인산염(phosphate), 황산염(sulfate), 젖산염(lactate), 비타민 C 등의 재흡수도 능동운반 과정에 의해서 이루어진다. 각 물질에 대해 특이성을 지니는 요세관 세포의 운반체(carrier)가 이들의 재흡수에 관여하고 있는데, 각 물질별 운반체의 수는 제한되어 있으므로 일정량 이상의 재흡수는 불가능하다. 포도당과 아미노산의 재흡수는 거

의 대부분 근위세관에서 이루어진다.

포도당의 경우 혈당 농도가 정상 수준인 6.1 mmol/L(110 mg/dL) 미만일 때에는 사구체 여과 후 사구체주머니를 통해 요세관으로 이동한 포도당의 전부가 포도당 운반체에 의하여 혈관 쪽으로 완전히 재흡수된다. 하지만 포도당을 주사하거나 당뇨병 등으로 혈당량이 정상 수준보다 높아진 상태에서는 요세관으로 이동한 포도당의 양이 포도당 운반체를 포화시키고도 남을 정도로 많기 때문에 모두 재흡수되지 못하고 요세관에 남아 그대로 요를 통해 배설되는데 이를 당뇨(glucosuria)라고 한다. 당뇨는 일반적으로 혈당이 160~180 mg/dL 이상인 경우 관찰되며 이를 포도당의 신장역치라고 한다.

아미노산은 체구성 영양소이고, 인산염은 골격의 재료인 동시에 체내 고에너지 인산화합물의 재료이며, 황산염은 함황아미노산인 시스테인(cysteine)과 메티오닌(methionine)의 재료이다. 즉 이들은 모두 체내 대사에 매우 필요한 물질들이다. 하지만 과량으로 존재하면 오히려 여러 병적 현상을 초래할 수도 있다. 다행히도 요세관에는 포도당과 마찬가지로 아미노산, 인산염, 황산염 등에 대해 각각 특이성을 지닌 운반체가 한정된 수로 존재하기 때문에, 만일 이들 물질이 혈중에 과량 존재할 경우 사구체여과 후 일정량만큼만 재흡수되고 나머지는 요를 통해 배설되어 체내 과량 축적을 방지할 수 있다.

③ 삼투이뇨

식물체에서 추출한 당알코올인 만니톨(mannitol)은 사구체여과 후 요세관에서 재흡수되지 않는 물질이다. 따라서 만니톨을 정맥주사하게 되면 요세관에서 여과된 만니톨이 요세관 강 내에 계속 남아 삼투압을 증가시키므로 수분의 재흡수를 방해하고 많은 양의 수분으로 인해 요세관 강 내 나트륨이온 농도가 낮아져, 결국 나트륨이온의 재흡수가 방해를 받는다. 그 결과, 많은 양의 나트륨, 염소 등 이온과 다량의 수분이 포함된 요가 배설되는 연쇄적인 과정이 일어나는데 이러한 현상을 삼투이뇨(osmotic diuresis)라고 한다. 따라서 신장 질환으로 요가 감소한 환자에게 만니톨을 투여하면 요의 배설을 돕고 세포외액의 용적을 감소시켜 부종을 완화시키는 효과가 있다. 한편, 조절되지 않은 당뇨병에서도 포도당으로 인한 삼투이뇨 현상이 관찰된다.

(3) 요세관분비

신장으로 들어온 총혈장량의 약 20%가 사구체여과를 통해 요세관으로 흘러 들어가므로, 만일 어떤 독성물질이 혈장 속에 섞여 있다면 20%만이 신장을 통해 배설되고 나머지 80%는 신정맥을 따라 다시 혈류로 들어가게 될 것이다. 따라서 사구체여과만으로는 체내에 존재하는 독성물질을 효율적으로 체외로 배설할 수 없다. 그러므로 효과적인 배설을 위해서는 요세관분비 과정이 필요한데, 요세관분비도 요세관재흡수와 마찬가지로 물질에 따라 선택성이 있는 과정이며 능동적 분비계와 수동적 분비계로 나눌 수 있다.

능동적 분비계에 의해 조절되는 물질에는 유기산과 유기염기가 있으며, ρ-아미노마뇨산(para-aminohippuric acid), 페놀레드(phenol red), 조영제인 디오드라스트(diodrast), 페니실린(penicillin), 프로베네시드(probenecid), 구연산회로(citric acid cycle, TCA cycle)의 중간대사물질 등 유기산과, 테트라에틸암모늄(tetraethylammonium, TEA), 구아니딘(guanidine), 티아민(thiamin), 콜린(choline), 히스타민(histamine) 등 유기염기가 이에 해당한다.

유기산 분비계와 유기염기 분비계는 근위세관에서 각 분비계당 한 가지 운반체에 의해서 조절된다. 따라서 혈액 내에 두 종류 이상의 유기산이나 두 종류 이상의 유기염기가 존재하면, 유기산들끼리 또는 유기염기들끼리 서로 경쟁현상을 일으키므로 한 종류의 물질이 단독으로 존재할 때보다 분비가 억제된다. 이와 같은 현상을 상호억제(reciprocal inhibition)라고 하는데, 항생제인 페니실린이 귀했던 과거에는 체내에 주입된 페니실린이 요를 통해 쉽게 배설되는 것을 억제하기 위해서 같은 유기산 분비계 조절약물인 프로베네시드를 함께 주사하기도 하였다.

수소이온(H^+)도 신장의 능동적 분비계에 의해 조절된다. 이것은 근위세관과 원위세관 모두에서 일어나는데, 특히 원위세관의 수소이온펌프(H^+ pump 또는 H^+/K^+ ATPase)는 상당히 강력하여 요세관 강 내 수소이온 농도가 혈액 내 수소이온 농도의 약 1,000배가 될 때까지 수소이온을 분비시킬 수 있다.

수동적 분비계에 의해 요세관에서 분비되는 물질에는 말라리아 치료제로 쓰였던 퀴닌(quinine), 국소마취제인 프로카인(procaine), 암모니아(ammonia) 등의 약염기와, 해열 진통제인 살리실산(salicylic acid), 진정제 등으로 쓰이는 펜토바르비탈(pentobarbital) 등의 약산이 있다. 한편, 나트륨이온은 요세관 분비 과정을 거치지 않는다.

3) 신장 기능검사

(1) 사구체여과율의 측정

어떤 물질을, 혈장 농도에 대해 단위시간 동안 요를 통해 배설된 양을 측정하게 되면 그 물질의 혈장청소율(혈장제거율, plasma clearance)을 알 수 있다.

$$\text{어떤 물질의 혈장청소율(mL/min)} = \frac{\text{단위시간 동안 요를 통해 배설된 어떤 물질의 양(mg/min)}}{\text{어떤 물질의 혈장 농도(mg/mL)}}$$

만일 사구체여과 후 요세관에서 재흡수 또는 분비가 일어나지 않는 물질이 있다면 요를 통해 배설되는 양이 곧 사구체여과량과 같은데, 이와 같은 특성을 가진 대표적인 물질에는 다당류의 일종인 이눌린(inulin)이 있다. 이눌린은 요를 통해 배설된 양과 사구체여과량이 같으므로 이눌린의 혈장청소율은 곧 사구체여과율에 해당하게 된다.

$$\text{이눌린의 혈장청소율(mL/min)} = \text{사구체여과율(mL/min)}$$

이눌린을 혈관 내에 주사하여 이눌린의 혈장 농도와 단위시간 동안 요를 통해 배설된 양을 측정하면 이눌린의 혈장청소율을 산출할 수 있다. 또한 역으로 어떤 물질의 혈장청소율이 사구체여과율과 같은 값이라면 그 물질은 이눌린처럼 사구체여과 후 요세관에서 재흡수와 분비가 전혀 일어나지 않는 물질일 것이다.

하지만 사구체여과율 측정을 위해서 이눌린의 혈장청소율을 측정하는 방법은 이상적이나 검사 방법이 불편하고 어려우며 시간이 많이 소요되어, 실제 임상에서는 잘 이용하지 않고 실험이나 연구 목적으로만 이용되고 있다. 대신 임상에서 가장 널리 사용되는 방법은 혈중 크레아티닌 농도를 이용하여 간접적으로 사구체여과율을 추정하는 것이다. 혈중 크레아티닌 농도를 이용하면 특별한 약제를 투여하지 않고도 손쉽게 사구체여과율을 측정할 수 있다는 장점이 있다.

(2) 신혈장류량의 측정

어떤 물질이 사구체여과 후 요세관에서 재흡수되지 않고 분비만 일어난다면 요 중 배설량은 사구체여과량에 요세관분비량을 더한 값과 같다. 이와 같은 특징을 가진 대표적인 물질에는 유기산과 유기염기가 있다.

유기산의 하나인 ρ-아미노마뇨산은 혈액을 통해 신장으로 들어온 후 일부가 사구체에서 여과된 후 나머지 모두는 요세관에서 분비되므로 결국 신장으로 들어온 혈액 중의 ρ-아미노마뇨산 전부가 요 중으로 배설된다. 따라서 ρ-아미노마뇨산의 혈장청소율은 곧 신혈장류량에 해당하게 된다.

ρ-아미노마뇨산의 혈장청소율(mL/min) = 신혈장류량(mL/min)

ρ-아미노마뇨산을 혈관 내에 소량 주사하여 혈장 내 농도를 낮은 농도로 일정하게 유지한 후 ρ-아미노마뇨산의 혈장 농도와 단위시간 동안 요를 통해 배설된 양을 측정하면 ρ-아미노마뇨산의 혈장청소율을 산출할 수 있고, 이를 통해 한 개인의 신혈장류량을 알 수 있다. 또한 역으로 어떤 물질의 혈장청소율이 신혈장류량과 같은 값이라면 그 물질은 ρ-아미노마뇨산처럼 사구체여과 후 요세관에서 재흡수 없이 요세관분비에 의해 완전히 혈장에서 제거되는 물질임을 의미한다.

light reading

만성신부전

(만성콩팥병 또는 만성신장병 Chronic kidney disease, Chronic renal failure)

신장 기능이 상실된 상태를 통칭 신부전이라고 한다. 진행 상태에 따라 급성과 만성으로 구별하지만, 일반적으로 신부전이라 하면 만성을 일컫는 경우가 많다. 만성신부전은 신장에 손상이 있거나 사구체여과율이 60 mL/min/1.73 m^2 미만으로 감소한 상태(신기능 저하 3단계 이상)가 3개월 이상 지속되는 경우를 말한다(표 11-1 참고).

만성신부전 환자 3명 중 1명은 신장 기능이 절반 이하로 떨어져 치료가 쉽지 않은 상태에서 발견된다는 조사 결과가 있다. 신부전 초기는 소변에 단백뇨나 혈뇨가 보이면서 혈압이 서서히 올라가고 밤에 소변 때문에 잠을 깨는 야뇨현상이 나타날 수도 있지만, 별다른 증상을 느끼지 못하는 경우가 많기 때문이다. 하지만 신장 기능이 점차 저하되어 말기 신부전에 이르게 되면 피곤함, 가려움증, 식욕부진, 구토, 호흡곤란 등의 요독증(uremia)이 나타나게 되고 투석이나 신장이식 등의 치료를 받지 않으면 정상적인 생활을 할 수 없는 상태가 된다.

전체 만성신부전 환자의 70% 이상이 고혈압과 당뇨병을 가지고 있는 만큼 이 두 질환은 만성신부전의 중요한 위험 요인이다. 또한 연령이 높거나, 빈혈이거나, 여성이거나, 순환기계 질환의 병력이 있는 경우에도 만성신부전의 위험이 높아진다. 따라서 이와 같은 위험요인들을 가지고 있는 사람은 신장 기능이 저하되지는 않았는지 특히 주의 깊게 관찰할 필요가 있다.

2. 혈압의 조절

평상시 우리가 섭취하는 전해질과 수분의 양은 기복이 매우 심하기 때문에 체액량을 일정하게 유지하기 위해서는 전해질과 수분의 배설을 정밀하게 조절해야만 한다(표 11-2, 11-3). 체액은 크게 세포내액(intracellular fluid, ICF)과 세포외액(extracellular fluid, ECF)으로 구분되는데, 생체는 세포외액의 전해질 함량을 조절함으로써 삼투압과 수분 함량을 조절하고, 이를 통해 간접적으로 세포내액의 삼투압과 수분 함량을 조절할 수 있다. 체액의 삼투농도는 300 mOsm/L인데, 세포외액 중 약 80%를 차지하는 나트륨이온(Na^+)과 염소이온(Cl^-)의 삼투농도(osmotic concentration)가 250 mOsm/L에 달하므로 세포외액의 삼투농도는 나트륨이온과 염소이온의 함량에 의해 크게 좌우되는 셈이다.

만일 많은 양의 나트륨을 섭취하여 체내 나트륨 함량이 필요 이상으로 높아지면 물 섭취가 늘어나고 그에 따른 세포외액량의 증가로 혈압이 높아질 수 있다. 하지만 정상인은 이런 경우에 신장에서 나트륨 배설을 증가시켜 체내 나트륨 균형을 유지하기 때문에 혈압 상승 현상을 사전에 방지할 수 있다. 반대로 나트륨 섭취량이 부족하면 소변을 통한 나트륨 배설량이 감소하게 된다. 소변을 통한 나트륨 배설량에 대변을 통한 배설량과 땀을 통한 배출량을 합하면 하루에 섭취하는 나트륨의 양과 거의 비슷한 수준이 되므로, 체내 나트륨 보유량은 일정하게 유지될 수 있다(표 11-2).

표 11-2 성인의 일일 평균 염화나트륨(NaCl) 출입량의 예

섭취 경로와 양		배출 경로와 양	
액체와 식품	10.50 g	소변	10.00 g
		대변	0.25 g
		땀	0.25 g
합계	10.50 g	합계	10.50 g

표 11-3 성인의 일일 평균 수분 출입량의 예

섭취 경로와 양		배출 경로와 양	
액체(물, 음료)	1,575 mL	소변	1,600 mL
음식	675 mL	불감성 손실(피부와 폐)	750 mL
대사에 의한 생성	300 mL	대변	200 mL
합계	2,550 mL	합계	2,550 mL

1) 사구체옆장치의 작용

사구체여과율이 감소하거나 증가하게 되면 체내 전해질과 수분 균형이 깨질 수 있으므로 신장의 정상적인 기능과 체내 항상성 유지를 위해서는 사구체여과율의 조절이 중요하다. 각 네프론에 존재하는 사구체옆장치(juxtaglomerular apparatus)는 신혈장류량과 사구체여과율을 감지하고 조절하기에 매우 유리하게 신소체의 혈관극(vascular pole)과 원위세관 사이에 위치해 있다. 사구체옆장치는 치밀반세포(macula densa cell), 과립세포(granular cell), 혈관사이세포(토리사이질세포, mesangial cell) 등 세 부분으로 구성되어(그림 11-7), 요세관 내 나트륨 농도가 변화하면 이를 민감하게 감지함으로써 다시 정상 수준으로 되돌리기 위한 연쇄반응(cascade)을 일으킨다.

혈압 저하로 사구체여과율이 감소하게 되면 많은 양의 나트륨이 재흡수되면서 원위세관 내 나트륨 농도가 낮아지게 된다. 나트륨 농도 저하를 감지한 치밀반세포는 프로스타글란딘의 분비를 촉진함으로써 수입세동맥 혈관을 확장시켜 저항을 감소시키고, 산화질소(nitric oxide) 합성을 증가시켜 교감신경계를 활성화한다.

사구체여과율은 신혈장류량에 영향을 받는데, 신혈장류량의 극심한 감소는 신장을 산소 고갈 상태에 빠뜨릴 수 있으며 반대로 신혈장류량의 지속적으로 과도한 증가와 이로 인한 사구체여과율의 증가는 사구체에 손상을 일으킬 수 있다.

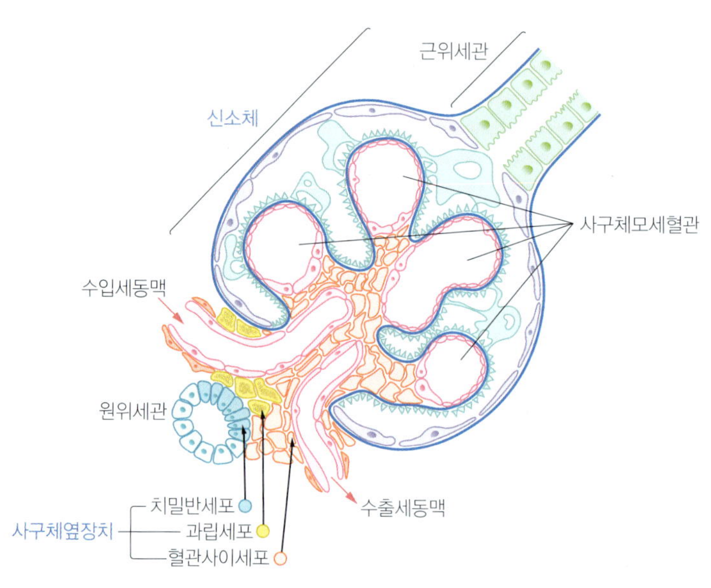

그림 11-7
신소체와 사구체옆장치의 구조

2) 레닌-안지오텐신-알도스테론 계통에 의한 조절

활성화된 교감신경계에 의해 과립세포로부터 분비된 레닌은 간에서 분비된 안지오텐시노겐(angiotensinogen)을 안지오텐신 I으로 가수분해하는 효소(angiotensinogenase)이다. 폐와 신장 등에서 형성되는 안지오텐신전환효소(angiotensin converting enzyme, ACE)는 안지오텐신 I을 안지오텐신 II로 전환하고, 안지오텐신 II는 부신피질에서 알도스테론의 분비를 촉진하고 뇌하수체후엽에서 항이뇨호르몬[antidiuretic hormone, ADH 또는 바소프레신(vasopressin)]의 분비를 촉진한다. 분비된 알도스테론과 항이뇨호르몬은 원위세관과 집합관에서 나트륨이온과 수분의 재흡수를 촉진함으로써 혈액량을 증가시키고 사구체여과율을 정상 수준으로 상승시킬 수 있다.

한편, 과립세포도 신관류 혈압 저하를 스스로 감지하여 레닌을 분비할 수 있고, 안지오텐신 II는 직접적으로 세동맥의 수축을 일으키고 요세관에서 나트륨이온의 능동적 재흡수를 촉진하기도 한다.

이처럼 레닌에서 알도스테론에 이르는 일련의 과정을 레닌-안지오텐신-알도스테론 계통(renin-angiotensin-aldosterone system, RAAS)이라고 하며(그림 11-8), 이를 통해 신장은 혈압을 조절하는 기능을 수행할 수 있다. 레닌-안지오텐신-알도스테론 계통의 각 단계는 고혈압 환자의 혈압강하제에 응용되고 있다.

심방나트륨이뇨펩타이드(atrial natriuretic peptide, ANP)는 강력한 혈관확장제(vasodilator)로서 세포외액량 증가에 의한 혈압 상승에 대응하여 심방의 근육세포가 분비하는 호르몬이다. 심방나트륨이뇨펩타이드는 레닌-안지오텐신-알도스테론 계통에 의한 혈압과 체액의 증가를 억제하며, 원위세관과 집합관에서 나트륨이온과 물의 재흡수를 억제하여 체외 배설을 촉진한다. 또한 수입세동맥을 확장시키고 수출세동맥을 수축시키는 동시에 혈관사이세포를 이완시켜 사구체모세혈관 내 압력 증가를 통한 사구체여과율의 상승을 초래하고, 결과적으로 나트륨과 수분의 배설 증가를 통해 혈액량을 감소시킴으로써 순환계의 부담을 덜어 주고 혈압을 저하시키는 효과가 있다.

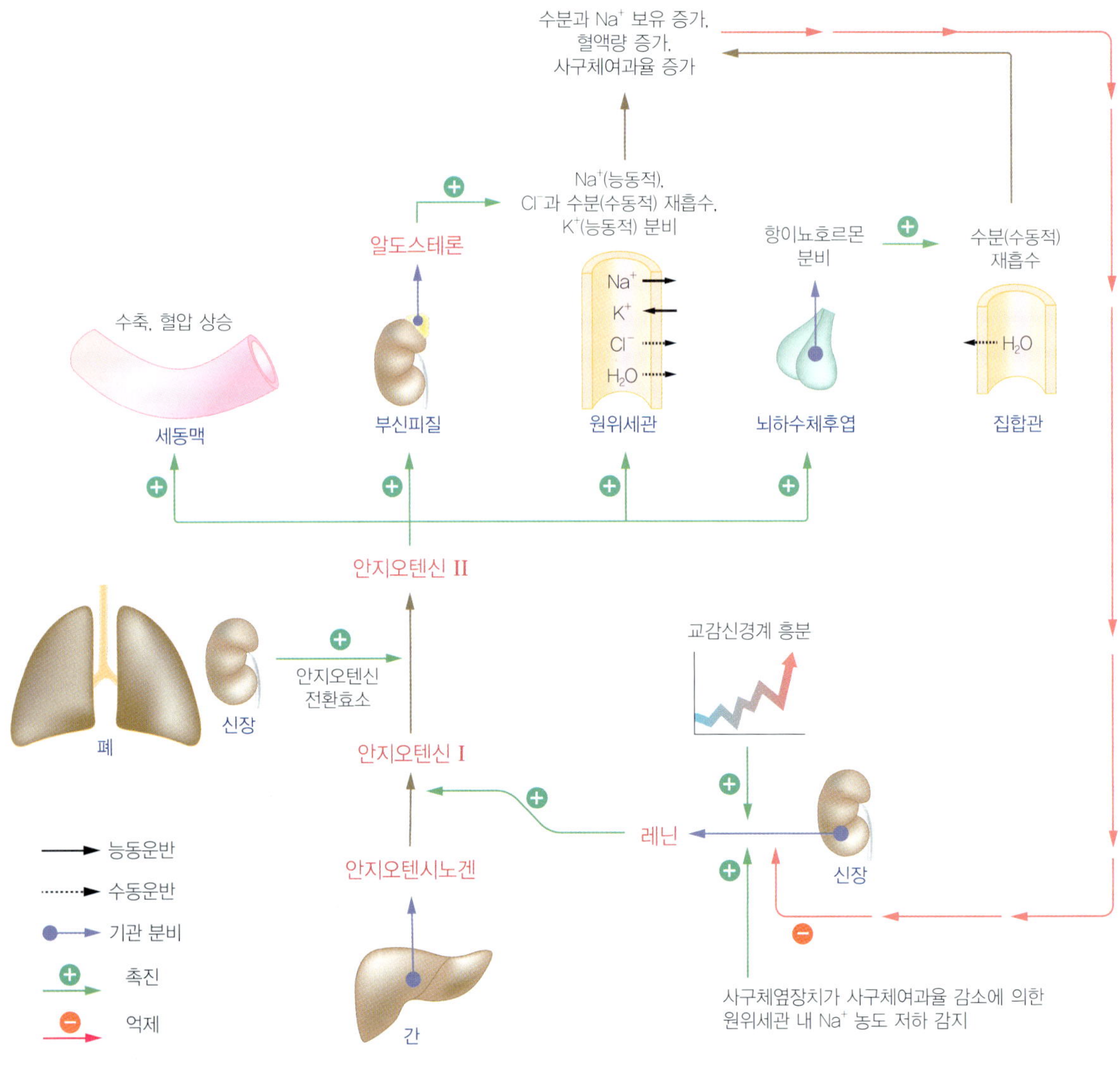

그림 11-8 레닌-안지오텐신-알도스테론 계통

3. 체액의 삼투농도 조절

정상인의 체액 삼투농도는 300 mOsm/L 내외로 일정하게 유지되고 있다. 이것은 신장에서 나트륨과 수분의 배설량을 적절히 조절함으로써 가능하다. 하루에 약 180 L의 액체가 사구체를 통해 여과되지만 대부분의 수분은 요세관과 집합관에서 재흡수되고 1.6 L 정도만이 요를 통해 배설된다(표 11-3).

1) 원위세관과 집합관에서의 수분 재흡수 조절

물을 너무 많이 마셔서 체액의 삼투농도가 낮아지거나 땀을 많이 흘려 심한 탈수로 인해 삼투농도가 증가된 경우 등에는 나트륨과 염소의 이동과는 별도로 신장과 내분비 기관이 밀접한 상호작용에 의해 수분을 선택적으로 재흡수함으로써 체액의 삼투농도를 정상화시킬 수 있다. 하지만 일반적으로 요세관과 집합관에서의 수분 재흡수는 나트륨과 염소의 이동에 따라 형성된 삼투농도 차이에 의해 이루어진다.

헨레고리 내 요는 하행각을 따라 신장 수질 내부로 내려가면서 점차 농축되어 고장성(hypertonic) 요가 되었다가 상행각을 따라 피질 쪽으로 올라오면서 점차 다시 희석되어 저장성(hypotonic) 요가 된 후 원위세관에 이르게 된다(그림 11-9). 이렇게 형성된 저장성 요는 원위세관과 집합관을 흐르는 동안 체액의 삼투농도 조절에 이용된다. 즉 체액의 삼투농도가 낮을 때는 원위세관과 집합관에서 수분의 재흡수율이 낮아져 저장성 요를 그대로 체외 배설하게 되고, 체액의 삼투농도가 높을 경우에는 수분의 재흡수율이 높아져

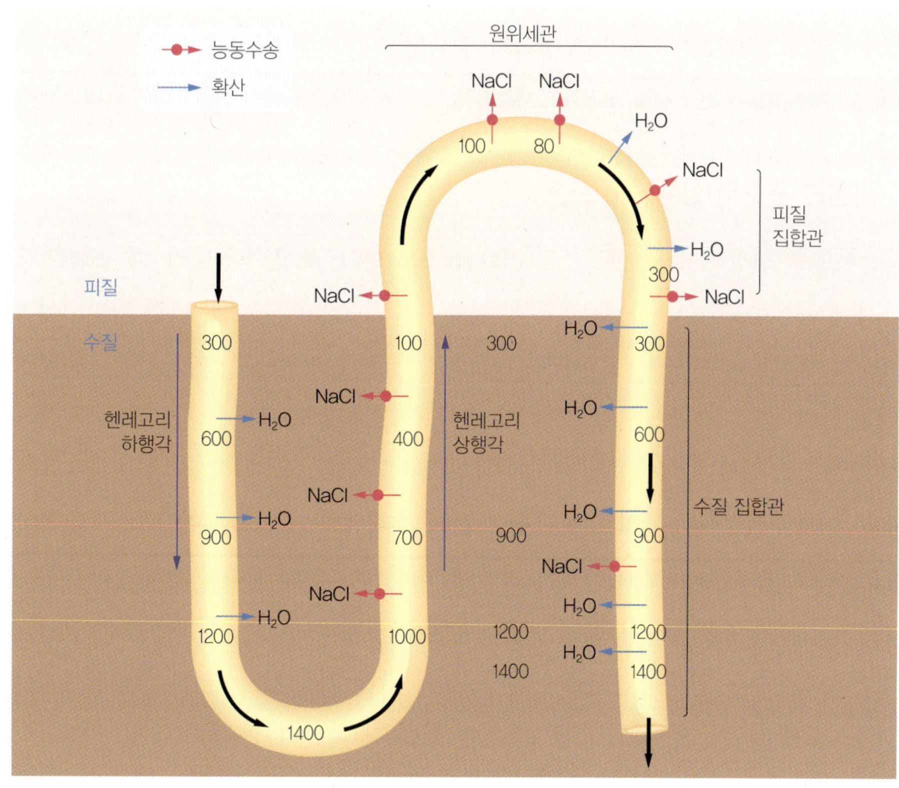

그림 11-9
신장조직과 헨레고리, 요세관, 집합관에서 삼투농도의 변화

고장성 요를 형성한 후 배설하게 된다.

원위세관과 집합관에서 수분의 재흡수는 시상하부의 삼투수용체(osmoreceptor)와 뇌하수체후엽에서 분비되는 항이뇨호르몬(ADH)에 의하여 조절된다. 주변 혈액의 삼투압 변화로 인해 삼투수용체 세포 내외로 수분의 확산현상이 일어나면 삼투수용체 세포가 이를 감지하고 뇌하수체후엽의 항이뇨호르몬 분비를 조절한다. 즉 평상시 원위세관과 집합관의 수분 투과도는 매우 낮으나 수분 섭취 부족으로 인해 체액의 삼투농도가 높아지면 시상하부의 삼투수용체 세포가 이를 감지하고 항이뇨호르몬의 분비를 촉진하여 원위세관과 집합관의 수분 투과도는 증가된다. 그 결과 헨레고리 상행각에 형성되었던 저장성 요는 수질 내 집합관을 이동하는 동안 수질조직 쪽으로 수분이 확산, 재흡수되어 고장성 요로 전환된 후 체외로 배설된다. 이때 수질조직의 높은 삼투농도는 집합관 내 요로부터 수질 쪽으로 수분의 확산을 강력하게 촉진하는 원동력이 된다. 한편, 수분의 섭취가 많아 세포외액의 삼투농도가 낮아지고 혈장 삼투농도도 낮아지면 시상하부의 삼투수용체 세포가 이를 감지하여 항이뇨호르몬의 분비를 억제하게 된다. 그 결과 원위세관과 집합관에서 수분의 투과도가 낮은 상태가 되어 수질조직 쪽으로의 수분 확산이 이루어지지 않게 됨으로써 헨레고리 상행각에서 형성되었던 저장성 요가 그대로 배설되는데, 이를 수분이뇨(water diuresis)라고 한다.

2) 직혈관 구조와 삼투농도 보존

일반적으로 혈장의 삼투농도는 약 300 mOsm/L이므로 삼투농도가 매우 높은 신장 수질 내에서는 분포되어 있는 모세혈관 내 수분이 수질조직 쪽으로 다량 확산되어 빠져나가고 모세혈관 내로 수질 내 다량의 나트륨과 염소 등의 용질이 확산하여 들어감으로써 이들 간의 농도 경사는 곧 소멸되어야 한다. 그러나 실제로는 신장 수질 내 혈관 구조의 특수성으로 인하여 이런 현상은 일어나지 않는다(그림 11-10). 수질 내 혈관은 직혈관(vasa recta)으로서 헨레고리와 집합관에 나란히 주행하고 있는데 수질의 내부 깊숙이 들어가는 하행각을 따라 주행할 때에는 확산에 의해 많은 양의 용질을 받아들이고 수분을 내어놓다가, 다시 피질 쪽으로 돌아 나오는 상행각을 따라 주행할 때에는 많은 양의 용질을 내어놓고 수분을 받아들임으로써 헨레고리와 같은 역류계를 형성하여 수질조직이 높은 삼투농도를 보존할 수 있도록 한다. 즉 헨레고리에 나란히 주행하고 있는 직혈관의 머리핀 모양 고리는 수질 간질액 내의 용질이 모세혈관으로 확산에 의해 손실되는 것을 최

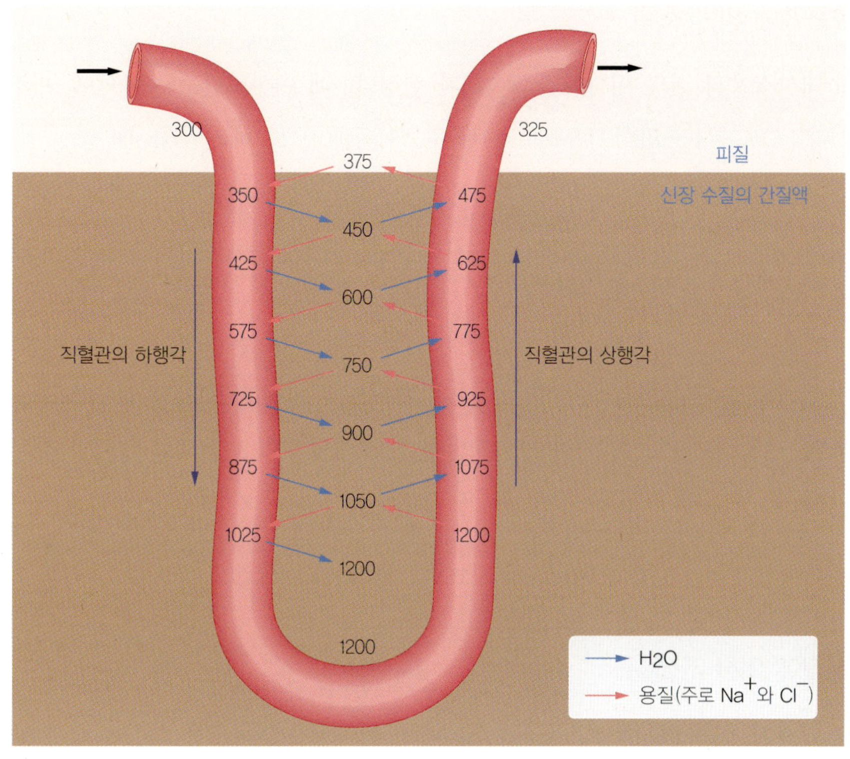

그림 11-10
신장 수질조직과 직혈관에서의 삼투 농도의 변화

소화함으로써 삼투농도를 보존할 수 있는 구조인 것이다.

4. 체액의 산성도 조절

생체 내에서 일어나는 수많은 생화학적 대사반응의 효소는 단백질이기 때문에 체액은 수소이온 농도에 민감하다. 이 때문에 생체는 세포외액의 pH를 매우 좁은 범위 내에서 세밀하게 조절하고 있으며 이에 의해 세포내액의 pH를 간접적으로 조절한다. 정상 상태에서 동맥혈의 pH는 7.4 내외로 조절되고 있는데, 이는 여러 기관들의 상호 협동작용의 결과이다. 이 중 특히 신장은 수소이온의 획득과 손실 간의 균형을 통해 혈장 수소이온의 농도를 비교적 일정하게 유지하는 역할을 수행하고 있다. 체액의 pH는 다음의 여러 기관들에 의해서 조절될 수 있다.

1) 호흡계에 의한 조절

체내 대사작용의 결과 이산화탄소(CO_2)가 생성되는데 이산화탄소는 체액에 녹아 탄산(H_2CO_3)이 되고 다시 중탄산이온(HCO_3^-)과 수소이온(H^+)으로 해리된다.

$$CO_2 + H_2O \rightleftarrows H_2CO_3 \rightleftarrows HCO_3^- + H^+$$

이렇게 생성된 수소이온은 체외로 제거되지 않으면 체액을 산성 쪽으로 기울게 만드는 원인이 된다. 폐에서는 이 반응의 역반응을 진행하여 수소이온을 다시 이산화탄소로 전환해서 호기에 섞어 체외로 배출할 수 있다. 그러므로 탄산을 휘발성 산(volatile acid)이라고 한다. 만일 폐환기량이 변화되면 휘발성 산의 배출량이 변화되고 그에 따라 체액의 pH가 변동될 수 있다.

$$H^+ + HCO_3^- \rightleftarrows H_2CO_3 \rightleftarrows H_2O + CO_2\uparrow$$

2) 신장에 의한 조절

체내 단백질 분해 대사(이화, catabolism) 과정에서 인산(H_3PO_4)과 황산(H_2SO_4) 및 기타 유기산이 형성된다. 이들은 폐를 통해서 기체의 형태로 배출될 수 없기 때문에 비휘발성 산(nonvolatile acid)이라 하며, 신장에서 요를 통해 체외로 배설될 수밖에 없다.

체내에서 형성된 이들 산은 일단 혈장 내의 완충염인 탄산수소나트륨($NaHCO_3$)에 의해 중화되어 인산수소이나트륨(Na_2HPO_4)과 황산나트륨(Na_2SO_4) 등의 중성염과 이산화탄소로 전환된다. 이때 형성된 이산화탄소는 폐를 통해 체외로 배출되고, 중성염인 인산수소이나트륨과 황산나트륨은 혈액을 따라 신장으로 운반된 뒤 사구체에서 여과된다.

$$H_3PO_4 + 2NaHCO_3 \rightleftarrows Na_2HPO_4 + 2H_2O + 2CO_2\uparrow$$
$$H_2SO_4 + 2NaHCO_3 \rightleftarrows Na_2SO_4 + 2H_2O + 2CO_2\uparrow$$

(1) 인산수소나트륨이온

사구체여과를 통해 요세관 강 내로 이동한 인산수소이나트륨은 나트륨이온(Na^+)이 해리된 후 인산수소나트륨이온($NaHPO_4^-$)으로 전환되고, 해리된 나트륨이온은 요세관 상피세포의 나트륨-칼륨 펌프(Na^+/K^+ pump)에 의해서 혈액으로 이동된다(그림 11-11). 수 소이온펌프(H^+ pump)에 의해 요세관 상피세포로부터 요세관 강 내로 능동운반된 수소 이온

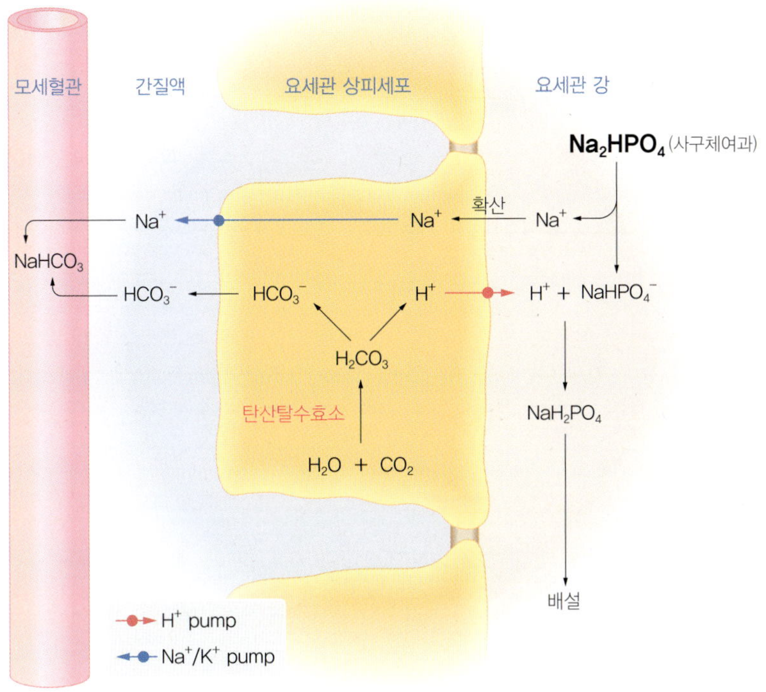

그림 11-11
인산수소나트륨 이온의 배설 메커니즘

(H^+)은 인산수소나트륨이온과 결합하여 인산이수소나트륨으로 전환된 후 요 중으로 배설된다(그림 11-11). 한편, 요세관 강 내로 이동하여 들어온 수소이온은, 요세관 상피세포 내에서 탄산탈수효소(carbonic anhydrase)에 의해 이산화탄소와 물 분자로부터 형성된 탄산(H_2CO_3)에서 해리된 것이다. 탄산으로부터 수소이온이 해리된 후 생성된 중탄산이온(HCO_3^-)은 혈관 내로 이동하여 나트륨과 결합함으로써 인산을 중화하는 데 소모되었던 탄산수소나트륨($NaHCO_3$)을 재보충하는 데 쓰인다.

(2) 황산이온

요세관 강 내로 이동한 황산나트륨은 나트륨이온이 해리된 후 황산이온(SO_4^{2-})으로 전환되고, 해리된 나트륨이온은 요세관 상피세포의 나트륨-칼륨 펌프에 의해서 혈액으로 이동한다(그림 11-12). 한편, 요세관 상피세포 내 글루타민(glutamine)은 암모늄이온(NH_4^+)과 중탄산이온(HCO_3^-)으로 해리되는데 이 중 암모늄이온은 확산에 의해 요세관 강 내로 이동한 뒤 황산이온과 결합하여 황산암모늄[$(NH_4)_2SO_4$]으로 전환되어 요 중으로 배설된

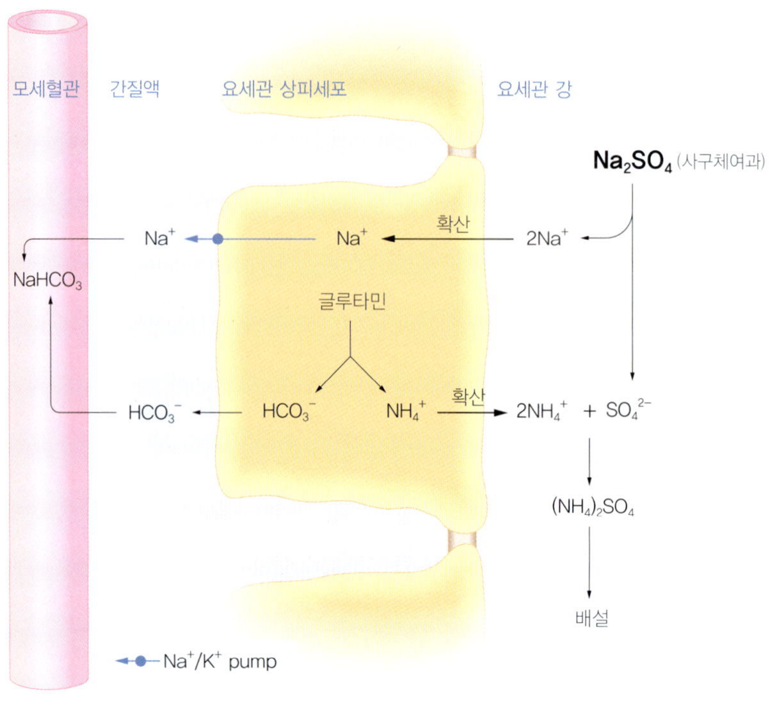

그림 11-12
황산나트륨의 배설 메커니즘

다. 해리된 중탄산이온은 혈관 내로 이동하여 나트륨과 결합함으로써 황산(H_2SO_4)을 중화하는 데 소모되었던 탄산수소나트륨을 재보충하는 데 쓰인다.

(3) 중탄산이온

혈장 중탄산이온은 계속하여 사구체에서 여과되고 있고 그 양은 상당하다. 따라서 여과된 중탄산이온이 재흡수되지 않고 그대로 요로 배설된다면 체액의 pH를 유지하는 데 필요한 탄산수소나트륨은 매우 부족하게 될 것이다. 하지만 신장은 다음의 과정을 통해 사구체에서 여과된 중탄산이온을 100% 재흡수하고 있다(그림 11-13).

수소이온펌프에 의해 요세관 상피세포로부터 요세관 강 내로 이동하여 들어온 수소이온(H^+)은 요세관 강 내의 중탄산이온(HCO_3^-)과 결합하여 탄산(H_2CO_3)을 형성하고 이것은 이산화탄소와 물 분자로 전환된 뒤 요세관 상피세포 내로 확산되어 들어간다. 상피세포 내로 들어온 이산화탄소와 물 분자는 탄산탈수효소에 의해 다시 탄산을 형성한 후 수소이온과 중탄산이온으로 해리되고, 중탄산이온은 혈관 내로 이동하여 나트륨이온과 결합함으로써 탄산수소나트륨을 재보충하는 데 쓰이게 된다.

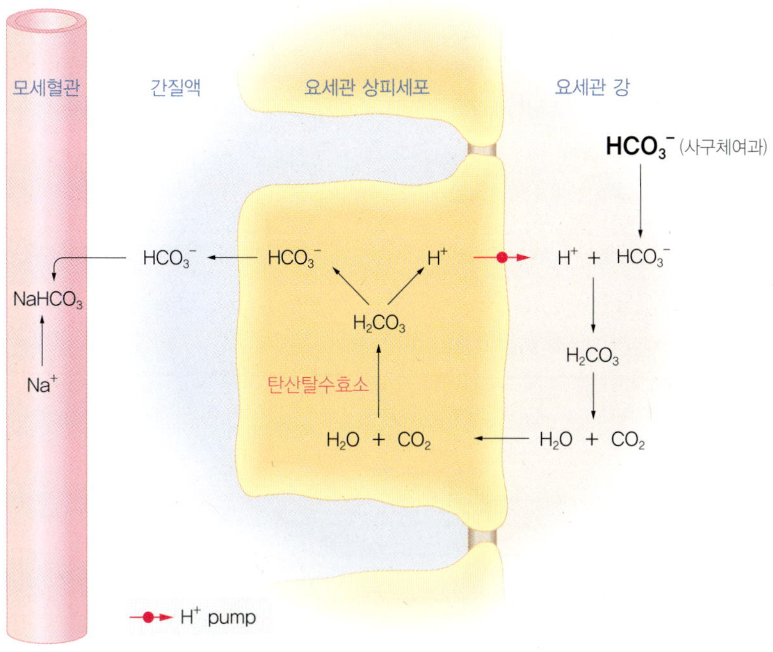

그림 11-13
중탄산이온의 재흡수 메커니즘

체내 대사 과정 중에 형성되는 산을 중화함으로써 혈액의 정상 pH를 유지하기 위해서는 완충염인 탄산수소나트륨의 농도를 일정하게 유지하는 것이 중요하며, 이를 위해 신장은 여러 가지 메커니즘을 통해 중탄산이온을 재보충하고 있다.

light reading

인공투석(Artificial Dialysis)

혈액으로부터 노폐물을 제거하고, 신체 내의 전해질 균형을 유지하며, 과잉의 수분을 제거하는 신장이 제 기능을 하지 못하는 경우 복막투석이나 혈액투석 등의 인공투석 방법을 이용하여 환자의 혈액을 정화할 수 있다. 반투막(semipermeable membrane)을 사이에 두고 양쪽에 항응고 처리된 혈액과 투석액을 두면 혈구나 단백질과 같은 고분자물질은 반투막을 통과하지 못하지만, 수분 등 저분자물질과 이온은 농도 경사에 따라 농도가 높은 혈액에서 투석액 쪽으로 확산되어 빠져나오게 되는 것이 투석의 원리이다.

복막투석(Peritoneal dialysis)

복막투석은 특수 제조된 도관(catheter)을 통해 환자의 복강 내로 투석액을 주입시키면 몸 속의 노폐물과 수분이 복막을 통해 투석액 쪽으로 확산되어 나가는 원리를 이용한 것이다. 수 시간 후 뱃속의 투석액이 노폐물로 충분히 포화되면 더러워진 투석액을 도관을 통해 몸 밖으로 배출시킨다. 이와 같은 투석액 교환 과정을 1일 2~4회 정기적으로 반복하게 되면 혈액 중의 노폐물을 제거할 수 있다. 복막투석은 가정이나 직장에서 환자 자신이 직접 할 수 있어서 일상생활에 지장을 주지 않는다는 장점이 있으나, 혈액투석에 비해 노폐물의 투석 기능이 떨어지고 감염의 위험이 있다는 단점이 있다.

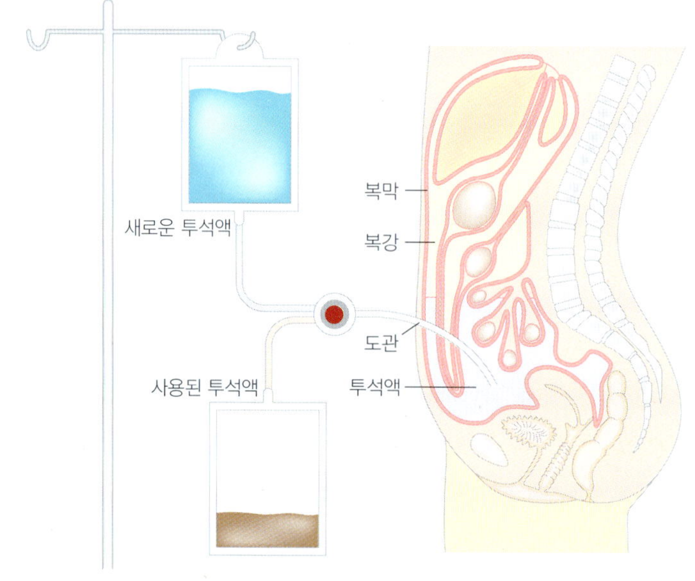

복막투석의 원리

혈액투석(Hemodialysis)

혈액투석은 환자의 혈액을 체외로 이동시켜 혈액투석기(인공신장기, hemodialyzer)를 통해 걸러 낸 다음 다시 환자의 혈관에 주입하는 방법으로, 말기 신부전 환자에 사용하는 투석요법이다. 환자의 동맥을 통해 혈액을 뽑아낸 뒤 노폐물을 제거할 수 있게 만들어진 투석조(dialyzer) 내로 이동시켜 혈액을 정화하고, 이렇게 정화된 깨끗한 혈액은 정맥과 연결된 관을 통해 다시 환자의 몸으로 들어가도록 한다. 투석액에는 혈액의 필수 성분인 포도당과 아미노산, 각종 무기염류가 적정 농도로 함유되어 있어야 하며, 혈액투석 동안 혈액투석기를 통과하는 혈액이 응고되는 것을 막기 위해 헤파린 등의 항응고제를 투여해야 한다.

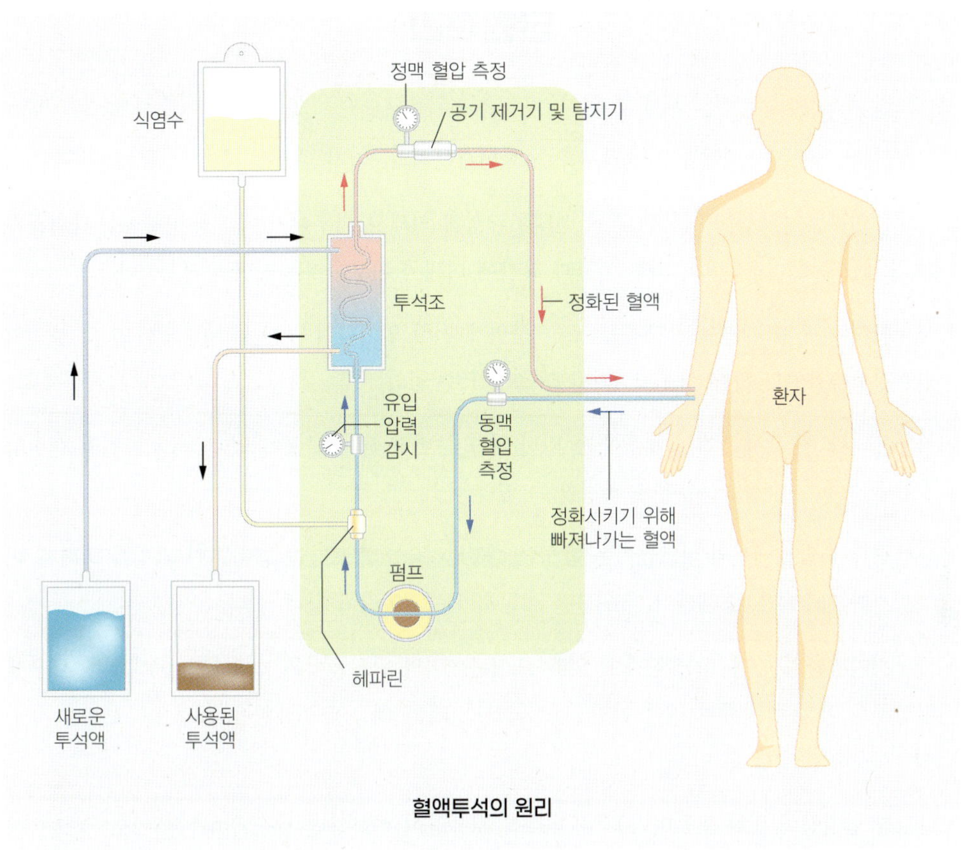
정맥 혈압 측정
공기 제거기 및 탐지기
식염수
투석조
정화된 혈액
유입
압력
감시
동맥
혈압
측정
환자
정화시키기 위해
빠져나가는 혈액
펌프
헤파린
새로운
투석액
사용된
투석액

혈액투석의 원리

단원정리

- 요는 신장에서 사구체여과, 요세관재흡수, 요세관분비의 3가지 과정을 거쳐서 형성된다.
- 사구체여과는 사구체모세혈관 막의 선택투과성에 의해서 이루어지는 과정이며, 요세관재흡수와 요세관분비는 운반체에 의한 이동과 확산에 의해서 이루어지는 선택적 과정이다.
- 사구체여과 후 요세관에서 재흡수 또는 분비가 전혀 일어나지 않는 물질이 있다면 그 물질의 혈장청소율을 이용하여 사구체여과율을 측정할 수 있다.
- 사구체여과 후 요세관에서 재흡수는 되지 않고 분비만 되는 물질이 있다면 그 물질의 혈장청소율을 이용하여 신혈장류량을 측정할 수 있다.
- 요세관과 집합관에서의 나트륨이온 흡수는 나트륨-칼륨 펌프라는 능동운반 과정에 의해서 이루어지며 염소이온, 중탄산이온, 수분을 이동시키는 원동력이 될 수 있다.
- 사구체여과율의 증가 또는 감소에 의해 요세관에서의 나트륨이온 재흡수가 변화되면, 사구체옆장치가 이를 감지하여 레닌-안지오텐신-알도스테론 계통의 연쇄반응을 일으킴으로써 사구체여과율을 조절할 수 있다.
- 나트륨 섭취량이 변화됨에 따라 체내 나트륨 보유량이 변화하면 사구체여과율, 알도스테론, 심방나트륨이뇨펩타이드에 의하여 나트륨 배설량을 조절할 수 있다.
- 요세관과 혈관계의 구조 및 기능상의 특성으로 인하여 신장의 수질 및 피질 조직과 요세관에 특수한 삼투농도의 기울기가 형성되어 있는데, 이것은 수분의 선택적인 재흡수를 위해 중요하다.
- 원위세관과 집합관에서의 물의 재흡수는 시상하부의 삼투수용체와 뇌하수체후엽의 항이뇨호르몬에 의하여 조절된다.
- 신장 수질의 삼투농도를 높은 상태로 유지할 수 있는 것은 요세관과 혈관계의 구조 및 기능상의 특성 때문이다.
- 혈액의 수소이온 농도를 일정하게 유지하기 위하여 호흡계는 폐환기량을 조절하고 있으며, 신장은 요를 통한 비휘발성 산의 배설을 조절하고 있다.
- 혈액의 수소이온 농도 유지에 필수적 완충염인 탄산수소나트륨의 농도를 일정하게 유지하기 위하여 신장은 여러 가지 메커니즘을 통해 중탄산이온을 재보충하고 있다.

단원평가

1 체내로 들어온 독성물질을 효율적으로 제거하기 위한 요의 형성 과정에 대하여 설명하시오.

2 사구체여과 후 요세관에서 재흡수가 되는 물질과 그렇지 않은 물질, 요세관에서 분비가 되는 물질과 그렇지 않은 물질의 요 중 배설량은 어떻게 계산하는지 설명하시오.

3 이눌린(inulin)을 이용하여 사구체여과율을 측정하는 방법을 설명하시오.

4 ρ-아미노마뇨산(para-aminohippuric acid)을 이용하여 신혈장류량을 측정하는 방법을 설명하시오.

5 신장 수질 내의 높은 삼투농도에도 불구하고 수질 내의 혈관이 삼투현상에 의한 확산현상을 일으키지 않는 이유를 설명하시오.

6 요세관과 집합관에서의 나트륨이온 재흡수 메커니즘을 설명하시오.

7 사구체여과율의 변화로 인한 나트륨이온 재흡수율의 증가 또는 감소 시에 이를 조절하기 위해 신장에서 일어나는 과정을 설명하시오.

8 나트륨 섭취 변화에 의해 체내 나트륨 보유량이 변화할 때 알도스테론에 의한 나트륨이온 재흡수의 조절 과정을 설명하시오.

9 나트륨 섭취 변화에 의해 체내 나트륨 보유량이 변할 때 심방나트륨이뇨펩타이드에 의한 나트륨이온 재흡수의 조절 과정을 설명하시오.

10 수분 섭취량의 변화에 의해 체액의 삼투농도가 변할 때 항이뇨호르몬에 의한 수분 재흡수의 조절 과정을 설명하시오.

11 체내 단백질 분해 대사 과정에서 형성된 인산과 황산의 신장을 통한 체외 배설 과정에 대해서 설명하시오.

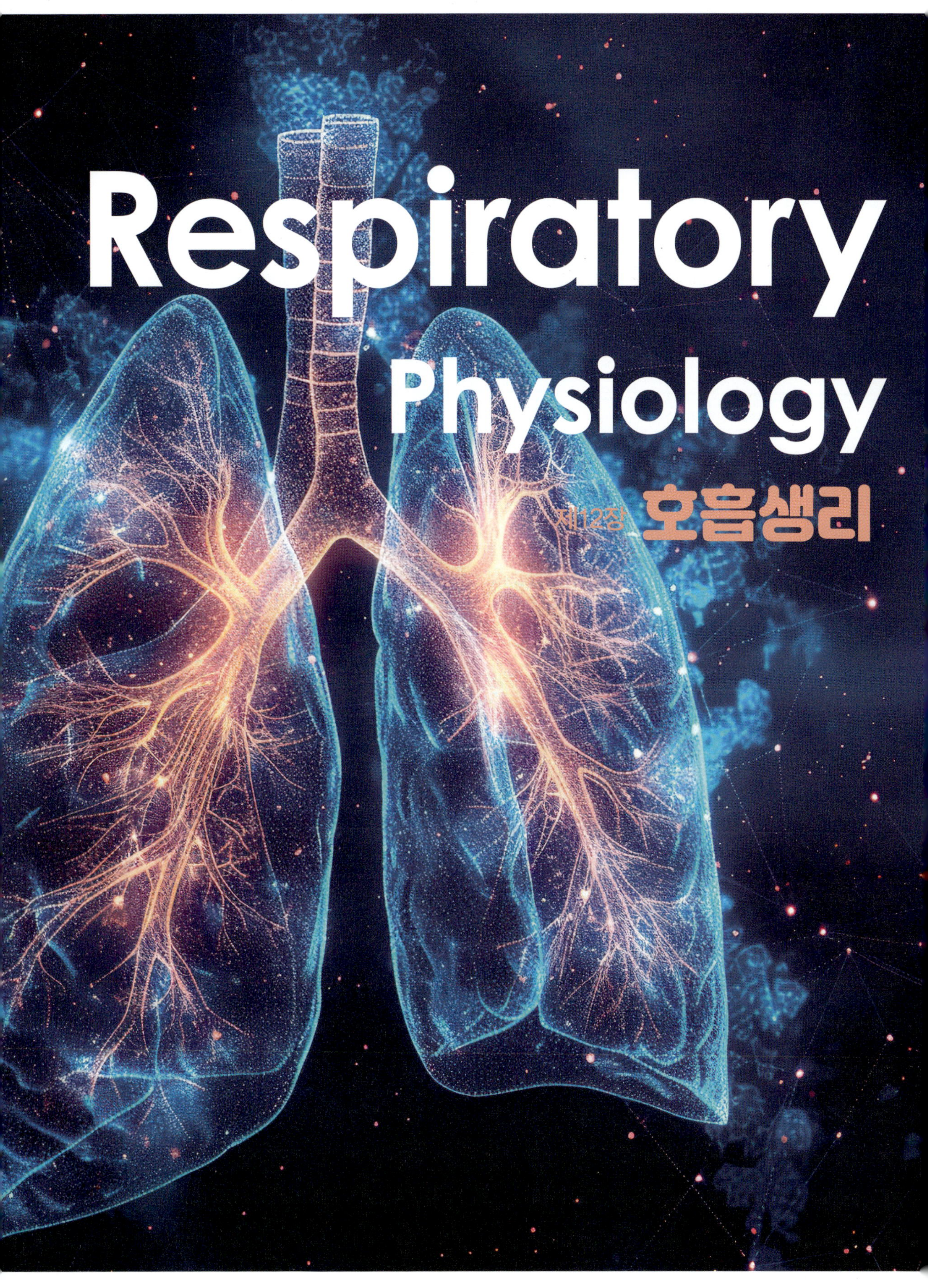
Respiratory
Physiology
제12장 호흡생리

제12장 호흡생리

학습목적 호흡기의 구조 및 운동 기전을 설명하고 호흡운동의 조절을 파악할 수 있다.

학습목표

1. 호흡기의 구조와 기능

호흡계의 구조와 기능 | 늑막의 구조와 기능

2. 호흡 과정과 호흡운동

내호흡과 외호흡 | 인체의 호흡수 | 흡식운동과 호식운동 | 호흡운동의 신경성 및 화학적 조절 기전 | 화학수용체의 기능 | 무호흡과 호흡곤란

3. 폐용적과 폐용량

폐용적 및 폐용량 | 최대 호흡 능력 정의

4. 가스 교환과 운반

폐포에서의 가스 교환 | 호흡 가스의 교환 과정 | 혈액에 의해 산소와 탄산가스가 운반되는 기전 | 일산화탄소의 중독현상

생명체는 생명을 유지하기 위해서 음식의 소화와 흡수 과정을 통해 얻은 영양소의 대사 과정에서 생성되는 에너지를 이용한다. 이러한 에너지 유리반응을 위해서는 외부로부터 산소를 공급받아야 하며, 그 결과 발생되는 이산화탄소를 체외로 방출해야만 한다. 이와 같이 생명체가 외부로부터 계속 산소를 얻고 체내에서 생성된 이산화탄소를 외부로 배출하는 기체 교환 과정을 '호흡(respiration)'이라고 한다. 호흡은 외호흡(external respiration)과 내호흡(internal respiration)으로 나뉘며, 호흡기계(respiratory system)를 통해 기체의 교환이 일어난다. 호흡기계는 기체를 교환하는 폐와 체외에서 공기 도입의 통로가 되는 비강, 인두, 후두, 기관지 등의 호흡기도로 구성된다.

1. 호흡기의 구조와 기능

1) 호흡기의 구조

사람의 호흡기는 체외에서 폐포까지 외부 공기를 받아들이는 통로가 되는 기도(respiratory tract)와 가스 교환이 일어나는 좌우 폐(left and right lungs)로 이루어져 있다. 이러한 기도는 입 또는 비강(nasal cavity)으로부터 시작하여 인두(pharynx), 후두(larynx), 기관(trachea), 기관지(bronchus), 세기관지(bronchiole), 종말성 세기관지(terminal bronchiole), 호흡성 세기관지(respiratory bronchiole), 폐포관(alveolar duct), 폐포낭(alveolar sac) 등의 기도(air way)를 거쳐서 폐포(alveolus)에 이른다(그림 12-1). 비강으로부터 종말성 세기관지까지는 기체 교환 없이 공기의 통로 역할만 하므로 전도영역(conducting zone)이라고 하고, 호흡성 세기관지부터 폐포까지는 폐동맥으로부터 혈액을 공급받아 기체 교환이 일어나므로 호흡영역(respiratory zone)이라고 한다(그림 12-1).

(1) 비강

비강(nasal cavity), 즉 코 안은 호흡기계에서 공기가 처음으로 접촉하는 곳으로 인두와 연결되며 내면에는 많은 혈관이 있고 점막으로 덮여 있다. 호흡기 점막은 매일 125 mL가 넘는 점액을 생산하면서 기도를 통해 들어온 공기를 가온·가습시키고 섬모운동을 통해 이물질이나 박테리아를 제거하는 역할을 한다. 또한 비강상부 점막에는 후각 수용기(olfactory receptor)의 신경말단이 분포하고 있어서 냄새를 감지하는 역할을 한다.

비강과 통해 있는 주위의 뼛속에는 공기주머니 역할을 하는 부비동(paranasal sinus)이

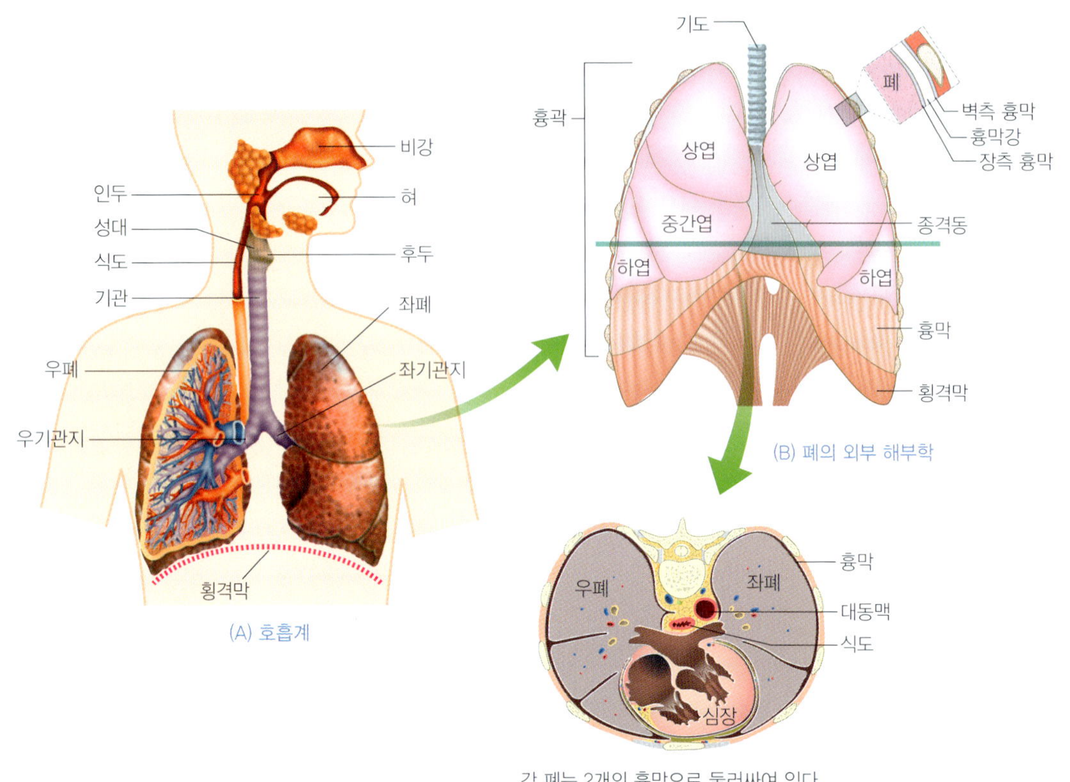

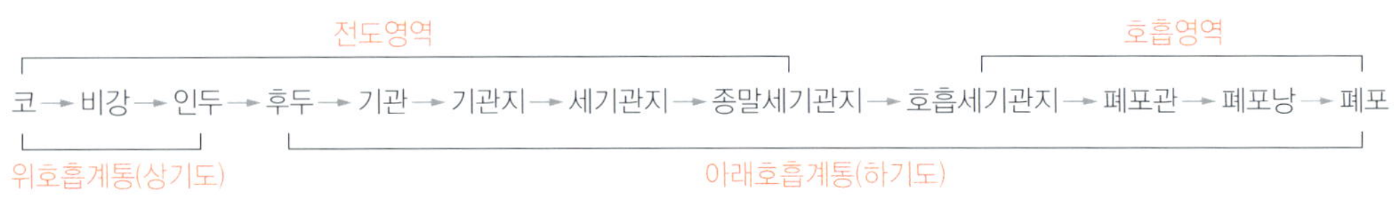

그림 12-1 호흡계의 구조와 호흡 경로

라는 공간이 있는데, 이는 두개골을 가볍게 해주고 발성 시 공명에 관여한다. 부비동은 점막으로 덮여 있고 미세섬모가 있어서 코 안의 온도와 습도를 조절하고 이물질을 거르는 역할을 하는데 축농증(부비동염)이란 부비동이 감염되어 농이 고이는 증상이다.

(2) 인두

인두(pharynx)는 비강에서 이어지는 소화기관으로 호흡기의 역할도 겸하는데, 공기나 음식은 인두를 통해서 각각 폐나 위로 가게 된다(그림 12-1). 인두 밑에는 후두개(epiglottis)라는 돌기가 있어서, 음식물이 이곳을 지날 때는 뒤로 움직여서 후두의 입구를 닫아 음식물이 기관으로 들어가지 않고 식도로 들어가게 하며, 목소리를 내는 데도 도움을 준다. 인두의 측면에는 중이관(유스타키오관, Eustachian tube)이 열려 있는데 만약 이 관이 막히면 난청을 일으키기도 한다.

(3) 후두

목소리상자라고 불리는 후두(larynx)는 인두 바로 아래에 위치하고 9개의 연골로 구성되어 있다. 9개의 연골 중 하나가 후두융기(울대뼈, Adam's apple, laryngeal prominence)이다. 후두개는 공기가 기관을 드나드는 통로로서 외부 이물질을 방어하며, 성대와 연결되어 발성기로서 역할도 한다. 성대에 있는 근육이 이완과 수축을 반복하면서 성대를 움직이게 되면, 폐로부터 나오는 공기가 성대주름을 지나면서 진동하여 소리를 만들어 낸다.

(4) 기관과 기관지

후두 아래에서부터 심장 위쪽의 흉곽 상부까지 연결된 통로인 기관(trachea)은 2개의 좌우 기관지(bronchus)로 나뉘어 다시 2개의 폐로 연결되며, 기관지와 세기관지 등의 기도를 통과한 후 폐포에 도달하면 폐포 주위의 혈액과 기체 교환이 일어난다. 후두로부터 기관지까지의 길이는 11~12 cm, 직경은 2~2.5 cm이고 16~20개의 연골, 즉 연골링으로 구성되어 있어서 공기의 통로를 보호하며 구부러지기 쉽다. 이들은 대부분 평활근으로 구성되어 자율신경계의 조절을 받는다.

기관은 좌우 기관지로 나뉘는데 기관에서 폐포에 도달하는 사이에 기도는 약 23회 정도 분지하면서 가지를 쳐 나간다. 이때 나누어지는 세기관지는 기관과 폐포를 연결하며 1차 기관지는 22번 더 나뉘어 폐포 군에서 끝난다.

기관과 기관지의 상피세포층에는 섬모가 있고 점액을 분비하여 공기의 온도와 습도를 조절하며 이물질을 제거한다. 섬모는 이물질을 점액에 섞어 인두 쪽으로 밀어냄으로써 제거하는데, 흡연을 하는 경우 섬모운동이 저하되어 점액의 이동이 쉽지 않으므로 기침을 하여 점액을 이동시킨다. 우기관지는 좌기관지보다 지름이 더 크고 수직 방향으로 뻗어 있어서 이물질이 들어오면 우폐로 들어가기가 더 쉽다.

(5) 폐

폐(lung)는 부드러운 스펀지 같은 한 쌍의 반원추상 기관이며 우측은 3개, 좌측은 2개의 폐엽(lobes)으로 나뉘어 있다. 각각의 폐엽은 흉막(늑막, pleura)이라는 견고한 섬유상 막으로 싸여 있다.

기관에서 폐로 들어간 기관지는 계속해서 분지하여 끝부분에 폐포관이 있고 여기에 폐포(허파꽈리, pulmonary alveoli)라고 하는 작은 공기주머니가 포도송이처럼 달려 있다(그림 12-2). 사람의 한쪽 폐는 3억~5억 개의 폐포로 이루어져 있고 폐포의 지름은 100~200 μm, 총표면적은 70~100 m^2으로, 총피부면적(1.5~2 m^2)보다 약 40~50배나 넓어 많은 양의 가스를 보유하고 교환할 수 있다. 폐포의 바깥쪽은 아주 가는 혈관이 그물처럼 싸고 있고 폐포와 혈관 사이에는 얇은 막이 존재하여 산소와 이산화탄소가 교환된다. 폐포에 있는 확장 수용기(stretch receptor)는 미주신경을 통해서 구심성 신경의 자극

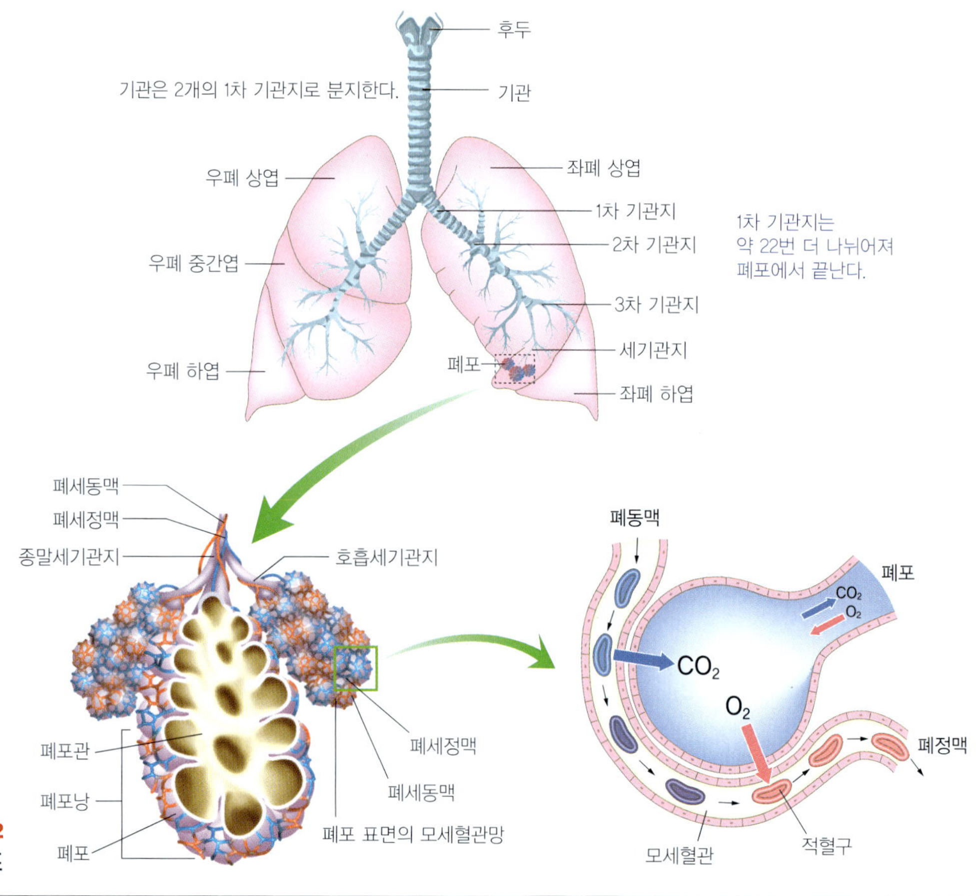

그림 12-2
기관지와 폐포

을 연수에 전달한다. 세기관지의 평활근은 자율신경계의 지배를 받고 있으므로 부교감신경의 흥분은 세기관지를 수축시키고, 교감신경의 흥분은 세기관지를 확장시켜 환기작용이 효과적으로 일어나도록 도와준다.

(6) 흉곽, 횡격막과 흉막

폐를 감싸며 보호하는 공간을 흉곽(thoracic cavity)이라고 하는데 흉곽은 앞쪽은 흉골(복장뼈), 뒤쪽은 척추뼈, 그리고 옆쪽은 늑골(갈비뼈)에 의해 둘러싸여 있다. 흉곽의 아래쪽은 횡격막(가로막, diaphragm)이라는 근육으로 막혀 있어서 흉부와 복부를 구분한다. 횡격막은 수축과 이완을 반복하여 흉강의 크기를 조절하여 그 내부 압력을 변화시켜 호흡운동을 조절한다. 또한 각각의 갈비뼈 사이에는 늑간근(갈비뼈사이근)이라는 근육이 있어서 수축과 이완을 통해 호흡운동을 조절한다.

흉막은 양쪽 폐의 내·외측 표면을 둘러싸고 있는 두 겹의 장막으로 폐를 둘러싸는 장측 흉막(visceral pleura)과 가슴벽 안쪽을 둘러싸는 벽측 흉막(Parietal pleura)으로 구성된다. 장측 흉막과 벽측 흉막 사이에 있는 흉막강(pleural cavity)에는 아주 소량의 흉수가 호흡운동 시 마찰을 줄이는 윤활제의 역할을 하면서 폐의 확장과 수축을 돕는다.

2) 호흡기의 기능

호흡기의 주요 기능은 생명체의 대사 과정에서 필요한 산소를 외부로부터 얻어 에너지를 생성하고, 이러한 에너지 생성 과정에서 생성된 이산화탄소를 외부로 배출하는 기체교환 기능이다. 이 외에도 호흡은 체내의 대사 과정에서 생성되는 탄산과 같은 휘발성산(volatile acid)의 배출을 통해 산-염기 평형을 조절하여 체액의 pH를 7.3~7.4의 범위로 유지하며, 호흡을 통해 수분을 방출하여 체온을 조절하는데, 호흡을 통한 성인의 1일 수분 배출량은 약 300~400 mL이다. 또한 성대의 움직임과 떨림을 통해 발성을 가능하게 한다.

2. 호흡 과정과 호흡운동

1) 호흡 과정

호흡은 크게 외호흡과 내호흡이라는 두 단계로 기능적으로 나눌 수 있다(그림 12-3).

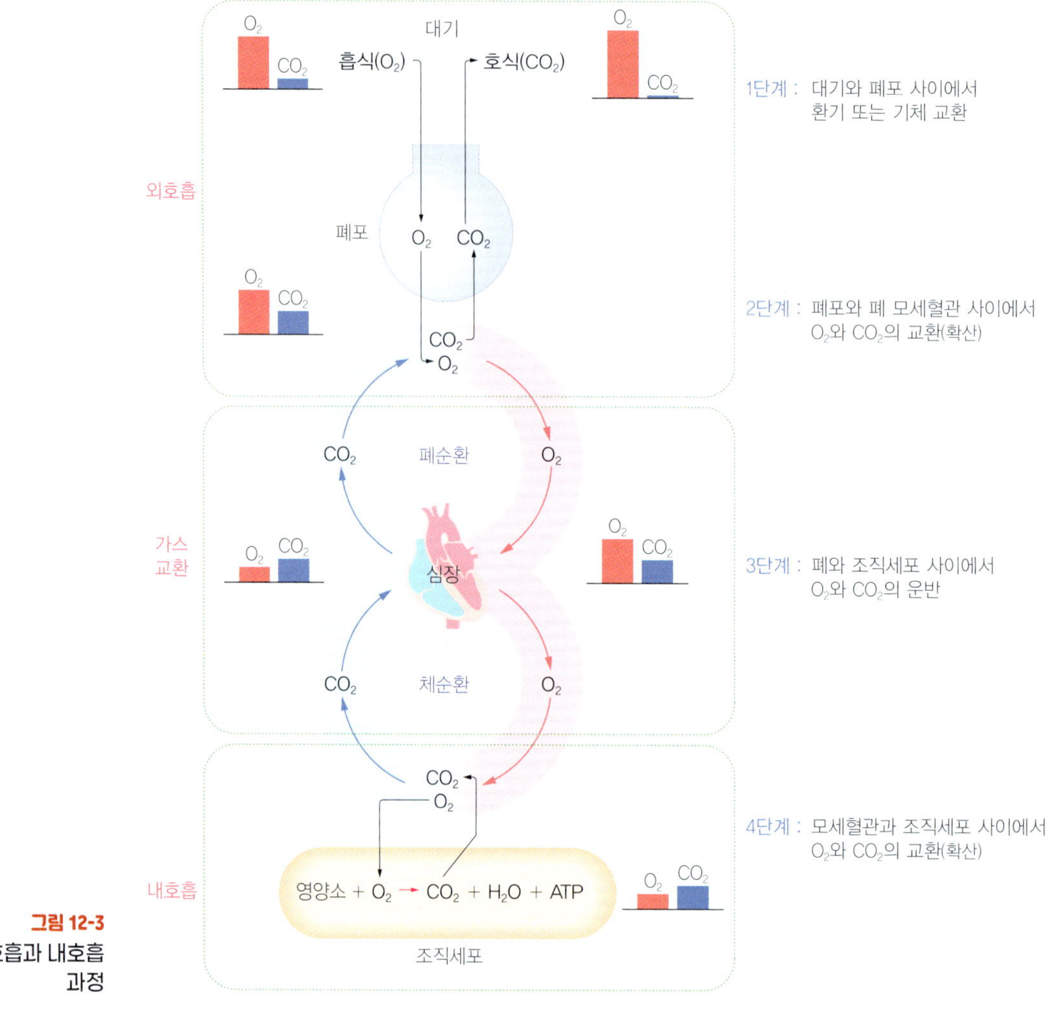

그림 12-3
외호흡과 내호흡 과정

(1) 외호흡

외호흡(external respiration)은 두 가지 과정을 거치게 되는데 첫 번째는 외기와 폐포 사이의 가스 교환, 두 번째는 폐포와 폐 혈액 사이의 산소와 이산화탄소 교환이다. 첫 번째 과정을 통해 산소가 많은 대기 중의 공기를 폐포 내로 흡입하고 이산화탄소가 높은 폐포 내 공기를 체외로 배출한다. 두 번째 과정을 통해서는 폐 혈액과 폐포 사이에서 일어나는 기체의 교환으로 산소와 이산화탄소는 분압차에 의한 확산을 통해 폐의 모세혈관 내 혈액과 폐포 내 공기 사이에서 교환된다. 외호흡 후에 높은 분압의 산소와 낮은 분압의 이산화탄소를 함유한 혈액이 각 조직으로 이동하는 기체의 교환이 일어난다(그림 12-3).

이로써 외부로부터 흡입한 산소가 폐를 거쳐 모든 조직으로 운반되고, 각 조직에서 생성된 이산화탄소가 외부로 전달되므로 폐호흡(pulmonary respiration)이라고 한다.

(2) 내호흡

내호흡(internal respiration)은 혈액과 조직 세포 사이에서 산소와 이산화탄소의 교환으로 폐포로부터 공급된 산소가 조직 내에서 영양소 대사 과정에서 소모되고 이산화탄소와 에너지를 생성시켜 다시 혈액 내로 들어오게 하는 과정으로 조직호흡(tissue respiration) 또는 세포호흡(cellular respiration)이라고 한다. 내호흡 후에 각 조직으로부터 낮은 분압의 산소와 높은 분압의 이산화탄소를 함유한 혈액이 다시 폐로 이동하는 기체의 교환과 외호흡이 다시 일어난다(그림 12-3). 내호흡 시에 에너지 생성 영양소가 산화되어 에너지를 생성하는 과정에서 소모된 산소량에 비해 생성된 이산화탄소량의 비율을 호흡지수(respiratory quotient, RQ)라고 하고 이를 통해 에너지 연료의 기여 비율을 알 수 있다. 일반적으로 탄수화물의 호흡지수는 1, 단백질은 0.8, 지방은 0.7로 우리가 섭취하는 음식물의 평균호흡지수는 0.8 정도이다.

$$RQ = \frac{CO_2 \text{ 생성량}}{O_2 \text{ 소모량}}$$

호흡은 폐에서 교환된 산소를 조직으로 보내 대사에 이용하고 그 결과 에너지를 생산하여 체내의 항상성을 유지하는 데 그 목적이 있다.

2) 호흡운동

호흡운동은 외부의 공기를 폐 속으로 들여보내는 흡식(inspiration)과 폐 속의 공기를 외부로 배출하는 호식(expiration)이라는 두 운동이 주기적으로 일어나는 것이다. 횡격막과 늑간근이 규칙적으로 수축과 이완을 반복하고, 대기압과 폐내압의 차이에 의해서 공기의 이동이 가능하다.

(1) 흡식운동

흡식운동 시에는 흉곽의 용적 확대를 위해 능동적 운동이 일어나는 반면 호식운동은 흡식운동에 이어지는 수동적 운동이다.

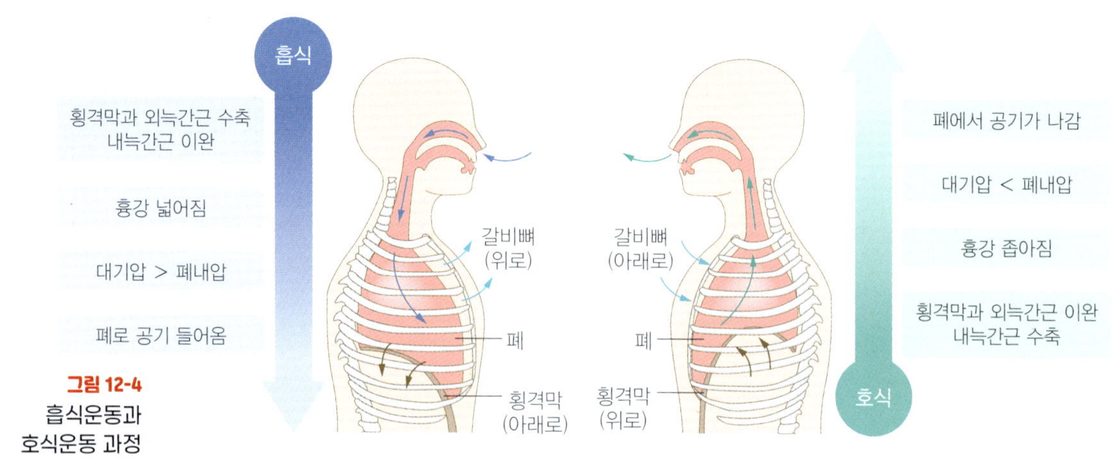

그림 12-4
흡식운동과 호식운동 과정

먼저 혈액 중의 이산화탄소가 증가하면 호흡중추가 자극되고 이러한 흥분은 미주신경에 의하여 횡격막이나 늑간근의 수축운동을 시작하게 한다. 즉 흡식 시에 횡격막은 수축하여 복부 쪽으로 내려오고 외늑간근은 수축하고 내늑간근은 이완되어 늑골을 위로 추켜올림으로써 흉강의 크기가 커지고, 이때 폐포 내면에 계면활성제가 분비되어 폐포의 표면장력을 약화시킴으로써 폐포의 확장을 돕는다. 이러한 과정을 통해 폐의 부피가 늘어나면서 흉강 내 폐내압이 대기압보다 낮아지게 되어 외부의 공기가 폐로 들어간다(그림 12-4).

(2) 호식운동

흡식이 일어나게 되면 호흡중추의 기능이 멈추게 되고 그 결과 횡격막은 이완되어 상승하며, 외늑간근은 이완하고 내늑간근은 수축하여 늑골이 아래와 안쪽으로 이동함으로써 흉강은 원래 크기로 수축한다. 흉강의 수축은 폐내압을 대기압보다 높이므로 폐는 기계적으로 수축하게 된다. 폐의 수축에 의해 폐 속에 있는 공기가 외부로 방출된다(그림 12-4).

(3) 호흡수

안정 상태에서 이루어지는 정상인의 호흡을 정상호흡(eupnea)이라고 한다. 1분 동안의 호흡수(호흡률)는 성인은 12~20회, 신생아는 40~60회, 5세 어린이는 20~30회 정도로 연령에 따라 차이를 보인다. 이 외에도 호흡수는 성별, 자세, 체온, 운동, 정신적 상태, 질병 등에 따라 영향을 받는다.

(4) 호흡운동의 조절

사람들의 활동 상태에 따라 호흡 속도가 변하며 폐환기량은 증가 또는 감소된다. 이와 같은 현상을 호흡 조절이라고 하며 호흡 조절의 메커니즘은 신경성 조절과 화학적 조절에 의해 설명된다. 호흡 조절을 위해 신체는 각 조직세포로부터 기체 교환의 필요성을 감지할 수 있는 수용체(감수체, receptor), 뇌간에 있는 호흡중추와 호흡근을 조절하는 기능이 요구된다(그림 12-5).

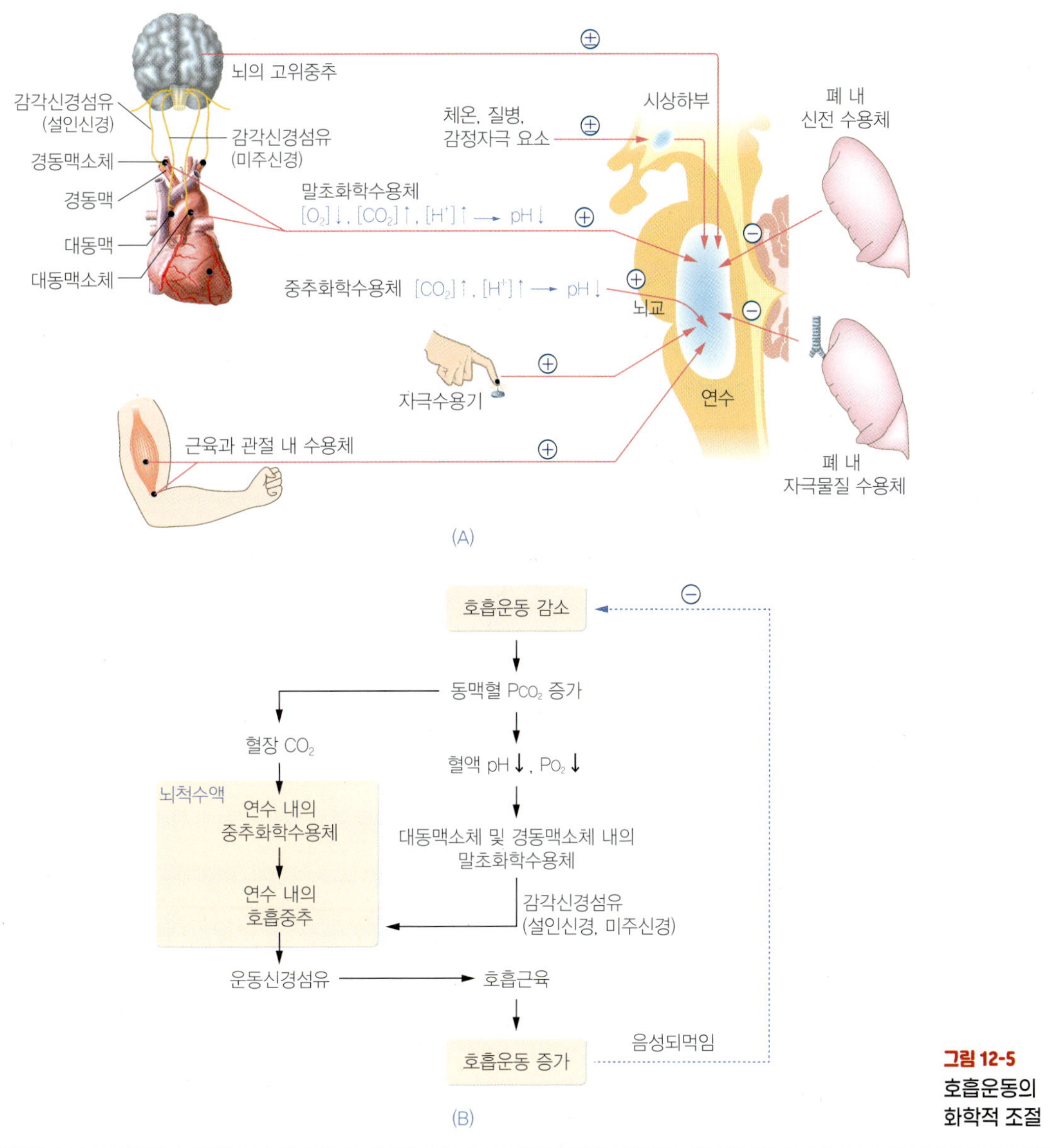

그림 12-5
호흡운동의
화학적 조절

light reading

과호흡증후군(Hyperventilation syndrome)

폐에서 산소와 이산화탄소(CO_2) 가스 교환이 너무 많이 일어나서, 특히 CO_2 배출이 너무 많이 일어나서 생기는 증상으로 핏속의 CO_2 양이 줄면서 혈액이 알칼리성으로 바뀐다. 이에 대한 원인으로는 저산소증, 폐나 심혈관 질환, 대사 질환, 신경정신 계통의 질환, 약물, 기타(열, 패혈증, 통증, 임신) 등이 있지만, 주로 공황 장애, 흥분 상태나 매우 불안할 때 등 심인성 요인이 많다. 증상은 호흡곤란, 어지럼증, 시야 장애, 실신, 경련발작, 감각이상, 테타니(강축), 근무력증, 부정맥, 심근허혈, 수면무호흡증후군 등이 있다. 치료를 위해서는 안정을 시키고 느리고 깊게 호흡하게 하거나 비닐봉투를 준비해 입과 코를 감싸 숨을 뱉은 후 다시 들이마시게 하여 체내 CO_2의 균형을 맞추어 준다.

① 신경성 조절

신경성 조절(neural control)은 뇌교와 연수에 위치하는 호흡중추에 의해서 조절된다. 뇌교의 위쪽에는 흡식중추와 호흡조절중추(호흡량과 호흡수 조절)가 있고 연수에는 호흡중추(흡식과 호식 중추)가 있으며 이들은 미주신경에 의해 길항적으로 조절한다. 최근에는 뇌교와 연수에 각각 존재하는 흡식중추와 호식중추의 구분이 어려울 정도로 밀접하게 연관되어 있다고 보고되고 있다. 호흡운동 시에 일어나는 횡격막과 늑간근의 수축과 이완의 반복 또한 구심성 신경의 자극에 의한 운동신경의 흥분에 의해 조절된다. 횡격막은 횡격막 신경의 지배를 받고, 늑간근은 늑간신경의 지배를 받는다. 신경성 조절은 갑작스럽게 운동을 시작할 때처럼 빠른 호흡반응을 조절한다.

② 화학적 조절

뇌간(연수와 뇌교)은 구심성 감각 정보와 횡경막에 보내는 원심성 운동 정보에 의해 호흡을 조절한다. 뇌간에 도착하는 이 구심성 감각 정보들 중에서 혈액 내에 있는 산소 분압(P_{O_2})과 이산화탄소 분압(P_{CO_2}), pH 농도(H^+) 등이 가장 중요하며, 이들에 의해 호흡의 주기성이 조절되는 것을 화학적 조절(chemical control)이라고 한다.

혈액 내의 화학적 환경 변화 상태를 감지하여 호흡 조절에 관여하는 화학수용체에는 연수에 있는 중추화학수용체(central chemoreceptor), 경동맥소체(carotid bodies)와 대동맥소체(aortic bodies)에 있는 말초화학수용체(peripheral chemoreceptor)가 있다. 중추화학수용체의 경우에는 H^+이 혈액-뇌 장벽을 통과하지 못하므로 P_{CO_2}이 증가하면 주변 뇌척수액의 P_{CO_2}과 H^+ 농도의 증가로 인한 pH의 감소가 중추화학수용체를 자극하여 호흡 증가를 일으킨다. 그 결과 호흡수는 증가하여 좀 더 많은 이산화가스를 배출한 뒤 P_{CO_2}와 호흡수는 정상으로 감소된다.

말초화학수용체는 동맥의 P_{O_2} 감소와 H^+ 농도 증가로 인한 pH 감소 또는 P_{CO_2} 증가에 의해 자극을 받은 뒤 설인신경(경동맥소체의 제9뇌신경)과 미주신경(대동맥소체의 제10뇌신경)을 통해 호흡중추에 도달하여 호흡률을 조절한다. 예를 들면 말초화학수용체는 혈액 내 P_{O_2}이 100 mmHg 이하로 감소하거나 P_{CO_2}이 높아지면 H^+ 농도가 높아진다. 즉 $CO_2 + H_2O \rightarrow H_2CO_3 \rightarrow H^+ + HCO_3^-$ 반응 과정을 거쳐 증가된 H^+로 인해 혈액은 산성화되고, 이 산성화가 화학수용체에 감지되어 호흡중추가 흥분하면서 호흡이 촉진된다. 다시 H^+의 농도가 낮아지면 호흡중추의 흥분성이 낮아지므로 촉진되었던 호흡이 억제된다. 호흡수용체에 의해 들어온 정보는 감각신경섬유를 통해 호흡중추로 들어오고, 호흡중추의 지시는 운동신경섬유를 거쳐 실행기인 호흡근육으로 전달된다.

또한 호흡운동은 폐의 신전수용체(stretch receptors)와 자극물질수용체(irritant receptors)에 의해 조절된다. 신전수용체는 폐의 과도한 팽창을 감지하여 호흡을 억제하는 음석되먹임을 통해 과팽창을 방지하며 이를 헤링-브로이어 반사(Hering-Breuer reflex)라고 부른다. 자극물질수용체는 먼지, 연기, 화학물질 같은 자극물질을 감지해 기침반사를 유도하여 자극물질을 제거하고 호흡기를 보호한다. 화학적 조절은 빠른 호흡반응을 조절하는 신경성 조절과 달리 장기적인 호흡을 조절하고 항상성을 유지한다.

이 외에도 대사산물의 축적으로 혈액이 산성화되거나 체온 상승 또는 질병으로 인한 발열 상태 등에 의해서 호흡조절중추가 자극되어 호흡이 촉진되기도 한다. 예를 들면 뇌종양, 뇌혈관 질환, 요독증, 대량의 진정제 투여 시에는 호흡중추 기능이 약화되어 얕고 빠른 호흡, 깊고 완만한 호흡, 무호흡 등이 교대로 되풀이 되는 체인-스토크스(Cheyne-Stokes) 호흡 현상이 나타난다.

light reading

수면무호흡증

수면무호흡증이란 자는 중에 숨을 쉬지 않는 상태를 말하며, 두 가지 형태로 구분된다. 숨을 쉬려고 하지만 구강 내 기도가 폐쇄되어 발생하는 폐쇄성 수면무호흡증과 숨을 쉬려는 노력이 일시적으로 멈추는 중추성 수면무호흡증이 있다. 수면무호흡의 90% 이상이 폐쇄성 수면무호흡증이며, 그 주요 원인은 비만이다. 체중이 늘면 기도 주변에도 지방이 쌓이면서 기도를 누르게 되어 호흡이 힘들어진다. 이때 폐는 호흡량을 유지하기 위해 공기를 더욱 세게 들여 마시게 되고 공기가 빠른 속도로 움직이면서 기도 벽을 떨리게 만들 때 생기는 진동이 입과 코로 울려 퍼지는 소리가 바로 코골이이다. 더 많은 공기를 들여 마시기 위해 공기를 세게 빨아들이면서 기도가 점점 안으로 당겨지다가 어느 순간 닫히며 호흡이 멈추게 되며 이런 무호흡이 반복되는 질환을 수면무호흡증이라고 한다. 수면 중 시간당 10초 이상 무호흡이 5회 이상 일어나면 수면무호흡증으로 진단한다. 수면무호흡으로 인한 잦은 저산소증과 수면 분절은 정상 수면을 방해하고 주간 졸음과 인지 기능 저하, 반복적인 혈압 상승, 염증, 스트레스 호르몬 분비, 인슐린 저항을 초래한다. 수면무호흡이 오래 지속되면 고혈압, 당뇨, 심부정맥, 심부전, 뇌졸중 등 심뇌혈관 질환뿐 아니라 야간 급사와 치매 발병 위험이 2~3배 증가하기 때문에 적극적인 치료가 필요하다. 비수술적 치료에는 체중 감량, 금주와 금연, 지속적 양압기(Continuous Positive Airway Pressure, CPAP) 치료 등이 있으며, 수술적 치료법은 원인에 따라 인두부, 설부, 두경부 등을 수술할 수 있다. 우리 보건 당국도 이런 수면무호흡증의 폐해를 인정하여 2018년 7월부터 진단검사인 수면다원검사와 가장 효과적 치료법인 지속적 양압기(CPAP)에 의료보험을 적용하고 있다.

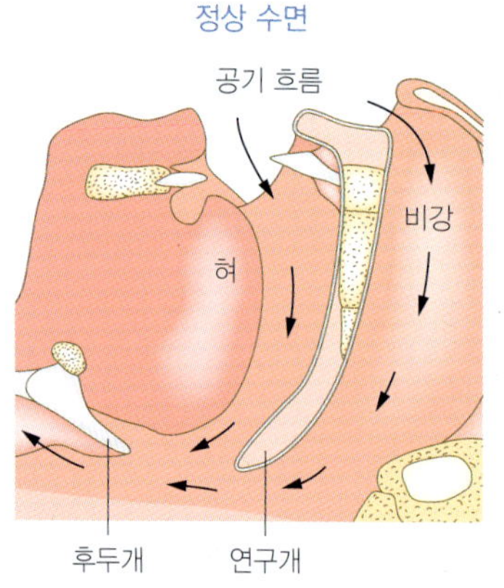

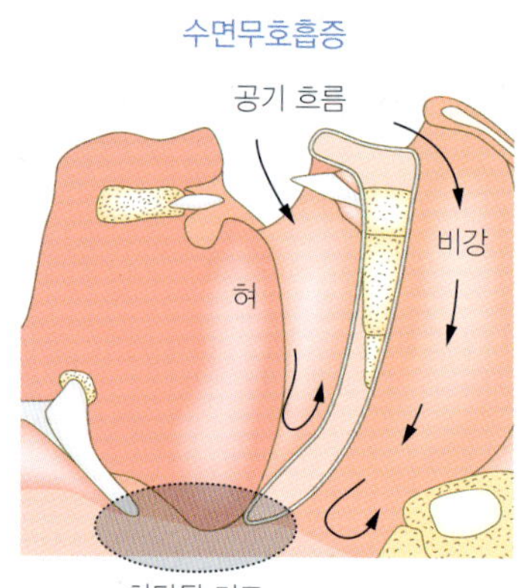

3. 폐용적과 폐용량

폐용적과 폐용량은 호흡 중 이동하는 공기로 폐에 출입하는 공기의 양을 부피로 나타내는 지표이다. 폐용적과 폐용량은 연령, 성별, 신체 상태에 따라 차이가 나며 폐활량계(spirometer)로 측정하여 조건에 따라 공기량을 4개의 용적(volume)과 4개의 용량(capacity)으로 구분한다.

1) 폐용적

폐용적(lung volume)은 일호흡용적, 흡식성 예비용적, 호식성 예비용적, 잔기용적으로 구분한다(표 12-1, 그림 12-6).

- 일호흡용적(tidal volume, TV) : 안정 시에 매 호흡주기, 즉 1회의 흡식이나 호식으로 폐 내에 출입하는 기체량으로 정상 성인남자는 약 500 mL 정도이다. 이 중 350 mL 정도는 폐포로 들어가 기체 교환을 하고, 약 150 mL는 기도에 머문다.
- 흡식성 예비용적(inspiratory reserve volume, IRV) : 안정 시에 1회 호흡량을 흡입한 후 최대로 더 흡입할 수 있는 기체량으로 정상 성인남자는 약 3,000 mL이다.
- 호식성 예비용적(expiratory reserve volume, ERV) : 안정 시에 1회 호흡량을 호식한 후에 최대로 더 호식할 수 있는 기체량으로 정상 성인남자는 약 1,200 mL이다.
- 잔기용적(residual volume, RV) : 최대로 강제 호식한 후에 폐 내에 남아 있는 기체량으로 정상 성인은 약 1,200 mL이다. 천식이나 기종 등의 폐 질환 시 잔기용적은 증가되어 실제 가스 교환은 줄어든다.

표 12-1 폐용적과 폐용량

구분		공기량	정의
폐용적	① 일호흡용적(TV)	500 mL	안정 시에 호흡주기마다 흡식 또는 호식하는 기체량
	② 흡식성 예비용적(IRV)	3,000 mL	안정 시에 흡식이 끝난 후 최대로 더 들이마실 수 있는 기체량
	③ 호식성 예비용적(ERV)	1,200 mL	안정 시에 호식이 끝난 후 최대로 더 내보낼 수 있는 기체량
	④ 잔기용적(RV)	1,200 mL	최대로 호식한 후 폐 내에 남아 있는 기체량

구분		공기량	정의
폐용량	⑤ 흡식용량(IC)	3,500 mL	안정 시에 호식이 끝난 후 최대로 들이마실 수 있는 기체량(IC = TV + IRV)
	⑥ 기능적 잔기용량(FRC)	2,400 mL	안정 시에 호식이 끝난 후 폐 내에 남아 있는 기체량(FRC = ERV + RV)
	⑦ 폐활량(VC)	4,000~4,700 mL	최대 흡식 후에 최대로 호식할 수 있는 기체량(VC =TV + IRV + ERV)으로 임상적으로 유용한 지표
	⑧ 총폐용량(TLC)	5,200~6,000 mL	최대로 흡식했을 때 폐 내에 수용할 수 있는 기체량(TLC = VC + RV)

2) 폐용량

폐용량(lung capacity)은 폐용적 중 2가지 이상의 합이며 흡식용량, 기능적 잔기용량, 폐활량과 총폐용량으로 구분한다(표 12-1, 그림 12-6).

- 흡식용량(inspiratory capacity, IC) : 안정 시에 호식이 끝난 후에 최대로 흡입할 수 있는 기체량으로 일호흡용적과 흡식성 예비용적의 합(IC=TV+IRV)이며 정상 성인 남자는 약 3,500 mL이다.
- 기능적 잔기용량(functional residual capacity, FRC) : 안정 시에 호식이 끝난 후에 폐 내에 남아 있는 기체량으로 호식성 예비용적과 잔기용적의 합(FRC=ERV+RV)이며 정상 성인남자는 약 2,400 mL이다.

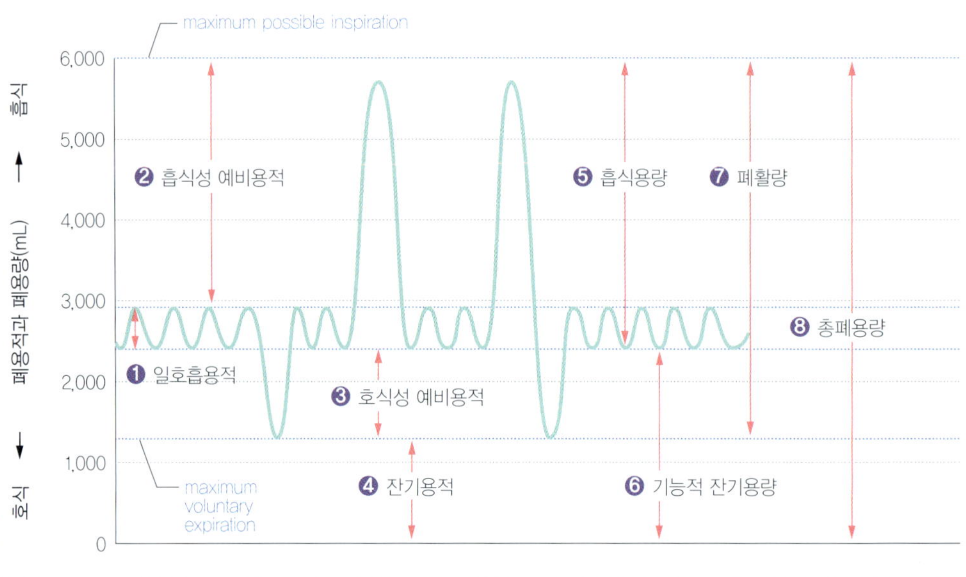

그림 12-6
폐용적과 폐용량

- 폐활량(vital capacity, VC) : 최대로 흡식한 후에 최대로 호식할 수 있는 최대의 기체량(VC=TV+IRV+ERV), 즉 최대 호흡 능력으로 호흡량의 최대치이며 폐 기능을 보여주는 임상적으로 유용한 지표이다. 정상 성인남자는 약 4,000~4,700 mL이다.
- 총폐용량(total lung capacity, TLC) : 최대로 흡식했을 때 폐 내에 수용할 수 있는 기체량으로 4개의 폐용적을 모두 합친 양(TLC=VC+RV)이다. 정상 성인남자는 약 5,200~6,000 mL이다.

3) 폐환기량과 폐포환기량

폐환기량(minute ventilation)은 1분당 폐로 들어왔다 나가는 공기의 양을 말하며 1회 호흡량(일호흡용적)에 호흡률을 곱한 수치와 같다.

$$폐환기량(mL/min) = 1회\ 호흡량 \times 호흡률$$

정상 성인의 1회 호흡량은 500 mL이며 분당 호흡률은 12~20회이므로 최소한의 폐환기량은 6,000 mL/min(500 mL×12회)가 된다. 그러나 호흡의 일부는 기관과 기관지 같은 전도기도(conducting airway)에 일부 남아 있기 때문에 호흡계로 들어오는 공기의 일부는 폐포에 도달하지 못한다. 혈액과 기체 교환을 하지 않는 전도기도를 호흡사강(무효공간, respiratory dead space) 또는 해부학적 사강(anatomic dead space)이라고 하며 평균 약 150 mL이다. 흡식 시에 들어오는 공기 500 mL 중 150 mL는 호흡사강에 머물고 나머지 350 mL가 기존의 호흡사강에 머물러 있던 150 mL와 함께 폐포로 들어가며, 반대로 호식 시에는 폐포에서 나온 500 mL의 공기 중에 150 mL는 호흡사강에 머물고 나머지 350 mL가 기존의 호흡사강에 머물러 있던 150 mL와 함께 호식된다. 따라서 1회 호흡 시 실제로 가스 교환에 참여하는 공기량은 350 mL이다. 이와 같이 흡식된 공기의 상당 부분이 폐포에 도달하지 못하므로 더 정확한 환기효율의 지표는 분당 폐포에 실제 도달하는 신선한 공기의 양인 폐포환기량(alveolar ventilation)이다.

$$폐포환기량(mL/min) = [1회\ 호흡량(mL/호흡) - 호흡사강(mL/호흡)] \times 호흡률(호흡수/min)$$

이러한 폐포환기량은 호흡률 또는 호흡의 깊이에 의해 영향을 받는다. 폐포환기량을 효과적으로 증가시키기 위해서는 호흡률을 증가하는 것보다 호흡을 깊고 느리게 하는 것이 더 도움이 된다. 폐환기량은 신체활동이나 감정 또는 건강 상태에 의해 달라질 수 있다. 호흡사강의 존재는 환기라는 관점에서만 생각하면 70% 효율로 비효과적으로 보이지만 폐로 들어가는 공기의 성분이나 온도에 의한 급격한 변화를 방지하는 데 의의가 있다.

4. 가스 교환과 운반

흡식되는 공기 중에서 산소는 폐의 가스 교환(pulmonary gas exchange)에 의해서 폐포를 둘러싸고 있는 모세혈관으로 들어가 혈액을 통해서 각 조직으로 운반되는 반면, 조직에서 생성된 이산화탄소는 폐포로 운반된 후 체외로 방출된다. 이러한 혈액과 폐포 또는 혈액과 조직세포 사이의 가스 교환은 두 가스에 대한 분압(partial pressure) 차이에 의한 확산(diffusion)으로 일어난다. 분압은 대기 또는 기체혼합물 속에서 각 기체의 압력으로 이는 해당 기체의 농도에 비례하므로 수증기가 없는 건조한 대기(질소 78%, 산소 21%, 이산화탄소 0.04%) 중의 P_{N_2}는 약 593 mmHg(760 mmHg×0.78), P_{O_2}는 약 159 mmHg(760 mmHg×0.21), P_{CO_2}는 약 0.3 mmHg(760 mmHg×0.0004)이다. 기체는 분압이 높은 곳에서 낮은 곳으로 확산되는데, 산소분압은 대기 중에서 약 159, 호식공기 안에서는 약 116, 폐포 내에서는 약 100~110, 동맥혈은 약 100, 정맥혈은 약 40, 조직에서는 약 40 mmHg이며, 이산화탄소 분압은 대기 중에서 약 0.3, 호식공기 안에서는 약 32, 폐포 내에서는 약 40, 동맥혈은 약 40, 정맥혈은 약 46, 조직에서는 ≥ 46 mmHg이다(그림 12-7).

1) 산소의 가스 교환과 운반

폐포에서의 가스 교환은 폐포상피와 모세혈관벽을 통하여 폐포와 정맥혈 사이에서 일어나고(그림 12-2) 조직에서의 가스 교환은 조직과 동맥혈 사이에서 일어나며, 이는 가스 분압 차이에 의해서 이루어진다. 따라서 흡식한 공기 중의 산소는 분압 차이에 의해서 혈액 속으로 들어오지만 상대적으로 물에 대한 용해성이 낮으므로 대부분(99.5%)의 산소는 적혈구 내에 있는 혈색소(hemoglobin, Hb)와 가역적으로 결합하여 산소헤모글로빈(oxyhemoglobin, HbO_2)을 형성하여 혈액을 타고 산소가 필요한 조직으로 운반된다. Hb는 4개의 소단위(subunit)로 구성된 복합 단백질로 각 소단위는 산소와 결합할 수 있는 철이온(Fe^{2+})을 가지고 있는 헴(heme)과 글로빈(globin) 펩타이드로 이루어져 있다. 따라서

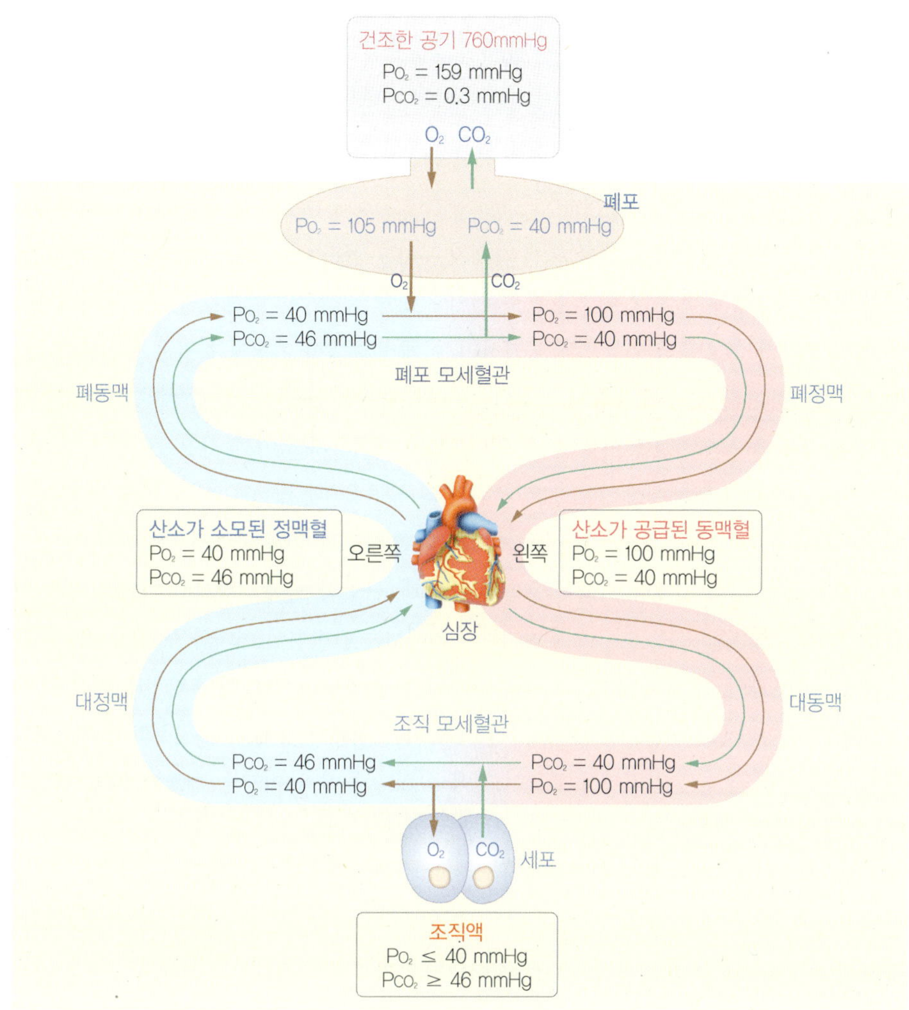

그림 12-7
기체분압에 따른 기체 운반

혈색소 한 분자는 4분자의 산소를 운반할 수 있다. 나머지 0.5%의 산소는 물리적으로 혈장에 용해된 상태로 운반된다(그림 12-8). 폐포 내의 산소분압은 100~110 mmHg이고 그 주위의 모세혈관 내의 정맥혈의 산소분압은 약 40 mmHg이므로 폐포 내의 산소가 이곳을 지나는 정맥혈 속으로 확산되어 들어가서 정맥혈을 동맥혈로 교환한다. 따라서 조직 내 모세혈관을 지나는 동맥혈의 산소분압은 약 100 mmHg이고 조직 내 산소분압은 평균적으로 약 40 mmHg이므로 혈색소에 결합하고 있던 산소는 산소해리곡선에 따라 효율적으로 해리되어 확산에 의해 조직 쪽으로 이동한다. 고산지대같이 대기 내 P_{O_2}의 감소나 폐포환기량의 감소, 체내 산소소비량의 증가는 폐포의 P_{O_2}을 감소시킨다.

light reading

고래도 잠수병에 걸린다?

2010년 3월 30일에 천안함 수색작업을 하던 해군 특수전(UDT) 잠수요원 한주호(53) 준위가 잠수병으로 사망하였다. 잠수병(Decompression Sickness, DCS)은 갑작스러운 압력 저하로 혈액 속에 녹아 있는 기체가 폐를 통해 나오지 못하고 혈관 내에서 기체 방울을 형성해 혈관을 막는 증상이다. 잠수 시에 호흡탱크의 기체 압력은 해수면 아래로 10 m 내려갈 때마다 1기압(760 mmHg 또는 760 torr)씩 증가하며, 이에 비례해서 기체의 분압은 증가한다. P_{N_2} 농도가 증가하면 혈액 중에 용해된 질소의 양이 증가하여 '심해의 황홀증'이라고 불리는 질소 중독(nitrogen narcosis)을 유발할 수 있다. 이는 다이빙에 있어서 가장 큰 위험 요소로 알려진 증상으로서 심해에서 수면으로 너무 빨리 올라올 때 감소된 P_{N_2}로 인해 물에 용해될 수 있는 질소의 양이 감소하여 질소 기체가 너무 빠르게 용액 중에서 나오면서 작은 기포를 형성한다. 질소 기체의 기포가 호흡기, 림프계, 근골격, 중추신경계뿐 아니라 작은 혈관들을 막아 손상을 일으킨다. 이를 방지하기 위해서는 안전수심 이내와 무감압 한계 시간 내에서 다이빙해야 하며 다이버가 사용하는 산소통에 '산소+질소'의 혼합기체 대신 '산소+헬륨'의 혼합기체를 사용하는 것이 안전하다. 이는 헬륨의 용해도가 질소의 용해도보다 훨씬 작아 심해의 높은 압력에서 헬륨이 혈액 속으로 녹아 들어가는 정도가 작기 때문이다. 또한 다이빙 후에는 산소 캡슐 또는 감압 챔버에서 100% 산소를 이용한 고압산소요법(hyperbaric oxygen therapy)을 사용해야 한다. 최근 연구 결과에 의하면 심해에 사는 고래도 잠수함이나 레이더에서 발사하는 초음파로 인해 지나치게 오랫동안 잠수하게 되거나 너무 급히 수면으로 떠오르면 치명적인 수준은 아니지만 잠수병을 심화시켜 고래의 수명을 단축시킬 수 있다고 보고되었다.

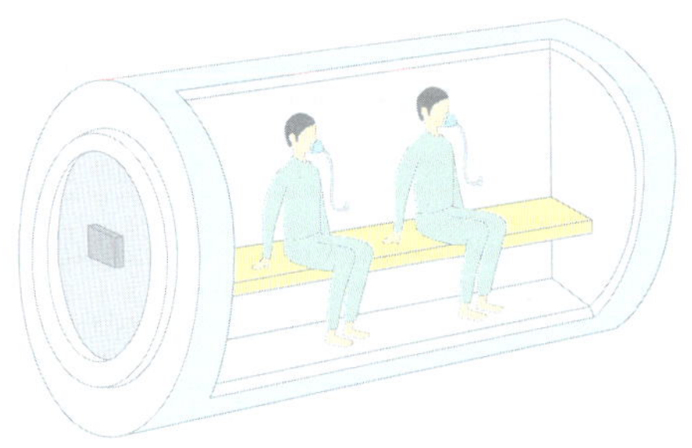

감압 챔버 성능

- 치료 방법 : 압축 산소 주입
- 치료 시간 : 잠수 후 2~5시간
- 수용 인원 : 1~4명

2) 이산화탄소의 가스 교환과 운반

이산화탄소 분압은 조직에 따라 차이가 있지만 평균적으로 약 46 mmHg이다. 동맥혈 내의 이산화탄소 분압은 약 40 mmHg이므로 분압차에 의한 확산에 의해서 조직에 있는 이산화탄소는 혈액으로 이동하며 혈액 속에서 중탄산이온, 카르바미노 헤모글로빈, 이산화탄소의 세 가지 형태로 운반된다(그림 12-8).

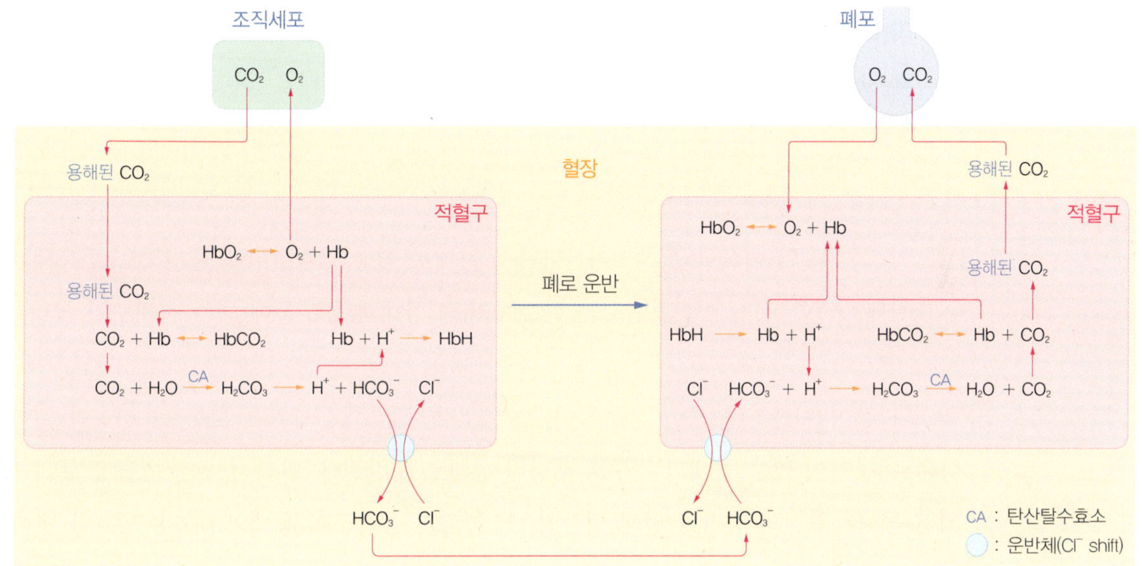

그림 12-8 혈액 내 산소와 이산화탄소의 운반

- 대부분(65~75%)의 이산화탄소는 혈장 내에서 중탄산이온(HCO_3^-)의 형태로 운반된다. 조직에서 확산되어 나온 이산화탄소는 적혈구 내에서 탄산탈수효소(carbonic anhydrase, CA)의 촉매작용으로 물과 결합하여 탄산(H_2CO_3)으로 전환된다. 탄산이 포화되면 탄산은 H^+와 HCO_3^-로 해리되고 H^+는 주로 혈색소에 의하여 완충되며 HCO_3^-는 혈장으로 확산되어 나와 폐로 운반된다.

$$CO_2 + H_2O \xleftrightarrow{CA} H_2CO_3 \longleftrightarrow H^+ + HCO_3^-$$

폐포 모세혈관에서 HCO_3^-는 적혈구로 운반되고 H^+과 재결합하여 탄산(H_2CO_3)을 형성한다. 탄산은 CA의 작용으로 이산화탄소와 물로 분리되고 이산화탄소는 폐포 내로 확산되어 대기 중으로 배출된다.

$$H^+ + HCO_3^- \longrightarrow H_2CO_3 \xrightarrow{CA} CO_2 + H_2O$$

HCO_3^-가 적혈구에서 혈장으로 또는 혈장에서 적혈구로 운반될 때는 염소이온(Cl^-)과 역방향으로 교환되어 운반되는데 이를 Cl^- shift라고 하며(그림 12-8), 이로 인해 적혈구 내로 들어온 Cl^-은 이산화탄소가 폐포 내로 들어갈 때 다시 혈장으로 나오게 된다.

- 약 20~25%의 이산화탄소는 적혈구에 있는 Hb 중의 글로빈과 결합하여 카르바미노헤모글로빈(carbamino hemoglobin, $HbCO_2$) 화합물의 형태로 운반된다.

$$CO_2 + Hb \longleftrightarrow HbCO_2$$

- 약 5~10%의 이산화탄소는 이산화탄소 자체로 혈장과 적혈구에 물리적으로 용해된 상태로 운반된다. 이산화탄소는 산소에 비해 상대적으로 물에 대한 용해도가 높다.

이와 같이 이산화탄소는 그 분압이 높은 곳에서는 주로 H_2CO_3 또는 $HbCO_2$의 결합 상태로, 분압이 낮은 곳에서는 주로 해리된 상태로 운반된다. 만약 충분한 호흡을 못하게 되면 동맥의 P_{CO_2}의 증가로 인해 혈장의 H^+ 농도가 증가하여 동맥의 pH가 7.2보다 낮아지면 호흡성 산혈증(respiratory acidosis)을 유발한다. 이와는 반대로 과도한 환기는 동맥의 P_{CO_2}와 H^+ 농도를 낮추어 동맥의 pH가 7.45보다 높아지면 호흡성 알칼리증(respiratory alkalosis)을 유발한다.

3) 산소해리곡선과 영향 요인

대부분의 산소가 산소헤모글로빈(HbO_2)의 형태로 혈액에서 운반되는데 산소분압과 Hb의 산소포화도(%)의 관계를 나타내는 곡선을 산소해리곡선(oxygen dissociation curve)이라고 한다. Hb의 산소포화도(%)는 산소분압이 10~60 mmHg 사이에서 급격히 증가하며, 그 이상에서는 완만한 경사도를 나타내는 부드러운 S자형(sigmoid)을 하고 있다. 이는 산소의 농도, 이산화탄소 또는 수소이온 농도(pH의 변화), 온도, 2,3-디포스포글리세르산(diphosphoglyceric acid, DPG)의 영향을 받는다(그림 12-9).

혈액의 산소분압이 올라가면 HbO_2의 양은 증가하고 산소분압이 내려가면 HbO_2의 양

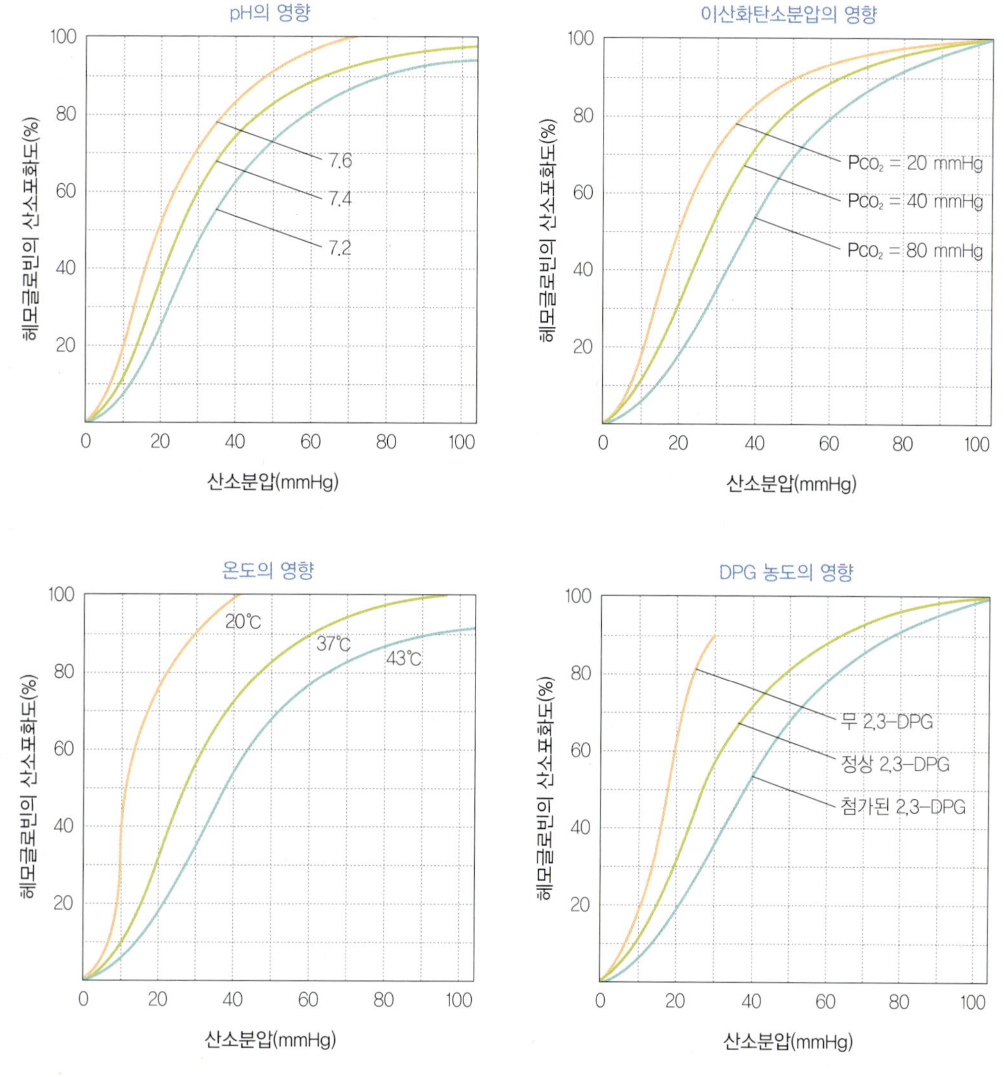

그림 12-9 물리·화학적 인자들에 의한 헤모글로빈의 산소 결합력 변화

은 감소한다. 이 곡선을 보면 산소분압이 높은 곳에서는 혈액에 방출되는 산소량은 크게 영향을 받지 않으나 산소분압이 낮은 곳에서는 근소한 산소분압의 저하로도 HbO_2가 해리되어 다량의 산소를 방출하는 것을 알 수 있다.

이산화탄소 분압이나 수소이온 농도가 증가하면 pH가 감소하며 곡선을 오른쪽 아래 방향으로 이동시킨다. 이것은 같은 산소분압하에서도 혈액의 pH가 낮아지면 Hb의 산소 친화성이 감소하여 산소를 해리한다는 것을 의미한다. 이산화탄소의 분압과 H^+ 농도가 높아져 pH가 낮아짐으로 인해 Hb로부터 산소의 해리가 증가하는 현상을 보어 효과(Bohr effect)라고 하고, Hb에서 산소가 해리되어 환원형 헤모글로빈(deoxyhemoglobin)이 될수록 더 많은 이산화탄소를 운반할 수 있게 되는 현상을 할다인 효과(Haldane effect)라고 한다.

혈액의 온도가 상승하면 pH가 감소하는 것과 같은 방향으로 곡선이 이동한다. 즉 대사가 활발하거나 운동에 의해 열 생산이 많아진 조직을 흐르는 혈액에서는 산소가 쉽게 Hb에서 해리되어 산소를 공급한다. 또한 체온의 상승과 적혈구의 해당 과정에서 생성되는 DPG라는 물질은 이산화탄소나 수소이온처럼 Hb의 산소 친화력을 감소시켜 곡선을 오른쪽 아래 방향으로 이동시킨다.

일산화탄소(carbon monoxide, CO)는 Hb와 결합하여 HbCO를 형성하므로 혈액의 산소 운반 능력을 현저하게 감소시킨다. 일산화탄소와 Hb와의 결합 능력은 산소보다 210배나 강하고 쉽게 유리되지 않으므로 일산화탄소 중독 시에는 혈액에 의한 산소 운반을 감소시켜 인체에 심각한 피해를 초래할 수 있다.

이와 같이 산소의 농도는 여러 요인에 의해서 영향을 받아 폐포 혈액에서는 Hb와 산소의 결합을 촉진하고 조직 혈액에서는 해리되는 것을 촉진하기 때문에, 폐에서 체조직으로 산소를 운반하는 데 효율적으로 작용한다.

단원정리

• 생명체가 외부로부터 계속 산소를 얻고 체내에서 생성된 이산화탄소를 외부로 배출하는 기체 교환 과정을 '호흡(respiration)'이라고 한다.

• 호흡기계는 기체를 교환하는 폐와 체외에서 공기 도입의 통로가 되는 비강, 인두, 후두, 기관지 등의 호흡기도로 구성된다.

• 호흡기의 주요 기능은 생명체의 대사 과정에서 필요한 산소를 외부로부터 얻어 에너지를 생성하고 이 과정에서 생성된 이산화탄소를 외부로 배출하는 기체 교환이다.

• 호흡은 크게 외호흡(external respiration)과 내호흡(internal respiration)이라는 두 단계로 기능적으로 나눌 수 있다. 외호흡은 외기와 폐포 사이의 가스 교환, 폐포와 혈액 사이에서 이루어지는 산소와 이산화탄소 교환, 내호흡은 혈액과 조직세포 사이에서 이루어지는 산소와 이산화탄소의 교환이다.

• 호흡운동은 외부의 공기를 폐 속으로 들여보내는 흡식(inspiration)과 폐 속의 공기를 외부로 배출하는 호식(expiration)의 두 운동이 주기적으로 일어나는 것으로, 횡격막과 늑간근의 규칙적인 수축과 이완, 그리고 대기압과 폐내압의 차이에 의해서 공기의 이동이 가능하다.

• 호흡 속도는 활동 상태에 따라 변하며, 이는 신경성 조절과 화학적 조절에 의해 조절된다. 신경성 조절과 화학적 조절에 의해 설명된다. 신경성 조절은 뇌교와 연수에 위치하는 호흡조절중추에 의해서 조절되고, 화학적 조절은 혈액 내에 있는 산소, 이산화탄소, H^+ 및 체온 변화에 의해서 호흡의 주기성이 조절되는 것이다.

• 호흡 중 이동하는 공기의 양을 부피로 나타내는 지표로는 폐용적과 폐용량이 있다.

• 산소는 폐의 가스 교환에 의해서 폐포 내 모세혈관으로 들어가 혈액을 통해서 각 조직으로 운반되는 반면, 조직에서 생성된 이산화탄소는 폐포로 운반된 후 체외로 방출된다. 이러한 가스 교환은 혈액과 폐포, 또는 혈액과 조직세포 사이의 분압 차이에 의한 확산으로 이루어진다.

단원평가

1 호흡기계를 구성하는 여러 기관들과 기능에 대해 설명하시오.

2 외호흡과 내호흡을 정의하고 그 차이점을 설명하시오.

3 흡식운동과 호식운동이 일어나는 과정을 설명하시오.

4 호흡운동을 조절하는 신경성 조절과 화학적 조절에 대해 설명하시오.

5 중추화학수용체와 말초화학수용체를 자극시켜 호흡 증가를 일으키는 산소 분압, 이산화탄소 분압, H^+ 농도의 변화에 대해 설명하시오.

6 호흡 중 이동하는 공기로 폐에 출입하는 공기의 양을 조건에 따라 4개의 용적(volume)과 4개의 용량(capacity)으로 구분하여 설명하시오.

7 산소와 이산화탄소의 운반 형태와 각각의 폐포, 동맥혈, 정맥혈, 조직에서 분압에 대해 설명하시오.

8 산소해리곡선의 정의와 영향 요인에 따른 해리곡선의 이동에 대해 설명하시오.

9 일산화탄소의 중독현상에 대해 설명하시오.

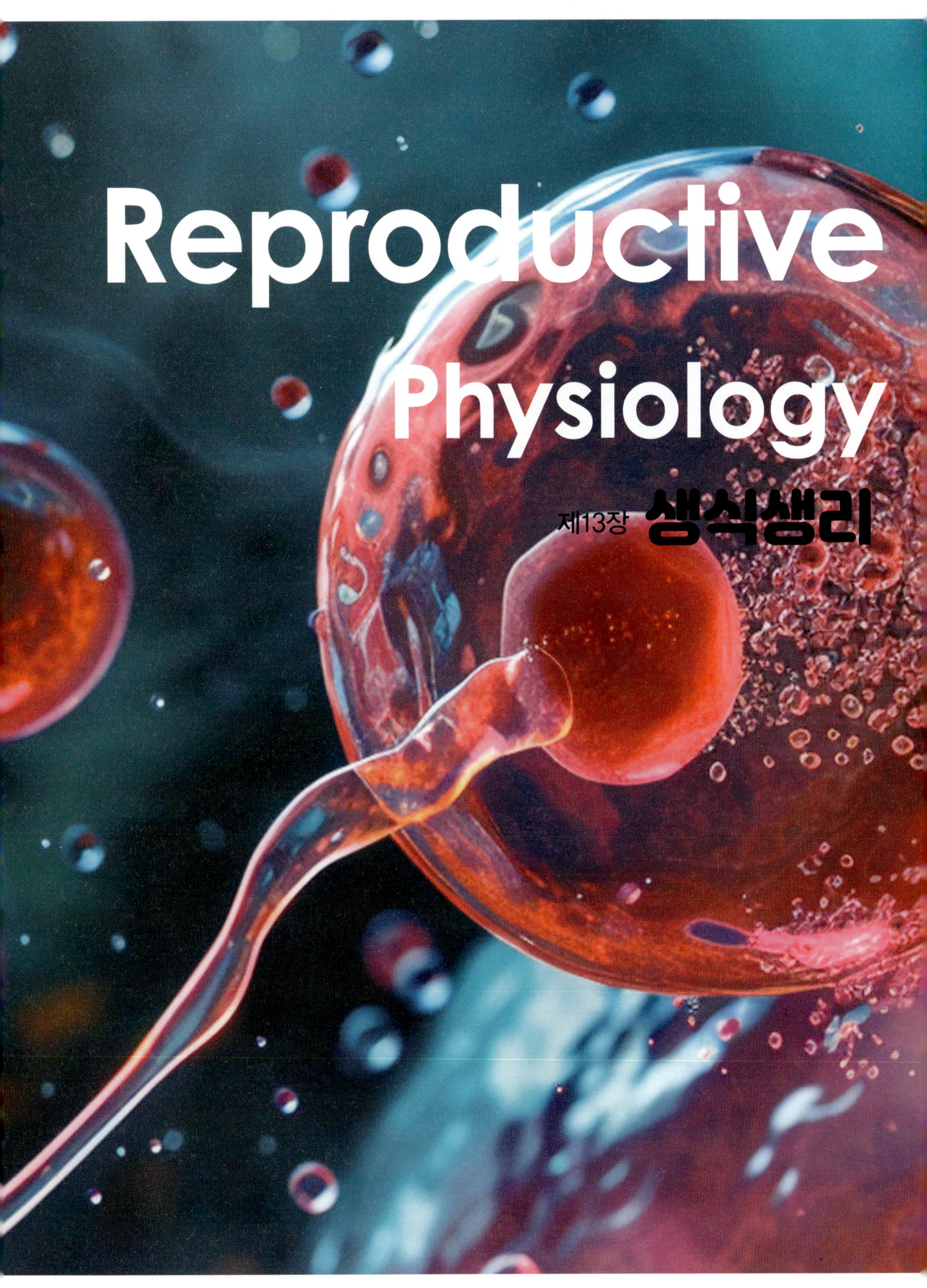
Reproductive
Physiology
제13장 생식생리

제13장 생식생리

학습목적 남성과 여성 생식기 구조 및 생식 과정을 파악한다.

학습목표

1. 성분화와 생식샘 조절

성분화와 생애주기 동안의 생식샘 조절

2. 남성 생식생리

남성 생식기관 | 정자 생성 | 남성호르몬의 합성과 기능

3. 여성 생식생리

여성 생식기관 | 난소주기와 월경주기 | 여성호르몬의 합성과 기능

4. 임신과 분만

수정과 착상 | 태반의 역할 | 임신기 호르몬 | 임신과 분만 과정

5. 수유

유방의 발달 | 수유기 호르몬

6. 폐경

폐경 과정 및 변화

생식샘(gonad)은 호르몬을 분비하여 생식세포를 성숙, 발달시키는 기능을 담당한다. 즉 남성의 고환에서는 정자를 생성하고 남성호르몬인 테스토스테론을 분비하며, 여성의 난소에서는 난자를 생성하고 여성호르몬인 에스트로겐과 프로게스테론을 분비한다.

1. 성분화와 생식샘 조절

1) 성분화

성분화(sex differentiation) 과정은 생식샘의 발달, 생식기관의 발달 과정을 포함한다. 남녀 각각의 성은 다음의 세 가지 특징에 의해서 결정된다.

- 유전적 성(genetic sex) : 성염색체에 의해 결정되며 남자는 XY, 여자는 XX를 가진다.
- 생식샘 성(gonadal sex) : 유전적 성이 남성인 경우 임신 6~7주에 고환이 발달하기 시작하고, 여성의 경우 임신 9주에 난소 발달이 시작된다.
- 표현형 성 또는 생식기 성(phenotypic or genital sex) : 남성 또는 여성으로 표현되는 성 발달 단계로 남녀의 내부 생식기관과 외부 생식기관의 발달이 이루어진다.

2) 생식샘 조절

사람의 생식샘 기능은 일생을 통해서 시상하부-뇌하수체 축의 내분비샘에 의해 조절된다. 임신 4주에 시상하부에서 생식샘자극호르몬-방출호르몬(gonadotropin-releasing hormone, GnRH)이 분비되기 시작하여 사춘기 이전까지 낮은 농도를 유지한다. 임신 10주, 12주에는 GnRH에 의해 뇌하수체전엽에서 생식샘자극호르몬(gonadotropin)인 여포자극호르몬(follicle-stimulating hormone, FSH)과 황체형성호르몬(luteinizing hormone, LH)이 각각 분비되어 역시 사춘기 이전까지 낮은 농도를 유지한다. 유년기에는 FSH가 LH에 비해 약간 높은 수준으로 분비되다가, 사춘기와 성인기에 이르러서는 GnRH, FSH, LH 분비가 크게 증가하고 박동성의 분비 패턴을 보이며 LH 농도가 FSH에 비해 증가한다. 여성의 경우 사춘기에 약 28일 주기의 생식샘자극호르몬 분비가 시작되는데 이것이 월경이다. 갱년기 이후에는 생식샘자극호르몬의 분비가 급격하게 증가되며 FSH가 LH 분비를 추월하게 된다. 특히 여성의 경우에 나이가 들어가면서 난소 기능이 저하되어 에스트로겐 분비가 감소됨에 따라 음성되먹임작용이 원활하게 일어나지 못해서 뇌하수체에서의 FSH 분비는 더욱 증가하게 된다(그림 13-1, 13-11 참고).

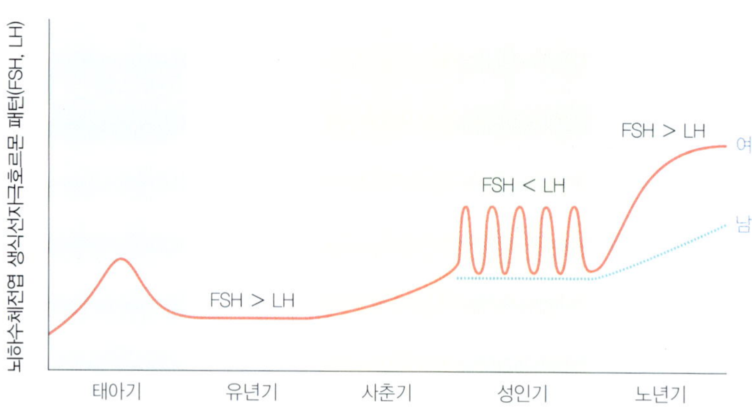

그림 13-1
일생 동안의 생식샘자극호르몬의 분비 패턴

2. 남성 생식생리

1) 남성 생식기관

남성의 생식기관은 내생식기관인 고환, 부고환, 정관, 전립샘 등과 외생식기관인 음경, 음낭으로 나뉜다(그림 13-2).

(1) 고환

고환(testis)은 타원형의 기관으로 음낭 속에 좌우 하나씩 위치하며 정소라고도 한다(넓이 약 2~3 cm, 길이 약 3~4 cm). 태아 때에 복강 안에서 생성되어 출산되기 2달 전쯤 음낭으로 내려온다. 고환은 결합조직으로 둘러싸여 있고 정세관과 간질조직으로 이루어져

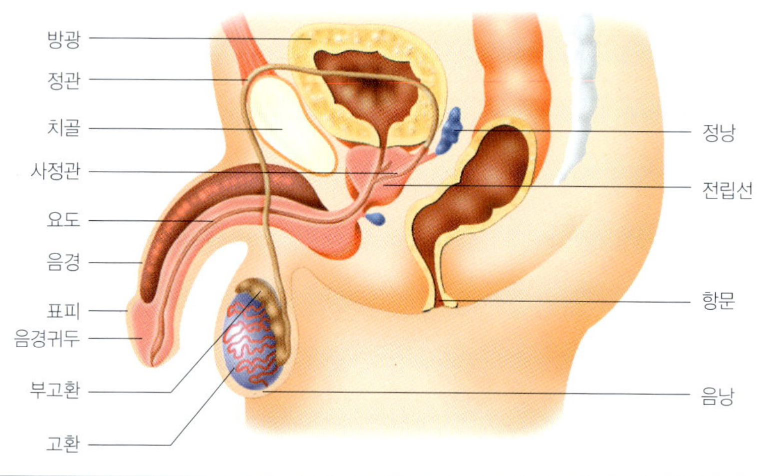

그림 13-2
남성의 생식기관

있으며 중요한 두 기능인 정자 생성과 테스토스테론(testosterone) 생성을 담당한다.

시상하부에서 분비되는 GnRH이 뇌하수체전엽에서 FSH과 LH 분비를 증가시킨다(그림 12-3). FSH은 정세관의 세르톨리세포(sertoli cell)를 자극하여 정자를 형성하도록 돕고, LH은 간질조직의 라이디히세포(leydig cell)를 자극해서 강력한 남성호르몬인 테스토스테론을 분비하도록 하여 세르톨리세포에서의 정자 생성을 도울 뿐 아니라 표적세포에서 다양한 역할을 수행하게 한다. 한편, 라이디히세포와 세르톨리세포는 각각 테스토스테론과 인히빈(inhibin)을 통해서 음성되먹임으로 시상하부-뇌하수체전엽을 조절해서 고환의 활동성을 조절해 준다.

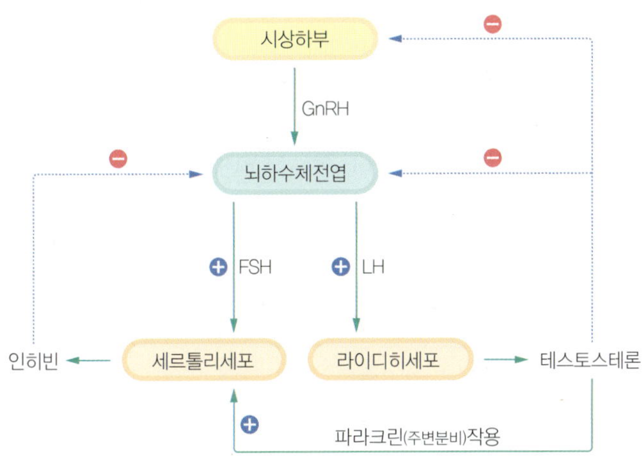

그림 13-3 시상하부-뇌하수체전엽-고환의 호르몬 분비 조절

(2) 부고환

고환에서 생성된 정자와 정세관 분비물은 부고환(epididymis)으로 들어가서 사정되기 전까지 정자를 저장한다.

(3) 정관과 전립샘

정자는 부고환과 연결된 정관(vas deferens)으로 이동하고, 정관은 전립샘(prostate gland) 내부에서 사정관으로 연결되어 요도와 합쳐진다. 전립샘은 남성 생식기의 분비물인 정액(semen)을 생성한다. 정액은 정자를 보호하기 위하여 생성되는 액상물질로 정자를 포함한다. 정액에는 영양물질이 포함되어 정자 운동을 위한 에너지원을 공급하며, 정자가 이동할 때 완충작용 및 윤활유 역할을 한다. 정액은 알칼리성을 띠고 있어서 강한 산성을 띠는 질의 내부를 중화시켜 정자가 살아남을 수 있도록 한다.

(4) 음경과 음낭

음경(penis)은 오줌과 정액을 방출하는 요도를 감싸고 있는 남성 생식기이다. 성적 흥분 또는 국소 자극에 대한 반사로 음경에 존재하는 음경해면체와 요도해면체 내에 혈류가 증가하여 충혈이 일어나게 되어 음경의 길이와 지름이 커지고 딱딱해지며, 음경의 귀두 부분이 꼿꼿하게 뻗는데 이 현상을 발기(erection)라고 한다. 요도로 정액이 이동하는 것을 사출(emission)이라고 하며, 음경의 요도로부터 정액이 강력히 배출되는 것을 사정(ejaculation)이라고 한다. 음낭(scrotum)은 복강 밖의 음경 아래쪽 부분에 있으며, 고환을 체온보다 낮은 온도로 유지하여 건강한 정자 생성을 돕는다.

2) 정자 생성

남성은 사춘기 이후 평생 정자를 생성한다. 배아 발생 초기에 고환에서 생성된 정원세포(spermatogonia)가 유사분열을 거쳐 1차 정모세포(spermatocyte)가 된다. 1차 정모세포

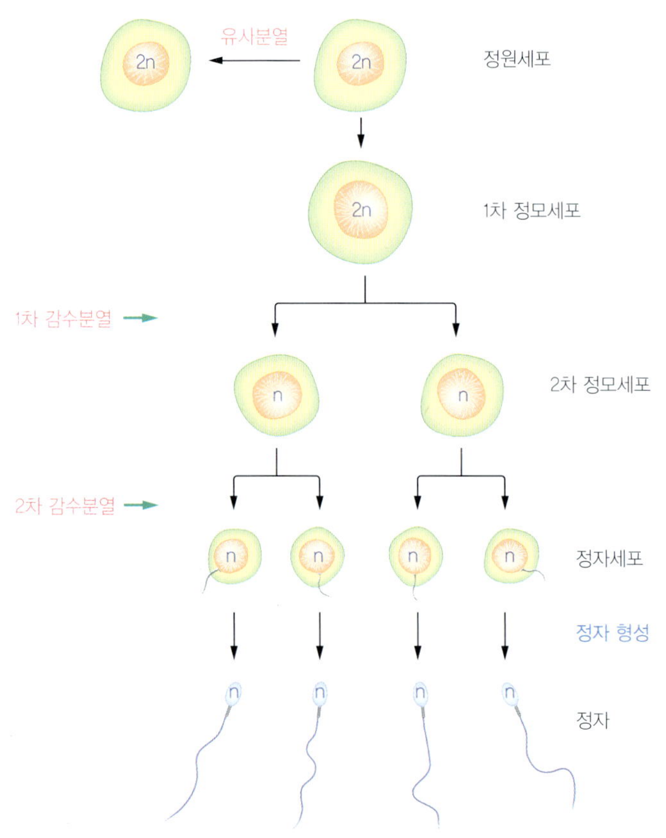

그림 13-4
정자 생성 과정

는 첫 감수분열을 통해 2차 정모세포를 만들고, 이어서 일어나는 두 번째 감수분열을 통해 정자세포(spermatid)를 형성한다. 즉 하나의 1차 정모세포는 4개의 정자세포를 만든다(그림 13-4).

4개의 정자세포는 감수분열이 끝나도 세포질들이 연결되어 있어 완전히 분리되지 않는데 이와 같이 서로 연결된 정자세포가 성숙한 정자로 발생해 가는 과정에서 고환의 세르톨리세포의 작용이 필요하다.

3) 테스토스테론의 합성과 기능

(1) 테스토스테론의 합성

고환의 라이디히세포가 LH의 자극을 받으면 콜레스테롤을 전구체로 하여 약한 안드로겐인 데하이드로에피안드로스테론(DHEA)과 안드로스텐디온이 생성되고, 이들로부터 강력한 안드로겐인 테스토스테론이 합성된다(그림 13-5). LH의 작용 메커니즘은 마치 부신피질에 작용하여 안드로겐을 비롯한 스테로이드호르몬 합성을 유도하는 ACTH의 기능과 유사하다(그림 6-17 참고).

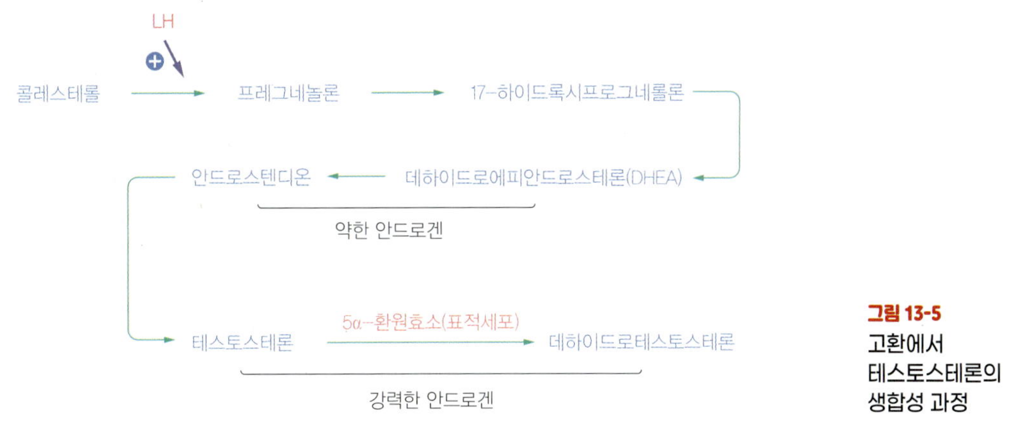

그림 13-5 고환에서 테스토스테론의 생합성 과정

(2) 테스토스테론의 기능

테스토스테론은 태아 발달 단계에서 부정소, 정관, 정낭 등의 내생식기관을 형성하는 역할을 하며, 사춘기에는 정자를 형성하고 음경, 정낭 등의 부속 성기관의 성장을 촉진하여 2차 성징이 나타나게 한다. 테스토스테론은 파라크린(주변분비성)으로 작용하기도 하

는데 라이디히세포에서 합성된 후 인접한 세르톨리세포로 이동하여 FSH 작용을 도와 정자 형성 과정에 도움을 준다(그림 13-3 참고). 사춘기가 되면 남자는 테스토스테론의 영향으로 근육과 뼈가 두드러지게 발달하며 골단 폐쇄를 일으키고 음성 변화, 리비도현상 등이 나타난다. 일부 테스토스테론은 디히드로테스토스테론으로 환원되어 태아에서 전립샘, 음경, 음낭 등 외부 생식기관을 발달시킨다(표 13-1).

표 13-1 **테스토스테론의 작용**

- 남성의 내외 생식기관 발달로 태아의 성 결정
- 부속 성기관의 발달과 2차 성징 발현 유도
- 정자 생성
- 단백질 합성, 뼈와 근육 성장

3. 여성 생식생리

1) 여성 생식기관

여성의 생식기관은 내생식기관인 난소, 자궁, 난관, 질의 상부 1/3 등과 외생식기관인 음핵, 대음순, 소음순, 질의 하부 2/3 등으로 나뉜다(그림 13-6).

(1) 난소

난소(ovary)는 여성 생식샘으로 남성의 고환과 상동기관이다. 지름 약 2.5 cm의 둥근 모양으로 자궁 양쪽에 위치한다. 난소는 난관, 자궁과 연계하여 여성의 생식관(reproductive tract)을 형성하는데 생식세포, 과립층세포, 여포막세포 등 세 종류의 세포로 구성되어 있다. 난소의 생식세포에서는 난자를 형성하고, 과립층세포와 여포막세포에서는 각각 여성호르몬인 에스트로겐[estrogen : 여성의 가임기 동안 분비되는 에스트로겐 형태는 주로 에스트라디올(estradiol, E2)이다]과 프로게스테론(progesterone)을 분비한다. 난관의 손가락 모양의 돌기인 난관채가 난소를 부분적으로 덮고 있으며, 난소에서 배란으로 방출되는 난자는 난관을 통해 자궁으로 보내진다.

(2) 자궁

자궁(uterus)은 두꺼운 근육층으로 둘러싸인 둥근 모양의 조직으로 방광과 직장 사이에 위치한다. 크기는 약 7~8 cm로 자궁 내 빈 공간인 자궁강(uterine cavity)을 둘러싼 자

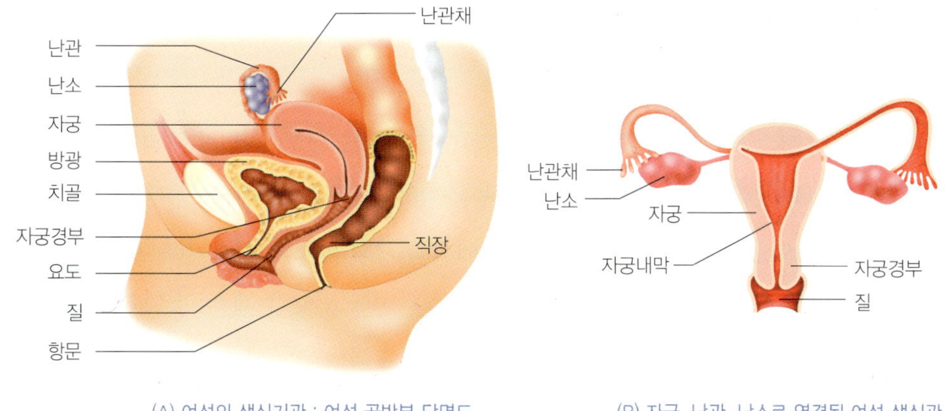

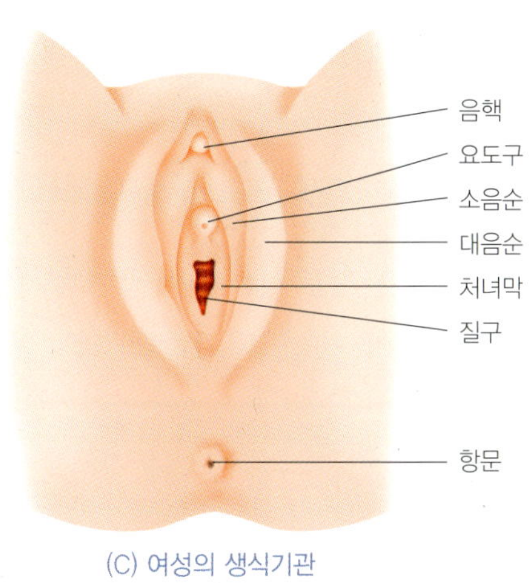

(C) 여성의 생식기관

그림 13-6
여성 생식기관

궁내층을 자궁내막(endometrium)이라고 한다. 자궁내막은 스테로이드호르몬 작용으로 주기적인 변화를 겪으며 월경으로 인한 출혈이 일어나거나 수정된 난자가 착상되는 곳이기도 하다. 자궁 하부를 자궁경부(cervix)라고 하며 경부는 관으로 된 질(vagina)과 연결되어 열려 있다(그림 13-6 B).

(3) 외생식기

대음순(labia majora)은 남성의 음낭과 유사한 구조로 2개의 피부주름이며 소음순(labia minora)은 대음순 안쪽에 위치하는 작은 주름조직이다. 질구는 요도구의 뒤에 위치하는데 대음순과 소음순으로 덮여 있다. 남성의 음경에 해당하는 여성의 발기성 구조는 음핵(clitoris)으로 외생식기의 앞쪽 중앙에 위치한다(그림 13-6 C).

2) 난소주기

(1) 난자 생성 과정

태아의 난소에서 생성된 난원세포(oogonia)는 1차 난모세포(oocyte)가 되며 출생 시에는 약 200~400만 개의 난모세포를 갖게 된다. 이 중 대부분의 세포는 사망하여 그 수가 점차 줄어들다가 감수분열을 거쳐 2차 난모세포 상태로 배란이 시작되는 사춘기까지 존재한다. 감수분열 후 하나의 2차 난모세포만이 모든 세포질을 갖게 되어 다른 세포는 극체를 형성하고 퇴화된다. 제2차 감수분열 중기에 멈춘 2차 난모세포 중 약 400개만이 여성의 가임기간 중 배란된다. 정자가 배란된 2차 난모세포의 세포질에 진입하면 난모세포의 제2차 감수분열이 비로소 완성되며 접합자(zygote)가 된다. 배란된 후 수정되지 않은 2차 난모세포는 분해된다. 남성과 달리 여성은 폐경 즈음에는 난모세포가 거의 남아 있지 않게 되어 생식이 불가능해진다(그림 13-7).

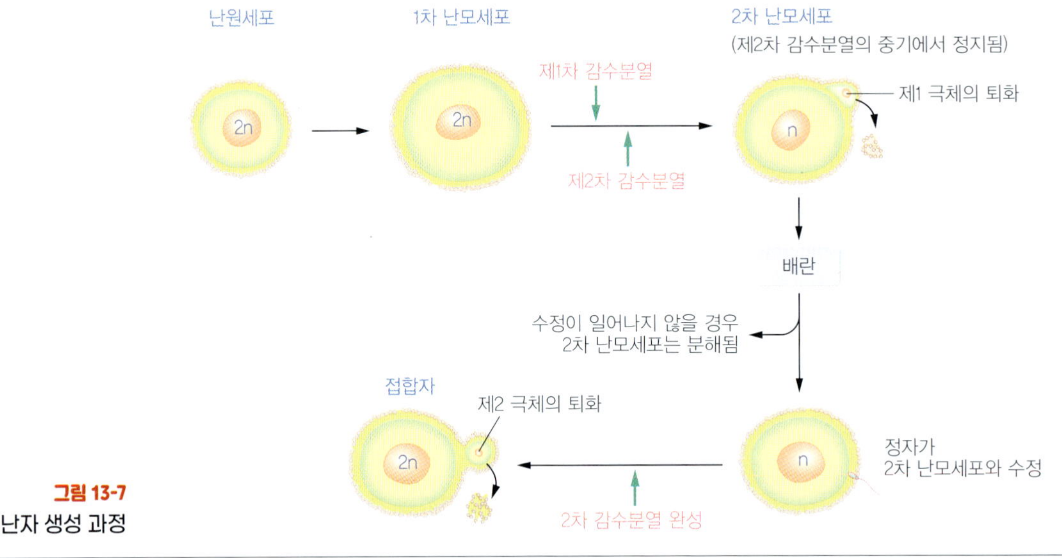

그림 13-7
난자 생성 과정

(2) 여포 성장과 황체 형성

난모세포는 난소 내에서 여포(follicle)의 형태로 존재한다. 1차 여포는 과립층세포로 둘러싸여 있는데, 점차 난모세포의 크기가 커지고 과립층세포와 주변의 결합조직의 분화가 일어나며 여포막세포를 형성하게 된다. 뇌하수체전엽에서 분비되는 FSH에 의해 자극을 받아 과립층세포에서는 여포막세포의 도움으로 여포호르몬인 에스트로겐을 분비한다.

일부 1차 여포가 성장하여 2차 여포가 되고 내부에 난모세포액으로 채워진 여포강(antrum)을 형성하며 하나의 여포만이 성숙한 그라프여포(graafian follicle)를 형성한다. 이때 나머지 2차 여포는 퇴화하며 폐쇄된다. 이후 성숙한 그라프여포는 호르몬 자극에 의해 파열되어 난모세포가 난관으로 방출되는데 이것이 배란(ovulation)이다. 여포는 배란 후 LH 작용을 받아 과립층세포가 커지면서 구조가 변형되는데 이를 황체(corpus luteum)라고 하며, 황체에서는 에스트로겐과 황체호르몬인 프로게스테론을 모두 분비한다. 배란된 난모세포가 수정되지 않을 경우 황체는 약 10일 간 최대로 발달한 후 급속히 퇴화되며 새로운 월경주기가 시작된다(그림 13-8).

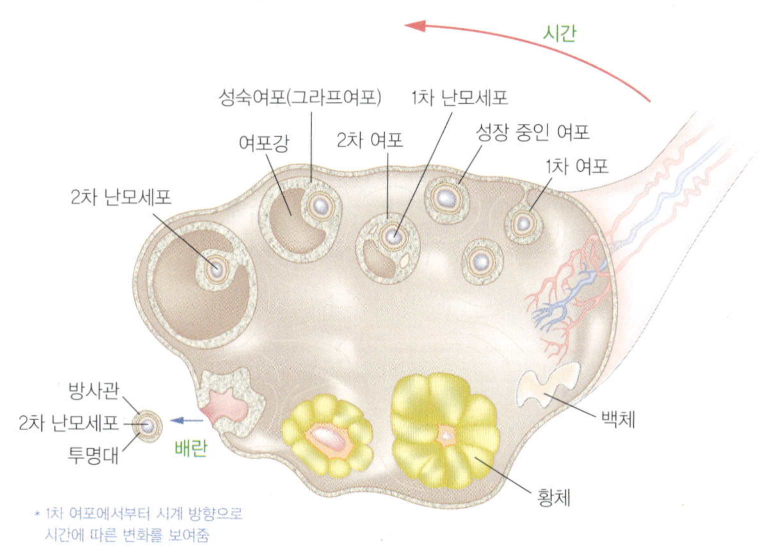

그림 13-8
난소에서 여포 발생 단계

3) 월경주기와 스테로이드호르몬의 분비 및 조절

월경주기는 시상하부-뇌하수체 축에 의한 스테로이드호르몬(에스트로겐, 프로게스테론)의 주기적 분비에 의해 조절된다. 월경주기는 일반적으로 28일을 기준으로 하며 난소와 자궁내막의 주기적 변화를 근거로 한다. 난소의 주기적 변화는 배란 전과 후로 나뉘는데 월경 첫날부터 배란 전 약 14일을 여포기(follicular phase), 배란 후 14일을 황체기(luteal phase)라고 한다. 여포기 동안에 자궁내막은 월경기(menstrual phase), 증식기(proliferative phase)로의 주기적 변화가 일어나며, 황체기 동안에는 자궁내막에서 분비기(secretory phase)가 지속되다가 새로운 월경주기가 시작된다(그림 13-9).

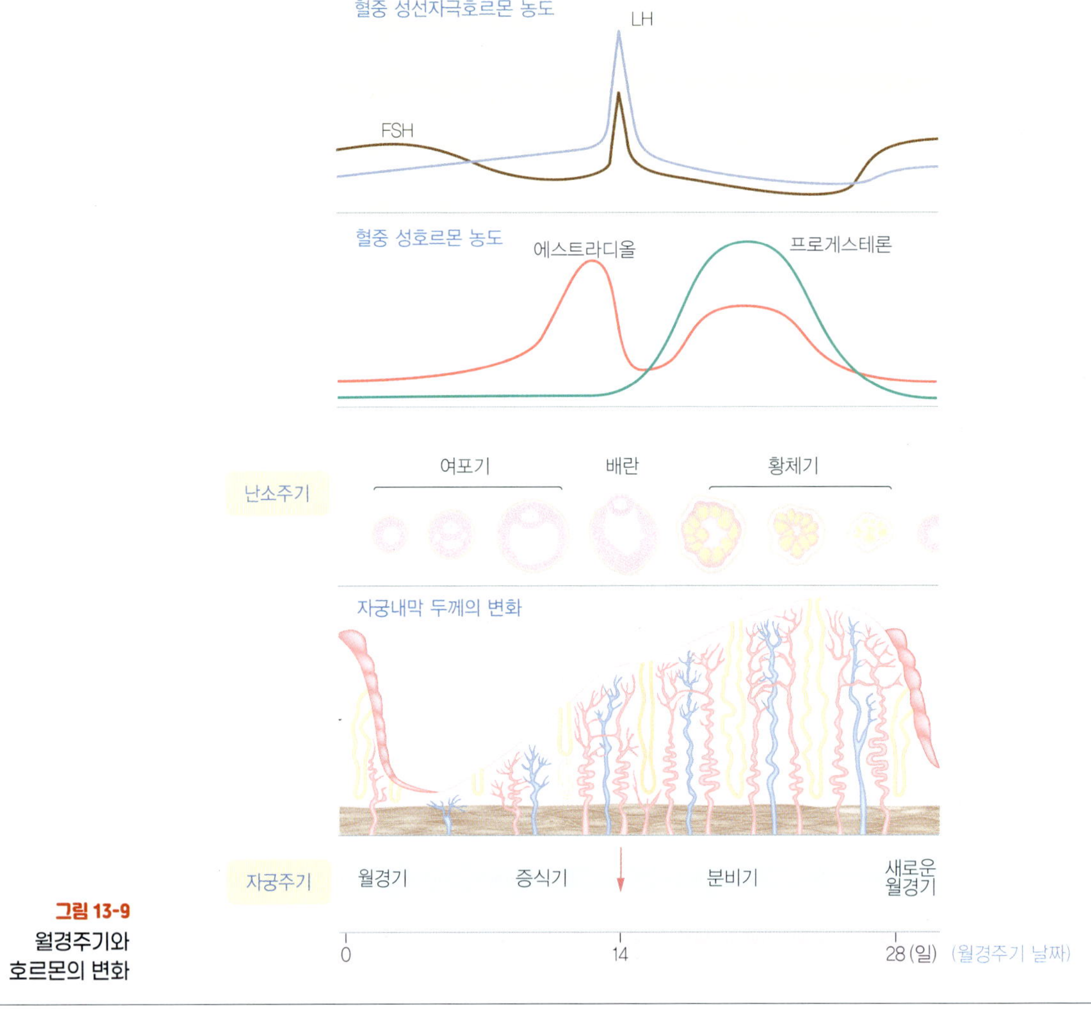

그림 13-9
월경주기와 호르몬의 변화

(1) 난소의 여포기(자궁내막의 월경기와 증식기)

약 4~5일간의 월경기간 동안 난소호르몬 분비가 감소하여 자궁내막의 혈관 수축이 일어나 출혈이 되며 세포 괴사로 자궁내막 기능층이 탈락된다. 월경기 이후에 시상하부의 GnRH 자극으로 뇌하수체전엽에서 FSH 분비가 증가되면 난소의 과립층세포에서는 콜레스테롤로부터 17-β-에스트라디올(17-β-estradiol, E2)의 합성이 촉진된다(그림 13-10). 17-β-에스트라디올은 가임기 여성이 주로 분비하는 형태의 에스트로겐으로 여포를 성숙시키는 한편, 수정된 난자의 착상이 일어날 경우를 대비하여 자궁내막층에서는 세포가 증식하고 자궁선, 나선동맥이 발달하는 등 내막층의 성장을 촉진한다. 또한 자궁에서

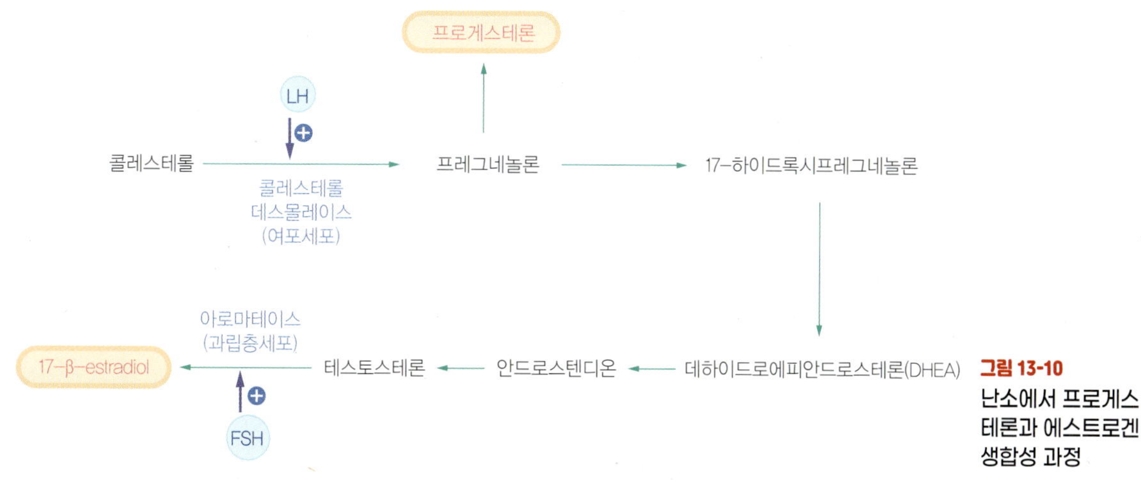

그림 13-10
난소에서 프로게스테론과 에스트로겐 생합성 과정

묽은 점액 합성을 증가시켜 난관으로의 정자 이동을 돕는다.

여포기 초기에 에스트라디올은 뇌하수체전엽에 음성되먹임작용으로 FSH, LH 분비를 억제하지만(그림 13-11 A), 여포기 말기에 점차 에스트라디올의 농도가 증가되어 일정 농도(200 pg/mL)에 도달하면 에스트라디올은 뇌하수체전엽에 양성되먹임작용을 하여 LH 분비를 증가시키게 되고, LH 분비의 증가(LH surge)는 곧 배란을 유도한다(그림 13-11 B).

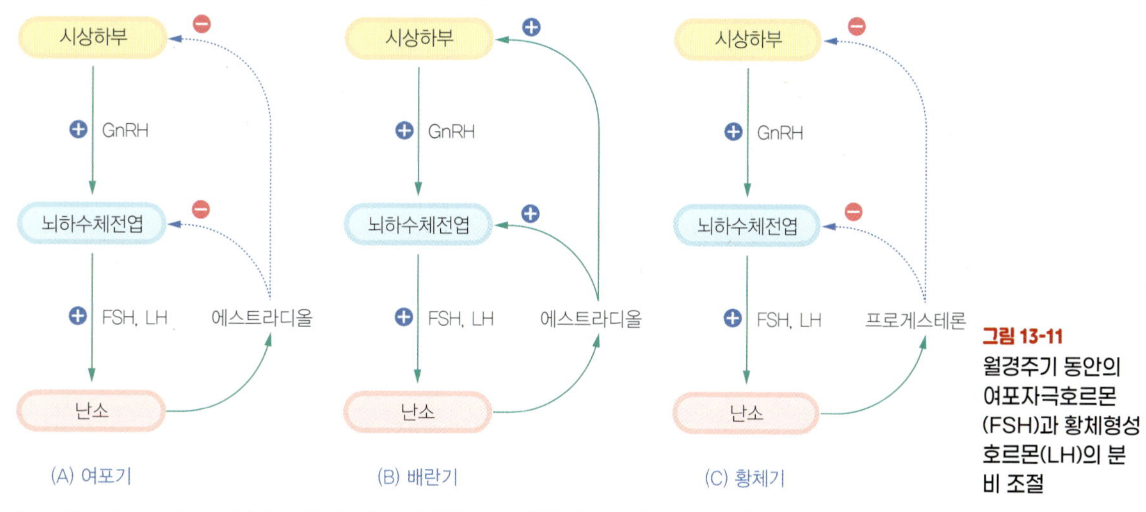

그림 13-11
월경주기 동안의 여포자극호르몬(FSH)과 황체형성호르몬(LH)의 분비 조절

(2) 난소의 황체기(자궁내막의 분비기)

배란 후에 여포는 LH에 의해 황체로 변화되며 배란 후 14일을 난소의 황체기라고 한

다. 이 시기에는 에스트라디올뿐 아니라 LH의 영향으로 황체의 여포막세포에서 프로게스테론이 다량 분비되어 자궁내막이 더욱 발달하고 두꺼워진다. 또한 프로게스테론에 의해 자궁선에는 글리코겐의 저장량이 증가하고, 임신을 대비하며, 배란 후 자궁 점액의 농도를 높이고 끈적이게 하여 외부로부터 자궁 내로 박테리아의 침입을 막아 임신이 되었을 경우에 태아를 보호하고 임신 상태를 유지해 준다. 황체기 동안 증가된 프로게스테론은 음성되먹임작용으로 FSH과 LH 분비를 억제하여 새로운 여포가 성장하여 배란되는 것을 방지한다(그림 13-11 C).

황체기 후반에 황체가 퇴화되어 감에 따라 에스트로겐과 프로게스테론의 분비도 감소한다. 따라서 이들 호르몬에 의해 두꺼워졌던 자궁내막이 탈락되어 무너져 내리는 월경이 다시 일어나고 새로운 여포가 발생되어 새로운 주기가 시작된다.

여성의 생식생리 조절에 관여하는 에스트로겐과 프로게스테론의 작용을 요약하면 〈표 13-2〉와 같다.

표 13-2 에스트로겐과 프로게스테론의 작용

	에스트로겐	프로게스테론
작용	• 여성 내·외 생식기관 발달 • 사춘기 여성의 2차 성징 발현 유도 • 난소의 여포 성숙 및 자궁내막층 발달 • 유방 발달 • 성샘자극호르몬(FSH, LH)에 대한 분비 조절 • 임신 중 프로락틴 분비 억제 • 임신 유지 • 항골다공증 작용 • LDL 콜레스테롤 감소	• 황체기 동안 자궁내막 발달 • 자궁 분비물 점액질 농도 증가 • 유방 발달 • 성샘자극호르몬(FSH, LH) 분비 억제 • 임신 유지

4. 임신과 분만

임신은 수정된 난자가 세포분열을 통해 태아로 발달되는 과정으로, 마지막 월경 시작일로부터 약 40주간 지속된다. 임신 초기에는 황체에서 스테로이드호르몬이 공급되고, 중기와 후기에는 태반에서 공급된다. 임신기간 중에 꾸준히 증가되는 에스트로겐과 프로게스테론은 새로운 여포 형성을 억제하면서 자궁내막을 유지시켜 임신 과정이 지속되도록 하고, 분만 후 수유가 가능하도록 유방을 발달시켜 준다.

1) 수정과 착상

수정(fertilization)은 배란 후 약 24시간 내에 난소와 인접한 난관 말단 부위에서 일어난다. 정자가 난모세포에 일단 침투하면 수정란이 형성되고 세포분열이 시작된다. 배란 후 4일이 지나면 수정란은 100여 개의 세포로 분열된 포배(blastocyst)로 발달하여 자궁강에 도달한다. 자궁강에 24시간가량 머물던 포배는 배란 후 5일째쯤 자궁내막에 착상(implantation)한다.

포배는 장차 태아로 발달하게 될 내세포괴(inner cell mass)와 내세포괴를 둘러싼 영양막세포(trophoblast)로 구성되며, 영양막세포는 자궁내막으로 침투하여 포배가 자궁내막에 깊숙이 착상할 수 있도록 돕는다. 이 과정에서 영양막세포는 분화되어 융모막(chorion)을 형성하면서 태아조직 쪽의 태반을 형성하게 된다. 한편, 황체는 다량의 프로게스테론을 분비하여 자궁내막을 더욱 분화시켜서 모체조직 쪽의 태반이 형성된다(그림 13-12).

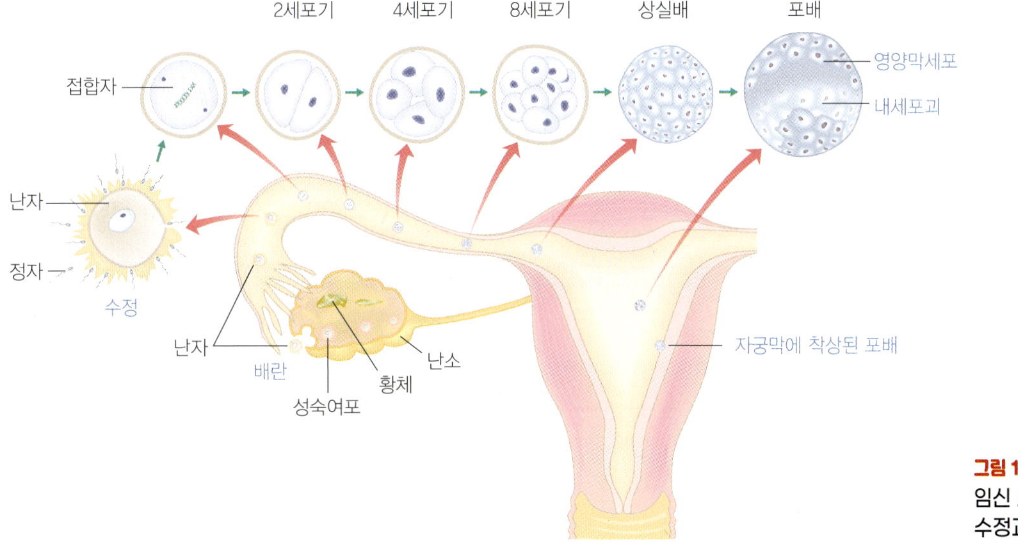

그림 13-12 임신 초기의 수정과 착상 과정

2) 태반의 역할

태반(placenta)은 태아와 모체의 혈액을 통해 산소, 이산화탄소, 영양소 및 노폐물을 교환할 수 있게 하며, 임신기 동안 필요한 호르몬을 분비한다. 또한 태반에서는 태아 발달에 필요한 대사가 활발히 일어나는데, 이때 태아의 혈액과 모체의 혈액은 인접하고 있지

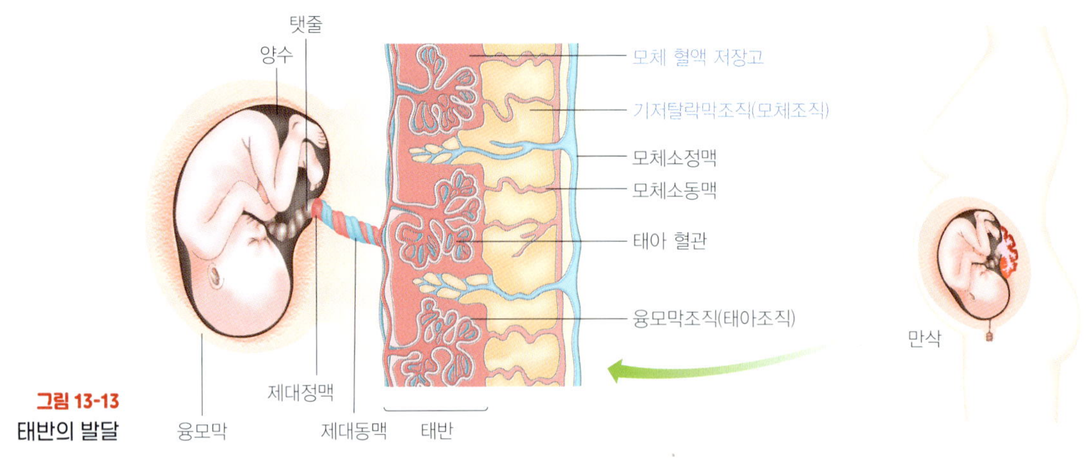

그림 13-13
태반의 발달

만 태반 내에서 철저히 분리된 순환을 한다. 즉 제대동맥(umbilical artery)은 태아의 혈액을 태반 내 태아조직인 융모막조직에 분포한 혈관으로 보내고 순환한 후에 제대정맥(umbilical vein)을 통해 태아에게로 돌아간다. 반면, 모체 혈액은 모체조직인 기저탈락막조직을 통해 순환된다(그림 13-13).

3) 임신기 호르몬

임신기 동안에는 모체의 태반에서는 사람융모성 생식샘자극호르몬, 에스트로겐, 프로게스테론이 분비되며 임신기간 동안 다음과 같이 분비 수준이 변화된다(그림 13-14).

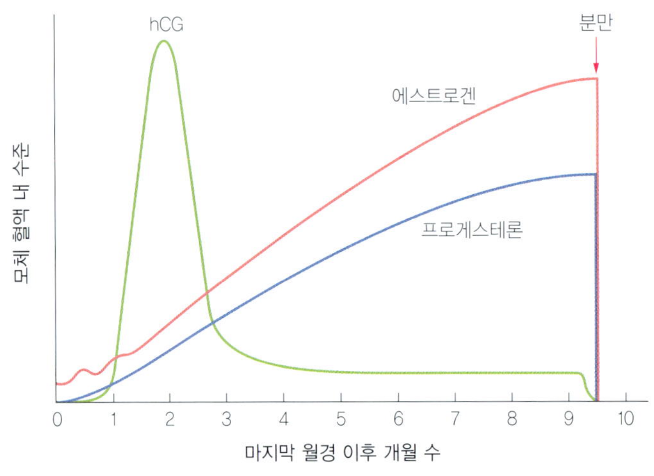

그림 13-14
임신기 동안 호르몬 분비의 변화

(1) 임신 1기

태반으로 발달하게 될 영양막세포는 배란 후 약 8일째부터 사람융모성 생식샘자극호르몬(human chorionic gonadotropin, hCG)을 분비하여 자궁내막이 임신을 유지할 수 있도록 한다. hCG은 황체에 작용하여 프로게스테론과 에스트로겐을 지속적으로 합성하게 하고 이들 스테로이드호르몬의 자극을 받은 자궁내막은 착상에 대비하여 변화된다. 따라서 황체에 작용하는 hCG의 기능은 뇌하수체전엽의 황체형성호르몬(LH)의 기능과 유사하다고 할 수 있다. hCG의 농도는 임신 약 9주째에 최고에 이르며 그 이후 감소된다. 수정이 일어나지 않으면 hCG의 작용을 받지 못한 황체는 스테로이드호르몬을 더 이상 분비하지 못하고 배란 후 약 12일부터 퇴화되어 월경이 시작된다.

임신 초기에 hCG의 합성과 분비가 증가되므로 배란 후 약 9일째부터 모체의 소변검사를 통해 임신 여부를 알아볼 수 있다.

(2) 임신 2기, 3기

임신 2기와 3기 동안에는 태반에서 스테로이드호르몬의 합성이 활발하게 이루어진다(그림 13-15).

- 프로게스테론 : 모체 혈액으로부터 전구체인 콜레스테롤이 태반으로 유입되면 프레그네놀론을 거쳐 프로게스테론으로 전환되어 모체 혈액으로 분비된다.
- 에스트로겐 : 태반에서 합성된 프레그네놀론은 태아 순환계로 들어가서 태아의 부

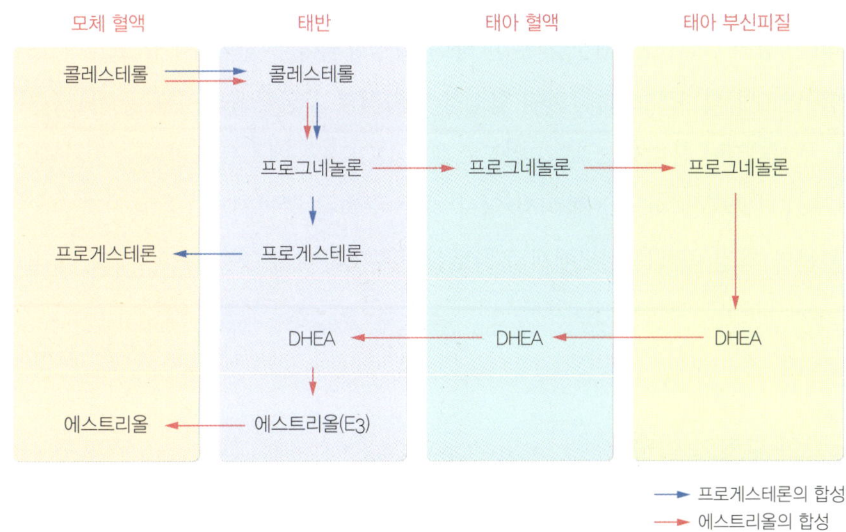

그림 13-15
태반에서 프로게스테론과 에스트로겐의 합성

신피질을 거쳐 약한 안드로겐인 데하이드로에피안드로스테론(DHEA)으로 전환된다. DHEA는 태반으로 이동하여 에스트리올(estriol, E3)로 전환되어 모체 혈액으로 분비된다. 즉 임신기간 중에만 모체는 난소에서 분비하는 에스트라디올(E2) 외에 태반에서 분비되는 에스트로겐인 에스트리올(E3)을 다량 분비한다.

4) 분만

(1) 분만 과정

분만(parturition)은 태아가 모체로부터 분리되어 나오는 과정으로 정상적으로는 마지막 월경주기 이후 약 40주 후에 일어난다. 정상 분만 과정은 자궁의 강력한 수축작용에 의해서 가능하며 세 단계로 진행된다. 첫 단계는 자궁 기저부로부터 수축과 함께 태아의 머리가 자궁경부로 향한 움직임이 시작된다. 두 번째는 태아가 자궁경부와 질을 통해 배출된다. 세 번째 단계는 태반이 모체의 기저탈락막조직에서 분리되어 배출된다. 자궁근육뿐 아니라 자궁 혈관이 수축되어 산후 출혈을 막아 준다. 분만 이후에 임신으로 증가되었던 호르몬들의 농도는 임신 전 수준으로 회복된다.

(2) 분만 과정의 메커니즘

분만 과정의 자세한 메커니즘은 확실히 알려져 있지 않지만 분만을 위한 자궁 수축 과정은 ① 모체의 뇌하수체후엽에서 분비되는 옥시토신, ② 태반에서 합성된 프로스타글란딘 및 ③ 에스트로겐에 의한 과정으로 본다.

태아의 시상하부-뇌하수체전엽-부신 축이 활성화되어 부신피질에서 코르티솔의 분비가 증가되면 태반의 프로스타글란딘 합성을 증가시켜 자궁근육의 수축을 유도한다.

한편, 부신피질이 분비하는 부신 안드로겐인 DHEA은 에스트로겐으로 전환되어 에스트로겐/프로게스테론 비율을 높여서 역시 자궁 수축을 증가시킨다('제7장 내분비생리' 참고). 유도분만 과정 중에는 산모에게 옥시토신을 주입하여 분만을 유도하기도 한다.

5. 수유

1) 유방의 구조와 발달

신생아가 모유를 공급받을 수 있도록 임신기 동안 모체의 유방(breast)이 발달하여 수

유기에 대비한다. 임신 전 여성의 유방은 주로 지방조직으로 구성되어 있어 유방의 크기를 결정하지만, 유방의 크기가 모유 생산량에 영향을 미치지는 않는다(그림 13-16 A).

임신기 동안 스테로이드호르몬의 영향으로 유방은 모유 분비를 위해 점차 분비샘의 구조로 발달하는데 지방조직 사이에 15~20개의 유선엽이 발달한다. 각 유선엽은 유선소엽으로 다시 나뉘며 유두로부터 뻗어 유선소엽까지 이르는 작은 관의 구조가 형성된다. 유선소엽에는 유선포가 꽈리 모양으로 분포하여 상피세포에서 유즙을 생산하여 유관을 통해 유두로 방출한다(그림 13-16 B).

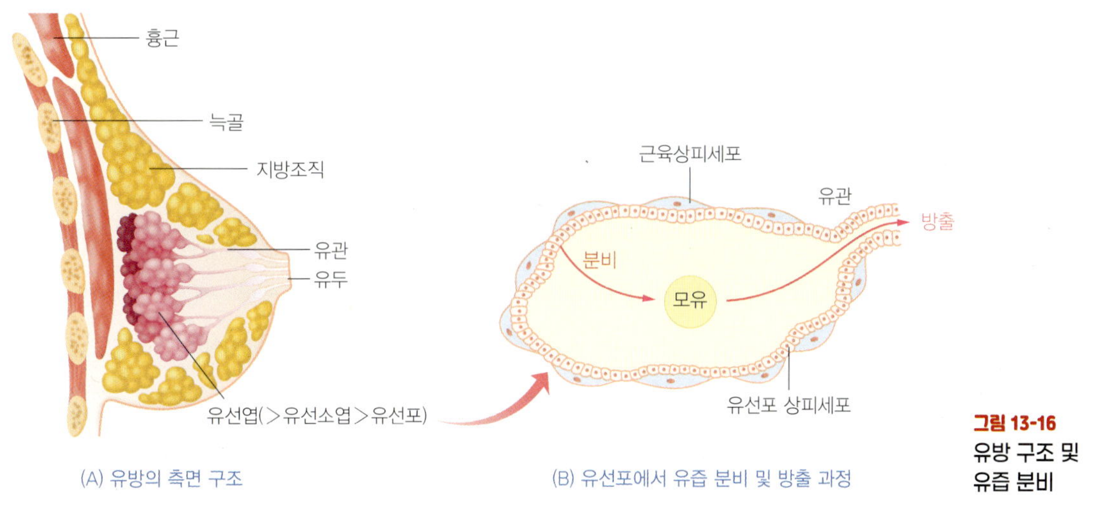

그림 13-16
유방 구조 및 유즙 분비

2) 수유기 호르몬

태반에서 분비되는 에스트로겐과 프로게스테론은 분만 후 유즙 생성을 할 수 있도록 임신 중반기까지 유방 발달을 완성시키는 동시에 유즙 생성을 촉진하는 호르몬인 프로락틴작용을 억제하여 임신기 동안은 유즙이 분비되지 않도록 한다. 분만 이후 태반의 배출로 이들 스테로이드호르몬 농도가 급격히 감소되면서 프로락틴이 활성화되면 비로소 유즙 분비가 시작된다. 수유기 동안의 유즙 분비는 옥시토신과 프로락틴에 의해서 조절되며 유두를 빠는 자극에 의해서 분비가 촉진된다(그림 13-17).

(1) 옥시토신

영아가 유두를 빨면 시상하부에 자극이 전달되어 뇌하수체후엽에서 옥시토신(oxy-

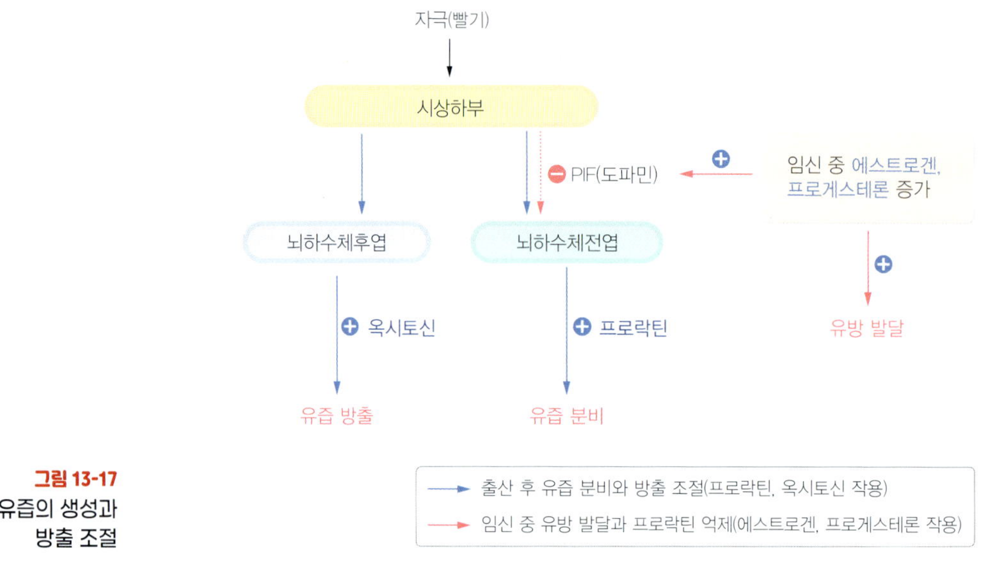

그림 13-17 유즙의 생성과 방출 조절

tocin)이 분비된다. 옥시토신은 유선포를 둘러싸고 있는 근육상피세포를 수축시켜 유선포 강에 모여 있던 유즙을 유관을 통해 방출시킨다. 이 과정을 유즙 배출(milk let down)이라고 한다. 즉 유즙은 영아의 빠는 힘으로 직접 방출되는 것이 아니라 옥시토신을 통해 세포를 수축시킴으로써 배출된다.

(2) 프로락틴

유두를 빠는 자극은 옥시토신뿐 아니라 뇌하수체전엽에서 프로락틴(prolactin)을 분비시켜 유선포의 상피세포에서 유즙을 생성하여 분비하도록 한다. 평상시에 프로락틴의 분비는 도파민으로 알려진 시상하부 호르몬인 프로락틴억제호르몬(prolactin inhibiting hormone, PIF)에 의해 억제되어 있다가, 출산 후 증가되어 유즙이 방출된 후 새로운 유즙을 생성하여 유선포 강에 저장해 둔다.

light reading

유즙 방출

유즙 방출은 조건반사에 의해서 일어난다. 예를 들어 엄마가 아기의 울음소리를 들으면 옥시토신이 분비되고 유즙 방출이 유발된다. 반면에 엄마가 심리적인 스트레스를 받으면 유즙 방출이 억제되므로 수유기 동안은 편안하고 안정된 마음을 가지는 것이 중요하다.

light reading

피임법

피임은 원하지 않는 임신을 예방하고 인공유산의 후유증으로 인한 불임증을 예방하여 여성의 건강을 지키며 건강한 성생활을 가능하게 한다. 따라서 본인의 현재 나이, 건강 상태, 출산 경험 유무, 성관계 패턴, 피임 기간 등을 고려하여 다양한 피임법 중에서 적절한 방법을 선택해야 한다.

1. 자연피임법

여성의 생리주기를 기본으로 하여 배란 전후의 가임기간 중에 성관계를 피하는 방법이다. 인공적인 방법이 아니라는 장점이 있지만, 금욕기간이 길고 실패율이 높으며 생리주기가 불규칙한 가임기 여성은 배란기를 알아내기 어려운 단점이 있으므로 성공적인 피임을 원한다면 다른 피임 방법들과 병행해야 한다.

1) 날짜 피임법

배란은 대부분 다음 생리 예정일부터 평균 14일 전에 일어난다. 난자는 배란 후 24시간, 정자는 성관계 후 48~72시간 동안 수정 능력이 있다. 이를 토대로 임신 가능 기간을 다음 식을 이용하여 계산할 수 있다.

간단하게 임신 가능 기간 계산하는 법

임신 가능 기간 시작일=(다음 생리 예정일−14일)−5일
임신 가능 기간 종료일=(다음 생리 예정일−14일)+5일

2) 기초체온법

배란 1~2일 후 황체에서 분비되는 프로게스테론의 영향으로 기초체온이 0.3~0.4℃ 정도 상승하여 다음 생리 때까지 고온기가 유지된다. 따라서 배란 첫날부터 체온이 상승한 후 3일까지 성관계를 피하는 방법이다. 부인 전용 체온계를 사용하여 매일 아침 혀 밑 체온을 잰다.

3) 자궁경부 점액 관찰법

생리주기에 따라 자궁경부 점액이 변화하므로 점액 관찰을 통해 가임시기를 알아내서 피임하는 방법이다. 점액을 관찰할 때 정액이나 성적 흥분에 의한 질분비물과 점액을 혼동하지 않도록 주의해야 한다.

여포기 초기에는 생리가 끝난 후 분비물이 없어서 건조하다가 차차 에스트로겐의 증가로 여포가 성숙하며 점액이 나오기 시작하여 외음부가 촉촉하고 끈적거림이 느껴진다. 배

란기가 되면 투명하고 묽은 점액이 풍부해지다가 미끌거리며 묽고 길게 늘어나는 점액이 관찰된 마지막 날이 배란일이며, 배란 후 황체기에는 프로게스테론의 분비로 점액이 탁하고 끈적여서 정자가 자궁경부를 통과하기 어려워지므로 배란일 이후 4일째부터 다음 생리일까지는 자연피임이 가능하다.

2. 콘돔 사용

올바른 방법으로 사용하면 피임의 효과가 매우 높은 방법이다. 특히 호르몬 피임제를 사용할 수 없는 경우나 골반염, 질염 등의 염증 및 자궁 기형으로 자궁 내 장치를 사용할 수 없는 경우에 유용하고 에이즈, 매독, 임균 등의 성병과 자궁경부암의 주요 원인인 인유두종 바이러스(HPV) 감염 예방 효과가 있다.

3. 먹는 피임약

복합경구피임약은 합성 에스트로겐과 합성 프로게스테론을 함유하고 있으며 주 작용은 배란을 억제하는 것이다. 생리 첫날부터 21일 동안 매일 1정씩 복용하면 마지막 복용한 날부터 2~4일 후에 생리가 시작된다. 피임의 효과가 높고 과거에 비해 호르몬 함량이 낮아서 건강한 여성에서는 부작용이 거의 없다. 그러나 혈전증 환자, 간 기능이 저하된 환자, 유방암 환자나 가족력이 있는 사람, 진단되지 않은 질출혈이 있는 경우, 35세 이상 여성으로 하루 한 갑 이상 흡연자는 복합형은 절대로 복용해서는 안 된다. 이러한 경우에는 복합경구피임약 대신에 소량의 황체호르몬(프로게스테론) 단일 성분만을 함유한 피임약을 복용하여 자궁경부의 점액을 끈끈하게 하여 정자의 활동 및 착상을 방해함으로써 피임할 수 있다.

4. 자궁 내 장치

자궁 내 장치는 자궁 안에 이물질을 삽입해서 피임하는 방법이다. 최근에는 프로게스테론의 일종인 레보놀게스트렐을 함유하고 있는 실리콘 막이 감겨 있는 형태의 장치가 주로 사용되고 있다. 레보놀게스트렐이 매일 20 μg씩 자궁강 내로 유리되면서 자궁경부 점액을 끈끈하게 하여 난관 내에서의 정자 이동을 억제하게 되고, 자궁내막을 얇게 만들어 수정란의 착상을 방지한다.

뿐만 아니라 생리량을 줄여 빈혈을 예방하므로 자궁근종 등으로 인한 생리과다증 치료 효과도 있다. 에스트로겐으로 인한 부작용 때문에 복합 피임약을 사용할 수 없는 경우나 수유 중에도 사용할 수 있다. 피임 효과는 약 5년간 지속되며 제거 후 즉시 생리가 정상적으로 돌아와서 임신 능력이 빠르게 회복된다. 시술비용이 다른 피임법에 비해서 비싼 편이지만 피임 성공률은 매우 높다.

5. 불임수술

여성의 난관을 묶거나 자르는 난관불임수술은 영구불임술로 난자와 정자가 만나는 것을 차단하는 피임법이고, 정관불임수술은 양쪽 정관을 자르거나 묶는 피임법이다. 정관수술을 해도 성관계 시 정액은 정상적으로 분비되며 사정량이 줄어들지 않는다. 다만 정자가 사정액에 유입되지 않고 그대로 재흡수되어 정액 내에 정자가 없을 뿐이다. 두 방법 모두 영구적인 피임법으로 피임 성공률이 매우 높다.

6. 사후피임약(또는 응급피임약)

사후피임약(응급피임약)은 콘돔이 찢어지거나 피임 방법이 불확실한 경우, 혹은 강간 등 불시의 성관계 후 원치 않는 임신을 예방하기 위해 응급으로 사용할 수 있는 방법이다. 하지만 사후피임약을 복용했어도 임신될 확률이 높으므로 반드시 응급 상황에만 일시적으로 사용하고 평소에는 위에서 설명한 정상적인 피임법을 사용해야 한다.

우리나라에서는 주로 황체호르몬 단일 응급피임약이 사용된다. 이는 정자가 난관을 통과하기 힘들게 방해하여 수정을 억제하고 자궁내막을 변형시켜 착상을 억제하여 임신을 예방한다. 배란 후 착상까지는 약 6일이 걸리므로 황체호르몬 단일 응급 피임약은 성관계 후 착상 전 가능한 빨리 복용할수록 좋다. 그러나 호르몬 용량이 일반 피임약의 40~50배에 해당하므로 몸에 무리를 줄 수 있어서 부득이한 경우가 아니면 복용하지 않는 것이 좋다.

자료 : 이임순, 현명한 여자의 똑똑한 피임법, 동아일보사, 2007

6. 폐경

폐경(menopause)은 대략 50세 전후로 일어나며 월경주기가 멈추는 것을 의미한다. 폐경이 되기 수년 전부터 배란이 없는 무배란주기 횟수가 점차 증가하고, 기능을 하는 여포의 수가 감소한다. 따라서 난소에서 에스트라디올의 분비가 서서히 감소하다가 결국 멈추게 된다. 반면, 에스트라디올의 음성되먹임작용의 감소로 뇌하수체전엽의 FSH과 LH의 분비는 폐경기가 되면서 증가한다. 한편, 폐경 후 여성 혈액에는 약한 에스트로겐인 에스트론(estrone, E1)이 존재하는데 이는 부신피질에서 분비하는 약한 안드로겐인 DHEA과 안드로스텐디온으로부터 합성된다.

난소의 에스트라디올 분비 감소로 여러 형태의 폐경증상이 나타나는데, 질의 상피세포가 얇아지면서 질 분비물이 감소하고, 골격이 감소하며, 혈관의 불안정으로 인한 홍조 현상 등이 나타나고 감정적으로 불안정해진다.

단원정리

- 남자, 여자의 유전적 성은 XY 또는 XX인 성염색체에 의해 결정되고, 생식샘 성은 고환 또는 난소의 존재 여부로 성별이 결정된다. 또한 남녀가 각기 다른 생식기관의 발달로 표현되는 표현형 성이 있다.
- 고환의 세르톨리세포는 FSH의 자극을 받아 정자 생성을 돕고, 라이디히세포는 LH의 자극을 받아 남성호르몬인 테스토스테론을 생성한다.
- 테스토스테론은 강력한 안드로겐으로 정자 생성 과정에 도움을 주고 사춘기 때 남자의 2차 성징을 나타내도록 한다.
- 난소에서는 난자를 생성하고 난소의 과립층세포에서는 에스트로겐을, 여포막세포에서는 프로게스테론을 생성한다.
- 난소는 여포기 때 FSH에 의해 여포가 성숙하며 에스트로겐을 분비한다. 이후 LH 농도가 증가하여 배란이 일어나고 황체기가 된다. 황체에서는 에스트로겐과 프로게스테론을 모두 분비하여 임신에 대비하여 자궁내막을 발달시킨다.
- 배란된 난자가 수정되지 않을 경우 황체는 약 10일간 발달한 후 급속히 퇴화되며 새로운 월경주기가 시작된다.
- 임신 1기에 포배의 영양막세포는 사람융모성 생식샘자극호르몬(hCG)을 분비하여 황체의 퇴화를 방지하는데 이는 LH의 기능과 유사하다. 2기와 3기에는 태반에서 에스트로겐, 프로게스테론의 합성이 활발하게 이루어진다.
- 뇌하수체전엽에서 분비되는 프로락틴은 수유기에 유즙 분비를 촉진하지만 임신기 동안은 태반에서 분비되는 스테로이드호르몬에 의해 억제되어 있으므로 유즙이 분비되지 않는다.
- 에스트로겐의 분비가 점차 감소하다가 멈추면 폐경이 된다. 반면, 뇌하수체전엽의 FSH과 LH의 분비는 폐경기가 되면서 증가하게 된다.

단원평가

1 남성 생식기의 구조를 설명하시오.

2 정자 생성 과정을 설명하시오.

3 테스토스테론의 기능을 설명하시오.

4 여성 생식기의 구조를 설명하시오.

5 난소주기와 월경주기를 비교하여 설명하시오.

6 에스트로겐과 프로게스테론의 기능을 설명하시오.

7 태반의 역할을 설명하시오.

8 수유를 조절하는 호르몬에 대해 설명하시오.

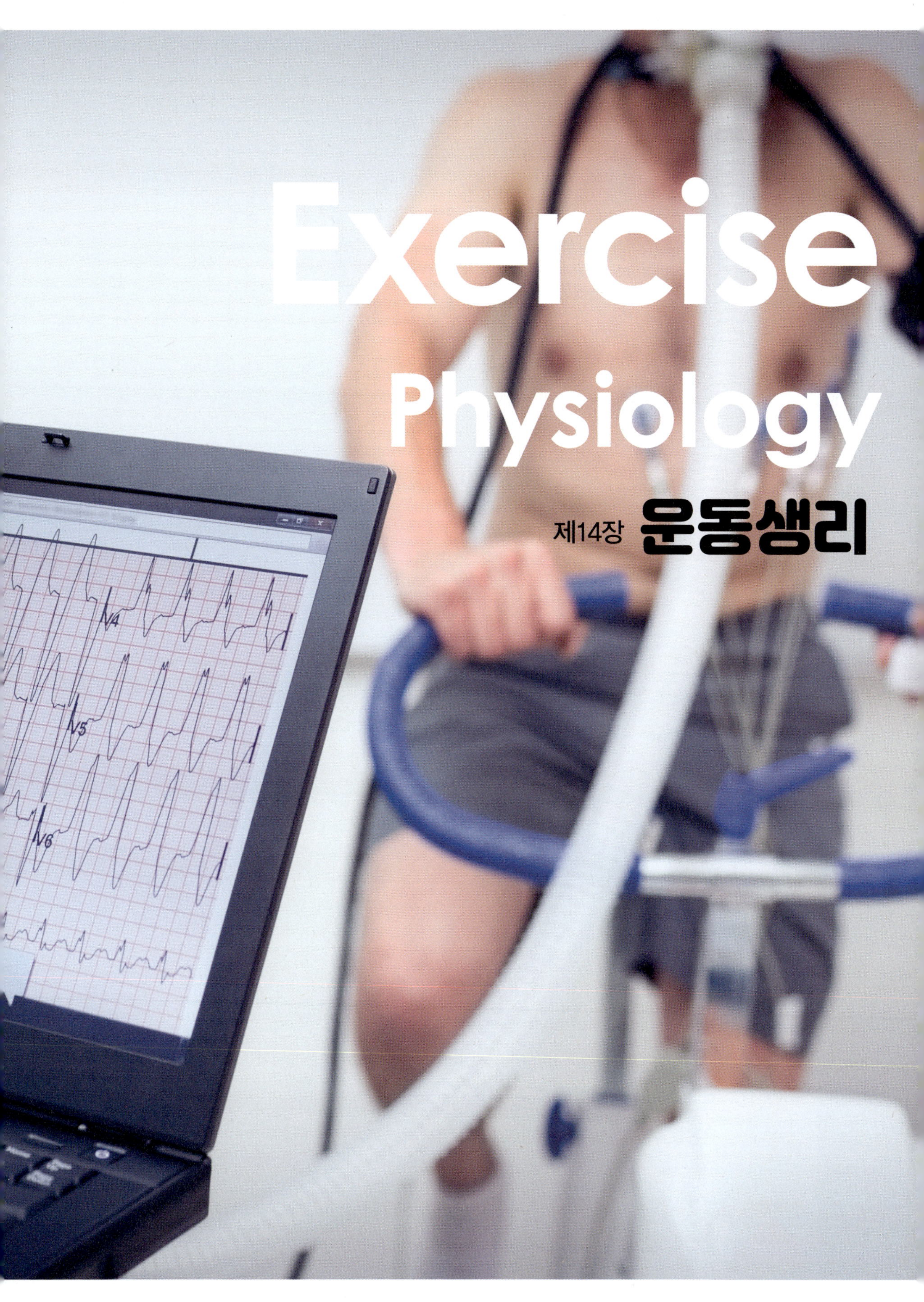

Exercise Physiology

제14장 운동생리

제14장 운동생리

학습목적 운동 시 인체의 호흡계, 순환계 및 체온조절의 변화를 설명하고 운동 과정에 응용할 수 있다.

학습목표 운동의 강도 | 운동 중의 연료원

지구력, 스피드, 힘과 같은 운동 능력은 근육이 에너지와 힘을 만들어 내는 능력에 의해 결정된다. 근육의 성능은 근육을 구성하는 근섬유의 종류와 이들이 에너지를 생성하는 능력에 영향을 받는다.

1. 근섬유의 종류

근육은 다양한 근섬유로 이루어져 있다. 하나의 근육에도 수축의 속도와 세기가 다른 제1형(완속) 근섬유와 제2형(신속) 근섬유가 섞여 있다. 제1형 근섬유는 수축 속도가 느려서 신경으로부터 자극받았을 때 최대 장력(tension)에 도달하는 시간이 제2형 근섬유의 약 2배에 달한다. 제2형 근섬유는 다시 제2a형과 제2x형(혹은 2b형)으로 나뉜다.

1) 제1형과 제2형 근섬유의 특징

운동 시 제1형과 제2형 근섬유는 약간 다른 역할을 수행하는데, 이는 이들과 관련된 아데노신 삼인산효소, 근세포질세망, 운동단위 등의 종류와 성능이 다르기 때문이다. 또한 ATP를 생산하는 데 있어서도 차이를 보인다(표 14-1).

(1) 아데노신 삼인산효소

제1형과 제2형 근섬유는 수축 속도가 다른데 이는 주로 미오신 아데노신삼인산효소(ATPase)의 차이에 기인한다. 제1형 근섬유는 속도가 느린 미오신 ATPase를 갖고 있고 제2형은 빠른 종류를 갖고 있다. 따라서 신경자극을 받으면 제2형 근섬유에서 ATP가 좀 더 빨리 분해된다. ATP 분해로 방출된 에너지를 이용하여 미오신 머리가 기울어지고 가는 필라멘트를 끌어당기면서 근육의 수축이 일어나므로 제2형 근섬유에서 더 빠른 수축이 일어난다('제8장 1. 골격근' 참고).

(2) 근세포질세망

제2형 근섬유는 제1형 근섬유에 비해 근세포질세망(sarcoplasmic reticulum)이 더 잘 발달되어 있다. 따라서 자극을 받았을 때 세포질 칼슘 농도가 더 빨리 상승하므로 좀 더 빠른 속도로 수축할 수 있다. 일반적으로 인간의 제2형 근섬유는 제1형에 비해 수축 속도가 5~6배 빠르다. 따라서 다리 근육에 제2형 근섬유가 많은 사람이 제1형 근섬유의 비율이 높은 사람에 비해 단거리 경주에 더 뛰어나다.

표 14-1 근섬유의 종류와 특징

구분	완속 근섬유	신속 근섬유	
	제1형	제2a형	제2x형
수축 속도	느림	빠름	빠름
미오신 ATPase의 속도	느림	빠름	빠름
근세포질세망	적음	많음	많음
운동단위의 강도	낮음	높음	높음
운동뉴런 크기	작음	큼	큼
운동단위당 근섬유	300개 이하	300개 이상	300개 이상
주요 ATP 급원	산화적 인산화	산화적 인산화	해당작용
해당 용량	낮음	높음	매우 높음
해당 효소 활성	낮음	보통	높음
글리코겐 함량	낮음	보통	높음
산화적 용량	높음	약간 높음	낮음
미토콘드리아	많음	많음	적음
모세혈관 분포	많음	많음	적음
미오글로빈	많음	많음	적음
피로 속도	느림	보통	빠름

(3) 운동단위

운동단위(motor unit)는 하나의 알파운동뉴런(α-motor neuron)과 그 뉴런의 신경지배를 받는 근섬유들로 구성되며, 근섬유의 종류는 근섬유를 신경지배하고 있는 알파운동뉴런에 의해 결정된다. 제1형 운동단위에 있는 알파운동뉴런은 세포체가 작고 300개 이하의 근섬유를 신경지배하는 반면, 제2형 운동단위의 알파운동뉴런은 세포체가 상대적으로 크고 300개 이상의 근섬유를 신경지배한다. 따라서 제2형 알파운동뉴런이 흥분하면 제1형 알파운동뉴런의 경우에 비해 더 많은 수의 근섬유가 수축하게 된다. 결과적으로 제2형 근섬유가 많은 근육은 더 빨리 최대 장력에 도달하고 더 많은 힘을 발생시킨다. 노화가 진행될수록 근육에서 제2형 운동단위가 감소하고 제1형 근섬유의 비율이 증가한다.

(4) 에너지 생산

제1형 근섬유는 탄수화물과 지질의 산화로부터 ATP를 생산하는 데에 매우 효율적이다.

light reading

근육감소증

80세 노인은 20세 젊은이에 비해 근육량이 30% 정도 적다. 게다가 근력은 근육량보다 더 심하게 감퇴한다. 이런 근육의 쇠퇴를 근육감소증이라고 한다. 60세 이상 미국 노인의 약 10%가 이 병을 앓고 있는 것으로 추정되며 노화가 진행될수록 더 많은 사람이 이 증상에 시달리게 된다. 한국 노인을 대상으로 한 연구는 많지 않지만 남자의 6~35%, 여자의 4~13%가 근육감소증을 앓고 있는 것으로 추정된다.

근육량 혹은 근력이 손실되는 원인으로는 노화에 따른 호르몬 변화, 운동 부족, 산화적 손상, 근육 내 지방 침윤, 감염, 인슐린 저항 등을 들 수 있다. 또한 근육을 활성화시키는 뇌 혹은 신경계의 문제가 원인인 경우도 있다.

근육량이 감소하면 기초대사량이 감소하므로 체지방이 증가하는 문제가 발생한다. 이는 각종 만성질환의 발생 증가로 이어질 수 있다. 무엇보다도 근육이 감소하면 기동성이 떨어지므로 낙상, 외상 등이 증가하고 이는 장애, 삶의 질 저하 및 사망률의 증가로 이어진다.

전문가들에 따르면 근육량과 근력을 유지 내지는 회복하는 가장 좋은 방법은 운동, 특히 저항운동이라고 한다. 또한 비타민 D와 단백질 등의 영양소도 도움이 된다.

테스토스테론과 단백동화 스테로이드는 안전한가

남성호르몬인 테스토스테론은 운동을 하지 않아도 근육과 근력을 증가시키고 지방을 감소시키는 효과가 있다. 테스토스테론과 같은 효과를 내고자 만들어진 합성 약물류를 단백동화 스테로이드라고 한다. 근육강화제로도 불리는 단백동화 스테로이드는 미국의 경우 규제 약물 법안에 의거해 금지약물 제3항 품목으로 분류되어 있으며, 우리나라에서도 2007년 의사 처방이 필요한 '오남용 우려 의약품'으로 지정되었다.

단백동화 스테로이드는 빈혈, 골다공증, 성선 기능 장애 등의 치료에 의학적으로 사용되기도 하지만 최근에는 이른바 몸짱 열풍 속에 운동선수, 연예인은 물론 10대 청소년에까지 광범위하게 퍼져 있다. 그러나 단백동화 스테로이드는 청소년의 조기 성장판 폐쇄, 성기능 부전, 공격성 및 폭력성 증가, 황달, 내당능 장애, 심장병 등 많은 부작용을 야기하는 것으로 알려져 있다. 또한 도핑테스트 금지목록에 포함되어 있어 운동선수가 이 약물들을 사용한 경우 경기에서 실격 처리된다.

체내에 저장된 이들 영양소를 산화하여 근섬유의 수축과 이완에 필요한 ATP를 지속적으로 생산해 냄으로써 장시간 근육활동을 유지할 수 있다. 반면, 제2형 근섬유는 산소가 적은 근육 환경에서 주로 혐기적 과정을 통해 ATP를 합성한다. 혐기적 해당 과정은 ATP 생산량이 적으므로 장시간 운동을 지속하는 데 어려움이 있다.

2) 제1형과 제2형 근섬유의 역할

제1형과 제2형 근섬유는 성질이 다르기 때문에 서로 다른 조건에서 주로 작동한다.

(1) 제1형 근섬유

장시간 근육활동을 유지하는 능력을 근지구력이라 하는데 제1형 근섬유는 산화적 근지구력이 매우 높다. 따라서 그들은 운동 강도가 낮고 지구력을 요하는 운동을 할 때 우선적으로 동원된다.

(2) 제2형 근섬유

제2a형 운동단위는 제1형 운동단위에 비해 더 센 힘을 발생시키지만 지구력이 떨어지기 때문에 더 쉽게 피로를 느낀다. 따라서 제2a형 근섬유는 운동 강도가 높은 단시간 운동 시 주로 사용된다. 운동 강도가 더 높아지면 제2a형에 이어 제2x형 근섬유가 동원된다.

일반적으로 제1형 근섬유의 비율이 높은 운동선수는 장시간의 지구력을 요하는 운동에 유리하고, 제2형 근섬유를 많이 가지고 있는 선수는 단시간의 고강도 운동에 더 적합하다. 그러나 근섬유의 종류 외에도 심혈관계 기능, 정신력, 훈련, 근육의 크기 등 여러 가지 요인이 운동 수행 능력에 영향을 미친다.

2. 에너지 시스템

ATP 분자는 아데노신(adenosine)에 3개의 무기 인산염(inorganic phosphate, Pi) 그룹이 결합한 것이다. ATP 분자가 ATPase에 의해 분해되면 ADP와 Pi로 환원되며 많은 양의 에너지를 방출한다. 근육은 이 에너지를 이용하여 수축과 이완을 한다.

따라서 ATP 생산능은 운동 수행 능력을 결정짓는 주요 요인이다. ATP를 만들기 위해서는 인산화 과정을 통해 상대적으로 에너지가 낮은 ADP에 인산염 그룹을 결합시켜야 하는데, 근육세포는 ATP-PCr 시스템, 해당 시스템, 산화 시스템을 통해 ATP를 만들어 낸

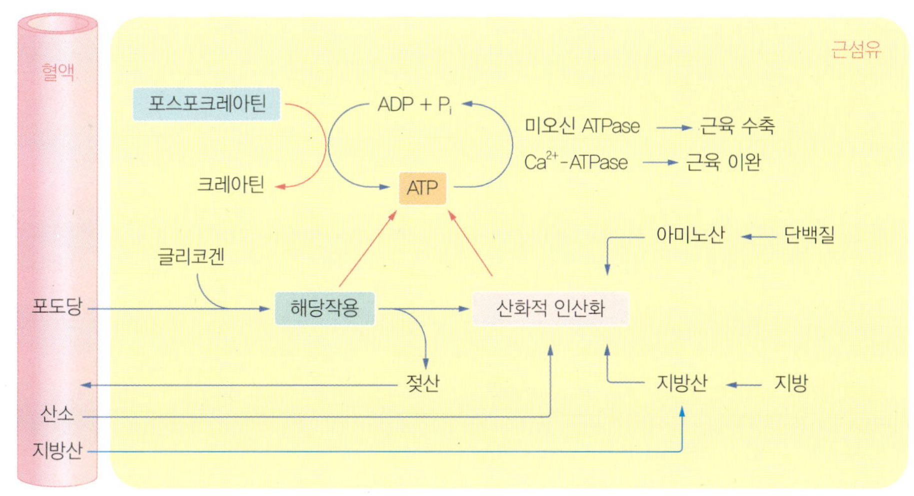

그림 14-1
ATP-PCr, 해당, 산화 시스템의 개요

다(그림 14-1).

1) ATP-PCr 시스템

가장 간단한 에너지 시스템은 ATP-PCr 시스템이다. 일부의 에너지는 ATP의 형태로 근육에 직접 저장되어 있는데 저장량은 매우 적다. 세포는 이외에 포스포크레아틴(phosphocreatine, PCr)이라고 하는 또 다른 고에너지 인산염 분자를 함유하고 있다. ATP의 경우와 달리 PCr 분해 시 방출된 에너지는 근육의 운동을 위해 사용되지 않고 ATP를 재생하는 데 이용된다. 크레아틴인산화효소(creatine kinase)는 PCr에 작용하여 크레아틴에서 무기 인산염을 떼어 내는 작용을 한다. 인체는 이때 방출된 에너지를 이용하여 ADP 분자에 무기 인산염을 첨가하여 ATP를 생성한다.

인체의 ATP와 PCr 저장량은 매우 적다. 전력을 다하여 달리는 단거리 경주의 경우 ATP와 PCr 저장고는 근육의 에너지 요구량을 약 3~15초 정도만 지탱할 수 있다. 이 시간 이후에는 근육은 다른 ATP 생산 과정, 즉 해당 시스템과 산화 시스템에 의지해야 한다(그림 14-2).

2) 해당 시스템

인체는 산소가 부족한 환경에서 혐기성 해당작용을 통해 포도당을 분해하여 ATP를 생산할 수 있다. 이를 해당 시스템(glycolytic system)이라 부른다. 해당 시스템은 많은 양

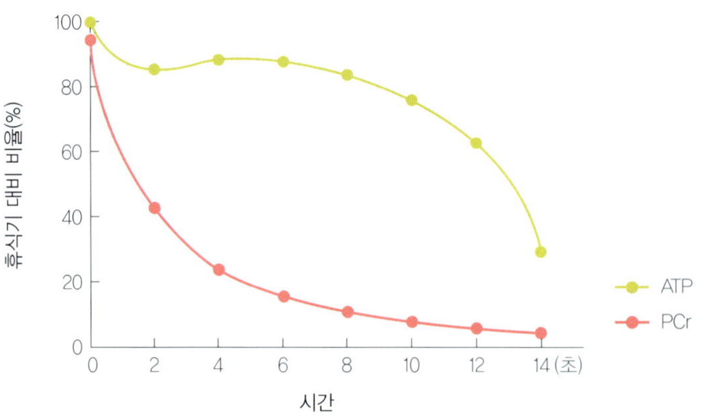

그림 14-2 운동 시간에 따른 ATP와 PCr 농도의 변화

의 ATP를 생산하지는 않지만 ATP-PCr 시스템과 더불어 산소가 부족한 상황에서 근육의 에너지 생산을 담당한다. 따라서 이 두 시스템은 고강도 운동의 경우에 주요 에너지원으로 작용한다.

해당작용은 글리코겐(glycogen)을 포도당을 거쳐 젖산(lactic acid)으로 분해한다. 이때 포도당 1분자로부터 2 mol의 ATP가 생성된다. 포도당은 식사에서 섭취한 탄수화물에서 오거나 글리코겐의 분해로부터 유래한다. 글리코겐은 포도당 중합체로서 간과 근육에 저장된다(표 14-2).

표 14-2 인체에 저장된 에너지

에너지	저장 장소	중량(g)	열량(kcal)
탄수화물	간 글리코겐	110	440
	근육 글리코겐	500	2,000
	혈당	15	60
지방	피하 및 내장	7,800	70,200
	근육 내	160	1,440
계			74,140

혐기성 해당작용의 문제점은 체내에 피로를 유발하는 젖산을 만들어 낸다는 것이다. 해당작용에서는 피루브산염(pyruvate)이 만들어지고 이는 혐기성 환경에서 젖산으로 전환된다. 1~2분 정도 지속되는, 전력을 다해 뛰는 단거리 경주에서는 해당 시스템에 대한 의존도가 높기 때문에 근육의 젖산 농도가 쉽게 상승한다. 이는 근섬유의 산성화로 이어지

는데, 근섬유의 산성화는 해당작용 효소의 활성을 저하함으로써 추후의 글리코겐 분해를 막는다. 게다가 젖산은 근섬유의 칼슘결합 능력을 저하시키므로 근육 수축을 방해할 수도 있다.

ATP-PCr 시스템과 해당 시스템만으로는 운동에 필요한 에너지를 모두 충당할 수 없다. 전력 질주를 하는 경우 이 시스템들만으로는 2분 이상 에너지를 공급할 수 없다. 따라서 장시간 지속되는 운동은 세 번째 에너지 시스템인 산화 시스템에 주로 의존한다.

3) 산화 시스템

산화 시스템(oxidative system)은 산소의 존재하에 세포가 탄수화물, 지방, 단백질 등을 분해하여 에너지를 만드는 과정으로 모든 에너지 시스템 중에서 가장 복잡하다. ATP 생산을 위해 산소가 쓰이므로 호기성 과정에 해당하고 미토콘드리아(mitochondria)에서 일어난다. 혐기성 ATP 생산과 달리 산화 시스템은 활성화되는 데 시간이 걸린다. 하지만 에너지 생산 능력이 크기 때문에 지구력 운동 시 에너지를 공급하는 주된 시스템이다. 운동 중에는 근육에 산소를 공급하기 위해 심혈관계와 호흡계의 활동도 증가한다.

(1) 탄수화물의 산화

탄수화물을 이용한 산화적 ATP 생산은 호기성 해당작용, 크렙스 회로, 전자수송사슬의 세 단계를 거쳐 이루어진다.

① 호기성 해당작용

해당작용은 호기성 및 혐기성 ATP 생산에 모두 관여한다. 혐기성 환경에서는 포도당에서 대사된 피루브산이 젖산과 2 mol의 ATP를 만들어 낸다. 반면, 산소가 존재할 때에는 피루브산이 아세틸조효소 A(acetyl coenzyme A, 아세틸 CoA)로 전환된다.

② 크렙스 회로

호기성 해당작용에서 만들어진 아세틸 CoA는 크렙스 회로(구연산 회로, Krebs cycle)로 들어가 일련의 화학적 반응을 거친 후 완전히 산화된다. 크렙스 회로가 끝나면 2 mol의 ATP가 추가로 만들어지고 포도당은 이산화탄소와 수소로 완전히 분해된다.

③ 전자수송사슬

해당 과정과 크렙스 회로에서 방출된 수소이온은 니코틴아마이드 아데닌 다이뉴클레오타이드(nicotinamide adenine dinucleotide, NAD)와 플라빈 아데닌 다이뉴클레오타이드(flavin adenine dinucleotide, FAD)의 2가지 보조효소와 결합하여 전자수송사슬(electron transport chain)로 전달된다. 수소이온에서 분리된 전자는 ADP의 인산화에 필요한 에너지를 제공하여 ATP가 합성되도록 한다. 이 과정은 산소를 필요로 하므로 산화적 인산화라고 한다.

포도당 한 분자는 산화 시스템을 통하여 총 32개의 ATP를 생산할 수 있다.

(2) 지방의 산화

지방 역시 근육활동에 필요한 에너지를 제공할 수 있다. 글리코겐은 체내 저장량이 한정되어 있기 때문에 약 2,500 kcal 정도의 에너지밖에 공급할 수 없다. 반면, 지방은 저장량에 제한이 없다. 따라서 아무리 마른 사람이라 하더라도 근섬유 내부와 지방세포에 저장된 지방으로부터 최소 70,000~75,000 kcal의 에너지를 공급받을 수 있다. 여러 종류의 지질 중 주요 에너지 급원으로 사용되는 것은 중성지방이며 분해 후 한 분자의 글리세롤과 3분자의 유리지방산을 산출한다. 이 중 유리지방산이 주요 에너지 공급원이며 β-산화(β-oxidation), 크렙스 회로, 전자수송사슬을 거쳐 ATP를 생산한다.

ATP를 만들기 위해 근섬유에 들어간 유리지방산은 우선 세포질에서 효소적으로 활성화되어야 한다. 활성화된 유리지방산은 미토콘드리아에서 β-산화를 거쳐 아세틸 CoA라 불리는 2탄소 단위로 쪼개진다. 예를 들어 탄소 18개짜리 스테아르산은 β-산화 결과 9분자의 아세틸 CoA를 만든다.

이후의 대사 과정은 산화적 탄수화물 대사 과정과 같다. β-산화 결과 생성된 아세틸 CoA는 크렙스 회로와 전자수송사슬을 거쳐 ATP를 생산한다. 그런데 유리지방산은 같은 질량의 포도당에 비해 더 많은 탄소를 갖고 있으므로 더 많은 아세틸 CoA를 만들어 낼 수 있다. 따라서 지방은 포도당에 비해 g당 더 많은 ATP를 생산할 수 있다.

(3) 단백질의 산화

비효율적이기는 하지만 단백질에서 분해된 아미노산도 에너지원으로 사용될 수 있다. 어떤 아미노산은 포도당 신생 과정(gluconeogenesis) 작용을 통해 포도당을 합성하여 에너지를 만들기도 하고, 어떤 아미노산은 산화적 대사 과정의 중간대사물(피부르산, 아세틸 CoA 등)로 전환되어 대사에 참여하기도 한다.

단백질이 에너지원으로 비효율적인 이유는 질소를 함유하고 있기 때문이다. 아미노산이 분해되면 질소가 나오는데 이들 중 일부는 체내에서 새로운 아미노산 합성에 사용되고 일부는 요소로 전환되어 소변으로 배설된다. 이 과정은 ATP를 필요로 하기 때문에 에너지가 소모된다. 따라서 봄열량계(연소통열량계, bomb calorimeter)를 이용하여 측정한 단백질의 에너지는 g당 5.65 kcal에 달하지만 체내에서 대사될 때에는 4 kcal의 열량만 발생한다.

4) 근육의 산화적 용량

인체 내에서는 몇몇 제한점 때문에 산화 시스템이 100%의 효율로 가동되지는 않는다. 근육의 산화 대사는 근육의 산소 이용과 비례하기 때문에 근육이 소비하는 산소의 양을 측정하면 산화 시스템의 활성을 가늠할 수 있다. 근육이 산소를 이용하는 최대 용량을 근육의 산화적 용량이라 한다. 근육의 산화적 용량에 영향을 미치는 요인으로는 산화효소의 활성, 근섬유의 종류, 산소 공급량 등이 있다.

(1) 산화효소 활성

산화 대사에는 여러 가지 효소가 필요하기 때문에 근섬유의 효소 활성은 산화적 잠재력의 좋은 지표가 된다. 산화적 용량을 측정하는 데 자주 이용되는 효소는 크렙스 회로에 관련된 시트르산염 합성효소(citrate synthase)와 숙신산염 탈수소효소(succinate dehydrogenase)이다.

(2) 근섬유의 종류

제1형 근섬유는 미토콘드리아가 더 많고 산화효소의 농도도 높기 때문에 제2형 근섬유에 비해 산화적 용량이 훨씬 크다. 반면, 제2형 근섬유는 해당작용을 통한 에너지 생산에 더 적합하다. 따라서 어떤 근육에 제1형 근섬유의 비율이 높다면 그 근육은 산화적 용량이 크다고 할 수 있다.

(3) 지구력 훈련

지구력 훈련은 모든 근섬유, 특히 제2형 근섬유의 산화적 용량을 증가시킨다. 운동선수가 산화 시스템을 이용한 ATP 생산을 필요로 하는 운동을 반복 훈련하게 되면 근섬유는 더 많은 산화효소를 가진 미토콘드리아를 만들게 된다. 또한 훈련은 지방산의 β-산화에 관련된 효소의 활성을 증가시킴으로써 근육이 ATP 생산을 위해 지방을 좀 더 잘 이용하도록 한다.

(4) 산소 공급량

산화 대사가 효율적으로 이루어지려면 적절한 산소 공급이 필수적이다. 휴식 시에는 ATP 요구량이 낮기 때문에 산소 필요량이 적다. 하지만 운동 강도가 높아지면 산화적 ATP 생산율이 높아지며 산소 요구량도 증가한다. 근육의 산소 요구량을 충족시키기 위해서는 우선 호흡을 통해 산소를 많이 들이마셔야 한다. 따라서 호흡의 속도와 깊이가 증가하며 폐에서의 가스 교환이 활발해진다. 그리고 심장박동이 빨라져서 산소를 함유한 혈액을 근육으로 더 많이 내보낸다. 한편, 세동맥은 이완하여 근육 모세혈관으로 동맥 혈이 잘 운반되도록 한다.

5) 세 가지 에너지 시스템의 상호작용

운동을 할 때 세 가지의 에너지 시스템이 모두 ATP 생산에 참여하기는 하지만 각 시스템의 기여도는 운동 강도에 따라 다르다. 대개의 경우 하나의 시스템이 우위를 차지하고 나머지 시스템은 일부분의 에너지만을 공급한다. 예를 들어 100미터 달리기 같이 운동 강도가 높은 경우 ATP-PCr 시스템이 우세한 에너지 시스템이고 혐기적 해당작용과 산화 시스템은 필요 에너지의 일부를 공급한다. 반대로 마라톤의 경우 산화 시스템이 우위를 차지하며 ATP-PCr과 해당작용 시스템은 약간의 에너지만을 공급한다.

ATP-PCr 시스템은 빠른 속도로 에너지를 공급할 수는 있지만 에너지 생산의 용량이 작다. 따라서 이는 격렬하고 지속시간이 짧은 운동에 에너지를 공급하는 주된 시스템이다. 반대로 산화 시스템, 특히 지방의 산화는 준비하는 데 시간이 걸리기 때문에 에너지 생산 속도가 느리다. 그러나 에너지 생산량이 막대하므로 운동 강도가 낮은 장시간의 운동 시에 필요한 에너지를 제공한다(그림 14-3).

6) 호르몬에 의한 에너지 시스템의 조절

운동을 하게 되면 대사율이 증가하며 에너지 생산이 증가한다. 이런 변화가 일어나기 위해서는 여러 조직과 기관의 통합적인 반응이 필요한데, 이는 신경계와 내분비계에 의해

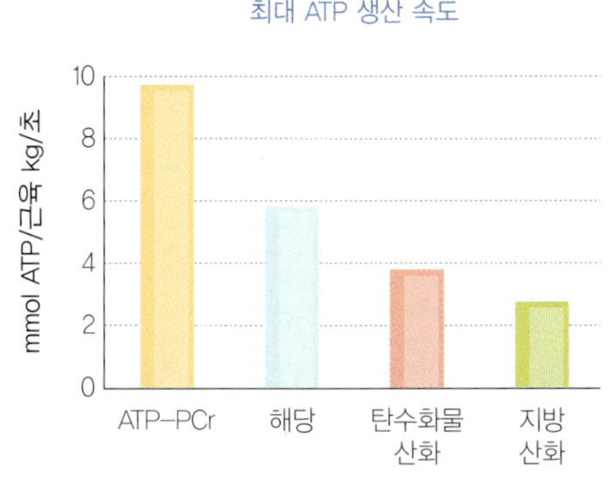

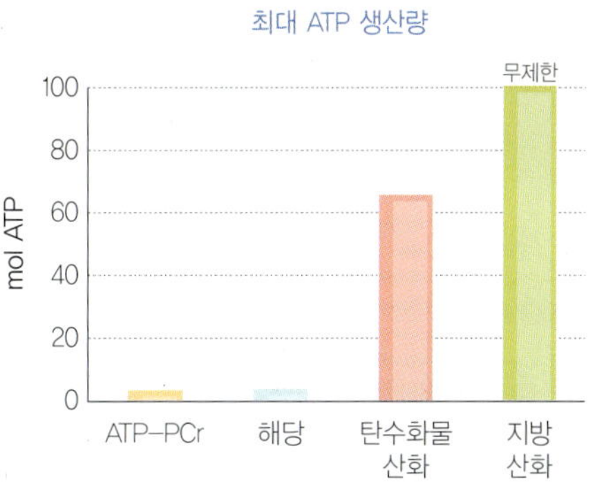

그림 14-3
각 에너지 시스템의 에너지 생산 속도 및 에너지 생산 용량 비교

조율된다. 신경계는 변화에 대한 반응 속도가 빠르고 반응의 지속시간이 짧으며 국소 부위에 작용한다. 반면, 내분비계는 반응 속도는 느리나 지속시간이 길다. 또한 내분비계는 호르몬을 합성하여 혈액으로 방출하므로 전신에 걸쳐 효과를 발휘할 수 있다. 운동 시에는 여러 호르몬들이 작용하여 근육의 에너지 대사를 위해 충분한 포도당과 유리지방산이 공급되도록 한다.

(1) 포도당 대사의 조절

운동 시 증가한 에너지 요구량을 충족시키기 위해서는 근육에 더 많은 포도당이 공급되어야 한다. 포도당이 에너지원으로 쓰이기 위해서는 우선 저장 글리코겐에서 유리되어야 하므로 운동 시에는 글리코겐 분해가 증가한다. 근육에 저장된 글리코겐에서 유리된 포도당은 곧바로 근육의 에너지원으로 쓰일 수 있다. 간 글리코겐에서 유리된 포도당은 혈액을 통해 근육으로 운반된다. 운동 시 혈중 포도당 농도는 간에서 방출되는 포도당의 양과 운동 중인 근육으로 흡수되는 포도당의 양 사이의 균형에 의해 결정된다. 한편, 혈당은 포도당 신생 과정을 통해서도 증가할 수 있다.

① 혈당 농도의 조절

운동 시에 분비가 증가하여 혈당 상승에 기여하는 호르몬으로는 글루카곤, 카테콜아민(에피네프린, 노르에피네프린 등), 코티솔 등이 있다. 글루카곤(glucagon)은 간 글리코겐 분해와 아미노산으로부터의 포도당 신생 과정을 촉진하는 역할을 한다. 부신수질에서 분비되는 에피네프린(epinephrine)과 노르에피네프린(norepinephrine)도 글리코겐 분해를 증가시킨다. 코티솔(cortisol)은 단백질 분해 대사를 상승시켜 아미노산을 유리함으로써 간에서 일어나는 포도당 신생 과정을 위한 기질을 제공한다. 종합적으로 이들 호르몬은 글리코겐 분해를 촉진하거나 포도당 신생 과정을 증가시킴으로써 혈당을 상승시키는 역할을 한다. 이 외에 성장호르몬은 포도당이 세포로 흡수되는 것을 저하시킴으로써 세포 내에서 이용되는 포도당의 양을 줄이고 대신 혈액 속에 더 많은 포도당이 존재하도록 한다. 갑상샘호르몬은 포도당의 분해 대사와 지방 대사를 촉진한다.

운동 시 방출되는 포도당의 양은 운동의 강도와 시간에 따라 달라진다. 운동 강도가 높을수록 카테콜아민 분비가 많아지는데, 카테콜아민은 간에서뿐만 아니라 근육에서도 글리코겐 분해를 증가시킨다. 일반적으로 근육은 혈당을 이용하기 전에 근육 글리코겐 분해에서 유래한 포도당을 우선적으로 사용한다. 이때 간에서 방출된 포도당은 즉시 사용되지 않고 혈류에 머물러 있다. 즉 고강도 운동을 단시간할 때에는 근육에서 흡수하는 것보다 더 많은 양의 포도당이 간에서 방출되기 때문에 혈당이 휴식 시에 비해 40~50% 정도 높아지기도 한다. 운동이 끝난 후에는 고갈된 근육 글리코겐을 회복하기 위하여 포도당이 근육 안으로 들어가므로 혈당이 다시 낮아진다.

반면, 운동 강도가 낮고 수 시간 지속되는 운동의 경우 간 포도당 방출량은 근육의 요구량과 비등하기 때문에, 혈당은 휴식 시와 비슷하거나 약간 높아지게 된다. 운동 후반부로 갈수록 간 글리코겐이 감소되면서 혈당이 낮아지기 시작하고 글루카곤 분비가 증가한다. 글루카곤은 코티솔과 함께 포도당 신생 과정을 촉진하여 혈당을 유지하고 근육에 연료를 공급한다. 이런 호르몬들이 작용을 하더라도 장시간 운동 시에는 간 글리코겐 저장량이 고갈되면서 혈당이 저하될 수밖에 없다. 따라서 운동 중간에 포도당을 섭취하는 것이 혈당 농도를 유지하기 위해 필요하다(그림 14-4).

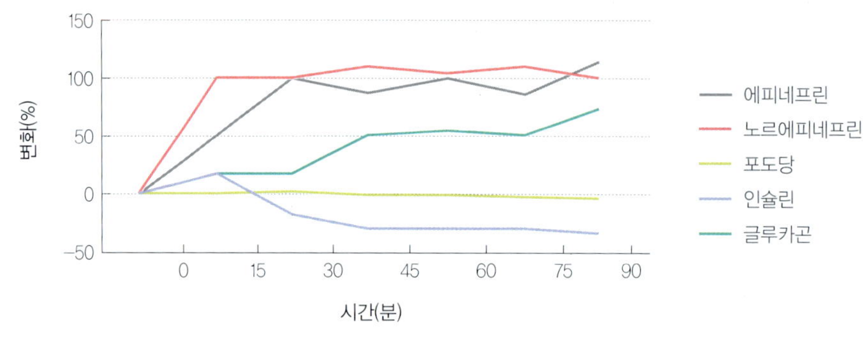

그림 14-4
운동 시간에 따른 포도당과 호르몬들의 혈중 농도 변화

② 근육의 포도당 흡수

근육이 에너지 생산을 위해 혈액으로부터 포도당을 공급받기 위해서는 혈액을 통한 포도당의 운반도 필요하지만 근육세포로 포도당이 흡수되는 것 역시 중요하다. 근육세포막을 통한 포도당의 흡수는 인슐린(insulin)에 의해 촉진된다.

장시간 동안 고강도 운동을 하는 사람의 혈액을 분석해 보면 혈당은 일정해도 혈중 인슐린 농도가 점차 저하되는 것을 관찰할 수 있다. 이것은 인슐린에 대한 근육세포의 민감도가 증가한다는 것을 의미한다. 운동은 인슐린이 근섬유 세포막의 수용체에 결합하는 것을 촉진함으로써 적은 양의 인슐린만으로도 충분한 효과를 발휘하도록 한다.

(2) 지질 대사의 조절

운동 시 지방보다 탄수화물이 더 우수한 에너지원이기는 하지만 지구력 운동의 경우 유리지방산의 이동과 산화 역시 매우 중요하다. 장시간 운동을 하면 체내 저장량이 적은 탄수화물은 고갈되고 근육은 결국 에너지 생산을 위해 지질 산화에 의존할 수밖에 없다. 이 시점에는 내분비계가 지방산화를 가속하여 근육의 에너지 요구량이 충족되도록 한다.

유리지방산은 중성지방의 형태로 지방세포와 근섬유에 저장되어 있다. 근육 중성지방에서 분해된 유리지방산은 근육에서 에너지원으로 이용된다. 지방조직의 중성지방은 유리지방산으로 분해된 후 혈액을 통해 근섬유로 이동된다. 혈액의 유리지방산 농도가 높으면 운동 중인 근육으로 흡수되는 유리지방산의 양도 많아진다.

중성지방 분해가 활발할수록 혈중 유리지방산 농도가 높아지고 근육이 에너지원으로 지방을 더 많이 이용하게 된다. 지방 분해의 속도는 인슐린, 에피네프린, 노르에피네프린, 코티솔, 성장호르몬 등에 의해 영향을 받는데, 운동 시 지방조직의 지방 분해를 상승시키는 주요 요인은 혈액 내 인슐린 농도의 저하이다. 에피네프린과 노르에피네프린 또한 지방 분해를 촉진한다. 코티솔은 에너지 생산을 위한 유리지방산의 이동과 이용을 촉진한다. 혈장 코티솔 농도는 운동 시작 후 30~45분 사이에 최대에 이르고 그 이후에는 감소하는 양상을 보인다. 그러나 혈장 유리지방산 농도는 계속 증가하는데 이는 지질분해효소가 다른 호르몬에 의해 활성화됨을 의미한다. 코티솔에 뒤이어 지방 분해를 자극하는 호르몬은 카테콜아민과 성장호르몬이다. 갑상샘호르몬도 유리지방산의 이동과 대사에 기여하나 다른 호르몬에 비하면 효과가 적다. 이러한 내분비계의 작용으로 운동 시 탄수화물과 지방 대사가 조절되고 ATP 생산이 유지된다.

단원정리

- 운동 능력은 근육이 에너지와 힘을 만들어 내는 능력에 의해 결정된다. 근육의 성능은 근육 을 구성하는 근섬유의 종류와 이들이 에너지를 생성하는 능력에 영향을 받는다.
- 골격근은 제1형과 제2형 근섬유로 구성되어 있으며, 제2형 근섬유는 다시 제2a형과 제2x형으로 나뉜다.
- 제1형 근섬유는 제2형 근섬유에 비해 수축 속도가 느리며 탄수화물과 지질의 산화로부터 ATP를 생산하는 데 있어서 매우 효율적이다. 따라서 제1형 근섬유는 운동 강도가 낮고 지구력을 요하는 운동의 경우에 우선적으로 동원된다.
- 제2형 근섬유는 제1형 근섬유에 비해 더 많은 힘을 발생시키지만 지구력이 떨어지기 때문에 더 쉽게 피로를 느낀다. 따라서 제2형 근섬유는 운동 강도가 높은 단시간 운동 시 주로 사용된다.
- 근육의 운동에는 에너지, 즉 ATP가 필요하다. 근육세포는 ATP-PCr 시스템, 해당 시스템, 산화 시스템을 통해 ATP를 만들어 낸다.
- 일부의 에너지는 ATP의 형태로 근육에 저장되어 있는데 저장량은 매우 적다. 포스포크레아틴(PCr)이 분해될 때 방출된 에너지는 근육의 운동을 위해 사용되지 않고 ATP를 재생하는 데 이용된다. 이들을 ATP-PCr 시스템이라 한다.
- 인체는 산소가 부족한 환경에서 포도당을 분해하여 ATP를 생산하는데 이를 해당 시스템이라 한다. 해당 시스템을 이용하면 포도당으로부터 2 mol의 ATP가 생성된다.
- 해당 시스템은 많은 양의 ATP를 생산하지는 않지만 운동 강도가 높고 산소가 부족한 상황에서 근육의 에너지 생산을 담당한다. 해당 시스템의 단점은 체내에 피로를 유발하는 젖산이 축적된다는 점이다.
- 산화 시스템은 산소의 존재하에 세포가 탄수화물, 지방, 단백질 등을 분해하여 에너지를 만드는 과정이다. ATP 생산을 위해 산소가 필요하고 미토콘드리아에서 일어난다.
- ATP-PCr 시스템은 빠른 속도로 에너지를 공급할 수는 있지만 에너지 생산의 용량이 작다. 따라서 이는 격렬하고 지속시간이 짧은 운동에 에너지를 공급하는 주된 시스템이다. 반대로 산화 시스템, 특히 지방의 산화는 준비하는 데 시간이 걸리기 때문에 에너지 생산 속도가 느리다. 그러나 에너지 생산량이 막대하므로 운동 강도가 낮은 장시간의 운동 시에 필요한 에너지를 제공한다.

단원평가

1 운동 강도가 낮고 지구력을 요하는 운동의 경우에 우선적으로 동원되는 근섬유에 대해 설명하시오.

2 근육의 운동에 필요한 에너지, 즉 ATP를 만들어 내는 시스템에 대해 설명하시오.

3 근육운동 시 포스포크레아틴(PCr)이 분해될 때 방출된 에너지는 무엇에 쓰이는지 설명하시오.

4 고강도의 운동을 하여 근육에 산소가 부족할 때 주로 에너지를 공급하는 시스템에 대해 설명하시오. 이때 주로 소모되는 에너지원이 무엇인지 설명하시오.

5 근육 피로의 원인이 되는 젖산을 발생시키는 에너지 시스템에 대해 설명하시오.

6 1만 미터 달리기를 할 때 에너지를 제공하는 주된 시스템에 대해 설명하시오.

7 당뇨병 환자가 운동을 할 때 혈당 조절이 잘되는 이유를 설명하시오.

참고문헌

강영숙 외 22인 역, 생리학(제9판), 라이프사이언스, 2016.

고영규 역, 인체생리학(제7판), 라이프사이언스, 2017.

김우재, 생명은 외발자전거의 숨 가쁜 균형, 사이언스 타임즈, 2010. 5. 19.

남언정, 만성 통증을 호소하는 환자의 치료와 접근방법, 대한내과학회지: 제73권 부록 2호 S794-805, 2007.

대한생명과학교재연구회, 생명과학: 개념과 탐구(제4판), 라이프사이언스, 2020.

라이프사이언스 편집팀 역, Vander's 인체 생리학(제15판), 라이프사이언스, 2021.

박억숭 외 20인, 생리학(제3판), 수문사, 2022.

박인국 역, 기본적인 인체생리학(제15판), 라이프사이언스, 2021.

윤치영·고상균 공역, 교양인을 위한 캠벨 생명과학(제6판), 바이오사이언스, 2021.

이강이 외 9인, 인체생리학(제7판), 현문사, 2020.

이양자 외 15인, 고급영양학(제3판), 신광출판사, 2022.

이연숙 외 4인, 이해하기 쉬운 인체생리학(제2판), 파워북, 2019.

이종호 외 9인, 임상영양치료를 위한 병태생리학(제2판), 교문사, 2022.

임윤숙 외 5인, 식품영양학을 위한 인체생리학, 교문사, 2019.

전상학 외 17인 역, 생명과학의 길라잡이(제8판), 라이프사이언스, 2021.

정민재·최용원·정보영·박천욱·김혜원, 가려움증의 병태생리 및 최신치료, 대한의사협회지, 61(11): 670-677, 2018.

최명애 외 4인, 생리학(제2판), 현문사, 2024.

최혜미 외 18인, 21세기 영양학(제6판), 교문사, 2021.

서울아산병원, 건강정보(알기 쉬운 의학용어, 질환백과)

https://www.amc.seoul.kr/asan/healthinfo/disease/diseaseSubmain.do

Blakeslee S. Complex and Hidden Brain in Gut Makes Stomachaches and Butterflies. *The New York Times*. January 23th, 1996.

Brooks SV. Current topics for teaching skeletal muscle physiology. *Advances in Physiology Education*. 27:171-182, 2003.

Campbell NA. *Biology-concepts & connection*, 3rd ed. The Benjamin/Cummings Publishing Company. 2000.

Costanzo LS. *Physiology*, 7th ed. Philadelphia, Elsevier. 2022.

DeGroot LJ. *Endocrinology*, 3rd ed. Philadelphia, WB Sanders. 1994.

Dhindsa SS, Irwig MS, Wyne K. Gonadopenia And Aging In Men. *Endocrine Practice*. 24(4): 375-385, 2018.

Feuillet L, Defour H, Pelletier J. Brain of a white-collar worker. *Lancet*. 370(9583):262, 2007.

Gershon M. *The second brain*, 1st ed. Harper Perennial publisher. 1999.

Ivy JL. Regulation of muscle glycogen repletion, muscle protein synthesis and repair following exercise. *Journal of sports science and medicine*. 3:131-138, 2004.

Jaime-Lara RB, Brooks BE, Vizioli C, et al. A systematic review of the biological mediators of fat taste and smell. *Physiological Reviews*. 103(1):855-918, 2023.

Jones DA, Rutherford OM, Parker DF. Physiological changes in skeletal muscle as a result of strength training. *Quarterly journal of experimental physiology*. 74:233-256, 1989.

Kim KS, Park JS. GLP-1 increases preingestive satiation via hypothalamic circuits in mice and humans. *Science*. doi: 10.1126/science.adj2537, 2024.

Kling MA. A review of respiratory system anatomy, physiology, and disease in the mouse, rat, hamster, and gerbil. *Veterinary Clinics of North America: Exotic Animal Practice*. 14(2): 287-337, 2011.

Korzick DH. Regulation of Cardiac Excitation-Contraction Coupling: A Cellular Update. *Advances in Physiology Education*. 27:192-200, 2003.

Krohn F, Novello M, van der Giessen RS, De Zeeuw CI, Pel JJM, Bosman LWJ. The integrated brain network that controls respiration. *Neuroscience review, eLife*. 12:e83654-83721, 2023.

Lorber J. Is your brain really necessary? *Science.* 210(4475):1232–1234, 1980.

Lv R, Liu X, Zhang Y, et al. Pathophysiological mechanisms and therapeutic approaches in obstructive sleep apnea syndrome. *Signal Transduction and Targeted Therapy.* 8(1):218–264, 2023.

Mader SS. The sensory system, In *Understanding human anatomy & physiology*, 3rd ed. Wm. C. Brown Publishers. 1997.

Murray JF. The structure and function of the lung. *The International Journal of Tuberculosis and Lung Disease.* 14(4):391–396, 2010.

Neumar RW, Otto CW, Link MS, et al. Part 8: adult advanced cardiovascular life support: 2010 American Heart Association Guidelines for Cardiopulmonary Resuscitation and Emergency Cardiovascular Care. *Circulation.* 122(18 Suppl 3):S729–S767, 2010.

Nowak JZ. Age-related macular degeneration(AMD): pathogenesis and therapy. *Pharmacological Reports.* 58(3):353–363, 2006.

Paul M, Poyan Mehr A, Kreutz R. Physiology of local renin-angiotensin systems. *Physiological Reviews.* 86(3):747–803, 2006.

Pawlikowski M, Winczyk K. Possible role of gonadotropin excess in age-related diseases-return to the old hypothesis in the light of current data. *Neuro endocrinology letters.* 41(3):118-122, 2020.

Pendse S, Singh A, Zawada E. Initiation of Dialysis. In: *Handbook of Dialysis*, 4th ed. New York, NY. 2008.

Power JD, Fair DA, Schlaggar BL, Petersen SE. The development of human functional brain networks. *Neuron.* 67(5):735–748, 2010.

Rhoades R, Pflanzer R. *Human physiology*, 4th ed. Pacific Grove, CA: Thomson. 2003.

Sherwood L. *Human Physiology: From Cells to Systems*, 9th ed. Cengage Learning. 2015.

Simerville JA, Maxted WC, Pahira JJ. Urinalysis: a comprehensive review. *Am Fam Physician.* 71(6):1153–1162, 2005.

Sizer F, Whitney E. *Nutrition: Concepts and Controversies*, 15th ed. Cengage Learning. 2019.

Sporns O. The human connectome: a complex network. *Annals of the New York Academy of Sciences.* 1224(1):109–125, 2011.

Starr C, Evars CA, Starr L. *Biology: Today and Tomorrow with Physiology.* Brooks/Cole. 2007.

Veldhuis JD. The hypothalamic-pituitary axis. In Yen SSC, Jaffe RB(eds): *Reproductive*

Endocrinology. Philadelphia, WB Sanders. 1991.

Webb RC. Smooth muscle contraction and relaxation. *Advances in Physiology Education*. 27:201-206, 2003.

Weiss RA, Weiss MA. Doppler ultrasound findings in reticular veins of the thigh subdermic lateral venous system and implications for sclerotherapy. *The Journal of Dermatologic Surgery and Oncology*. 19(10):947-951, 1993.

Widmaier EP, Raff H, Strang KT. *Vander's Human Physiology: The Mechanism of Body Function*, 16th ed. McGrow-Hill. 2022.

Wig GS, Schlaggar BL, Petersen SE. Concepts and principles in the analysis of brain networks. *Annals of the New York Academy of Sciences*. 1224(1):126-146, 2011.

찾아보기

ㅇ

ㅈ

ㅊ

ㅋ

ㅌ

ㅍ

ㅎ

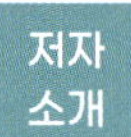

황진아
현재 명지대학교 식품영양학과 교수
미국 University of Georgia 이학박사

고인송
현재 한양대학교 의과대학 생리학교실 교수
고려대학교 의학박사

김수연
현재 연세대학교 심바이오틱라이프텍연구원 전문연구원
연세대학교 식품영양학과 이학박사

박정화
현재 원광디지털대학교 웰빙건강학부 한방건강약선학과 겸임교수
연세대학교 식품영양학과 이학박사

심유진
현재 숭의여자대학교 식품영양과 교수
연세대학교 식품영양학과 이학박사

정은정
현재 강남대학교 교양학부 교수
연세대학교 식품영양학과 이학박사

정혜연
현재 숭의여자대학교 식품영양과 교수
연세대학교 식품영양학과 이학박사

황혜진
현재 동의대학교 식품영양학과 교수
연세대학교 식품영양학과 이학박사

재미있는 인체생리학 **[개정2판]**

인지
생략

2024년 8월 30일 개정2판 발행
2017년 2월 27일 개정1판 발행
2012년 2월 5일 초판 발행

지은이 황진아 · 고인송 · 김수연 · 박정화
심유진 · 정은정 · 정혜연 · 황혜진
발행인 이 영 호
발행처 **수 학 사**
10881 경기도 파주시 회동길 56 기한재 1층
출판등록 1953년 7월 23일 제2020-000143호
전화번호 031) 946-4642(代) 팩스 031) 944-1457
http://www.soohaksa.co.kr
디자인 명연

정가 29,000원

ISBN 978-89-7140-746-2 (93590)